Whitney English Alexandra Caspero

Vegane Ernährung für Babys und Kleinkinder

GOLDMANN

Whitney English   Alexandra Caspero

Vegane Ernährung

für Babys und Kleinkinder

Alles, was Eltern wissen müssen, damit ihr Kind optimal versorgt ist

Mit über 50 Rezepten – gesund, einfach, lecker

Aus dem amerikanischen Englisch
von Stefanie Hutter

GOLDMANN

Die amerikanische Originalausgabe erschien 2021 unter dem
Titel »The Plant-Based Baby and Toddler« bei Avery,
einem Imprint von Penguin Publishing Group,
einer Division von Penguin Random House LLC.

FSC www.fsc.org
MIX
Papier | Fördert gute Waldnutzung
FSC® C021956

Penguin Random House Verlagsgruppe FSC® N001967

1. Auflage
Deutsche Erstausgabe Februar 2023

Food-Fotos: Alexandra Caspero
Lifestyle-Fotos: Lani Ohye und Whitney English
Grafiken: Elle Om und Darrick Hays
Umschlag: Uno Werbeagentur, München, nach einem Entwurf von Avery
Umschlagmotive: Alexandra Caspero (Food-Fotos);
Lani Ohye und Whitney English (Lifestyle-Fotos)
Redaktion: Dagmar Rosenberger
Fachliche Prüfung Referenzwerte (D-A-CH): Dr. Markus Keller,
Forschungsinstitut für pflanzenbasierte Ernährung (IFPE),
unter Mitarbeit von Pauline Janz
Satz: Uhl + Massopust, Aalen
Druck und Bindung: Alcione, Trento
Printed in Italy
KW · IH
ISBN 978-3-442-17970-1

Für Vander, Caleb, Emery und Ella.
Eure Mütter zu sein ist die größte Ehre unseres Lebens.
Wir haben euch sehr lieb.

Inhaltsverzeichnis

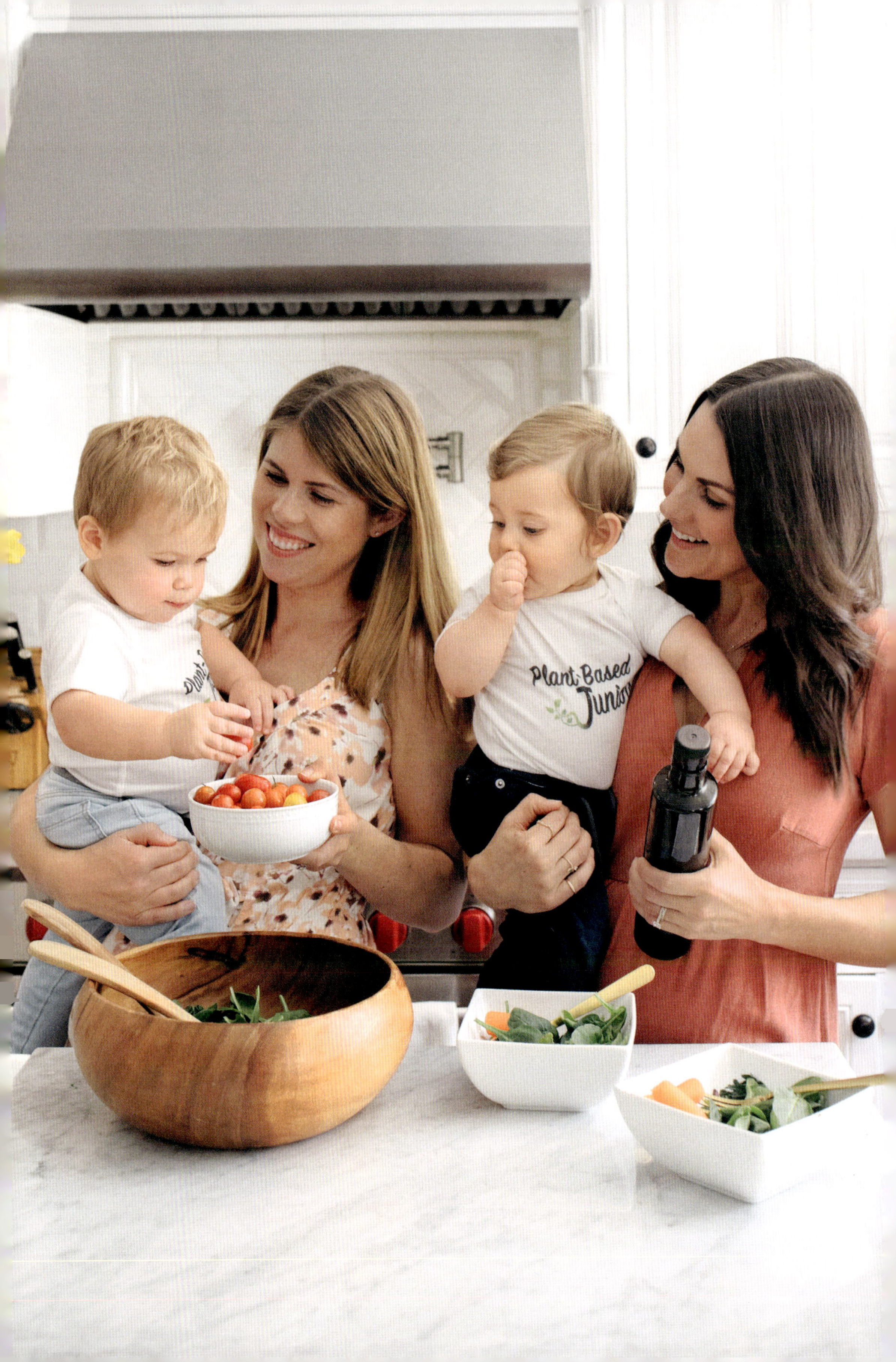
Plant Based

Einleitung

Dürfen wir uns kurz vorstellen? Wir sind Alex und Whitney, zertifizierte Ernährungsberaterinnen und Mütter von vorwiegend vegan ernährten Kindern. Wir haben »Plant-Based Juniors (PBJs)«, eine Online-Community für Eltern, die ihre Kinder zu gesunden und ernährungsbewussten Menschen erziehen möchten, ins Leben gerufen.

Wir sind schon seit einiger Zeit »vorwiegend vegan« (mehr dazu gleich). Alex probierte es schon in ihrer Highschool-Zeit mit dem Vegetarismus und gab das Fleisch dann in ihren College-Jahren ganz auf, nachdem sie sich von einem proteinbesessenen »Fleischfresser« getrennt hatte. Whitney wurde während ihres Ernährungsstudiums zur Vegetarierin. Damals hatte sie in Italien einen Kurs des weltbekannten Langlebigkeitsexperten Dr. Valter Longo über Ernährung und Krankheit besucht. Sie gab daraufhin ihre auf Hähnchenfilet basierende Ernährungsweise auf, ohne es je zu bereuen.

Jede von uns reagierte auf ihre Schwangerschaft zunächst mit großer Freude. Doch wie bei allen werdenden Eltern gesellte sich zu dieser Freude sehr bald eine weniger angenehme Empfindung: Unsicherheit. Es gibt einfach so viel zu bedenken, denn Eltern müssen schließlich alles Menschenmögliche tun, um ihren Kindern ein gelungenes Leben zu sichern. Ob das nun die Auswahl des sichersten Autositzes oder des besten Kinderarztes war – wir verbrachten unzählige Stunden mit Recherchen, Beratungen mit Freunden und Expertengesprächen über jedes Detail in der Betreuung unserer Kinder. Unzählige Entscheidungen stehen an, und man hat jede Menge Gelegenheiten, »alles falsch zu machen«.

Auch die Ernährung ist ein emotional überfrachtetes Thema, das viele (werdende) Eltern verwirrt zurücklässt. Zwar ist sich die Wissenschaft einig darin, dass eine richtig zusammengestellte vegane Ernährung sowohl für Erwachsene als auch für Kinder unbedenklich – und wahrscheinlich gesund – ist, aber wir hören immer noch häufig Kritik und Bedenken von skeptischen Eltern und Ärzten.

Die medizinische Fachwelt besteht seit Jahrzehnten auf Vollkost mit Fleisch und Milchprodukten als den wesentlichen Bestandteilen einer gesunden Ernährungsweise für ein Kind. Man sagt uns, Milch sei gut für den Körper und dass Kleinkinder davon drei Gläser pro Tag trinken sollten. Kinderärzte raten zu Fleisch als wichtiger erster Beikost, denn ohne Fleisch würden unsere Kleinen nicht ausreichend mit Eiweiß oder Eisen versorgt. Gleichzeitig warnen die Medien in furchterregenden Schlagzeilen, vegane Ernährungsformen seien für Kinder gefährlich. Natürlich fragen sich alle verantwortungsbewussten Eltern deshalb, ob es vertretbar ist, ein Baby vegan zu ernähren.

Selbst als Ernährungsberaterinnen mit einem Master-Abschluss in Ernährungswissenschaften und jahrelanger praktischer Erfahrung konnten wir diese Frage nicht ganz ohne Zweifel beantworten. Der große Stellenwert tierischer Nahrungsmittel in unserer Gesellschaft weckt bei Veganern Furcht, besonders wenn sie nicht genügend evidenzbasierte, von Experten stammende Informationsquellen darüber zur Verfügung haben, wie Eltern ihr Kind richtig vegan ernähren können.

Aber wir haben uns dieser Furcht gestellt und beschlossen, nach Fakten dazu zu suchen. Wir durchforsteten die medizinische Literatur und konsultierten Fachleute in veganer pränataler und pädiatrischer Ernährung auf der ganzen Welt. Und wir kamen dabei zu einem Schluss, von dem wir zutiefst überzeugt sind: Vegane Ernährungsformen sind auch für Kinder unbedenklich und ernährungsphysiologisch adäquat. Erleichtert und beflügelt wollten wir unsere Erkenntnisse mit anderen Eltern teilen, um vegane Ernährungsformen für Säuglinge und Kleinkinder von dem Stigma zu befreien und Eltern dabei zu unterstützen, ihr Kind mit Nahrung großzuziehen, deren Wert für die Gesundheit wissenschaftlich erwiesen ist.

Der Gesundheitszustand unserer Kinder

Es ist geradezu bizarr, dass wir angesichts der Zunahme von starkem Übergewicht und chronischen Erkrankungen bei Kindern die Standardernährung als Maßstab für eine gesunde Ernährung hernehmen.

In den USA ist jedes dritte Kind übergewichtig und jedes sechste stark übergewichtig (in Deutschland waren es 2017 etwa zehn Prozent beziehungsweise sechs Prozent). Die neuesten Studien zeigen, dass rund 14 Prozent der Kinder im Vorschulalter als stark übergewichtig anzusehen sind.[1]

Auch weltweit nimmt das starke Übergewicht in dieser jüngsten Bevölkerungsgruppe (Vorschulkinder unter fünf Jahren) rasant zu. Der Anstieg seit 1990 beträgt etwa 60 Prozent.[2] Viele führen dies auf eine Ernährungsumstellung in den Entwicklungsländern zurück, weg von einer primär veganen und hin zu einer Ernährung mit reichlich Fleisch und industriell verarbeiteten Lebensmitteln.[3]

Wir beobachten bei Kindern auch eine Zunahme von lebensstilbedingten Erkrankungen, etwa Herzerkrankungen und Diabetes, die bisher als typische Erwachsenenleiden gegolten haben. Im Gegensatz zu Typ-1-Diabetes, einer Autoimmunerkrankung, die üblicherweise im frühen Kindesalter diagnostiziert wird, tritt Typ-2-Diabetes gewöhnlich im Erwachsenenalter auf und wird mit schlechter Ernährung und Bewegungsmangel in Verbindung gebracht. Die Fälle von Typ-2-Diabetes bei Kindern nehmen inzwischen rasant zu: Zwischen 2001 und 2008 betrug der Anstieg mehr als 30 Prozent, und sogar Zehnjährige sind bereits häufig davon betroffen.[4] [5]Die Fachleute gehen davon aus, dass sich die Fallzahlen bis 2050 verdoppelt bis vervierfacht haben werden, wenn dieser Trend anhält.[6]

Bei der Ernährung unserer Kinder gibt es offensichtlich ein ernstes Problem.

Die vegane Kinderernährung in der Forschung

Die Fachgesellschaften in den deutschsprachigen Ländern, wie etwa die Deutsche Gesellschaft für Ernährung (DGE) empfehlen eine vegane Ernährung für Babys und Kleinkinder bisher nicht. Die American Academy of Pediatrics (Amerikanische Akademie für Kinderheilkunde), die Academy of Nutrition and Dietetics (Akademie für Ernährung und Diätetik) und die Canadian Paediatric Society (Kanadische Gesellschaft für Kinderheilkunde) sind sich hingegen einig, dass eine sorgfältig zusammengestellte vegane oder vegetarische Ernährung für stillende Frauen, Säuglinge und Kleinkinder sowie generell in jedem Lebensalter sicher und gesund ist.[7]

Wenn Sie sich bereits vegan ernährt haben, bevor Sie Kinder hatten, kennen Sie die gesundheitlichen Vorteile für Erwachsene sicher längst – ein geringeres Risiko für chronische Krankheiten wie Diabetes, Herzerkrankungen

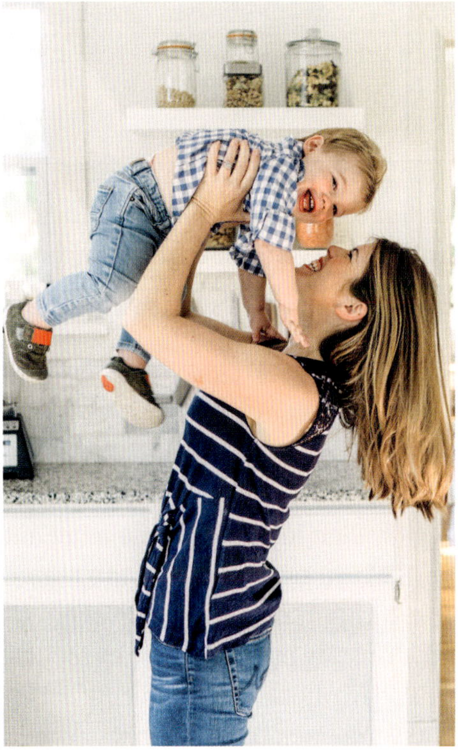

und einige Krebsarten[8] sowie eine potenziell höhere Lebenserwartung. Auch wenn noch weitere Forschungen nötig sind, geht aus den bereits vorliegenden Studien hervor, dass viele Vorteile einer veganen Ernährung auch für Kinder gelten.

Einer der größten Vorteile ist ein geringeres Risiko für starkes Übergewicht. Studien zeigen, dass Kinder mit einer veganen oder vegetarischen Ernährung in der Regel weniger wiegen als solche, die mit Mischkost ernährt werden, dabei aber normal groß sind. In einer Studie mit 404 vorwiegend vegan ernährten Kindern lagen die meisten hinsichtlich Gewicht und Größe zwischen dem 25. und 75. Perzentil in US-Wachstumstabellen[9] und nur geringfügig unter dem Median der Bezugsgruppe.

Studien wiesen bei vegan ernährten Kindern auch niedrigere Werte von Signalmolekülen für Entzündungen[10], die mit starkem Übergewicht und Insulinresistenz assoziiert sind, und höhere Werte von entzündungshemmenden Botenstoffen nach als bei mischköstlich ernährten Kindern.

Ein weiterer Vorteil ist, dass Kinder bei einer veganen Ernährung gewöhnlich mehr Obst, Gemüse, Ballaststoffe und wichtige Mikronährstoffe wie Vitamin C und Folsäure aufnehmen[11] [12] und weniger ungesunde Dinge wie Süßigkeiten, salzige Snacks und Produkte mit vielen gesättigten Fettsäuren essen.[13] [14] In Kapitel 4 bis 6 werden wir sehen, dass Vorlieben beim Essen bereits früh im Leben entstehen. Wenn Kinder also bereits als Babys ihre Liebe für Obst und Gemüse entdecken, bilden sich auf diese Weise gute Essgewohnheiten fürs Leben heraus.

Vegan ernährte Kinder sind außerdem weniger Umweltschadstoffen ausgesetzt. Giftstoffe reichern sich nämlich auf dem Weg durch die Nahrungskette immer weiter an, die Belastung ist in tierischem Gewebe daher deutlich höher. So stellte eine Studie beispielsweise fest, dass die Muttermilch von Vegetarierinnen nur ein bis zwei Prozent des Schadstoffgehalts der Muttermilch von Mischköstlerinnen aufwies.[15] Eine andere Studie zeigte, dass Kinder, die reichlich Fisch, Fleisch, Geflügel und Milchprodukte verzehrten, mehr Antibiotika aus Human- und Veterinärmedizin in ihrem Blut hatten.

Und zu guter Letzt könnte eine vegetarische Ernährung sich sogar positiv auf die kognitive Entwicklung der Kinder auswirken. Eine Untersuchung an amerikanischen Vegetariern im Vorschulalter ergab, dass diese einen Intelligenzquotienten hatten, der dem eines ein Jahr älteren Kindes entsprach.[16] Auch wenn der Bildungsstatus der Eltern für dieses Ergebnis wahrscheinlich ebenfalls von Bedeutung ist, lässt sich daraus zumindest ableiten, dass eine vegane Ernährung eine normale kognitive und Gehirnentwicklung unterstützt.

FAZIT: Es gibt zwar zu Kindern nicht so viele Untersuchungen wie zu Erwachsenen, doch die vorliegenden Studien zu veganer Ernährung verweisen auf vergleichbare Vorteile: Vegan ernährte Kinder essen in der Regel mehr nährstoffreiche Lebensmittel und weniger Junkfood, haben ein gesünderes Körpergewicht und niedrigere Cholesterinwerte und sie sind weniger Umweltschadstoffen ausgesetzt. Darüber hinaus begründet der Verzehr von mehr Obst und Gemüse im Kindesalter gesunde Essgewohnheiten für das ganze Leben!

Die Risiken einer Ernährung mit viel Fleisch und Milchprodukten

Als vegane Eltern sehen wir uns oft in der Defensive – wir müssen unsere Entscheidungen rechtfertigen und Beweise für die Vorteile unserer Ernährungsweise liefern. Aber wir sehen die Beweislast nicht bei uns, sondern fragen vielmehr, wo sind die Beweise dafür, dass ein hoher Fleischkonsum gesund ist? Sehen Sie sich in der medizinischen Fachliteratur um, und Sie werden keine einzige Studie finden, aus der hervorgeht, dass Fleisch bereits gut ernährten Kindern Vorteile bringt. Stattdessen findet man eine Vielzahl an Arbeiten, die die Risiken eines hohen Konsums tierischer Produkte belegen.

Mehrere Studien stellen einen Zusammenhang zwischen einem hohen Kuhmilchkonsum und dem erhöhten Risiko für starkes Übergewicht in der Kindheit her [17] [18]. Dafür gibt es zwei Erklärungsansätze: 1. hormonelle Faktoren und 2. der hohe Eiweißanteil. Eiweiß ist wichtig für Kinder, die im Wachstum begriffen sind. Zu viel Eiweiß ist jedoch in keinem Alter günstig, und ein sehr hoher Eiweißanteil (mehr als 15 % der Gesamtkalorien) in den ersten beiden Lebensjahren ist mit einem höheren Risiko für starkes Übergewicht in späteren Lebensjahren verbunden.[19] [20] Da Kuhmilch üblicherweise der wichtigste Eiweißlieferant in der Ernährung von Kleinkindern ist, empfehlen viele Fachleute deshalb eine Reduktion des Milchkonsums.

Oft hören wir von Kritikern, bei einer veganen Ernährung bekäme man zu wenig Eisen (was nicht stimmt, wie Sie gleich erfahren werden), doch in Wahrheit ist der hohe Kuhmilchkonsum ein wichtiger Grund für Eisenmangel bei Kleinkindern.[21] Kuhmilch selbst enthält wenig Eisen und hemmt zudem durch ihren hohen Gehalt an Kalzium und Kasein die Aufnahme von Eisen aus anderen Lebensmitteln. Eisen ist während des Wachstums ein wichtiger Nährstoff, aber Fleisch ist nicht die ideale Quelle. Eiweiß aus tierischen Produkten, das sogenannte Hämeisen, wird mit einem erhöhten Risiko für Typ-2-Diabetes, Herzerkrankungen und einigen Krebsarten assoziiert[22] – ein Zusammenhang, der bei Eisen aus pflanzlichen Quellen (Nicht-Hämeisen) nicht besteht. Niedrige Eisenwerte sind schlecht für uns, aber zu viel Eisen kann auch schaden. Zwar kann der Körper die Resorption von Nicht-Hämeisen aus Pflanzen selbst steuern, er hat jedoch keinen Mechanismus, der die Resorption von Hämeisen aus Fleisch begrenzt. Das kann zu einer übermäßigen Aufnahme von Hämeisen führen.

Ein hoher Anteil von tierischen Produkten in der Ernährung ist auch mit einem erhöhten Risiko für ein frühes Einsetzen der Menstruation assoziiert, das mit Brustkrebs, Endometriose, Typ-2-Diabetes, dem metabolischen Syndrom und Herz-Kreislauf-Erkrankungen in Verbindung gebracht wird.[23] Eine Studie zeigte, dass bei Mädchen mit einem hohen Milchkonsum zwischen vier und zwölf Jahren das Risiko für eine frühe Menstruation mehr als doppelt so hoch war.[24] In einer anderen Studie war dieses Risiko bei Mädchen mit einem hohen Konsum von tierischem Eiweiß oder Fleisch im Alter von drei und sieben Jahren um 14 Prozent beziehungsweise 75 Prozent erhöht.[25]

Und schließlich bedeutet der häufige Verzehr von Fleisch und tierischen Produkten automatisch, dass weniger Pflanzen gegessen werden. Das ist ganz einfach: Je mehr Sie von einer Kategorie essen, desto weniger Raum bleibt für andere Nahrungsmittel. Pflanzen sind unsere einzige Ballaststoffquelle, und diese sind sehr wichtig für die Gesundheit des Mikrobioms in unserem Darm. Unsere Mikroben holen sich ihre Energie aus Ballaststoffen und produzieren ihrerseits kurzkettige Fettsäuren, die unserer Gesundheit und unserem Stoffwechsel zugutekommen. Kinder, die reichlich pflanzliche Nahrung erhalten, haben nachweislich eine günstigere Zusammensetzung des Mikrobioms[26] und mehr Bakterien, die kurzkettige Fettsäuren produzieren, als Kinder, die reichlich tierische Nahrungsmittel zu sich nehmen. So zeigte eine Studie, dass Heranwachsende, die viele Vollkornprodukte, Hülsenfrüchte und Folsäure (aus grünem Blattgemüse) essen, häufiger einen hohen Anteil von *Bacteroidetes* und *Bifidobacterium*[27] aufwiesen als Teilnehmer, die viel Fleisch aßen. Bei der typisch westlichen Ernährungsweise war auch das Risiko für starkes Übergewicht größer.

FAZIT: Kinder mit einem hohen Konsum von Fleisch und tierischen Produkten können ein höheres Risiko für starkes Übergewicht und chronische Krankheiten haben.

Befürchtungen und Missverständnisse rund um die vegane Ernährung

Hoffentlich geben die eben genannten wissenschaftlichen Studien Ihnen die Gewissheit, dass eine vegane Ernährung für Ihr Kind gut und unbedenklich ist. Wenn Sie noch zögern, ist das nur natürlich. Es gibt einfach so viele kritische Stimmen da draußen (die lautesten oft im Familien- und Freundeskreis), die eine Abkehr von den Fakten leicht machen. Wir werden auf vieles noch genau eingehen, möchten aber einige häufige Missverständnisse und Mythen sofort ausräumen.

Mythos 1: Eine vegane Ernährung ist für Kinder gefährlich.

Schlagzeilen wie »Baby stirbt an veganer Ernährung« (nicht ganz genau zitiert) würden in allen Eltern Ängste auslösen. Tragische Geschichten wie diese tauchen alle paar Jahre auf. Im Zuge der Medienhysterie werden dann Fehlinformationen ohne Ende verbreitet. In Wahrheit sind in all diesen Fällen die Kinder jedoch leider an Unterernährung gestorben. Liest man mehr als nur die Schlagzeilen, wird schnell klar, dass die Eltern den Säuglingen Mandeldrink anstelle von Formulanahrung und den Kleinkindern *nur* Obst und Gemüse gegeben haben. Die Kinder sind verhungert, denn sie bekamen zu wenig Kalorien und Nährstoffe – nicht zu wenig tierische Produkte. Forschungen zeigen, dass vegan ernährte Kinder nur dann ein erhöhtes Risiko für einen Nährstoffmangel haben, wenn ihrer Nahrung nicht die erforderlichen Nährstoffe zugesetzt werden oder wenn die Ernährungsweise sehr restriktiv ist, wie dies etwa bei Rohkost oder makrobiotischer Ernährung der Fall ist (die wir für Kinder nicht empfehlen). Es gibt keinen einzigen Fall, in dem ein korrekt vegan oder vegetarisch ernährtes Kind gestorben wäre oder einen schweren Nährstoffmangel erlitten hätte. Wenn pflanzenbasierte Ernährungsformen – vegan, vegetarisch oder vorwiegend vegan – richtig umgesetzt werden und alle wichtigen Nährstoffe enthalten, sind die Kinder nicht nur gesund, sondern sie gedeihen bestens.

Mythos 2: Kleinkinder brauchen [Fleisch, Milch – bitte ergänzen] zum Gedeihen

Die ersten 1.000 Tage eines Lebens – von der Empfängnis bis zum zweiten Geburtstag – sind ernährungsphysiologisch ein entscheidender Zeitraum. Zwar entwickelt und verändert sich das Gehirn ein Leben lang, aber es wächst in diesem Zeitraum rascher als in jeder anderen Phase.

Nährstoffe wie Eiweiß, mehrfach ungesättigte Fettsäuren, Eisen, Zink, Jod, Cholin, Vitamin A und Vitamin B_{12} sind für die Entwicklung entscheidend. Aber Ihr Kind kann diese nicht nur mit tierischen Nahrungsmitteln aufnehmen, und Pflanzen könnten aus verschiedenen Gründen sogar bessere Quellen dafür sein. Entscheiden Sie sich für pflanzliche Lieferanten dieser wichtigen Nährstoffe, ist das mit zahlreichen weiteren Vorteilen verbunden: Wenn Sie beispielsweise den Zinkbedarf Ihres Kindes mit Vollkornprodukten und Hülsenfrüchten decken, geben Sie ihm zugleich auch Ballaststoffe für sein Mikrobiom anstelle von schädlichen Substanzen aus rotem Fleisch, wie die krebserregenden Verbindungen, die beim Garvorgang entstehen. Und wenn das Vitamin A aus Süßkartoffeln und Butternusskürbis stammt, erhält Ihr Kleines auch Antioxidantien für sein Immunsystem und keine Umweltgifte, wie sie in tierischen Lebensmitteln mit hohem Vitamin-A-Anteil, etwa Leber, enthalten sind (die ohnehin kein Kleinkind mag!).

Mythos 3: Eine vegane Ernährung ist nicht »natürlich«.

Wir sind dafür, Nährstoffe so weit wie möglich aus vollwertigen Nahrungsmitteln aufzunehmen, bevor man zu Nahrungsergänzungsmitteln greift. Daher verstehen wir das weit verbreitete Argument, dass eine vegane Ernährung nicht das sein kann, was die Natur für uns vorgesehen hat, wenn man dabei Nahrungsergänzungsmittel braucht, um angemessen mit Nährstoffen versorgt zu sein. Aber in Wahrheit bedürfen alle Ernährungsformen in der einen oder anderen Weise der Ergänzung. Ja, vegan ernährte Kinder sollten ein Vitamin-D-Präparat bekommen, aber woher erhalten mischköstlich ernährte Kinder (und die meisten Erwachsenen) ihr Vitamin D? In den USA aus *angereicherter* Kuhmilch. Kuhmilch enthält nämlich nicht von Natur aus viel Vitamin D, es wird ihr zugesetzt.

Jod ist ein weiteres wichtiges Nahrungsergänzungsmittel für Veganer. Pflanzen enthalten unterschiedliche Mengen an Jod, und daraus haben unsere Vorfahren ihren Bedarf daran noch gedeckt. Doch ausgelaugte Böden machen die Deckung des Jodbedarfs allein mit Pflanzen für uns heute schwierig. Woher bekommen die meisten Menschen also ihr Jod? Aus Milchprodukten. Und zwar über die Jodversorgung der Kühe mittels Mineralstoffmischungen – nicht weil Milch von Natur aus viel Jod enthält. Viele Regierungen haben den weit verbreiteten Jodmangel erkannt und verfügt, dass auch Speisesalz Jod zugesetzt werden muss. So erhalten also auch die meisten Mischköstler ihr Jod durch Ergänzung, genau wie Veganer und Vegetarier.

In Wahrheit ist Vitamin B_{12} der einzige Nährstoff, der nur in tierischen Nahrungsmitteln vorkommt. Vitamin B_{12} dient daher immer als schlagkräftiges Argument dafür, dass eine vegane Ernährung widernatürlich wäre.

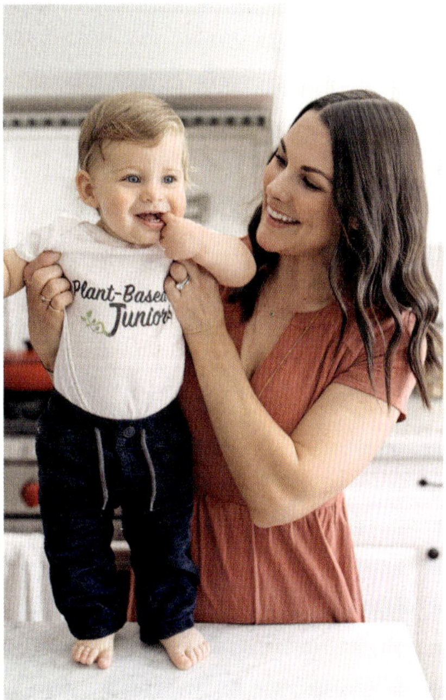

Erhielten unsere Vorfahren ihr Vitamin B_{12} aus Fleisch? Ja. Ganz ohne Zweifel. Sie aßen aber vermutlich nicht so viel Fleisch, wie man oft annimmt, die Menge hing wohl sehr von der geografischen Lage ab. Im japanischen Okinawa – der Heimat der langlebigsten Menschen der Welt – machten Fleisch und tierische Produkte nur etwa zwei Prozent der Nahrung aus. Dagegen war in der Arktis der größte Teil der Nahrung naturgemäß tierischen Ursprungs.

Außerdem wird in der Wissenschaft

diskutiert, ob Fleisch immer die einzige Quelle für Vitamin B_{12} war. Für die Bildung von Vitamin B_{12} sind Bakterien verantwortlich, und es gibt in unserem Dickdarm Mikroben, die es produzieren. Allerdings passiert das zu spät im Verdauungsvorgang, so dass das Vitamin B_{12} nicht mehr resorbiert werden kann. (Auch Primaten produzieren Vitamin B_{12}, aber sie können es resorbieren. Deshalb können sie nur von Pflanzen leben.) Es gibt die Theorie, dass unsere Fähigkeit, Vitamin B_{12} zu bilden und zu resorbieren, im Laufe der Evolution verloren gegangen ist, als der Mensch Fleisch zu essen begann. Eine andere Hypothese lautet, der Mensch hätte früher seinen Vitamin-B_{12}-Bedarf zumindest teilweise aus Bakterien, die im Boden und in unbehandeltem Wasser vorkommen[28], gedeckt. Höhlenbewohner tranken im Gegensatz zu uns direkt aus dem Bach und machten sich auch nicht die Mühe, ihr Gemüse vor dem Essen mit Spülmittel und Wasser zu schrubben.

Diese Theorien lassen sich nicht überprüfen. Sicher ist aber, dass ein Vitamin-B_{12}-Mangel in bestimmten Bevölkerungsgruppen häufig vorkommt und etwa 20 Prozent der älteren Erwachsenen[29] davon betroffen sind. Einige gängige Lebensmittel wie Frühstücksflocken sind mit Vitamin B_{12} angereichert. Die Forschung zeigt, dass Menschen, die größere Mengen dieser angereicherten Lebensmittel verzehren, ein geringeres Risiko für einen Vitamin-B_{12}-Mangel aufweisen als Menschen, die viel Fleisch essen.[30] Das liegt daran, dass der Körper Vitamin B_{12} aus Nahrungsergänzungsmitteln besser aufnimmt als aus der Nahrung.

Ganz abgesehen davon, ob der Mensch für eine rein vegane Ernährung geschaffen ist oder nicht, ist entscheidend, dass wir heute für unser Überleben nicht mehr auf tierische Nahrungsmittel *angewiesen* sind – und es vielleicht sogar gesünder ist, sich diese Nährstoffe aus anderen Quellen zu holen. Über den Großteil der Menschheitsgeschichte war Fleisch ein Nahrungsmittel mit hoher Nährstoffdichte, und Nahrungsmittelknappheit war eine der größten Bedrohungen für uns Menschen. Heute ist das Gegenteil der Fall. Wir nehmen mehr Nahrung zu uns, als wir brauchen, und das auf Kosten unserer Gesundheit und Langlebigkeit. Und wir müssen heute bei unserer Ernährung viele andere Faktoren in Betracht ziehen, die unsere Vorfahren noch nicht kannten – verschmutzte Meere, ausgelaugte Böden, Hormone und Umweltgifte, Überbevölkerung, Klimawandel und die unsäglichen Bedingungen in der Tierhaltung. Dank moderner Innovationen und eines unbegrenzten Angebots an nährstoffreichen, leicht verfügbaren pflanzlichen Nahrungsmitteln können Kinder heute auch ohne Fleisch alle benötigten Nährstoffe erhalten.

Jeder Bissen pflanzliche Kost hilft

Uns ist bewusst, dass manche Menschen aus verschiedensten Gründen nicht komplett auf tierische Produkte verzichten können oder wollen. Die gute Nachricht ist, dass die Entscheidung, ein Kind vegan zu ernähren, kein striktes Entweder-Oder sein muss. Forschungen zeigen, dass alle Formen pflanzlicher Ernährung – vegan, vegetarisch, pescetarisch, flexitarisch, reduktarisch, *grün mit etwas Ziegenkäse* – große Vorteile gegenüber einer traditionellen Mischkost haben.[31]

Wir bezeichnen uns selbst gerne als »vorwiegend vegan«. Wir essen viel Pflanzliches, gelegentlich darf es aber auch das eine oder andere tierische Nahrungsmittel sein. Die exakte Zusammensetzung ist jede Woche anders, aber unsere Ernährung ist zu etwa 95 Prozent vegan. Das heißt, sie besteht größtenteils aus nichttierischen Nahrungsmitteln wie Vollkorngetreide, Nüssen, Samen, Hülsenfrüchten, Obst und Gemüse. Wir sprechen ganz offen über unsere Ernährungsgewohnheiten. Unsere Ernährungsphilosophie hat eine wissenschaftliche Grundlage, aber sie ist weder ein Dogma noch unsere persönliche Agenda. Tatsache ist, dass Populationen mit außergewöhnlich guter Gesundheit und einer hohen Lebenserwartung ein Minimum an tierischen Produkten essen. Heißt das, Ihre Familie *sollte* unserer Meinung nach ein gewisses Maß an tierischen Produkten essen? Keineswegs! Wir sind vom Veganismus voll und ganz überzeugt. Es heißt vielmehr, dass Sie sowohl mit streng veganer als auch mit vorwiegend veganer Ernährung bedeutende gesundheitliche Vorteile erzielen werden. Und auf dieser Basis sollen Sie entscheiden, was für Ihre Familie sinnvoll ist.

Fazit: Wir möchten, dass mehr Kinder so früh und so oft wie möglich mehr Pflanzen und weniger Fleisch essen.

Dass mehr Familien mehr Pflanzen essen, ist nicht nur gut für die menschliche Gesundheit, es ist auch essenziell für die Gesundheit unseres Planeten. Der jüngste Report der »EAT-*Lancet* Kommission für eine gesunde Ernährung innerhalb nachhaltiger Ernährungssysteme« kommt zu dem Schluss, dass bis 2050 eine globale Umstellung beim Verzehr von Fleisch und tierischen Produkten erfolgen muss, um den Klimawandel zu reduzieren und eine wachsende Bevölkerung zu ernähren. Eine Studie aus Oxford schätzte, dass eine weltweite Umstellung hin zu einer veganen Ernährung rund 8 Millionen Menschenleben retten, die nahrungsmittelbezogenen Treibhausgasemissionen um etwa zwei Drittel reduzieren und ca. 1,5 Billionen Dollar[32] an Kosten für Gesundheitswesen und Klimaschäden einsparen könnte.

Diese Botschaft gefällt uns, weil sie die vegane Ernährung den meisten Familien näherbringt und zeigt, wie nachhaltig sie ist. Wenn Sie eine gesunde Ernährungsweise unbegrenzt lang beibehalten können, ist dies der Schlüssel zu guter Gesundheit. Bieten Sie Ihrem Kind mit unserer Hilfe die gesündeste, wissenschaftlich fundierte Ernährung.

1

Vegane Ernährung von Anfang an

Ihr Sohn hat einen zu niedrigen Eisenwert«, sagte uns der Kinderarzt bei der 8-Monate-Untersuchung unseres Sohnes. Er hatte den Eisenwert auf meine Bitte hin schon vor dem ersten Geburtstag des Babys bestimmt, wie es dem Standardvorgehen entsprochen hätte. Mein Sohn wies einige Risikofaktoren für Eisenmangel auf (ausschließliches Stillen, rasches frühes Wachstum, keine verzögerte Abnabelung), und als Ernährungsberaterin war ich ständig auf der Hut, um eventuelle Probleme bei meinem Kind früh zu erkennen. Schließlich kann ein Eisenmangel in der Kindheit zu langfristigen Entwicklungsstörungen führen.

»Das beunruhigt mich wirklich«, antwortete ich erschrocken. »Ich hätte ihm wohl schon früher Eisentropfen geben sollen.«

»Nein, das ist nur bei manchen Kindern nötig – Frühgeburten, Babys mit geringem Geburtsgewicht und so«, kam die Standardantwort des Arztes.

Stimmt nicht. Die American Academy of Pediatrics (AAP) empfiehlt eine Eisenergänzung für *alle* ausschließlich gestillten Säuglinge[33] im Alter von vier bis sechs Monaten, unabhängig von Risikofaktoren.

»Sie sollten Ihre Eisenwerte auch überprüfen lassen«, fuhr er fort. »Sie haben vermutlich eine Anämie, denn Säuglinge erhalten ihr Eisen über die Muttermilch.«

Stimmt auch nicht. Muttermilch enthält extrem wenig Eisen (daher die AAP-Empfehlung), und der Eisengehalt der Muttermilch spiegelt nicht den Eisenstatus der Mutter wider. Spoiler-Alarm: Ich hatte keine Anämie.

»Ich weiß, Sie sind Veganerin«, kam es nun mit einem nicht ganz unauffälligen Augenrollen, »aber könnten Sie Ihrem Sohn vielleicht zumindest jeden Tag ein Ei geben? Eier sind gute Eisenlieferanten.«

Stimmt wieder nicht. Ein Ei enthält nur ein Milligramm Eisen (Babys zwischen sechs und zwölf Monaten brauchen elf Milligramm pro Tag, wie Sie sehen werden). Aber in Eiern steckt auch das Protein Phosvitin, das die Eisenaufnahme hemmt. In einer Studie zeigte sich, dass nur 3,7 Prozent des Eisens in einem Eidotter vom Körper resorbiert werden.[34] Obendrein kann Phosvitin auch die Eisenaufnahme aus anderen eisenreichen Nahrungsmitteln in einer Mahlzeit verringern.[35]

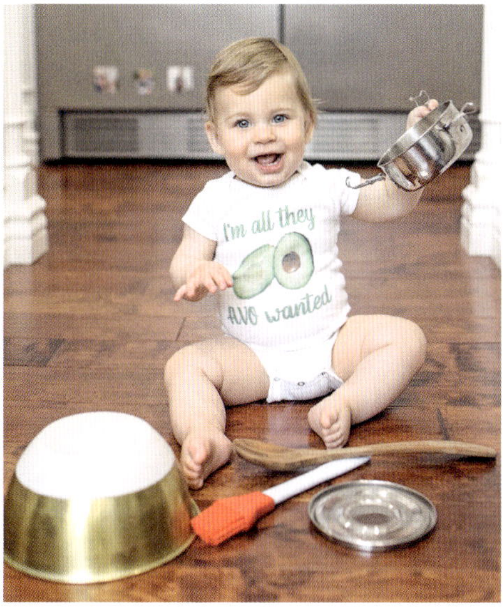

Ich verließ die Kinderarztpraxis verängstigt, frustriert und beschämt. Ich hatte als Mutter und als Ernährungsexpertin versagt. Das hätte mir nicht passieren dürfen! Ich stellte die vegane Ernährung meines Sohnes und meine Kompetenz in Frage. Ich wollte das Problem so schnell wie möglich beheben und herausfinden, wie es überhaupt so weit kommen konnte.

Ich durchforstete die Literatur und lernte mehr über Eisen als irgendjemand je wissen wollte. Ich stellte fest, dass sich der Eisenmangel meines Kindes sehr leicht hätte verhindern lassen, wenn ich von Anfang an gut informiert gewesen wäre und die AAP-Empfehlung gekannt hätte.

Aber es gab keinen umfassenden Leitfaden für die Säuglingsernährung, schon gar nicht für die vegane Säuglingsernährung, und diese Empfehlung war nicht allgemein bekannt. Sie stand nicht in meinen Babybüchern, und ich hatte davon in Gesprächen mit anderen Eltern oder Ernährungsberatern noch nichts gehört, geschweige denn von meinem eigenen Kinderarzt.

Immer wieder hören wir von unseren Klienten oder machen selbst die Erfahrung, dass Ernährungsratschläge von Kinderärzten irreführend sind, insbesondere bei veganer Ernährung. Ernährung ist in der Ausbildung eines normalen Kinderarztes kein großes Thema. Genauer gesagt, kaum ein Thema. Das bedeutet, die Ärzte beziehen ihre Informationen aus denselben unzuverlässigen Quellen wie Laien: den Medien, dem Internet oder veralteten Praxisleitlinien. Dabei sind die Kinderärzte oft die wichtigste Anlaufstelle in Ernährungsfragen.

Wie wir im folgenden Abschnitt sehen werden, erfordert eine für Kinder geeignete vegane Ernährung einiges an Wissen. Wir werden Ihnen dieses Wissen in leicht verdaulichen Happen anbieten und Sie mit allen Grundlagen ausstatten. In diesem Abschnitt werden alle wichtigen Nährstoffe, die Ihr Kind für sein gutes Gedeihen braucht, eingehend erklärt. Wir wissen, dass Eltern im Alltag mit vielen Anforderungen konfrontiert sind. Wenn Sie nicht die Zeit (oder den Wunsch) haben, sich mit den Einzelheiten auseinanderzusetzen, dürfen Sie gerne zu unserem »Fazit« am Ende jedes Abschnitts springen, um sich rasch mit den Grundlagen vertraut zu machen. Sie müssen diese Informationen nicht auswendig lernen, denn sie bilden das Fundament unserer einfachen Strategien für die Mahlzeitenplanung in Kapitel 2.

Wir empfehlen Ihnen, das Blatt »Erstellen Sie Ihren eigenen Plan für Nahrungsergänzungsmittel« am Ende des Buches zu nutzen, um darin die Nährstoffe einzutragen, die Sie im jeweiligen Alter beziehungsweise in der jeweiligen Entwicklungsphase Ihres Babys gezielt ergänzen müssen.

1. Kalorien

Die meisten gesunden Babys verdoppeln ihr Gewicht in den ersten sechs Monaten und verdreifachen es in den ersten zwölf Monaten. Für dieses rasche Wachstum ist viel Energie, also Kalorien, erforderlich. Im Säuglingsalter ist der Kalorienbedarf pro Kilogramm Körpergewicht höher als zu jeder anderen Zeit im Leben. Wenn sich das Wachstum nach dem ersten Lebensjahr verlangsamt, sinkt auch der Energiebedarf. So braucht ein einjähriges Kind im Durchschnitt etwa 900 Kalorien pro Tag und ein zwei- bis dreijähriges etwa 1000 Kalorien – also nur 100 Kalorien mehr bei einem Gewichtsunterschied von einigen Kilogramm.

Der Energiebedarf eines Säuglings hängt natürlich auch von den Erbanlagen, der Körpergröße, dem Aktivitätsniveau, dem Geschlecht und medizinischen Faktoren ab. Man kann also schwer generell sagen, wie viele Kalorien es pro Tag sein müssen. Aber das ist zum Glück auch nicht notwendig! Füttern Sie Ihren Säugling nach Bedarf, und bieten Sie dem Kind dann später strukturierte, energiereiche Mahlzeiten an.

Wichtig ist, dass Babys ihre Nahrungsaufnahme selbst regulieren können. Glücklicherweise teilen sie uns sehr deutlich mit, dass sie hungrig sind! Die Nahrungsaufnahme zu forcieren oder zu beschränken ist keine gute Idee. Forschungen zeigen, dass Babys, die zu einer erhöhten Nahrungsaufnahme gedrängt werden, letztendlich weniger aufnehmen, und Säuglinge, bei denen die Menge beschränkt wird, mehr essen.[36] Manipulation bewirkt immer das Gegenteil. Wir werden in den altersspezifischen Kapiteln noch näher darauf eingehen, aber bedenken Sie immer: Ihre Aufgabe als Eltern besteht lediglich darin, Nahrung anzubieten, Ihr Baby reguliert die Aufnahme selbst.

Eine Gedeihstörung ist ein eigenes Thema. Sprechen Sie mit Ihrem Arzt, wenn Ihnen das Wachstum Ihres Kindes Sorgen bereitet.

Beachten Sie, dass vegane Ernährungsformen meist weniger Kalorien liefern als die typische westliche Ernährungsweise. Obst, Gemüse, Getreide und Hülsenfrüchte enthalten von Natur aus weniger Fett als tierische Produkte. Das ist einer der Gründe, warum wir weder Rohkost noch die makrobiotische Ernährung für Säuglinge empfehlen: Sie bekommen mit diesen restriktiven Diäten einfach nicht genug Kalorien. Damit die Babys ihren Bedarf decken können, müssen die Eltern ihnen viele Nahrungsmittel mit hoher Energiedichte anbieten, also Dinge, von denen kleine Mengen viele Kalorien enthalten. Wir werden im nächsten Kapitel genauer erklären, wie das gelingt.

FAZIT: Babys und Kleinkinder brauchen für ihr optimales Wachstum viele Kalorien, Sie müssen die Kalorienzufuhr aber nicht streng überwachen. Bieten Sie einfach eine altersgemäße, ausgewogene Kost an und überlassen Sie die Regulierung Ihrem Kind.

2. Makronährstoffe

Makronährstoffe sind die drei Hauptmoleküle, aus denen unser Körper seine Energie in Form von Kalorien erhält: Kohlenhydrate, Protein und Fett (streng genommen ist auch Alkohol ein Makronährstoff, aber dafür hat Ihr Baby noch lange keine Verwendung).

Zwar gibt es Modediäten, die den einen oder anderen Makronährstoff ausschließen oder reduzieren, doch die Gesundheit Ihres Babys oder Kleinkindes (und eigentlich aller Altersgruppen) hängt von dem ausgewogenen Verhältnis aller drei Makronährstoffe ab. Bei einer veganen Ernährung ist das einfach zu erreichen, da Pflanzen alle drei Makronährstoffe in unterschiedlichen Mengen enthalten. In Nüssen stecken beispielsweise viele Proteine und Fette und wenige Kohlenhydrate. Hülsenfrüchte liefern einiges an Protein und Kohlenhydraten und nur geringe Mengen an Fett. Da sich Pflanzen nicht einfach einem Makronährstoff zuordnen lassen (im Gegensatz zu den meisten tierischen Produkten: Butter ist beispielsweise beinahe reines Fett und Hähnchenfilet vorwiegend Protein), teilen wir die veganen Nahrungsmittel lieber nach Nahrungsmittelgruppen ein als nach Makronährstoffen.

WICHTIGE BEGRIFFE / D-A-CH-REFERENZWERTE	
Empfohlene Zufuhr	Die empfohlene Zufuhr entspricht der durchschnittlichen täglichen Nährstoffzufuhr, die ausreicht, um den Bedarf einer gesunden Person zu decken.
Schätzwert	Schätzwerte geben Hinweise auf eine angemessene und gesundheitlich unbedenkliche Zufuhr, wenn keine genaue Zufuhrempfehlung angegeben werden kann.
Richtwert	Richtwerte dienen als Orientierungshilfe und geben aus ernährungsphysiologischer Sicht wünschenswerte Bereiche oder Werte an. Sie gelten für Nährstoffe, die nicht lebensnotwendig sind.
Adäquate Zufuhr (AI, *Adequate Intake*)	Die empfohlene Menge, wenn keine empfohlene Zufuhr ermittelt werden kann.

Kohlenhydrate (Richtwert)

- Mehr als 50 Prozent der Energiezufuhr in Form von Kohlenhydraten
- Die Richtwerte für die Kohlenhydratzufuhr müssen den individuellen Energiebedarf, den Bedarf an Protein und die Richtwerte für die Fettzufuhr berücksichtigen.

Kohlenhydrate sind die bevorzugte Energiequelle unseres Körpers und werden für alles benötigt, vom ersten Blinzeln Ihres Babys bis zu seinen blitzschnellen neuronalen Verbindungen. Wenn Ihr Kind gut mit Kohlenhydraten zur Energiegewinnung versorgt ist, können Protein und Fette ihre Aufgaben für sein schnelles Wachstum erfüllen.

Kohlenhydrate sind in einer veganen Ernährung reichlich enthalten. Sie machen den Großteil der Nährstoffe etwa in Gemüse, Früchten, Getreide und Stärkelieferanten aus. Für die meisten Säuglinge ist Milchzucker aus Muttermilch oder Formulanahrung das wichtigste Kohlenhydrat. Menschliche Muttermilch enthält mehr Milchzucker als die Milch anderer Spezies, weil unser Gehirn einen enormen Nährstoffbedarf zu decken hat.[37] Kohlenhydrate sind für die Entwicklung also sehr, sehr wichtig.

FAZIT: Kohlenhydrate sind für Ihr Baby Lebensenergie, von der Milch bis hin zu vollständigen Mahlzeiten. Babys und Kleinkinder sollten mindestens 50 Prozent ihrer Kalorien aus Kohlenhydraten erhalten.

Protein

- 0 bis unter 1 Monat: 8 g/Tag (Schätzwert; 2,5 g pro kg KG*/Tag)
- 1 bis unter 2 Monate: 8 g/Tag (Schätzwert; 1,8 g pro kg KG*/Tag)
- 2 bis unter 4 Monate: 8 g/Tag (Schätzwert; 1,4 g pro kg KG*/Tag)
- 4 bis unter 12 Monate: 11 g/Tag (empf. Zufuhr; 1,3 g pro kg KG*/Tag)
- 1 bis unter 4 Jahre: 14 g/Tag (empf. Zufuhr; 1,0 g pro kg KG*/Tag)
- Stillende: Mehrbedarf plus 23 g/Tag, insgesamt 71 g/Tag (empf. Zufuhr; 1,2 g pro kg KG*/Tag)

Wenn Kohlenhydrate für Ihr Baby Treibstoff sind, fungieren Proteine als Bausteine. Proteine bestehen aus den sogenannten Aminosäuren, aus denen der Körper Ihres Babys die wachsenden Zellen und Organe aufbaut, erhält und repariert und wichtige Moleküle herstellt, wie etwa Hormone und Antikörper.

Wenn Sie schon einige Zeit vegan essen, hat man Sie sicher bereits mit einem ganzen Fragenkatalog darüber konfrontiert, wie Sie aus Pflanzen Ihren Proteinbedarf decken: *»Enthalten Pflanzen denn* überhaupt *Protein?«*, *»Wie bekommen Sie ausreichend Protein?« oder »Trennt Veganer nur ein Veggie-Burger vom bitteren Ende?«*

Ja, Babys brauchen Protein. Aber wie bei Erwachsenen kann auch ihr Eiweißbedarf leicht mit Getreide, Hülsenfrüchten, Nüssen und Samen gedeckt werden, die alle reichlich Protein enthalten und leicht in ansprechender, altersgemäßer Weise in die Babykost eingebaut werden können. Pflanzliches Eiweiß ist tierischem nicht unterlegen, der Bedarf ist bei Veganern und Mischköstlern gleich groß.[38] Voraussetzung ist, dass Veganer sich abwechslungsreich ernähren. Vielleicht haben Sie von einigen Experten gehört, dass

Info-Häppchen

Wussten Sie, dass eine Scheibe Brot etwa vier Gramm Eiweiß enthält? Das ist ein Drittel des täglichen Eiweißbedarfs eines Kleinkindes!

* *KG = Körpergewicht*

der Eiweißbedarf vegan ernährter Kleinkinder etwas höher ist, weil unverarbeitete pflanzliche Proteine schwerer verdaulich sind.[39] Sie schlagen für vegan ernährte Kinder von ein bis zwei Jahren einen um etwa 30 Prozent höheren Eiweißanteil vor, das wäre eine durchschnittliche Tagesmenge von 17 Gramm anstatt 14 Gramm. Studien zeigen jedoch, dass sowohl vegan ernährte als auch mischköstlich ernährte Kinder in der Regel mehr Eiweiß zu sich nehmen, als sie brauchen[40] – doppelt so viel, um genau zu sein! Nur als Anhaltspunkt: zwei Tassen Sojadrink enthalten je nach Marke ca. 14 Gramm Eiweiß, fünf weitere Gramm liefern zwei Esslöffel schwarze Bohnen oder 30 Gramm Chia-Samen. Lassen Sie Ihre Gedanken nicht nur um Zahlen kreisen, bieten Sie Ihrem Kind einfach regelmäßig verschiedene eiweißreiche Nahrungsmittel an.

Der Mythos vom unvollständigen Eiweiß

Sie haben vielleicht auch schon die Behauptung gehört, pflanzliches Eiweiß wäre im Gegensatz zu tierischem »unvollständig«, daher müssten bei jeder Mahlzeit verschiedene Pflanzen kombiniert werden, damit der Körper alle wichtigen Aminosäuren erhält. Dieser langlebige Mythos ist zwar nicht ganz falsch, aber seinerseits unvollständig.

Info-Häppchen

Hülsenfrüchte (Bohnen, Sojaprodukte) sind wichtige Lieferanten der Aminosäure Lysin. Sehen Sie sie zwei bis drei Mal pro Tag vor!

Alle vollständigen Pflanzen enthalten alle neun essenziellen Aminosäuren, die unser Körper braucht.[41] Aminosäuren aus Pflanzen und solche aus Tieren unterscheiden sich nicht hinsichtlich Aufbau oder Funktion. Sie wirken in unserem Körper genau gleich. Manche Pflanzen haben allerdings von einer Aminosäure weniger als andere. So enthalten Bohnen beispielsweise nur wenig von der essenziellen Aminosäure Methionin, aber reichlich Lysin, während es bei Getreide genau umgekehrt ist. Der ursprüngliche Gedanke war daher, Veganer müssten bei jeder Mahlzeit verschiedene Eiweißlieferanten miteinander kombinieren, um mit jeder Aminosäure gut versorgt zu sein. Neuere Forschungen zeigen jedoch, dass der Körper in der Lage ist, alles richtig zusammenzusetzen, solange genügend Eiweiß aus verschiedenen Quellen über den Tag verteilt aufgenommen wird.

Sie müssen Proteine also nicht akribisch kombinieren, um den Bedarf Ihres Kindes zu decken.[42] Solange Sie Ihrem Kind den ganzen Tag über verschiedene pflanzliche Eiweißlieferanten – Bohnen, Sojaprodukte, Getreide, Nüsse und Samen – anbieten, bekommt es problemlos alle Bausteine für sein Gedeihen. Wenn Ihr Baby keine Hülsenfrüchte (Bohnen, Soja, Erbsen) essen kann, empfehlen wir Ihnen, sich an einen zertifizierten Ernährungsberater zu wenden, der einen individuellen Plan erstellen wird.

FAZIT: Bieten Sie nach dem sechsten Lebensmonat zu jeder Mahlzeit proteinreiche pflanzliche Nahrungsmittel an. Streng vegan ernährte Kinder benötigen vielleicht etwas mehr Eiweiß – etwa vier Gramm pro Tag, wie sie etwa in einer Vierteltasse Linsen oder einer Scheibe Brot enthalten sind. Die meisten Kinder erhalten jedoch mehr Eiweiß, als sie brauchen. Anstatt sich nur an Zahlen zu orientieren, richten Sie Ihr Augenmerk besser auf ein abwechslungsreiches Angebot an Proteinlieferanten wie Bohnen, Sojaprodukten, Nüssen, Samen und Getreide über den ganzen Tag.

Fett (Richtwerte)

- 0 bis 4 Monate: 45–50 % der Energiezufuhr
- 4 bis unter 12 Monate: 35–45 % der Energiezufuhr
- 1 bis unter 4 Jahre: 30–40 % der Energiezufuhr
- Stillende: 30–35 % der Energiezufuhr

Einer der wichtigsten Unterschiede zwischen veganer Ernährung für Erwachsene und für Babys ist die Bedeutung von Fett. Eine fettarme vegane Ernährung kann bei Erwachsenen die Gewichtsabnahme unterstützen und eine Besserung bei Herzerkrankungen bewirken, für Babys und Kleinkinder ist sie aber extrem gefährlich. Babys brauchen Fett – und zwar viel Fett!

Info-Häppchen

Jede Mahlzeit sollte Fett enthalten – wir lieben Avocados, Nussmus und in Olivenöl gegartes Gemüse.

Fett liefert nicht nur lebenswichtige Kalorien, es ist auch unerlässlich für die Entwicklung des Gehirns, der Augen und anderer wichtiger Organe. Fett bildet schützende Polster für die Organe des Babys, beugt Wärmeverlust vor, ermöglicht die Resorption essenzieller Vitamine und bildet Moleküle, die der Bekämpfung von Infektionen und Krankheiten dienen. Tatsächlich besteht Muttermilch zu 44 Prozent aus Fett, und Kleinkinder sollten 30 bis 40 Prozent ihrer täglichen Kalorien aus Fett erhalten. Fett ist ein »energiedichter« Nährstoff. Ein Gramm Fett enthält neun Kalorien, ein Gramm Eiweiß oder Kohlenhydrate dagegen nur vier. Deswegen liefert eine kleine Portion fetter Nüsse oder Samen so viel mehr Kalorien als eine größere Portion fettarmer Nahrungsmittel wie Kartoffeln – das Fett erhöht die Energiedichte. Energiedichte ist für Säuglinge und Kleinkinder wichtig, denn sie brauchen diese Kalorien zum Gedeihen. Im nächsten Kapitel geht es um die vielen Möglichkeiten, Fett auf einfache Weise in die Kost Ihres Babys einzubauen.

Arten von Fett

Es gibt viele verschiedene Arten von Nahrungsfetten, aber nur zwei gelten als »essenziell« – Linolsäure (LA) und alpha-Linolensäure (ALA). Das bedeutet, dass sie im Gegensatz zu anderen Arten von Fett vom menschlichen Körper nicht hergestellt werden können und mit der Nahrung zugeführt werden müssen.

LA ist eine mehrfach ungesättigte Omega-6-Fettsäure, die zur Herstellung von Molekülen herangezogen wird, die an der Immunabwehr beteiligt sind. Der Körper wandelt LA in Arachidonsäure (AA) um, eine wichtige Fettsäure, die im Gehirn von Säuglingen und in der Muttermilch vorkommt. LA ist in den meisten Ernährungsformen reichlich vorhanden (ob vegan oder nicht), weil sie in so vielen Nahrungsmitteln enthalten ist, einschließlich Nüssen, Samen und Pflanzenölen.

ALA ist eine »langkettige« Omega-3-Fettsäure, die etwa in Walnüssen, Sojaprodukten, Chia-Samen und Leinsamen/Leinöl vorkommt. Sie ist von entscheidender Bedeutung für die Produktion entzündungshemmender Moleküle. Außerdem werden aus ALA zwei weitere, für die kindliche Entwicklung sehr wichtige Fette hergestellt, die »sehr langkettigen« Omega-3-Fettsäuren Eicosapentaensäure (EPA) und Docosahexaensäure (DHA).

DHA

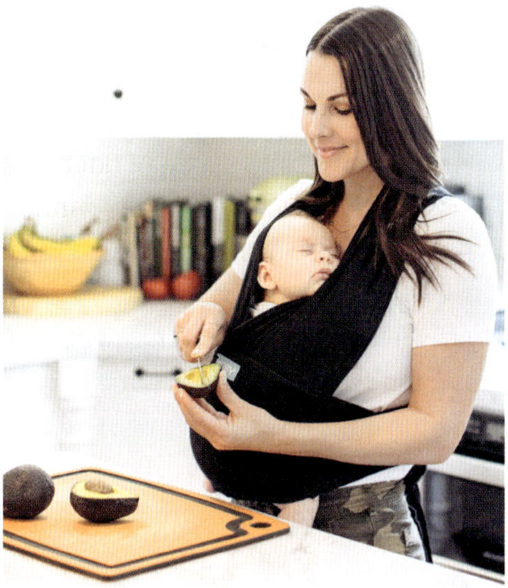

Sowohl EPA als auch DHA ist für die Gesundheit insgesamt wichtig, DHA ist speziell für die visuelle und kognitive Entwicklung unerlässlich. Sie ist die wichtigste Omega-3-Fettsäure im Gehirn und in den Augen, und sie spielt eine wichtige Rolle für die neurologische, körperliche und verhaltensbezogene Funktion.[43] DHA ist reichlich im präfrontalen Kortex vorhanden, dem Hirnbereich, der für komplexe Aktivitäten wie Planung, Problemlösung und gerichtete Aufmerksamkeit zuständig ist. Anthropologen meinen sogar, die Evolution des Menschen und die Weiterentwicklung des Gehirns ließen sich auf die Zeit zurückverfolgen, als der Mensch erstmals ans Wasser zog[44] und begann, Meeresfrüchte mit ihren vielen Omega-3-Fettsäuren zu essen.

Die DHA-Aufnahme während der Schwangerschaft erhöht nachweislich das Geburtsgewicht und senkt die Zahl der Frühgeburten.[45] Die ergänzende Gabe bei Frühgeborenen reduziert nachweislich deren Risiko einer verzögerten geistigen Entwicklung.[46] Hohe DHA-Spiegel in der Muttermilch werden mit einer besseren geistigen Entwicklung, besseren motorischen Fähigkeiten, höherer Aufmerksamkeit und besserer Gedächtnisleistung im späteren Leben in Verbindung gebracht.[47] Dagegen wurden niedrige DHA-Werte im Blut bei Kindern mit Entwicklungs- und Verhaltensstörungen, wie ADHS, Legasthenie und Dyspraxie (eine Koordinationsstörung) gefunden.[48] Viele Studien stellten in diesen Gruppen Vorteile durch die ergänzende Gabe von Omega-3-Fettsäuren für Lernfähigkeit, Gedächtnis und Kognition fest.

DHA gilt nicht als »essenzielle« Fettsäure, weil wir sie aus ALA herstellen können. Allerdings wird nur sehr wenig ALA in DHA umgewandelt – ein bis zehn Prozent.[49] Diese Umwandlung erfolgt in unserem Gewebe, doch der Verzehr von ALA erhöht die DHA-Menge im Blut oder in der Muttermilch nicht.[50] Nur »vorgebildete« DHA aus Fisch- und Algenöl erhöht den DHA-Spiegel in der Muttermilch und gelangt zum Baby im Mutterleib. Daher enthält die Muttermilch veganer Mütter die geringsten Mengen an DHA.[51] Es ist also unerlässlich, DHA aus der Nahrung oder aus Nahrungsergänzungsmitteln aufzunehmen.

Meeresfrüchte liefern in der Ernährung vieler Menschen die meiste DHA, aber es gibt eine einfache Lösung für Veganer: Algenöl. Mikroalgen sind die ursprüngliche DHA-Quelle, und Studien zeigen, dass sie ebenso wirkungsvoll den DHA-Spiegel im Blut erhöhen wie Fischöl.[52] Fische fressen diese mikroskopisch kleinen Algen, und die Fettsäuren reichern sich in ihrem Gewebe an. Mit der ergänzenden Einnahme von Algenöl schalten wir also im Prinzip den Mittelsmann (oder besser das »Mitteltier«) aus.

Noch wichtiger ist, dass Ihrem Baby mit Algenöl anstelle von Fisch viele der Giftstoffe erspart bleiben, die in Meeresfrüchten enthalten sind[53], wie Quecksilber, polychlorierte Biphenyle, polybromierte Diphenylether, Dioxine und Chlorpestizide, die aus Landwirtschaft und Industrie in unsere Meere und Gewässer gelangen. Säuglinge reagieren viel empfindlicher auf die schädlichen Wirkungen dieser Toxine, weil ihr Nervensystem noch in der Entwicklung ist. Eine ergänzende Gabe von Mikroalgen zur Deckung des DHA-Bedarfs ist also möglicherweise sogar die sicherere Option.

DHA-EMPFEHLUNGEN	
0–12 Monate	Bei Säuglingen sollte der Gehalt an DHA mindestens 0,2 % des Gehalts an Gesamtfettsäuren betragen, aber nicht 0,5 % übersteigen (D-A-CH).
7–24 Monate	100 mg DHA pro Tag (AI-Wert der EFSA)
Stillende Frauen	Mindestens 200 mg pro Tag (empf. Zufuhr D-A-CH)

Die DHA-Anreicherung im Gehirn des Babys nimmt im dritten Schwangerschaftstrimester zu und setzt sich in den ersten beiden Lebensjahren fort.[54] Formulanahrung enthält in den meisten Fällen adäquate Mengen an DHA, der DHA-Gehalt der Muttermilch hängt jedoch von der DHA-Aufnahme der Mutter ab. Fachleute empfehlen stillenden Frauen, die keinen Fisch essen, daher die Einnahme von 200 bis 300 mg DHA pro Tag.[55]

Sobald Babys anstelle von Muttermilch oder Formulanahrung Kuhmilch oder pflanzliche Alternativen bekommen (meist irgendwann im zweiten Lebensjahr), nimmt ihre DHA-Aufnahme in der Regel erheblich ab. Kuhmilch enthält nur geringe Mengen an DHA, die meisten pflanzlichen Alternativen enthalten gar keine. Angesichts der nachgewiesenen negativen Auswirkungen einer Unterversorgung mit DHA halten wir es für klug, die ergänzende Gabe von DHA für alle Kinder zu empfehlen, die nicht sofort nach dem Stillen bzw. nach der Formulanahrung Fisch essen.

Leider ist nicht eindeutig festgelegt, wie viel DHA für Kleinkinder oder ältere Kinder empfehlenswert ist. Die Weltgesundheitsorganisation empfiehlt 100 bis 150 mg EPA und DHA pro Tag für Kinder im Alter von zwei bis vier Jahren. Der niederländische Gesundheitsrat spricht sich für 15 bis 20 mg/kg pro Tag EPA und DHA aus Fisch[56] für Kinder zwischen sechs Monaten und zwei Jahren aus. Um den Bedarf Ihres Kindes zu errechnen, multiplizieren Sie einfach sein Gewicht in Kilogramm mit 15 oder 20.

Wir empfehlen die tägliche Gabe von flüssigem Algenöl. Sie können es mit Wasser oder Milchersatz mischen oder direkt in den Mund tropfen. Interessanterweise schlucken unsere beiden Söhne begeistert ihre tägliche Dosis, obwohl das Öl nach Fisch riecht und schmeckt!

Gesättigtes Fett

Gesättigte Fette gelten nicht als essenziell, weil unser Körper sie aus ungesättigtem Fett herstellt. Jahrzehntelange Forschungen verweisen auf die potenziell schädlichen Auswirkungen dieser Arten von Fettsäuren, die vorwiegend in Tieren und tierischen Erzeugnissen vorkommen, weil sie das sogenannte »schlechte« Cholesterin erhöhen.[57] Neuere Forschungen stellen diesen Zusammenhang in Frage und beschäftigen sich auch mit dem gesättigten Fett in Pflanzen. Ist das auch schädlich?

Einige Studien zeigen, dass die Länge der gesättigten Fettsäureketten über deren Auswirkungen auf die Gesundheit entscheiden und dass weniger lange Fettsäureketten (wie sie vor allem in Pflanzen und Milchprodukten vorkommen) eventuell gesünder sind als langkettige gesättigte Fettsäuren[58] (die hauptsächlich in Fleisch vorkommen).

Wir verbinden gesättigtes Fett gewöhnlich mit Fleisch und Milchprodukten, aber auch 50 Prozent der Fettsäuren in der Muttermilch[59] sind gesättigt. Säuglinge haben also offenbar einen biologischen Bedarf an gesättigtem Nahrungsfett. Formulanahrung ahmt diesen Fettgehalt durch die Zugabe von Kokosöl, Palmöl oder Milchfett nach.

Viele Veganer fragen uns, ob pflanzliche Nahrungsmittel, die viel gesättigtes Fett enthalten, wie Kokosnuss, Kokosöl, Erdnussbutter und Schokolade, unserer Meinung nach gesund für Kinder sind. Unsere Antwort: in Maßen (mit Ausnahme von Schokolade wegen des enthaltenen Koffeins). Die gesundheitlichen Auswirkungen von gesättigtem Nahrungsfett sind noch nicht endgültig geklärt. Wir vermuten, die Antwort wird, wie so oft, in der Mitte liegen. Wir selbst bieten unseren Familien regelmäßig auch pflanzliche Quellen von gesättigtem Fett an, das Schwergewicht liegt aber auf ungesättigten Fetten aus Avocado, Nüssen, Samen und Olivenöl.

FAZIT: Babys brauchen viel Fett. Im ersten Lebensjahr des Kindes liefern Muttermilch und Formulanahrung den Großteil des Fetts. Sobald Beikost eingeführt wird, sollte dem Fett ein hoher Stellenwert eingeräumt werden. Die Fettsäure DHA ist besonders wichtig für die Entwicklung von Gehirn und Augen. Stillende Veganerinnen und Kleinkinder, die keinen Fisch essen, sollten ergänzend Algenöl einnehmen. Algenölpräparate können teuer sein, daher finden wir es völlig in Ordnung, wenn Eltern sich für ein weniger teures Fischölpräparat entscheiden.

3. Mikronährstoffe

Vitamine und Mineralstoffe werden als »Mikronährstoffe« bezeichnet, weil wir davon im Vergleich zu den Makronährstoffen nur eine geringe Menge brauchen. Doch trotz ihres geringen Anteils in der Nahrung spielen sie eine wichtige Rolle für die Gesundheit und Entwicklung eines Säuglings.

Während der Bedarf an Makronährstoffen ziemlich klar ist, ist das bei Mikronährstoffen nicht immer so einfach. In den ersten vier bis sechs Monaten erhält Ihr Baby alle Makronährstoffe und viele der benötigten Mikronährstoffe aus der Muttermilch oder Formulanahrung. Es gibt jedoch einige wenige Vitamine und Mineralstoffe, die in der veganen Ernährung nur in geringem Maße oder gar nicht – im Falle von Vitamin B_{12} – vorhanden sind. Um einem Mangel vorzubeugen, müssen Eltern unbedingt wissen, auf welche essenziellen Nährstoffe sie achten und welche sie ihrem Kind ergänzend geben müssen. Das hängt von mehreren Faktoren ab: dem Alter Ihres Babys, ob es gestillt wird oder Ersatznahrung erhält und von der jeweiligen Ernährungsweise (vegan, vegetarisch, flexitarisch, etc.). Halten Sie das Blatt »Erstellen Sie Ihren eigenen Plan für Nahrungsergänzungsmittel« auf Seite 327 bereit, wenn Sie diesen Abschnitt lesen.

Eisen

- 0 bis unter 4 Monate: 0,5 mg/Tag (Schätzwert)
- 4 bis unter 12 Monate: 8 mg /Tag (empf. Zufuhr)
- 1 bis unter 4 Jahre: 8 mg/Tag (empf. Zufuhr)
- Stillende: 20 mg/Tag (empf. Zufuhr)

Schlagen Sie ein Buch über Kinderernährung auf, und Sie werden wahrscheinlich lesen, dass Fleisch als erste Beikost empfohlen wird. Warum? Eisen. Rotes Fleisch enthält viel leicht resorbierbares Eisen, einen wichtigen Nährstoff für die Bildung von roten Blutkörperchen und die Entwicklung des Gehirns bei Babys. Eisenmangel ist sowohl bei Kindern als auch bei Erwachsenen der häufigste Nährstoffmangel, und er kann langfristige schädliche Auswirkungen auf die Gesundheit haben.

Fleisch ist ein guter Eisenlieferant, aber nicht der einzige (und auch nicht der beste). Auch Pflanzen enthalten viel Eisen und, im Gegensatz zu Fleisch, zudem noch tonnenweise andere gesundheitsfördernde Nährstoffe. Vielleicht überrascht es Sie, aber Veganer nehmen üblicherweise mehr Eisen auf[60] als Vegetarier oder Fleischesser.

Risikofaktoren für Eisenmangel bei Säuglingen

Frühgeburt
frühe Abnabelung
geringes Geburtsgewicht
rasche Gewichtszunahme
Unverträglichkeit gegen Kuhmilcheiweiß
Erkrankungen des Magen-Darm-Trakts

Pflanzliches und tierisches Eisen im Vergleich

Unsere Nahrung enthält zweierlei Eisen: Häm- und Nicht-Hämeisen. Hämeisen, das nur in tierischen Lebensmitteln vorkommt, wird viel leichter aufgenommen, unabhängig von anderen Ernährungsfaktoren. Der Körper nimmt es auch noch auf, wenn er bereits genug oder zu viel davon hat. Nicht-Hämeisen, das in tierischen und pflanzlichen Lebensmitteln enthalten ist, wird weniger gut aufgenommen, abhängig von anderen Bestandteilen der Ernährung. Der Körper reguliert das Nicht-Hämeisen, indem er bei niedrigem Eisenspiegel die Aufnahme erhöht und sie verringert, wenn genügend vorhanden ist. Das ist wichtig, weil zu viel Eisen schädlich sein kann.

Die geringere Aufnahme von Nicht-Hämeisen ist der Grund, warum über Eisen in tierischen beziehungsweise pflanzlichen Nahrungsmitteln so viel Aufhebens gemacht wird. Aber keine Sorge! Es gibt einige Tricks, mit denen man die Resorption erhöhen kann, damit Ihr Baby ausreichend Eisen aufnimmt.

Die Aufnahme von Eisen erhöhen

Das Argument, Eisen aus Pflanzen sei schwerer resorbierbar, ist nicht falsch. Viele pflanzliche Nahrungsmittel enthalten beträchtliche Mengen an sogenannten Phytaten oder an Phytinsäure. Diese Substanzen binden an Eisen und andere Mineralstoffe und verhindern damit deren Aufnahme im Körper. Da Phytate aber in einigen der nährstoffreichsten Nahrungsmitteln, etwa Vollkorngetreide und Hülsenfrüchte, enthalten sind, kann man sie nicht einfach weglassen. Kombiniert man jedoch ein eisenreiches Nahrungsmittel mit hohem Phytatgehalt und einen Vitamin-C-Lieferanten, kann die Eisenaufnahme so zwei bis vier Mal erhöht werden.[61] Beeindruckend, oder? Forschungen zeigen, dass umso mehr Eisen aufgenommen wird, je mehr Vitamin C gegeben wird. Den stärksten Effekt sieht man zwischen 50 und 100 Milligramm Vitamin C – der Menge, die in fünf bis zehn großen Erdbeeren enthalten ist.

> **Info-Häppchen**
> Mit nur fünf Erdbeeren kann man die Eisenaufnahme aus einer Mahlzeit verdoppeln!

Auch der Fermentationsprozess in der Herstellung von Sauerteigbrot kann die Aufnahme von Eisen erhöhen, ebenso das Keimen, Einweichen und Garen von Getreide und Hülsenfrüchten.

Dagegen sind Kalzium und Eisen bei der Resorption Konkurrenten. Kalziumreiche Nahrungsmittel, wie angereicherte Milch- oder Joghurtalternativen, sollten daher nicht gleichzeitig mit den besten Eisenlieferanten angeboten werden. Wir lösen das, indem wir angereicherte Milchalternativen als Zwischenmahlzeiten einplanen.

Der Popeye-Mythos

Die folgende Information wird Ihnen vielleicht nicht gefallen: Popeye lag falsch. Sie kennen Popeye, den übermenschlich starken Seemann mit dem unstillbaren Spinathunger? Wie sich gezeigt hat, ist Eisen in diesem Grüngemüse, das Popeye stets bei sich trug, kaum verfügbar. Zwar wiederholen die meisten Ernährungsexperten wieder und wieder, Spinat sei ein ausgezeichneter Eisenlieferant, Forschungen zeigen jedoch, dass Spinat aufgrund der extrem schlechten Bioverfügbarkeit (dieser Wert gibt an, wie viel von einem Nährstoff aus der Nahrung aufgenommen wird) ein schlechter Eisenlieferant ist.[62]

Im Gegensatz zu den anderen Eisenlieferanten in der Tabelle unten wird die Eisenaufnahme aus Spinat auch nicht durch Vitamin C verbessert. Phytin ist nämlich nicht das Problem im Spinat – hier verhindert ein Cocktail aus Kalzium, Polyphenolen (an sich gesunde sekundäre Pflanzenstoffe) und Oxalaten (ein weiterer Eisenhemmer) die Eisenaufnahme. Was nicht bedeutet, dass Spinat nicht andere wertvolle Eigenschaften hätte. Er enthält sehr viele wichtige Nährstoffe, setzen Sie nur nicht auf ihn, wenn es um die Deckung des Eisenbedarfs Ihres Babys geht.

EISENREICHE NAHRUNGSMITTEL	
Mit Eisen angereicherte Baby-Cerealien, ¼ Tasse	6,75 mg
Weiße Bohnen (gegart), ¼ Tasse	2 mg
Tofu, ¼ Tasse	1,5 mg
Linsen (gegart), ¼ Tasse	1,5 mg
Tempeh, ¼ Tasse	1,12 mg
Dosentomaten, ¼ Tasse	1 mg
Kidneybohnen (gegart), ¼ Tasse	1 mg
Mandelcreme, 1 EL	0,6 mg
Weißbrot, 1 Scheibe	1 mg
Hülsenfruchtpasta, ½ Tasse	3 mg

Eisenbedarf

Babys kommen mit einem Eisenvorrat aus dem Mutterleib zur Welt. Dieser Vorrat reicht für vier bis sechs Monate, dann muss das Eisen über die Nahrung zugeführt werden. Wie bereits erwähnt enthält Muttermilch wenig Eisen, und da Beikost erst nach sechs Monaten gegeben werden sollte (mehr darüber später), besteht für Babys im Alter von vier bis sechs Monaten ein hohes Risiko für einen Eisenmangel, wie ihn Whitneys Sohn hatte. Aus diesem Grund lautet die AAP-Empfehlung, dass alle vorwiegend oder ausschließlich gestillten Säuglinge zwischen vier und sechs Monaten täglich ein Milligramm Eisen pro Kilogramm Körpergewicht erhalten sollten, bis sie ihren Eisenbedarf über die Nahrung decken können. Das gilt nicht für Babys, die Formulanahrung erhalten, denn diese ist mit Eisen angereichert. Wenn Ihr Baby zu früh geboren wurde, sollten Sie mit Ihrem Arzt darüber sprechen, ob die Ersatznahrung ausreichend Eisen enthält. Viele Frühgeborene bekommen im Alter von acht Wochen bis einem Jahr ein Eisenpräparat.

Ab dem vierten Lebensmonat steigt der Eisenbedarf Ihres Kindes an, sodass sich die Empfehlung von 0,5 auf 8 Milligramm pro Tag erhöht. Nur zum Vergleich: 30 Gramm Steak (etwa zwei EL in pürierter Form) enthalten 0,8 mg, 30 Gramm Erbsen enthalten 0,9 mg Eisen. Mit sechs Monaten isst

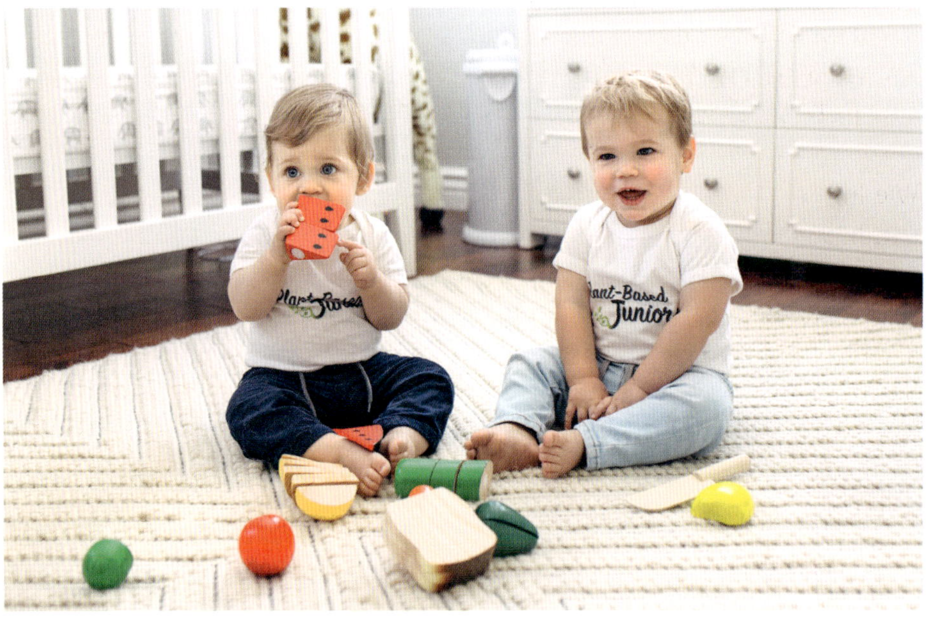

ein Baby kaum mehr als 30 Gramm pro Mahlzeit und meist auch nicht mehr als eine Mahlzeit. Sie sehen, wo das Problem liegt. Wir empfehlen Ihnen, die Differenz durch mit Eisen angereicherte Baby-Cerealien (mehr dazu in Kapitel 2) auszugleichen und weiterhin Eisen zu geben, wenn Ihr Baby nicht viel Appetit hat oder es Ihnen schwerfällt, seinen Bedarf über die Nahrung zu decken. Ich wiederhole: Durch Formulanahrung decken Babys ihren Eisenbedarf ohne zusätzliche Gabe.

Zwischen zwölf Monaten und drei Jahren sinkt der Eisenbedarf Ihres Kindes auf sieben Milligramm pro Tag. Er lässt sich dann viel leichter über die Nahrung decken.

FAZIT: Eisen ist einer der wichtigsten Nährstoffe für Säuglinge. Ihre zur Neige gehenden natürlichen Eisenvorräte sind ein Hauptgrund, warum man im Alter von sechs Monaten mit Beikost beginnen muss. Ab dem 6. Lebensmonat bieten Sie zu jeder Mahlzeit eisenreiche Nahrungsmittel an, immer in Kombination mit einem Vitamin-C-Lieferanten.

Zink

- 0 bis unter 4 Monate: 1,5 mg/Tag (Schätzwert)
- 4 bis unter 12 Monate: 2,5 mg/Tag (empf. Zufuhr)
- 1 bis unter 4 Jahre: 3 mg/Tag (empf. Zufuhr)
- Stillende: 11–14 mg/Tag je nach Phytatzufuhr; bei phytatreicher Kost (z. B. bei veganer Ernährung) 14 mg/Tag (empf. Zufuhr)

Wie Eisen ist auch Zink ein Mineralstoff, der in pflanzlichen Nahrungsmitteln häufig vorkommt, aus diesen vom Körper aber schwerer aufgenommen werden kann. Er ist unerlässlich für ein normales Wachstum und eine normale Entwicklung und spielt eine wichtige Rolle in der Immunabwehr und der DNA-Synthese. Außerdem wird Zink für die Geschmacksverarbeitung benötigt.[63] Und alle Eltern wissen, dass hier jede Hilfe sehr willkommen ist!

Zinkbedarf

Neben Eisen enthält Muttermilch auch relativ wenig Zink, und der Bedarf des Babys steigt im Alter von etwa sechs Monaten an.[64] Einige Fachleute schätzen, dass Veganer, bedingt durch die verringerte Aufnahme, etwa 50 Prozent mehr Zink benötigen als Mischköstler. Eine routinemäßige Gabe von Zinkpräparaten wird bei Säuglingen und Kleinkindern jedoch nicht empfohlen. Ein erhöhter Bedarf kann leicht durch den Verzehr zinkreicher Nahrungsmittel gedeckt werden. Glücklicherweise enthalten gute Eisenlieferanten auch reichlich Zink: Hülsenfrüchte, Getreide, Nüsse und Samen. Und viele Tricks zur Erhöhung der Eisenaufnahme bewähren sich auch für Zink, etwa Keimen und Einweichen.

Auch die Zinkaufnahme wird durch kalziumreiche Nahrungsmittel gehemmt. Daher sollte man mit Kalzium angereicherte Produkte wie Soja- oder Erbsendrinks nicht gleichzeitig mit eisen- und zinkreichen Nahrungsmitteln anbieten.

ZINKREICHE NAHRUNGSMITTEL	
Weizenkeime, 1 EL	1,4 mg
Kleieflocken, ½ Tasse	1 mg
Sesampaste, 1 EL	0,7 mg
Kichererbsen, ¼ Tasse	0,6 mg
Linsen, ¼ Tasse	0,6 mg
Erdnussbutter, 1 EL	0,6 mg
Quinoa, ¼ Tasse	0,5 mg
Kürbiskerne, 2 TL	0,4 mg

FAZIT: Bei Zink gilt es ungefähr die gleichen Dinge zu beachten wie bei Eisen. Wenn Sie die Ernährung Ihres Babys auf die Optimierung der Eisenaufnahme ausrichten, können Sie damit gleichzeitig auch seinen Zinkbedarf decken. Klingt gut, oder?

Kalzium

- 0 bis unter 4 Monate: 220 mg/Tag (Schätzwert)
- 4 bis unter 12 Monate: 330 mg/Tag (Schätzwert)
- 1 bis unter 4 Jahre: 600 mg/Tag (empf. Zufuhr)
- Stillende (> 19 Jahre): 1000 mg/Tag (empf. Zufuhr)

Die meisten von uns kennen die Bedeutung von Kalzium für starke, gesunde Knochen. Es ist aber auch für eine normale Nerven- und Muskelfunktion notwendig. Die Kalziumeinlagerung in den Knochen erfolgt im ersten Lebensjahr rascher als zu jeder anderen Zeit im Leben.[65] Diese Einlagerung setzt sich während der gesamten Kindheit fort, bis in der Pubertät die maximale Knochenmasse erreicht wird. Es ist daher unglaublich wichtig, dass der Kalziumbedarf Ihres Kindes frühzeitig gedeckt wird.

Kaum jemand weiß, dass es außer Milchprodukten noch andere Kalziumlieferanten gibt. Kalzium ist in einer veganen Ernährung reichlich vorhanden. Kalzium aus Gemüse der Familie der Kreuzblütler, Früchten, Bohnen und Soja hat eine doppelt so hohe Bioverfügbarkeit wie Kalzium aus Milchprodukten.[66] Viele dieser Nahrungsmittel enthalten auch das für die Knochengesundheit wichtige Vitamin K.

Info-Häppchen

Kalzium aus Gemüse der Familie der Kreuzblütler ist doppelt so bioverfügbar wie Kalzium aus Milch. Dennoch sind angereicherte Lebensmittel/Getränke hilfreich für die Deckung des Bedarfs eines Kleinkindes.

KALZIUMREICHE NAHRUNGSMITTEL	
Angereicherter Soja/Erbsendrink, 1 Tasse	300–450 mg
Tofu, ¼ Tasse	213 mg
Feigen (getrocknet und püriert), ¼ Tasse	61 mg
Orange, mittelgroß	60 mg
Weiße Bohnen (gegart), ¼ Tasse	40 mg
Pak-Choi (gegart), ¼ Tasse	40 mg
Grünkohl (gegart), ¼ Tasse	24 mg
Wachtelbohnen (gegart), ¼ Tasse	20 mg
Brokkoli (gegart), ¼ Tasse	16 mg
Rote Bohnen (gegart), ½ Tasse	13 mg

Resorptionshemmer

Einige kalziumreiche Pflanzen sind in Wahrheit schlechte Kalziumlieferanten, weil sie den Resorptionshemmer Oxalsäure in großen Mengen enthalten. Wie die in Bohnen und Getreide vorkommende Phytinsäure ist auch Oxalsäure eine natürlich vorkommende Substanz, die die Aufnahme von Kalzium in den Körper verhindert. Sie ist in Spinat, Rhabarber und Rübstielen enthalten, um nur einige zu nennen. Das heißt nicht, dass Ihr Kind diese Nahrungsmittel meiden soll – sie tragen bloß nichts bei zur Deckung seines Kalziumbedarfs.

Kalziumbedarf

Muttermilch und Formulanahrung decken den Kalziumbedarf Ihres Kindes, bis es nur noch feste Nahrung zu sich nimmt. Mit zwölf Monaten verdreifacht sich der Kalziumbedarf Ihres Babys. Zu diesem Zeitpunkt werden viele Kinderärzte empfehlen, dass Ihr Kind nun zwei Gläser Vollmilch pro Tag trinken sollte. Auch wenn die Molkereiverbände uns das weismachen möchten – ein Kind braucht keine Kuhmilch für seine Gesundheit. Solange es Kalzium und andere wichtige Nährstoffe für die Knochen aus pflanzlichen Nahrungsmitteln erhält, ist alles in Ordnung. (Wir werden uns in Kapitel 5 näher mit Kuhmilch befassen.)

Der Kalziumbedarf lässt sich theoretisch über die Nahrung decken. Bei den geringen Mengen, die Säuglinge und Kleinkinder zu sich nehmen, wird das praktisch aber schwierig. Am einfachsten ist, zusätzlich zu kalziumreichen Vollwertprodukten mit Kalzium angereicherte Produkte wie milchfreie Joghurtalternativen und Erbsen-/Sojadrink anzubieten. Hinweis: Pflanzliche Milchalternativen müssen vor dem Servieren immer geschüttelt werden, damit die zugesetzten Vitamine und Mineralstoffe, die sich am Boden abgesetzt haben, gleichmäßig verteilt werden.

FAZIT: Babys brauchen Kalzium für den Aufbau starker, gesunder Knochen – aber sie brauchen dafür keine Kuhmilch. Bieten Sie jeden Tag mehrere Portionen kalziumreicher Nahrungsmittel, wie Gemüse aus der Familie der Kreuzblütler, Bohnen und Soja, und angereicherte Produkte wie Joghurtalternativen und Erbsen- oder Sojadrink an. Damit die Aufnahme von Eisen und Zink nicht gehemmt wird, sollten mit Kalzium angereicherte Nahrungsmittel als Zwischenmahlzeit serviert werden.

Jod*

- 0 bis unter 4 Monate: 40 µg/Tag (Schätzwert)
- 4 bis unter 12 Monate: 80 µg/Tag (empf. Zufuhr)
- 1 bis unter 4 Jahre: 100 µg/Tag (empf. Zufuhr)
- Stillende: 260 µg/Tag (empf. Zufuhr)

Jod findet als Nährstoff weniger Beachtung, ist aber für vegan ernährte Babys ebenso wichtig wie die besser bekannten Nährstoffe. Es ist unerlässlich für die normale Funktion des Gehirns, des Stoffwechsels und der Schilddrüse. Jodmangel gehört zu den häufigsten Nährstoffmängeln weltweit und gilt als die häufigste und vermeidbare Ursache geistiger Behinderung.[67] Er wird bei Kleinkindern mit einem unterdurchschnittlichen IQ und schlechten Leistungen[68] bei kognitiven Aufgaben in Verbindung gebracht. Er kann außerdem zu einer Vergrößerung der Schilddrüse führen, dem sogenannten Kropf.

Bei veganer Ernährung muss besonders auf den Jodbedarf geachtet werden, weil die wichtigsten Jodlieferanten Milchprodukte und Meeresfrüchte sind. Das meiste Jod auf unserem Planeten findet sich in den Ozeanen. Viele Menschen wird es überraschen, dass Milchprodukte nicht von Natur aus viel Jod enthalten. In die Kuhmilch und den Joghurt kommt das Jod über Mineralstoffbeimischungen im Futter der Kühe.[69]

Info-Häppchen

Zur Bekämpfung des weit verbreiteten Jodmangels wird in vielen Ländern Speisesalz jodiert. Die zunehmende Beliebtheit von Spezialitäten wie Himalayasalz und Meersalz, die kein Jod enthalten, lässt die Verwendung von jodiertem Speisesalz jedoch zurückgehen. Außerdem wird für verarbeitete und verpackte Lebensmittel kein jodiertes Salz verwendet.

* *gilt für Deutschland und Österreich, abweichende Werte für die Schweiz*

Jod kommt auch im Boden vor, aber Pflanzen sind keine zuverlässigen Lieferanten, weil die Mengen stark schwanken. Berichten zufolge haben Bodenerosion und Ausschwemmung den natürlichen Jodgehalt des Bodens weltweit dezimiert.

Meeresgemüse wird häufig als gute Jodquelle genannt, und viele enthalten tatsächlich große Mengen, allerdings zu große Mengen. Ein Übermaß an Jod kann genauso schädlich sein wie zu wenig Jod[70] und einen Kropf oder eine Beeinträchtigung der Hirnfunktion hervorrufen.

Die Menge in Meeresgemüse schwankt stark, je nach Spezies und Herkunftsland. Nori und Wakame enthalten in der Regel weniger Jod, Kombu deutlich mehr.[71] Wir empfehlen einen mäßigen Verzehr von Meeresgemüse und die genaue Einhaltung der Portionsgrößen.

Info-Häppchen

Meeresgemüse enthält oft zu viel Jod. Wir empfehlen Ihnen, Ihrem Kind nicht zu viel davon zu geben.

Goitrogene

Manche Nahrungsmittel enthalten sogenannte Goitrogene, die die Produktion der körpereigenen Schilddrüsenhormone stören können.[72] Dazu gehören etwa Gemüse aus der Familie der Kreuzblütler, Soja, Hirse und Maniok. Das verursacht keine Probleme, wenn genügend Jod aufgenommen wird. Solange Ihr Baby ausreichend Jod bekommt, kann es diese Nahrungsmittel ohne Bedenken verzehren.

Jodbedarf

Babys erhalten im ersten Lebensjahr ihr gesamtes Jod aus Formulanahrung oder Muttermilch (sofern die Mutter sich adäquat ernährt). Sobald die Mutter- oder Ersatzmilch abgesetzt wird, müssen sie ihr Jod aus der Nahrung aufnehmen. Pflanzliche Milchalternativen sind nicht mit Jod angereichert. Wenn Ihr Kind keine Milchprodukte zu sich nimmt, müssen Sie ihm Jod also zusätzlich geben.

Die »annehmbare täglich Aufnahme« (»Tolerable Upper Intake Level«, also die maximale tägliche Gesamtzufuhr aus Nahrung und Nahrungsergänzungsmitteln, die für ein Baby unbedenklich ist) für Jod beträgt insgesamt

200 Mikrogramm pro Tag. Wenn man bedenkt, dass die Zufuhrempfehlung für Kinder von 1 bis 3 Jahren bei 100 Mikrogramm liegt, ist das Fenster für eine optimale Aufnahme eher klein. Wir empfehlen für Kleinkinder ein Nahrungsergänzungsmittel, das 45 Mikrogramm Jod pro Tag enthält, wenn Sie zu Hause jodiertes Speisesalz verwenden. Wenn Sie sich gegen jodiertes Salz entscheiden, empfehlen wir die ergänzende Gabe von 90 Mikrogramm pro Tag. Wir raten Ihnen davon ab, den gesamten Bedarf mit jodiertem Salz zu decken. Das wäre eine große Menge Salz, und wir möchten den Salzkonsum von Kindern unter zwei Jahren begrenzen.

FAZIT: Säuglinge decken ihren gesamten Jodbedarf über die Formulanahrung oder Muttermilch (wenn die Mutter gut versorgt ist). Kleinkinder müssen Jod aus der Nahrung aufnehmen. Da Pflanzen keine zuverlässige Quelle sind, sollten alle vegetarisch ernährten Kleinkinder, die nicht mehr gestillt werden, und jene, die keine Milchprodukte zu sich nehmen, täglich ergänzend 45–90 Mikrogramm Jod einnehmen – abhängig davon, ob Sie zu Hause jodiertes Speisesalz verwenden.

Selen (Schätzwerte)

- 0 bis unter 4 Monate: 10 µg/Tag
- 4 bis unter 12 Monate: 15 µg/Tag
- 1 bis unter 4 Jahre: 15 µg/Tag
- Stillende: 75 µg/Tag

Wie Jod ist auch das Spurenelement Selen wichtig für den Schilddrüsenhormon-Stoffwechsel. Es wird außerdem für die DNA-Synthese und die Produktion von antioxidativen Enzymen benötigt.

Selen kommt von Natur aus im Boden und folglich auch in Pflanzen vor, aber die Mengen sind je nach Bodenbeschaffenheit sehr unterschiedlich. Die Hauptlieferanten von Selen sind Fleisch und Meeresfrüchte, aber es ist auch in Vollkorngetreide, Sojaprodukten und Bohnen enthalten. Da der tatsächliche Selen-Gehalt immer von der jeweiligen Bodenbeschaffenheit abhängt, sind die folgenden Angaben als ungefähre Werte zu verstehen.

SELENLIEFERANTEN	
Weizenvollkornnudeln, ½ Tasse	21 µg
Sonnenblumenkernmus, 1 EL	16 µg
Weizenkeime, 1 EL	9 µg
Chia-Samen, 1 EL	8 µg
Haferbrei, ½ Tasse	6,5 µg
Tofu, schnittfest, ¼ Tasse	6 µg
Sojadrink, 1 Tasse	6 µg

Selenbedarf

Einige Studien haben ergeben, dass Veganer und Vegetarier weniger Selen aufnehmen als Mischköstler[73][74][75], aber dies ist von Land zu Land verschieden. In einigen Gebieten, etwa im ländlichen China, essen Menschen vorwiegend Pflanzen aus selenarmen Böden, und dort mag die Selenaufnahme ein Problem sein.[76] In den USA und in Europa können Veganer ihren Selenbedarf meist decken[77], doch auch hier nimmt der Gehalt im Boden durch den Klimawandel immer weiter ab.[78] Für Deutschland weist etwa die DGE explizit auf tierische Lebensmittel als wesentliche Selenquellen hin.

Ein Übermaß an Selen kann schädlich sein, daher wird eine routinemäßige zusätzliche Einnahme nicht empfohlen.

FAZIT: Selen ist ein für die Schilddrüsenfunktion und die DNA-Synthese Ihres Babys wichtiges Spurenelement. Sein Anteil in der veganen Ernährung ist eher niedriger, eine ergänzende Einnahme jedoch nicht nötig. Ihr Baby erhält mit einer abwechslungsreichen veganen Kost mit reichlich Getreide, Samen und Hülsenfrüchten alles, was es braucht!

Vitamin B_{12} (Schätzwerte)

- 0 bis unter 4 Monate: 0,5 µg/Tag
- 4 bis unter 12 Monate: 1,4 µg/Tag
- 1 bis unter 4 Jahre: 1,5 µg/Tag
- Stillende: 5,5 µg/Tag *

Es gibt überzeugte (aber fehlgeleitete) Veganer, die behaupten, alles, was der Mensch zum Überleben und Gedeihen braucht, könne er aus Pflanzen erhalten. Es gibt jedoch einen Nährstoff, der eindeutig nicht in zuverlässigen Mengen oder in geeigneter Form in Pflanzen vorliegt: Vitamin B_{12}. Tierische Produkte sind die einzigen zuverlässigen Lieferanten.

Vitamin B_{12} ist für Säuglinge von entscheidender Bedeutung. Es wird für die Bildung der schützenden Myelinscheide um Hirn- und Nervenzellen benötigt. Wir können es nicht genug betonen: eine unzureichende Vitamin-B_{12}-Zufuhr im Säuglings- und Kleinkindalter kann zu psychomotorischen und kognitiven Verzögerungen[79] und zu Langzeitschäden im Gehirn des Babys führen. Studien berichteten beispielsweise über Hirnatrophie bei den Säuglingen[80] stillender Vegetarierinnen, die kein Vitamin B_{12} ergänzend eingenommen haben. Und aus einer Studie ging hervor, dass die Schädigung in etwa 40 bis 50 Prozent der Fälle irreversibel war.[81] Außerdem wird Vitamin B_{12} während des raschen Wachstums der Babys für die Bildung gesunder roter Blutzellen benötigt. Ein Vitaminmangel führt zu einer als megaloblastische Anämie bezeichneten Erkrankung.

Info-Häppchen

Alle vegan, vegetarisch und vorwiegend vegan ernährten Kinder sollten ab dem Zeitpunkt des Abstillens ein Vitamin-B_{12}-Präparat erhalten.

Glücklicherweise gibt es eine sehr unkomplizierte (und tierfreundliche) Alternative: die Einnahme eines Vitamin-B_{12}-Präparates.

Alle vegan, vegetarisch und vorwiegend vegan ernährten Kinder sollten ab dem Zeitpunkt des Abstillens ein Vitamin-B_{12}-Präparat erhalten. Vegetarier gehen häufig davon aus, dass sie ihren Vitamin-B_{12}-Bedarf mit tierischen Produkten decken können. Forschungen zeigen jedoch, dass trotz des Verzehrs von Milchprodukten und Eiern das Risiko eines Vitamin-B_{12}-Mangels hoch ist.[82] Angereicherte Lebensmittel sind hilfreich, aber nicht so verlässlich wie

* *Die Empfehlungen für die ergänzende Einnahme liegen weit über den D-A-CH-Referenzwerten aus Gründen der Bioverfügbarkeit.*

ein täglich eingenommenes Präparat, weil die Mengen in Lebensmitteln unterschiedlich sind und die Anreicherungsverfahren Änderungen unterliegen können. Der sicherste Weg dafür zu sorgen, dass Ihr Baby diesen lebenswichtigen Nährstoff erhält, ist deshalb ein Nahrungsergänzungsmittel.

Vitamin-B_{12}-Bedarf

Vitamin B_{12} ist wasserlöslich, das heißt, es reichert sich nicht im Fettgewebe an. Wir speichern eine kleine Menge in der Leber und den Nieren, aber im Allgemeinen können wir große Mengen Vitamin B_{12} aufnehmen, und der Überschuss wird einfach mit dem Harn ausgeschieden.

Die Resorption von Vitamin B_{12} ist ein wenig kompliziert. Bevor es aufgenommen werden kann, muss das Vitamin an ein im Körper gebildetes Protein binden, den sogenannten intrinsischen Faktor (IF). IF kann jeweils nur etwa 1,5 bis 2 Mikrogramm Vitamin B_{12} binden[83], dann ist es »gesättigt«. Daher werden Mengen benötigt, die weit über den D-A-CH-Referenzwerten liegen, um aus einer Einzeldosis Nahrungsergänzungsmittel ausreichend Vitamin B_{12} aufzunehmen.

Es gibt keinen wissenschaftlichen Konsens über die richtige Menge, Form oder Art (oral oder intravenös) von Vitamin B_{12} zur ergänzenden Einnahme bei vegan ernährten Kindern und stillenden Frauen. Daher haben wir Empfehlungen entwickelt, die auf der aktuellen Forschung und unseren Gesprächen mit Experten für vegane Ernährung und den Vitamin-B_{12}-Stoffwechsel basieren.

Stillenden Frauen empfehlen wir die Einnahme von mindestens 150 Mikrogramm pro Tag. Wenn Ihr prä-/postnatales Vitaminpräparat nicht mindestens 150 Mikrogramm Vitamin B_{12} enthält, sollten Sie noch ein zusätzliches B_{12}-Präparat einnehmen.

Kleinkinder sollten nach dem Abstillen mindestens fünf Mikrogramm B_{12} pro Tag erhalten.[84] »Mindestens« deshalb, weil höhere Dosen als unbedenklich gelten und manche Fachleute für Kleinkinder bis zu 40 Mikrogramm täglich empfehlen. Die Ernährungskommission der Österreichischen Gesellschaft für Kinder- und Jugendheilkunde etwa empfiehlt im ersten Lebensjahr ab Beikosteinführung 5-20 Mikrogramm B_{12} täglich oder 200 Mikrogramm zweimal wöchentlich, im 2. und 3. Lebensjahr 10-40 Mikrogramm B_{12} täglich oder 375 Mikrogramm zweimal wöchentlich. Wir raten davon ab, Kindern ohne einen akuten Mangel sehr hohe Dosen zu verabreichen. Es liegen zwar keine Berichte über schädliche Wirkungen vor, die langfristige Gabe hoher Dosen B_{12} ist bei Kindern jedoch noch nicht erforscht.

Nahrungsergänzungsmittel können flüssige Tropfen sein, die man in Milchalternativen oder Wasser gibt, oder das Vitamin B_{12} ist in einem Multivitaminpräparat enthalten. Ein reines Vitamin-B_{12}-Präparat in einer niedrigen Dosierung für Kleinkinder ist mitunter schwer erhältlich. Eine Option wäre ein Titrieren der Dosis mithilfe einer kleinen Milliliter-Pipette. Wenn Sie nur ein Präparat mit weniger als fünf Mikrogramm finden, geben Sie davon täglich zwei Dosen mit jeweils mindestens einem Mikrogramm,[85 86] denn davon wird mehr resorbiert als von einer Einzeldosis. Viele angebotene Multivitaminpräparate liefern etwa zwei Mikrogramm Vitamin B_{12}; Sie könnten daher das Präparat teilen und Ihrem Kind eine Hälfte morgens und die andere abends geben, damit möglichst viel resorbiert wird.

Zwar sollte Milch im ersten Lebensjahr den Großteil der Kalorien liefern, doch wenn ein Kind unter zwölf Monaten deutlich weniger Milch zu sich nimmt, können Sie mit der ergänzenden Gabe von B_{12} auch früher beginnen.

Formen von Vitamin B_{12}

Cyanocobalamin ist die häufigste, kostengünstigste und stabilste Form von Vitamin B_{12}, für die auch die meisten klinischen Tests vorliegen. Methylcobalamin und Adenosylcobalamin sind die zwei »aktiven« Formen von Vitamin B_{12}. Das bedeutet, dass unser Körper diese Formen in chemischen Reaktionen verwendet. Unser Körper stellt diese Formen aus Cyanocobalamin her. Neuere Forschungen zeigen jedoch, dass bei manchen Menschen diese Umwandlung nicht so gut funktioniert, daher bieten viele Firmen nun Präparate mit den Methyl- und Adeno-Formen an. Hydroxocobalamin ist eine weitere biologisch gebildete Form, aber auch sie muss in die aktive Form umgewandelt werden. Wir ziehen Cyanocobalamin vor, weil es als stabil und wirksam bekannt ist. Man kann derzeit aber nicht eindeutig sagen, dass eine Form den Vitamin-B_{12}-Spiegel verlässlicher erhöht als eine andere.[87]

FAZIT: Vitamin-B_{12}-Präparate sind ein Muss. Alle vegan, vegetarisch und vorwiegend vegan ernährten Babys müssen nach dem Abstillen ein Nahrungsergänzungsmittel erhalten. Wir empfehlen für Kleinkinder zwischen einem und drei Jahren die tägliche Gabe von mindestens fünf Mikrogramm oder zwei Dosen zu jeweils einem Mikrogramm pro Tag. Stillende Frauen sollten mindestens 150 Mikrogramm Vitamin B_{12} pro Tag einnehmen, damit eine ausreichende Menge in die Muttermilch übergeht.

Vitamin D (Schätzwerte bei fehlender Eigensynthese)

- 0 bis unter 12 Monate: 10 µg/Tag (400 Internationale Einheiten/IE)[88]
- 1 bis unter 15 Jahre: 20 µg/Tag (800 IE)
- Stillende: 20 µg/Tag (800 IE)

Unter all den Mikronährstoffen wird nur Vitamin D im Körper aus Sonnenlicht hergestellt, wenn UVB-Licht die Umwandlung von Cholesterin in Vitamin D in der Haut anregt.

Info-Häppchen

Unser Körper bildet Vitamin D aus Sonnenlicht. Babys sollten jedoch nicht der Sonne ausgesetzt werden, daher ist die ergänzende Gabe von Vitamin D die sicherste Option!

Vitamin D trägt zur Regulierung der Aufnahme und der Verwertung von Kalzium im Körper bei und spielt daher eine wichtige Rolle für die Bildung und Erhaltung starker, gesunder Knochen. Ein Vitamin-D-Mangel bei Kindern führt zur Erweichung und Schwächung der Knochen, einer als Rachitis bezeichneten Erkrankung.

Theoretisch könnten wir alle unseren Bedarf an diesem fettlöslichen Vitamin dadurch decken, dass wir uns täglich dem Sonnenlicht aussetzen; bedenkt man allerdings das Hautkrebsrisiko durch übermäßige Sonnenexposition, die zunehmende Verwendung von Sonnenschutzmitteln und die von Mensch zu Mensch unterschiedlich hohe Synthese von Vitamin D, abhängig von Alter, Hautfarbe (Menschen mit dunkler Hautfarbe synthetisieren weniger Vitamin D) und Gesundheitszustand, wird jedoch schnell klar, dass die meisten Menschen Vitamin D über die Nahrung aufnehmen müssen.[89] Außerdem wird empfohlen, Säuglinge möglichst vor direkter Sonne zu schützen.

Die Hauptlieferanten von Vitamin D sind fetter Fisch, Eier (allerdings nur in kleinen Mengen) und angereicherte Kuhmilch. Spezielle, mit UV-Licht behandelte Pilze sind ebenfalls in der Lage, große Mengen Vitamin D zu synthetisieren, sie sind jedoch im Lebensmittelhandel schwer erhältlich. (Wir wissen nicht, wie das bei Ihnen ist – aber unsere Kinder würden Pilze auch niemals anrühren.)

Vitamin-D-Bedarf

Muttermilch enthält nur wenig Vitamin D[90], egal, wie viel die Mutter davon zu sich nimmt. Daher empfehlen die D-A-CH-Gesellschaften, dass alle gestillten Säuglinge ab der ersten Lebenswoche pro Tag 10 Mikrogramm (400 IE) Vitamin D erhalten sollten. Formulanahrung enthält bereits Vitamin D, deshalb benötigen Babys, die Ersatzmilch bekommen, keine ergänzende Gabe.

Nach dem Abstillen kann der Vitamin-D-Bedarf möglicherweise über angereicherten Soja- oder Erbsendrink gedeckt werden, der etwas weniger Vitamin D enthält als Kuhmilch (Kuhmilch: ca. 0,1 µg/100 g, angereicherte Sojamilch: ca. 0,75 µ/100 g). Nicht alle Produkte sind angereichert, es empfiehlt sich deshalb, die Nährwertangaben zu lesen. Bei Kindern mit heller Haut und/oder in einem sehr sonnigen Klima kann dies schon ausreichen, um den Bedarf zu decken, weil Vitamin D auch aus Sonnenlicht gebildet wird. In kalten Klimazonen oder bei Kindern mit dunklerer Haut, beziehungsweise wenn Ihr Kind nicht regelmäßig zwei bis drei Tassen angereicherte Milch pro Tag trinkt, sollte ein Nahrungsergänzungsmittel gegeben werden.

Formen von Vitamin D

Vitamin D wird in zwei Formen angeboten: D_2 und D_3. D_2 wird aus Pilzen, D_3 traditionell aus Lanolin synthetisiert, das in der Wolle von Schafen zu finden ist. Einige Studien haben gezeigt, dass D_3 den Spiegel von aktivem Vitamin D im Blut wirkungsvoller erhöht.[91] Glücklicherweise gibt es nun eine vegane Form von D_3, die von Flechten hergestellt wird.

FAZIT: Vitamin D ist wichtig für den Aufbau starker, gesunder Knochen. Alle gestillten Säuglinge sollten von der Geburt bis zum Abstillen ergänzend 400 IU Vitamin D erhalten, bis sie Vitamin-D-haltige Nahrungsmittel oder angereicherte Milchalternativen zu sich nehmen. Wenn Ihr Kind nicht zwei bis drei Tassen angereicherte Milch pro Tag trinkt, dunkle Haut hat oder Sie in nördlichen Breitengraden leben, sollten Sie die ergänzende Gabe fortsetzen. Wir empfehlen leicht erhältliches veganes Vitamin D_3.

Vitamin A (Retinolaktivitätsäquivalent, RAE)

- 0 bis unter 4 Monate: 500 µg/Tag (Schätzwert)
- 4 bis unter 12 Monate: 400 µg/Tag (Schätzwert)
- 1 bis unter 4 Jahre: 300 µg/Tag (empf. Zufuhr)
- Stillende: 1300 µg/Tag (empf. Zufuhr)

Vitamin A, auch als »Retinsäure« bezeichnet, ist ein fettlösliches Vitamin, das für den Sehvorgang, das Wachstum und die Immunabwehr benötigt wird. Ein schwerer Vitamin-A-Mangel kann zu Blindheit oder Schilddrüsenfehlfunktionen führen[92], ein leichter Vitamin-A-Mangel erhöht bei Kindern das Risiko für Atemwegsinfektionen und Durchfall.[93] Glücklicherweise lässt er sich einfach verhindern und tritt in den Industrieländern selten auf.

Vitamin A liegt in zwei Formen vor: als »vorgeformtes Vitamin A« in Fleisch und tierischen Produkten und als »Provitamin A« in dunklen Früchten und Gemüsen wie Möhren, Mangos, Grünkohl, Süßkartoffeln, Spinat und Butternusskürbis. Unser Körper wandelt das Provitamin im Verdauungstrakt in die aktive Form Vitamin A um.[94]

Der Vitamin-A-Gehalt von Kuhmilch ist deutlich geringer als der von Muttermilch.[95] Da Vitamin A im Milchfett enthalten ist, muss fettarme und Magermilch in den USA mit Vitamin A angereichert werden. In Deutschland findet keine solche Anreicherung statt, deshalb enthalten 100 g fettarme Milch (1,5 % Fett) nur 13 µg Vitamin A, während in Vollmilch (3,5 % Fett) 31 µg Vitamin A enthalten sind.

VITAMIN-A (BETA-CAROTIN)-LIEFERANTEN (RAE)	
Süßkartoffel, gegart, ¼ Tasse	481 µg
Kürbis, gegart, ¼ Tasse	477 µg
Butternusskürbis, gegart, ¼ Tasse	286 µg
Spinat, gegart, ¼ Tasse	236 µg
Grünkohl, gegart, ¼ Tasse	222 µg
Möhren, gegart, ¼ Tasse	213 µg
Cantaloupe-Melone, ⅛ einer mittelgroßen Melone	117 µg
Mango, ¼ Frucht	45 µg

Vitamin-A-Bedarf

Es besteht kein biologischer Bedarf an Vitamin A aus tierischen Produkten.[96] Die Behauptung, pflanzliche Quellen wären minderwertig, ist falsch. Die Empfehlungen für die tägliche Aufnahme von Vitamin A aus pflanzlichen Nahrungsmitteln spiegeln die Resorptionsraten wider. Solange Ihr Kind ausreichend Provitamin A aus pflanzlichen Quellen erhält, den sekundären Pflanzenstoff Beta-Carotin eingeschlossen, wird sein Körper ausreichend aktives Vitamin A bilden.

Im Säuglingsalter deckt Ihr Kind seinen gesamten Vitamin-A-Bedarf über die Muttermilch oder Formulanahrung. Studien zeigen, dass unabhängig davon, welche Art von Vitamin A die Mutter aufnimmt (vorgeformt oder Provitamin), ihr Körper sicherstellt, dass die Muttermilch adäquate Mengen der aktiven Form enthält.[97] Wenn das Baby keine Mutter- oder Ersatzmilch mehr bekommt, muss es Vitamin A mit der festen Nahrung aufnehmen.

Wie Sie in der Nahrungsmittelliste sehen, kommt Vitamin A in Pflanzen reichlich vor. Und schon eine Vierteltasse Süßkartoffel oder Kürbis kann den gesamten Tagesbedarf Ihres Babys decken. Da Vitamin A fettlöslich ist, sollten diese Speisen für die optimale Resorption des Vitamins auch gesundes Fett enthalten.

Info-Häppchen

Schon eine Vierteltasse Süßkartoffel-Fritten reicht aus, um den gesamten Vitamin-A-Bedarf Ihres Babys zu decken!

Zu beachten ist, dass das Vitamin A aus reifen Früchten und gegartem Gemüse leichter in die aktive Form umgewandelt werden kann[98] als das aus rohem Gemüse. Ein ausgezeichneter Snack zur Deckung des Vitamin-A-Bedarfs sind also Süßkartoffel-Ofenfritten, zubereitet mit Olivenöl!

FAZIT: Vitamin A ist ein wichtiger Nährstoff für die Immunabwehr und die Entwicklung Ihres Kindes. Muttermilch und Formulanahrung enthalten genügend aktives Vitamin A, um den Bedarf des Babys zu decken. Ein Kleinkind sollte ausreichende Mengen Vitamin A aus bunten Früchten und Gemüsen sowie aus grünem Blattgemüse, das mit »guten« Fetten zubereitet ist, aufnehmen. Wenn ein Multivitaminpräparat Vitamin A enthält, sollten es weniger als 100 Prozent der Zufuhrempfehlung sein. Oder es sollte Beta-Carotin, nicht Retinol, sein, da zu viel aktives Vitamin A giftig sein kann.

Cholin (AI-Werte der EFSA)*

- 7 bis 11 Monate: 160 mg/Tag
- 1 bis 3 Jahre: 140 mg/Tag
- Stillende: 520 mg/Tag

Cholin, eine B-Vitamin-ähnliche Substanz, gehört derzeit zu den heiß diskutierten Nährstoffen. Verfechter einer »ursprünglichen Ernährung« behaupten, unser Cholinbedarf sei ein wichtiger Grund, warum wir Tiere essen müssten. Veganer hingegen verweisen auf Studien, die zeigen, dass aus Cholin das Molekül TMAO gebildet wird, das mit Herzerkrankungen in Verbindung gebracht wird.[99] [100] In Wahrheit gibt es noch vieles, was wir über Cholin nicht wissen.

Sicher ist, dass Cholin ein wichtiger Nährstoff für die Hirnentwicklung und die gesunde Leberfunktion ist. Neueste Forschungsergebnisse bei Tieren deuten darauf hin, dass eine angemessene Cholinzufuhr während der Schwangerschaft zum Schutz vor neurokognitiven und Entwicklungsstörungen[101] wie Autismus, Down-Syndrom, Epilepsie und Rett-Syndrom beitragen kann. Andere Studien zeigten, dass die Kinder von Müttern, die während der Schwangerschaft die empfohlene Cholinmenge aufgenommen haben, im Alter von sieben Jahren in Gedächtnistests besser abschnitten.[102] Die Un-

* *Quelle: EFSA NDA Panel (EFSA Panel on Dietetic Products, Nutrition and Allergies). Scientific opinion on Dietary Reference Values for choline. EFSA Journal 2016, 14 (8), 4484.*

tersuchungen der Cholinsupplementierung während der Schwangerschaft und der kognitiven Ergebnisse bei Säuglingen brachten jedoch uneinheitliche Erkenntnisse. Manche wiesen Vorteile durch eine Supplementierung nach, während andere keine Wirkung feststellen konnten[103], wenn die schwangeren Frauen ohnehin bereits moderate Mengen an Cholin zu sich nahmen.

Unsere Leber produziert etwas Cholin, aber das deckt den Bedarf des Körpers nicht. Zwar enthalten tierische Produkte das meiste Cholin, es kommt aber auch in pflanzlichen Nahrungsmitteln verbreitet vor. Geringe Mengen finden sich in den meisten Pflanzen, und insgesamt lässt sich damit gewöhnlich der Tagesbedarf decken. Gute Lieferanten sind Weizenkeime, Brokkoli, Bohnen und Quinoa. Auch Sojaprodukte wie Tofu und Edamame gelten als ausgezeichnete Cholinlieferanten. Daher räumen Fachleute ein, dass »der Bedarf an diesem Nährstoff durch unterschiedliche Ernährungsweisen gedeckt werden kann.«[104]

CHOLINLIEFERANTEN	
Sojadrink, 1 Tasse	58 mg
Sojabohnen (gegart), ¼ Tasse	50 mg
Weizenkeime, 1 EL	25 mg
Kidneybohnen, ¼ Tasse	23 mg
Quinoa, ¼ Tasse	11 mg
Erbsen, ¼ Tasse	11 mg
Brokkoli (gegart), ¼ Tasse	8 mg

Cholinbedarf

Stillenden Frauen wird empfohlen, 520 Mikrogramm Cholin pro Tag zu sich zu nehmen. Theoretisch lässt sich dies über die Nahrung erreichen. Wir halten es aber für besser, wenn strenge Veganerinnen in der Schwangerschaft ein Nahrungsergänzungsmittel einnehmen, um die Deckung ihres erhöhten Bedarfs sicherzustellen. Wenn Ihr postnatales Vitaminpräparat kein Cholin enthält, würden wir ein zusätzliches Präparat mit etwa der Hälfte des AI (Adequate Intake) empfehlen. Formulanahrung enthält ausreichend Cholin zur Deckung des Bedarfs des Säuglings.

Der Cholinbedarf von Kleinkindern ist nicht gut belegt, denn die Forschungen konzentrieren sich vorwiegend auf schwangere und stillende Frauen. Daher empfehlen wir keine routinemäßige Supplementierung. Wie bereits erwähnt, kann unser Tagesbedarf durch den Verzehr verschiedenster pflanzlicher Nahrungsmittel, insbesondere durch Sojaprodukte, gedeckt werden. Wenn Sie sich vorwiegend vegan ernähren, möchten Sie vielleicht Eier in Ihren Speiseplan aufnehmen, denn diese sind ausgezeichnete Cholinlieferanten (~150 mg/Ei). Aber wir wissen, dass dies für unsere streng veganen Familien nicht in Frage kommt. Daher haben wir ein Beispiel erstellt, wie sich der Cholinbedarf allein mit pflanzlichen Nahrungsmitteln decken lässt.

CHOLINREICHER SPEISEPLAN FÜR EIN- BIS ZWEIJÄHRIGE[105]		
Morgendlicher Snack	240 ml Sojadrink (58 mg), mittelgroße Banane (12 mg)	70 mg
Frühstück	½ Tasse Haferbrei (4 mg), 1 EL Weizenkeime (24 mg), ¼ Tasse Himbeeren (4 mg), 1 TL Chia-Samen	32 mg
Mittagessen	1 Scheibe Weizenbrot (6 mg), 1 EL Erdnussbutter (11 mg), ¼ Avocado (7 mg), 1 kleine geraspelte Möhre (4 mg), ¼ Tasse geschnittene Kirschtomaten (4 mg)	32 mg
Zwischenmahlzeit	1 Clementine (10 mg) + 240 ml Sojadrink (58 mg)	68 mg
Abendessen	½ Tasse weiße Bohnen (22 mg), ¼ Tasse gegarter Brokkoli (9 mg), ¼ Tasse gegarter Blumenkohl (10 mg), ½ kleine Ofenkartoffel (13 mg), 1 TL Olivenöl (0 mg)	54 mg
GESAMT		256 mg Cholin

In diesem Speiseplan stammt der Großteil des Cholins aus den beiden Gläsern Sojadrink – dies ist ein weiterer Grund, warum wir Sojadrink gerne als Kuhmilchalternative einsetzen.

FAZIT: Cholin ist sehr wichtig für das wachsende Gehirn des Babys. Die ergänzende Einnahme von Cholin ist schwangeren und stillenden Frauen zu empfehlen, eine routinemäßige Supplementierung für Säuglinge und Kleinkinder derzeit aber kein Thema. Weil Soja so ein guter Cholinlieferant ist, sind 2–3 Portionen pro Tag empfehlenswert. Familien mit vorwiegend veganer Ernährung werden sich vielleicht für Eier entscheiden, um ihren Bedarf an Cholin leichter decken zu können.

4. Eine Bemerkung zu Nahrungsergänzungsmitteln

Wie Sie sehen, sind bestimmte Präparate für vegan ernährte Babys zu 100 Prozent notwendig. Allerdings sind nicht alle Nahrungsergänzungsmittel gleich. Sie unterliegen nicht der Regulierung durch die Arzneimittelbehörde, müssen jedoch beim Bundesamt für Verbraucherschutz und Lebensmittelsicherheit angezeigt werden, bevor sie in den Verkehr gebracht werden. Nahrungsergänzungsmittel unterliegen wie alle anderen Lebensmittel der staatlichen Kontrolle durch die amtliche Lebensmittelüberwachung. Vereinzelt haben sich Präparate als verunreinigt erwiesen oder enthielten Inhaltsstoffe, die nicht auf dem Etikett aufgeführt waren. Das kann für jeden schädlich sein, besonders aber für Kinder.

Die meisten Vitamine, Mineralstoffe und Algenölpräparate sind ungefährlich. Andere Präparate oder solche mit mehreren verschiedenen Inhaltsstoffen, wie Multivitaminpräparate, enthalten vielleicht auch Fragwürdiges. Wir empfehlen Ihnen Präparate mit einem einzelnen Inhaltsstoff oder Multivitaminpräparate, die wirklich nur die gewünschten Mikronährstoffe enthalten. Babys und Kleinkinder brauchen keinen Medizinschrank voller obskurer Kräuter, und solche ungeprüften Zusätze können sogar schädlich für sie sein.

Sie können Ihr Kind schützen, wenn Sie nur Präparate von seriösen Anbietern kaufen, die der amtlichen Lebensmittelüberwachung unterliegen.

Uff! Das waren viele Informationen auf einmal! Aber dafür gibt es unser »Fazit« zu jedem Nährstoff – so können Sie jederzeit bei Bedarf schnell nochmal die wichtigsten Fakten nachschlagen. Und wir haben am Ende des Buches auch ein Blatt über Nahrungsergänzungsmittel zum Heraustrennen beigefügt. Dort können Sie die Nährstoffe und die für das jeweilige Alter des Kindes benötigten Mengen eintragen, zur praktischen Verwendung im Alltag.

Sie haben nun die Fakten zum Thema Ernährung beisammen, der Rest ist ein Kinderspiel. In den folgenden Kapiteln zeigen wir Ihnen genau, wie Sie mit all diesen Informationen unkomplizierte, nährstoffreiche Mahlzeiten zaubern, die Ihr Kind lieben wird.

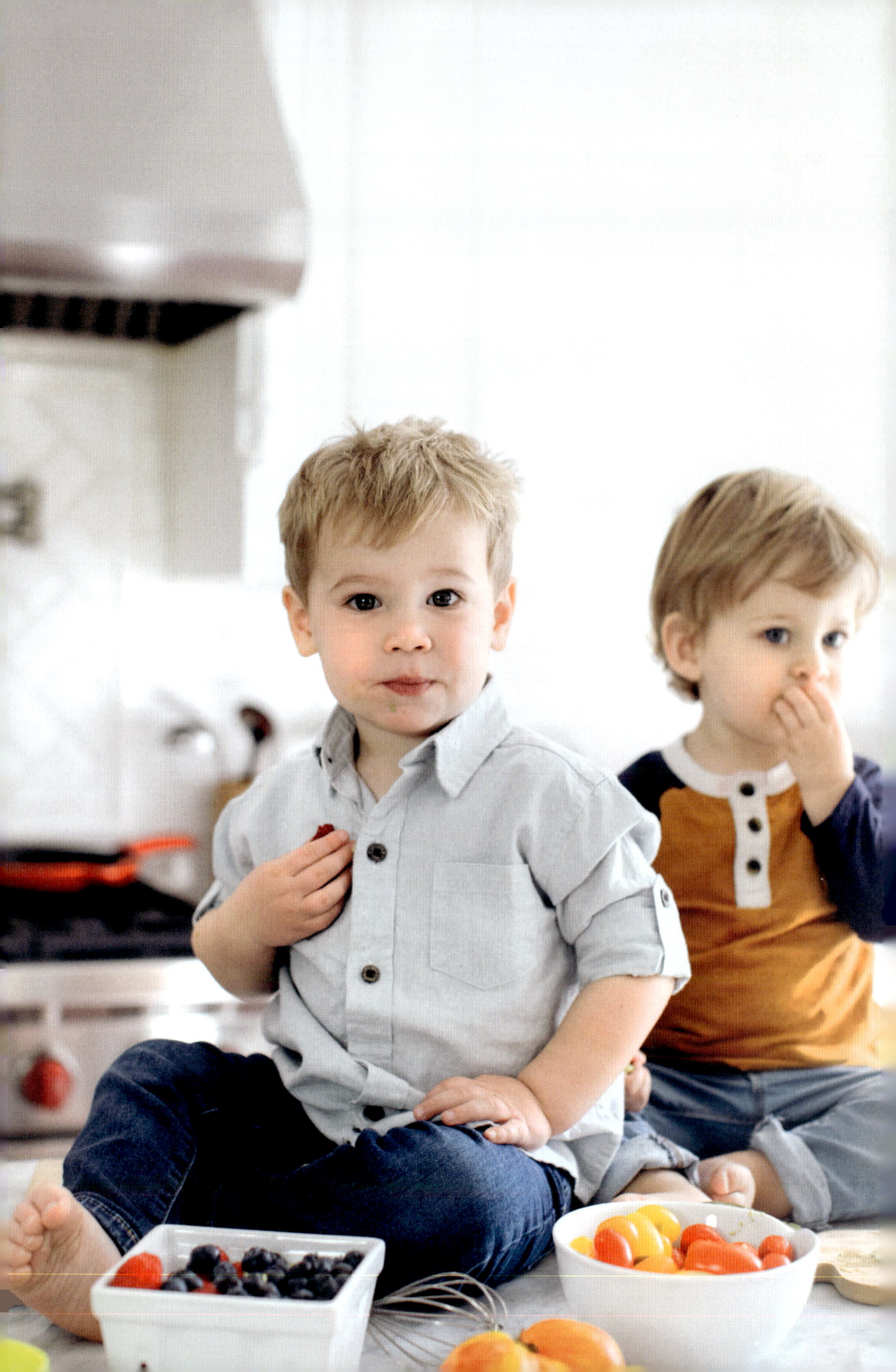

2

Der V3-Teller

Wir wissen: Ernährung ist alles andere als einfach. Selbst als zertifizierte Ernährungsberaterinnen, die die Nährstoffzusammensetzung jedes beliebigen Gemüses herunterleiern können, stehen wir manchmal vor dem Kühlschrank und fragen uns, was wir unseren Familien vorsetzen sollen, damit es gesund ist und schmeckt.

Wir möchten die Ernährung Ihres Babys so mühelos wie möglich machen. Natürlich wollen wir auch aufklären, allerdings so, dass es umsetzbar und nicht abschreckend wirkt. Zum Thema vegane Ernährungsweise herrscht große Verwirrung. Daher werden wir mit Ihnen die wissenschaftlichen Grundlagen durchgehen und Ihnen dann zeigen, wie Sie dieses Wissen in der Praxis anwenden.

Sehen Sie diesen Abschnitt als Ihren Aktionsplan für die vegane Ernährung an. Als einen Crash-Kurs darin, wie Sie die Informationen aus dem vorherigen Kapitel nutzen, um den Teller Ihres Babys mit Nahrung zu füllen, die es gut gedeihen lässt.

1. Wie sieht der V3-Teller aus?

Hier ist unser Veggie3-Teller! Wir nennen ihn im Folgenden einfach »V3-Teller«! Er ist in drei Hauptabschnitte unterteilt: Obst und Gemüse (O/G); Hülsenfrüchte, Nüsse und Samen (H/N/S) und Getreide und Stärkelieferanten (G/S). Leicht merken kann man sich diese Gruppen als »Grünzeug, Bohnen und Getreide«!

Im Unterschied zu anderen Ernährungsmodellen nehmen diese drei Abschnitte jeweils ein Drittel des Tellers ein.

Warum wir nicht die Hälfte des Tellers Obst und Gemüse vorbehalten wie andere Modelle? Wegen der Kaloriendichte. Wir möchten, dass Kinder viel O/G essen, aber nicht so viel, dass kein Platz mehr auf dem Teller und im

Magen für kalorien- und nährstoffreiche Nahrungsmittel aus den anderen Kategorien bleibt.

Jede Mahlzeit sollte alle Hauptkategorien enthalten, Snacks zumindest zwei der drei. Es ist in Ordnung, wenn das vielleicht nicht bei jeder Mahlzeit gelingt. Aber so oft es geht, sollten sich auf dem Teller Ihres Kindes Obst und Gemüse, Getreide und Stärkelieferanten sowie Nüsse, Samen und Hülsenfrüchte finden.

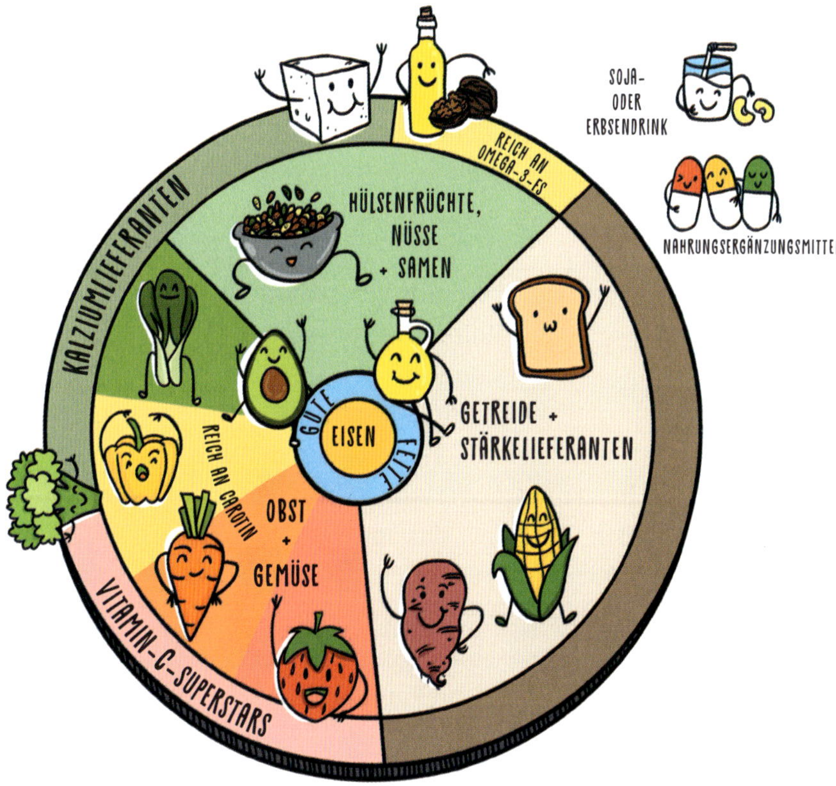

Die Einteilung der Nahrungsmittel in Gruppen soll Klarheit schaffen, nicht Verwirrung. Wenn Sie eine Familie von Veganern sind, ernähren Sie sich vermutlich bereits nach diesen Grundsätzen. So besteht eine Burrito-Schale aus Blattsalat und geröstetem Gemüse (O/G), Naturreis (G/S), schwarzen Bohnen (H/N/S) und eventuell einem Klecks Guacamole als Fettzusatz. Eine Schale Beeren-Haferbrei enthält Früchte, Getreide und vielleicht ein wenig Erdnussbutter.

Sie kennen nun die Grundsätze, sehen wir nun also etwas genauer hin!

Obst und Gemüse

Bei all den unterschiedlichen Meinungen zu verschiedenen Ernährungsformen sind sich doch alle Fachleute in einem Punkt einig: Obst und Gemüse sind überaus wichtig. Studien zeigen, dass Herzerkrankungen, Krebs, starkes Übergewicht, Demenz, Osteoporose und Atemwegserkrankungen seltener auftreten, wenn Menschen mehr Obst und Gemüse verzehren.

Leider essen etwa 60 Prozent der Kinder weniger Obst als empfohlen, und 93 Prozent schaffen die empfohlene Gemüsemenge nicht. Und diese Prozentsätze steigen mit dem Alter der Kinder! Kinder, die Obst und Gemüse früh kennenlernen, erhalten damit die Basis für lebenslange gesunde Essgewohnheiten.

Info-Häppchen

Die Kombination von Obst und Gemüse mit Fett verbessert die Resorption von krankheitsbekämpfenden sekundären Pflanzenstoffen. Bieten Sie Ihrem Kind deshalb zum Beispiel Beeren mit Cashew-Joghurtalternative oder Gemüse mit Hummus an.

Früchte und Gemüse sind wichtige Ballaststofflieferanten. Diese unverdaulichen Kohlenhydrate sorgen für eine gut funktionierende Verdauung, ein gesundes Körpergewicht und ein geringeres Risiko für chronische Erkrankungen.

Obst und Gemüse liefern auch wertvolle Vitamine und Mineralstoffe. Sie enthalten meist reichlich Vitamin C, das antioxidativ wirkt und das Immunsystem stärkt. Kreuzblütler wie Brokkoli, Kohlsprossen, Grünkohl und Blattkohl sind großartige pflanzliche Kalziumquellen, die für gesunde Knochen und die Muskelfunktion unerlässlich sind. Bunte Obst- und Gemüsesorten wie Möhren, Cantaloupe-Melone und Paprikaschoten sind reich an Vitamin A, das wichtig für die Sehkraft und das Zellwachstum ist.

Und schließlich sind Pflanzen (vor allem Obst und Gemüse) die einzigen Quellen für sekundäre Pflanzenstoffe, die wirksame Krankheitsbekämpfer sind.

Sekundäre Pflanzenstoffe

Sekundäre Pflanzenstoffe werden von Pflanzen gebildet, um Räuber und Krankheitserreger abzuwehren, und sie haben sich auch für die menschliche Gesundheit als vorteilhaft erwiesen. Sekundäre Pflanzenstoffe besitzen krebshemmende, entzündungshemmende, antimikrobielle und antioxidative Eigenschaften, die bei der Vorbeugung von Krankheiten helfen können. Viele sekundäre Pflanzenstoffe werden zusammen mit Fett besser aufgenommen – ein Grund mehr, den guten Fetten bei Säuglingen und Kleinkindern einen hohen Stellenwert einzuräumen.

Sekundäre Pflanzenstoffe gibt es in allen Formen und Größen, wichtig sind jedoch die Farben. Deswegen heißt es , man solle »alle Farben des Regenbogens« essen, und deswegen ist der Abschnitt über Obst und Gemüse in unsrem Buch auch so farbenfroh.

FAZIT: Nehmen Sie Obst und/oder Gemüse in jede Mahlzeit auf und bieten Sie eine große Vielfalt in unterschiedlichsten Farben an, um eine maximale Wirkung zu erreichen.

Getreide und Stärkelieferanten

Vergessen Sie alle schlechten Dinge, die Sie über Brot gehört haben! Eine Ernährung, die reichlich Vollkorngetreide enthält, ist mit immensen gesund-

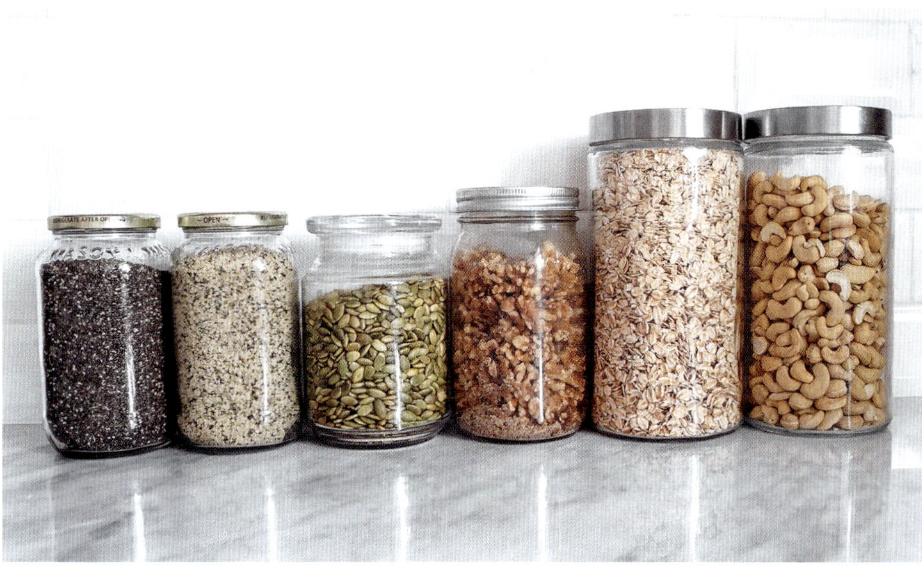

heitlichen Vorteilen verbunden, wie einem geringeren Risiko für Herzerkrankungen, Diabetes und Krebs.

Getreide und Stärkelieferanten sind randvoll mit Energie, die Säuglinge und Kleinkinder brauchen, um gut zu gedeihen. Manche Menschen mögen Getreide und Stärkelieferanten als bloße »Kohlenhydrate« abtun, aber sie enthalten noch so viel mehr, etwa Eiweiß, Ballaststoffe, B-Vitamine und Mineralstoffe, die den Stoffwechsel unterstützen und wichtig für den Muskelaufbau und ein gesundes Mikrobiom sind.

Etwa die Hälfte des Proteins stammt in der veganen Ernährung aus Getreide und Stärkelieferanten. Getreide enthält auch bestimmte Aminosäuren, die in anderen proteinreichen pflanzlichen Nahrungsmitteln in geringerem Maße vorhanden sind. So ist bei den meisten Getreiden der Gehalt an der essenziellen Aminosäure Methionin hoch, die in Bohnen nur in geringeren Mengen zu finden ist. Wir empfehlen Ihnen daher, aus jeder Nahrungsmittelgruppe verschiedenste Optionen anzubieten, damit Ihr Baby jede essenzielle Aminosäure in ausreichender Menge aufnimmt.

Info-Häppchen

Getreide ist ein wichtiger Lieferant von pflanzlichem Eiweiß. Eine Scheibe Brot aus gekeimtem Vollkorn liefert vier Gramm Eiweiß (ein Drittel des Tagesbedarfs eines Kleinkindes).

Vielleicht denken Sie vor allem an Quinoa, wenn wir von eiweißreichem Getreide sprechen, aber Quinoa gehört eigentlich zu den Samen, und alle Getreide enthalten Protein in nennenswerter Menge, so sind in einer halben Tasse Hafer etwa fünf Gramm Eiweiß und in einer Scheibe Brot aus gekeimtem Vollkorn vier Gramm.

In diese Kategorie gehören auch Nahrungsmittel, die zwar Gemüse sind, in unserer Einteilung aber zu den Stärkelieferanten gehören, etwa Kartoffeln und Mais – von denen Ihr Baby richtig schön satt wird.

FAVORITEN BEI GETREIDE UND STÄRKELIEFERANTEN

Nahrungsmittel	Portionsgröße für 6–9 Monate	Portionsgröße für 9–12 Monate	Portionsgröße für 1–3 Jahre
Amaranth	1–2 EL gegarter Amaranth	2–4 EL gegarter Amaranth	½ Tasse gegarter Amaranth
Gerste	1–2 EL gegarte Gerste	2–4 EL gegarte Gerste	½ Tasse gegarte Gerste
Naturreis und weißer Reis*	1–2 EL gegarter Reis	2–4 EL gegarter Reis	½ Tasse gegarter Reis

FAVORITEN BEI GETREIDE UND STÄRKELIEFERANTEN			
Nahrungsmittel	**Portionsgröße für 6–9 Monate**	**Portionsgröße für 9–12 Monate**	**Portionsgröße für 1–3 Jahre**
Buchweizen	1–2 EL gegarter Buchweizen	2–4 EL gegarter Buchweizen	½ Tasse gegarter Buchweizen
Mais	1–2 EL gegarter Mais	2–4 EL gegarter Mais	½ Tasse gegarter Mais oder ½ Maiskolben
Kuskus	1–2 EL gegarter Kuskus	2–4 EL gegarter Kuskus	½ Tasse gegarter Kuskus
Emmer	1–2 EL gegarter Emmer	2–4 EL gegarter Emmer	½ Tasse gegarter Emmer
Hafer	1–2 EL gegarter Hafer	2–4 EL gegarter Hafer	½ Tasse gegarter Hafer
Erbsen	1–2 EL Erbsen	2–4 EL Erbsen	½ Tasse Erbsen
Kartoffeln und Süßkartoffeln	1–2 Kartoffel-Stäbchen oder ⅛ Tasse gekochte Kartoffeln	3–4 Kartoffel-Stäbchen oder ¼ Tasse gekochte Kartoffeln	4–6 Kartoffel-Stäbchen oder ½ Tasse gekochte Kartoffeln
Quinoa	1–2 EL gegarte Quinoa	2–4 EL gegarte Quinoa	½ Tasse gegarte Quinoa
Vollkornbrot und angereichertes Brot, Pitabrot, Nudeln und Tortillas	1–2 EL gekochte Nudeln, ¼ Scheibe Brot	2–4 EL gekochte Nudeln, ½ Scheibe Brot	½ Tasse gekochte Nudeln, 1 Scheibe Brot

** Naturreis gilt allgemein als gesundes Getreide, kann aber hohe Mengen an Arsen enthalten, eine neurotoxische Substanz, die besonders für Kinder schädlich ist. Lesen Sie im Abschnitt »Häufig gestellte Fragen« am Ende dieses Kapitels nach, wie Sie die Arsenbelastung möglichst gering halten können und welche Mengen und Arten von Naturreis für Babys unbedenklich sind.*

Vollkorn und Ballaststoffe

Das »volle Korn« enthält alle natürlichen Bestandteile des Korns, auch Kleie und Keim. Raffinierte Getreideprodukte, wie etwa Weißbrot, enthalten ähnliche Mengen an Eiweiß und Kohlenhydraten wie Vollkornprodukte, aber weder Kleie noch Keim. So gehen wichtige Nährstoffe wie sekundäre Pflanzenstoffe, Vitamine, Mineralstoffe und Ballaststoffe verloren. »Angereicherten« raffinierten Getreideprodukten werden bestimmte Vitamine und Mineralstoffe wieder zugesetzt.

Ballaststoffe sind der unverdauliche Teil von Kohlenhydraten. Sie fördern eine gut funktionierende Verdauung und bilden die Lebensgrundlage für gesunde Darmbakterien in unserem Mikrobiom. Pflanzen enthalten zwei Arten von Ballaststoffen: fermentierbare und nicht fermentierbare, die jeweils ihre eigene Funktion haben. Fermentierbare Ballaststoffe werden von unseren Darmbakterien verdaut und produzieren Brennstoff für die Zellen in unserem Verdauungstrakt sowie Substanzen, die zur Regulierung der Nahrungsaufnahme und zur Vorbeugung von Krankheiten beitragen. Nicht fermentierbare Ballaststoffe sorgen für einen voluminösen Stuhl und tragen so zur Aufrechterhaltung eines normalen Stuhlgangs und zur Vorbeugung von Verstopfung bei – was für Babys mit Bauchbeschwerden sehr nützlich ist.

Eine Ernährung mit einem hohen Vollkornanteil ist mit weniger chronischen Krankheiten assoziiert. Eine Ernährung mit einem hohen Anteil an raffinierten Getreideprodukten bewirkt das Gegenteil: Sie erhöht das Risiko für das metabolische Syndrom und für Typ-2-Diabetes. Studien zeigen, dass Kinder, die Vollkornprodukte essen, ein gesünderes Körpergewicht und eine insgesamt bessere Nährstoffversorgung aufweisen.

Für Säuglinge und Kinder können zurzeit keine Richtwerte für die Ballaststoffzufuhr angegeben werden. Eine Ballaststoffdichte von 10 Gramm pro 1000 kcal erscheint für Ein- bis Dreijährige jedoch sinnvoll und umsetzbar. Diese Menge lässt sich mit einer veganen Ernährung leicht erreichen, weil Früchte, Gemüse, Bohnen, Nüsse und Samen gute Ballaststofflieferanten sind.

Das Vollkornparadoxon: Warum vegan ernährte Babys Weißbrot essen sollten

Trotz der bekannten Vorteile von Vollkornprodukten sollten vegan ernährte Babys und Kleinkinder nicht unbegrenzt viel davon essen.

Ich weiß, was Sie jetzt denken: »Sie sagten doch gerade, raffinierte Getreideprodukte sind nicht gesund!« Lassen Sie uns das genauer erklären. Dies ist ein weiteres Beispiel für die Unterschiede zwischen Erwachsenen und älteren Kindern einerseits und Babys/Säuglingen andererseits.

Kleine Mägen sind schnell voll, besonders bei ballaststoffreichen Nahrungsmitteln. Ballaststoffe verlangsamen die Verdauung und sorgen für eine anhaltende Sättigung – das ist toll für ein gesundes Körpergewicht, aber nicht so gut für Babys mit kleinem Appetit. Ballaststoffe können Verstopfung vorbeugen, ein Übermaß kann jedoch Verstopfung verursachen.

Darum bieten wir Kindern unter zwei Jahren zur Hälfte Vollkorn-, zur Hälfte raffinierte Getreideprodukte an. So profitieren die Babys von den Vorteilen des

Getreides – Eiweiß und Kalorien –, bekommen aber nicht zu viele Ballaststoffe. Wenn Verstopfung, Durchfall, eine zu langsame Gewichtszunahme oder wenig Appetit zum Problem werden, empfehlen wir eine weitere Reduktion des Vollkornanteils und das Umsteigen auf raffinierte Getreideprodukte. Keine Sorgen: Ihr Kind erhält immer noch reichlich Mikronährstoffe aus all den anderen wunderbaren Dingen, die es isst, und die meisten raffinierten Produkte sind mit wichtigen Nährstoffen angereichert. Diese Empfehlung kann an die individuellen Bedürfnisse Ihres Kindes angepasst werden. Wenn Ihr ein- bis zweijähriges Kind einen gesegneten Appetit und regelmäßigen Stuhlgang hat, kommt es vielleicht auch mit Vollkornprodukten pur gut zurecht.

FAZIT: Getreide ist großartig! Es liefert wichtige Proteine und Kohlenhydrate für das Wachstum von Körper und Gehirn. Jede Mahlzeit sollte Getreide enthalten. Vollkornprodukte sind optimal für Erwachsene und ältere Kinder, können aber für kleine Mägen übermäßig sättigend wirken. Wir empfehlen daher für Kinder unter zwei Jahren zur Hälfte Vollkornprodukte und zur Hälfte raffinierte Getreideprodukte, besonders wenn ihr Appetit nicht sonderlich groß ist.

Hülsenfrüchte, Nüsse und Samen

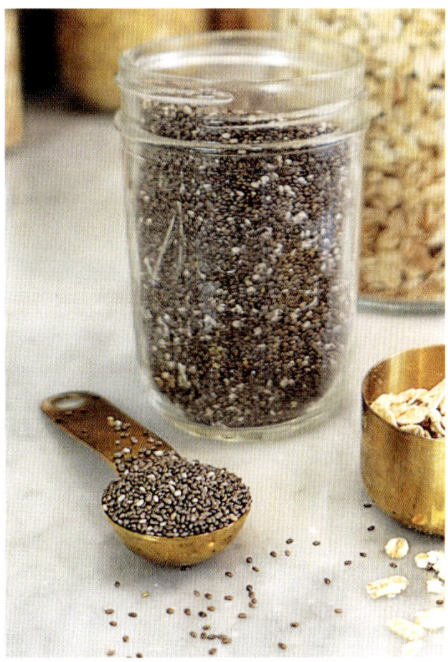

Falls Sie immer noch Bedenken haben, sagen wir es gern noch einmal: Pflanzen enthalten reichlich Eiweiß!

Alle vollwertigen pflanzlichen Nahrungsmittel enthalten etwas Eiweiß, besonders viel steckt in Hülsenfrüchten, Nüssen und Samen. Beliebte Nahrungsmittel aus dieser Kategorie sind Bohnen (bzw. Hülsenfrüchte), Sojaprodukte (Tofu/Tempeh), Erdnüsse, Walnüsse und Hanf-, Chia-, Leinsamen, Sonnenblumen-, Kürbiskerne und Sesamsamen. Sie enthalten jedoch nicht nur viel Eiweiß, sondern auch Kohlenhydrate, Ballaststoffe, gesundes Fett und zahlreiche wichtige Mikronährstoffe wie Eisen, Zink, Kalzium, Selen, Folsäure und Vitamin E.

FAVORITEN BEI HÜLSENFRÜCHTEN, NÜSSEN UND SAMEN

Nahrungsmittel	Portionsgröße für 6–9 Monate	Portionsgröße für 9–12 Monate	Portionsgröße für 1–3 Jahre
Linsen	1 EL pürierte Linsen	2–3 EL gegarte Linsen	⅓ Tasse gegarte Linsen
Schwarze Bohnen	1 EL pürierte Bohnen	2–3 EL gegarte Bohnen	⅓ Tasse gegarte Bohnen
Kidneybohnen	1 EL pürierte Bohnen	2–3 EL gegarte Bohnen	⅓ Tasse gegarte Bohnen
Kichererbsen	1 EL pürierte Kichererbsen	2–3 EL gegarte Kichererbsen (halbiert)	⅓ Tasse gegarte Kichererbsen
Weiße Bohnen	1 EL pürierte Bohnen	2–3 EL gegarte Bohnen	⅓ Tasse gegarte Bohnen
Sojabohnen	1 EL pürierte Bohnen	2–3 EL gegarte Bohnen	⅓ Tasse gegarte Bohnen
Tofu	1 Tofustick	2 EL Tofu, würfelig	⅓ Tasse Tofu, würfelig
Tempeh	1 Tempehstick	2 EL Tempeh, würfelig	⅓ Tasse Tempeh, würfelig
Sojadrink	nicht für Kinder unter 12 Monaten	nicht für Kinder unter 12 Monaten	½–1 Tasse
Mandeln	1 TL feingemahlene Mandeln in einem Rezept	2 TL feingemahlene Mandeln in einem Rezept	1 EL feingemahlene Mandeln in einem Rezept
Cashewkerne	1 TL feingemahlene Cashewkerne in einem Rezept	2 TL feingemahlene Cashewkerne in einem Rezept	1 EL feingemahlene Cashewkerne in einem Rezept
Pekannüsse	1 TL feingemahlene Pekannüsse in einem Rezept	2 TL feingemahlene Pekannüsse in einem Rezept	1 EL feingemahlene Pekannüsse in einem Rezept
Walnüsse	1 TL feingemahlene Walnüsse in einem Rezept	2 TL feingemahlene Walnüsse in einem Rezept	1 EL feingemahlene Walnüsse in einem Rezept
Erdnussbutter	½ TL dünn gestrichene Erdnussbutter	1 TL dünn gestrichene Erdnussbutter	2 TL dünn gestrichene Erdnussbutter

FAVORITEN BEI HÜLSENFRÜCHTEN, NÜSSEN UND SAMEN			
Nahrungsmittel	**Portionsgröße für 6–9 Monate**	**Portionsgröße für 9–12 Monate**	**Portionsgröße für 1–3 Jahre**
Mandelcreme	½ TL dünn gestrichene Mandelcreme	1 TL dünn gestrichene Mandelcreme	2 TL dünn gestrichene Mandelcreme
Chia-Samen	½ TL Chia-Samen	1 TL Chia-Samen	1 EL Chia-Samen
Leinsamen	½ TL gemahlener Leinsamen	1 TL gemahlener Leinsamen	1 EL gemahlener Leinsamen
Hanfsamen	½ TL Hanfsamen	1 TL Hanfsamen	1 EL Hanfsamen
Kürbiskerne	1 TL feingemahlene Kürbiskerne in einem Rezept	2 TL feingemahlene Kürbiskerne in einem Rezept	1 EL gemahlene Kürbiskerne
Sonnenblumenkerne	1 TL feingemahlene Sonnenblumenkerne in einem Rezept	2 TL feingemahlene Sonnenblumenkerne in einem Rezept	1 EL gehackte Sonnenblumenkerne
Sesamsamen	½ TL Sesamsamen	1 TL Sesamsamen	2 TL Sesamsamen
Sesampaste (Tahini)	½ TL dünn gestrichene Sesampaste	1 TL dünn gestrichene Sesampaste	2 TL dünn gestrichene Sesampaste

Die Bioverfügbarkeit der Nährstoffe verbessern

Ein Problem bei diesen Nahrungsmitteln sind sogenannte Inhibitoren oder »Anti-Nährstoffe«. Das sind Substanzen in Hülsenfrüchten, Nüssen, Samen und Getreide, die Mineralstoffe binden und so deren Resorption stören.

Inhibitoren sind im Allgemeinen nicht schädlich, einige können sogar gesundheitsfördernd sein[1], aber sie reduzieren die Menge an Mineralstoffen, die in den Körper Ihres Kindes gelangen.

Keimen, Einweichen und Fermentieren

Es gibt mehrere Möglichkeiten, die Menge an Inhibitoren in Nahrungsmitteln zu verringern und die Bioverfügbarkeit essenzieller Mikronährstoffe zu erhöhen. Dies gelingt schon allein durch den Garvorgang – einer der viele Gründe, warum wir bei Kindern von einer pflanzlichen Rohkosternährung abraten.

Weitere Möglichkeiten zur Verbesserung der Bioverfügbarkeit sind das

Einweichen und das Keimen. Trockene Hülsenfrüchte vor dem Kochen über Nacht einzuweichen kann die Phytatmenge um etwa 30 Prozent reduzieren und die Bioverfügbarkeit von Eisen und Zink deutlich steigern[2]. Dazu die Hülsenfrüchte einfach in einer Schüssel oder einem Glas mit Wasser bedecken und für 12–24 Stunden in den Kühlschrank stellen. Dann wird das Wasser abgegossen, die Hülsenfrüchte abgespült und gegart.

Auch Keimen erhöht die Bioverfügbarkeit. Dabei lässt man Hülsenfrüchte, Getreide oder Samen nach dem Einweichen liegen, bis sie zu keimen beginnen. Einweichen und Keimen können allerdings das Risiko einer bakteriellen Verunreinigung erhöhen, deshalb ist Hygiene dabei sehr wichtig. Auch müssen eingeweichte oder gekeimte Nahrungsmittel immer gegart werden, bevor man sie Säuglingen und Kleinkindern gibt.

Als vielbeschäftigte Mütter wissen wir, dass das Keimen von Getreidekörnern für die meisten Familien nicht praktikabel ist. Es gibt zum Glück Lebensmittelhersteller, die gekeimte Produkte anbieten, und wir kaufen diese Vollkornprodukte gern.

Und schließlich wirkt Ascorbinsäure, auch als Vitamin C bekannt, diesen Inhibitoren entgegen, indem es die Aufnahme von Eisen aus pflanzlichen Nahrungsmitteln erhöht. Deshalb sollte jede Mahlzeit einen Vitamin-C-Lieferanten enthalten, ein Beispiel wären Bohnen mit gedünsteten Paprikaschoten.

FAZIT: Hülsenfrüchte, Nüsse und Samen versorgen Kinder mit Eiweiß, Ballaststoffen und essenziellen Nährstoffen wie Eisen und Zink. Sie sollten bei jeder Mahlzeit oder zumindest zweimal täglich angeboten werden. Die Kombination von eisenreichen Nahrungsmitteln mit einem Vitamin-C-Lieferanten steigert die Eisenaufnahme, daher spielen Vitamin-C-Superstars auf unserem V3-Teller eine besonders wichtige Rolle.

Wichtige Nährstoffe

Bei unserem V3-Teller findet sich neben den Nahrungsmittelgruppen auch immer ein Hinweis auf Nährstoffe aus jeder Kategorie, die Ihr Kind unbedingt regelmäßig erhalten sollte. Werfen wir einen Blick auf diese Nährstoffe und darauf, wie man sie leicht in eine Mahlzeit einbauen kann.

Fett

Babys brauchen viel Fett (30–40 Prozent der Nahrung). Fett ist keine Hauptkategorie unseres V3-Tellers, aber das liegt nicht an seiner geringen Bedeutung. Ganz im Gegenteil – wir haben es in die Mitte des Tellers gesetzt, denn wir möchten, dass Sie Fett bei allen Bestandteilen der Mahlzeit berücksichtigen.

Unsere beiden Söhne liebten Avocados als erste Beikost und aßen sie täglich. Wir boten ihnen auch regelmäßig Nussmus auf Toast, in Saucen und auf Gemüse an. Wir mischten Chia-Samen und Hanfsamen in Haferbrei, Smoothies und Nudelgerichte. Und wir verwendeten Olivenöl zum Grillen von Gemüse, für Pfannengerichte und zum Anfeuchten von Backwaren.

Hier sind einige unserer liebsten fettreichen Gerichte und Snacks:

- in Olivenöl gebratene Süßkartoffeln
- Toaststreifen mit Avocado
- Bananenscheiben mit einem Klecks Erdnussbutter
- Haferbrei mit Chia- und Hanfsamen
- Smoothies mit Mandelcreme und Beeren
- Hummus-Sandwiches
- Makkaroni mit Cashewkernen

Aber ist Öl nicht schlecht für uns?

Öl ist ein nicht essenzielles Nahrungsmittel, und in Maßen ist es gesund und hilfreich zur Deckung des hohen Energie- und Fettbedarfs von Babys. Außerdem steigert Öl die Aufnahme fettlöslicher Vitamine. Besonders von Olivenöl weiß man, dass es für die Gesundheit von Gehirn und Herz gut ist.

Pflanzenöle liefern einfach und mehrfach ungesättigte Fettsäuren (LA und ALA, wie im vorherigen Kapitel beschrieben). Zwar können Sie diese Fette auch aus Avocados, Oliven, Nüssen und Samen erhalten, bei ganzen Nüssen und Samen oder großen Kugeln Nussmus besteht jedoch Erstickungsgefahr für Babys. Daher empfehlen wir stattdessen das Garen von Speisen in Oliven-, Avocado- oder Kokosöl, insbesondere bei Gemüsesorten, die viel sekundäre Pflanzenstoffe enthalten, da das Fett die Aufnahme dieser gesunden Substanzen fördert.

FAZIT: Babys brauchen Fett – und zwar viel Fett! Jede Mahlzeit sollte Fett enthalten. Wir bieten gerne täglich Avocados an und kombinieren Toastbrot mit Nuss- oder Mandelmus, Röstgemüse mit Olivenöl und Haferbrei oder Smoothies mit Samen, damit ausreichend gesundes Fett auf den Tisch kommt.

Eisen

Eisen ist in allen drei Hauptkategorien des V3-Tellers enthalten. Zur Kategorie H/N/S gehören Hülsenfrüchte, Sojaprodukte, Nüsse und Samen. Chia-Samen enthalten besonders viel Eisen, deswegen geben wir sie gerne in Smoothies, in Muffin-Mischungen oder in Joghurtalternativen oder streuen sie direkt über ein Gericht. Ein EL Chia-Samen liefert etwa 1,5 Milligramm Eisen. In Chia-Samen stecken allerdings auch viele Ballaststoffe, also bitte nicht übertreiben. Wir halten einen halben EL für Babys unter zwölf Monaten und ein bis zwei EL für Ein- bis Dreijährige für angemessen. Wir lieben auch Hülsenfruchtpasta aus roten Linsen oder Kichererbsen – ebenfalls gute Eisenlieferanten mit drei Milligramm in einer halben Tasse.

Info-Häppchen

Hülsenfrucht-Pasta liefert viel Protein und Eisen und eignet sich gut für Babys erste Versuche mit Beikost.

Getreide sind eine weitere tolle Möglichkeit. Vor allem Vollkornweizen enthält Eisen, raffinierte Getreideprodukte dagegen nur in geringerem Maße. Eine Scheibe Brot kann 1–2,5 Milligramm Eisen enthalten. Wählen Sie am besten Produkte aus gekeimtem Getreide, da das Keimen die Bioverfügbarkeit von Eisen und anderen Mineralstoffen erhöht.

Beim Gemüse enthält eine halbe Tasse gegarter Brokkoli oder Grünkohl etwa ein halbes Milligramm Eisen. Wie bereits im vorherigen Kapitel erklärt, hat Spinat zwar viel Eisen, um die Bioverfügbarkeit ist es aber schlecht bestellt.

Wie Sie sehen, enthalten viele Nahrungsmittel Eisen. Der Eisenbedarf eines Säuglings ist aber sehr hoch – elf Milligramm pro Tag zwischen sechs und zwölf Monaten. Wir sind deswegen große Fans von angereicherten Cerealien, die etwa sieben Milligramm Eisen pro Portion enthalten. Verfechter einer veganen Vollwertkost verachten diese zwar, weil sie als industriell verarbeitete Lebensmittel gelten, aber sie erfüllen einen wichtigen Zweck, denn sie schließen die Nährstofflücke bei unseren Kindern in einer Zeit des hohen Eisenbedarfs und der geringen Nahrungsaufnahme.

Nach dem ersten Schrecken über dessen niedrigen Eisenwert sorgte Whitney dafür, dass ihr Sohn Caleb seinen Eisenbedarf deckte, indem sie ihm morgens täglich mit Eisen angereicherten Haferbrei vorsetzte. Sie ergänzte sogar Calebs Waffel-Portion um angereicherte Haferflocken. Für die ersten Beikostversuche können Sie Avocadostücke (ein Vitamin-C-Lieferant!) in angereicherten Cerealien wälzen, damit Ihr Baby sie besser greifen kann.

Eisenreicher Haferbrei

- ¼ Tasse Haferflocken
- 1 TL Chia-Samen
- 1 TL Hanfsamen
- ⅓ Tasse Wasser
- ¼ Tasse eisenreiche Haferschmelzflocken
- 30 Milliliter Orangensaft

Haferflocken, Chia-Samen, Hanfsamen und Wasser in einer kleinen Schüssel eineinhalb Minuten in der Mikrowelle garen. Schmelzflocken und Orangensaft einrühren und dem Baby servieren!

Vitamin-C-Superstars

Da Vitamin C die vom Körper aufgenommene Eisenmenge beträchtlich erhöht, planen wir es so oft wie möglich in unseren Speiseplan ein. Glücklicherweise ist es in fast allen Obst- und Gemüsesorten enthalten. Besonders reich daran sind Zitrusfrüchte, Erdbeeren, Kartoffeln, grünes Blattgemüse, Paprikaschoten und Blumenkohl.

Eisen und Vitamin C zu kombinieren ist einfach. Instinktiv tun wir dies bereits bei vielen Speisen: schwarze Bohnen mit Salsa, Hummus mit Zitronensaft oder gebackene Bohnen in Tomatensauce.

Hier sind einige unserer Lieblingskombinationen für Eisen und Vitamin C:

- Haferbrei + Erdbeeren
- Schwarze Bohnen + Tomaten
- Hülsenfruchtpasta + Marinara-Sauce
- Tofu + Orangenmarinade
- Brokkoli + Zitronensaft
- Erdnussbutter-Sandwiches + Erdbeer-Chia-Mus
- Tempeh-Dreiecke + geröstete Paprikaschoten

Weitere Kombinationen aus Eisen und Vitamin C finden Sie im Rezeptteil.

Kalziumlieferanten

Die meisten vegan ernährten Kleinkinder decken ihren Kalziumbedarf mit angereichertem Soja/Erbsendrink, dennoch möchten wir auch einige natürliche Kalziumquellen vorstellen. Viele Pflanzen enthalten Kalzium in geringer Menge, aber die besten Lieferanten sind Tofu, Hülsenfrüchte, Sesamsamen, Sesampaste, Orangen und Gemüse aus der Familie der Kreuzblütler.

Wenn Sie Ihrem Kind weder Milch noch Milchalternativen geben möchten, müssen Sie extrem darauf achten, diese Lieferanten täglich in ausreichender Menge anzubieten, oder Sie müssen zu einem Nahrungsergänzungsmittel greifen.

Große Mengen an Kalzium (in der Regel aus angereicherten Nahrungsmitteln oder aus Nahrungsergänzungsmitteln) können die Eisenaufnahme stören, daher empfehlen wir, Soja- oder Erbsendrink nicht gleichzeitig mit den besten Eisenlieferanten anzubieten. Bei uns gibt es Milchalternativen beispielsweise frühmorgens, vor dem Schlafengehen oder zwischendurch mit Obst.

> **Info-Häppchen**
>
> **Bieten Sie angereicherte Milchalternativen zwischen, nicht zu den Mahlzeiten an, um zu verhindern, dass Kalzium die Eisenaufnahme aus der Mahlzeit stört.**

Reich an Omega-3-Fettsäuren

Die in Pflanzen vorkommende Omega-3-Fettsäure ist ALA – gehen Sie zurück zum vorherigen Kapitel, um mehr darüber zu lesen. ALA kann zwar DHA, eine weitere für Babys wichtige Fettsäure, nicht ersetzen, ist aber dennoch wichtig für das Wachstum. Wir möchten sie daher möglichst oft im Speiseplan vorsehen.

ALA findet sich in der Kategorie H/N/S in Nahrungsmitteln wie Walnüssen, Chia-Samen, Hanfsamen, Leinsamen, Leinöl und Soja. Wir bauen diese in die Ernährung unserer Kinder ein, indem wir ihnen regelmäßig Tofu und Tempeh anbieten, aber hauptsächlich durch die häufige Verwendung von Samen.

So bringen wir ALA auf den Teller unserer Kinder:

- Wir geben Chia- und Hanfsamen in Haferbrei und Smoothies.
- Wir verwenden »Leinsameneier« zum Backen.
- Wir wälzen Avocado- oder Bananenstücke in Hanfsamen.
- Wir servieren täglich Tofu oder Tempeh.
- Wir bestreichen Toaststreifen mit Walnusscreme.
- Wir verwenden Walnüsse als Fleischersatz in Fleischbällchen- und Burger-Rezepten.

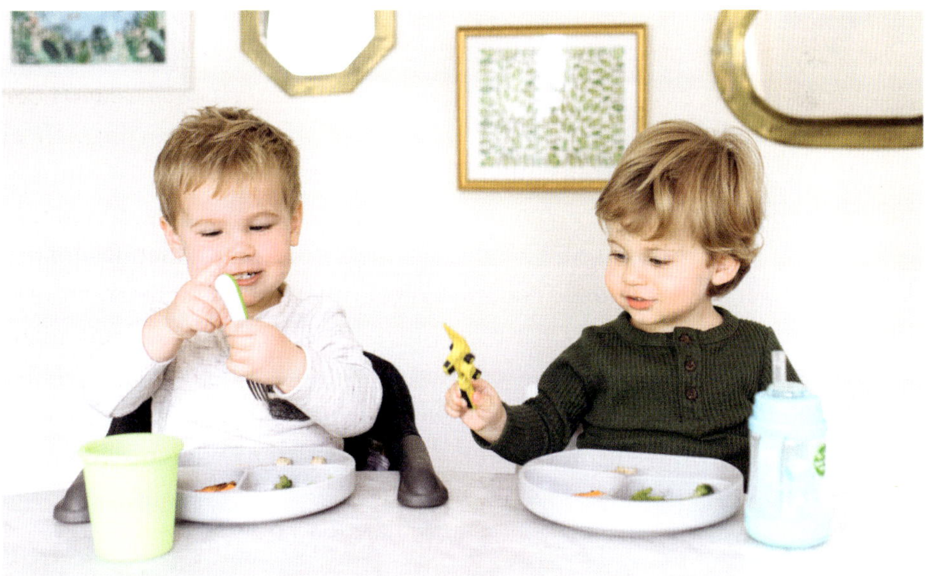

Reich an Carotin

Carotine sind eine Form von Vitamin A, die in Pflanzen vorkommt. Unser Körper wandelt diese Substanzen in aktives Vitamin A um.

Gute Lieferanten von Carotin sind Süßkartoffeln, Butternusskürbis, Kürbis, Möhren, Kaki, Mango, Grünkohl und Blattkohl. Damit Ihr Kind ausreichend Vitamin A bekommt, bieten Sie täglich ein bis zwei Portionen dieser Nahrungsmittel an.

Glücklicherweise lieben die meisten Kinder (auch die Gemüseverächter) Süßkartoffeln. Und wenn nicht, dann zumindest Obst! Wie wir noch sehen werden, sind ganze Früchte willkommene nährstoffreiche Nahrungsmittel. Vergessen Sie nicht, diese immer mit etwas Fett zu servieren, um die Aufnahme der Carotine zu fördern.

Hier sind unsere Carotin-reichen Lieblingsgerichte:

- Süßkartoffelpüree mit Cashew-Joghurtalternative
- gedämpfte Babykarotten, in Olivenöl geschwenkt
- in Olivenöl gedünsteter, fein geschnittener Grünkohl in einem Tofu-»Rührei«
- Mangostücke mit Sojadrink als Zwischenmahlzeit
- Sandwichstreifen mit pürierter Kaki und Erdnussbutter
- pürierter Kürbis in Haferbrei

Milchalternativen

Das einzige geeignete Getränk für Babys unter zwölf Monaten ist Muttermilch oder Formulanahrung und 30 bis 60 Milliliter Wasser zu den Mahlzeiten ab einem Alter von sechs Monaten. Ab einem Jahr können Kleinkinder anstelle der Mutter- oder Ersatzmilch Vollmilch oder Milchalternativen bekommen.

Milch enthält nichts, was ein Kleinkind nicht aus anderen Nahrungsmitteln oder aus Nahrungsergänzungsmitteln aufnehmen könnte. Angereicherte Milchalternativen sind eine praktische Möglichkeit, den Bedarf des Babys an essenziellen Nährstoffen wie Eiweiß, Vitamin D, Vitamin B_{12} und Kalzium zu decken. Wir empfehlen Ihnen, diese zwei- bis dreimal am Tag als Zwischenmahlzeit anzubieten (240 bis 480 Milliliter). Und zwar angereicherten Soja-

oder Erbsendrink, die einzigen ernährungsphysiologisch gleichwertigen Alternativen zu Kuhmilch. Andere Milchalternativen (Mandel-, Cashew-, Kokos-, Hafer- oder Reisdrink) enthalten meist zu wenig Eiweiß oder Fett, um dafür in Frage zu kommen. Der Fettanteil ist in Soja- und Erbsendrink ebenfalls geringer als in Kuhmilch – ein Grund mehr, warum vegane Eltern ihr Augenmerk auf ausreichend Fett in der Nahrung ihrer Kinder richten müssen. Achten Sie in der Zutatenliste des Soja- oder Erbsendrinks unbedingt auf Kalzium und Vitamin D, damit Sie wissen, ob es sich um ein angereichertes Produkt handelt.

Andere Milchalternativen bieten zwar keinen großen zusätzlichen Nährwert, können sich aber als Zutaten zum Backen, Kochen und Verfeinern von Mahlzeiten erweisen.

Mehr zum Thema Milch, zur Geschichte des Kuhmilchkonsums, den gesundheitlichen Risiken und Vorteilen von Kuhmilch und ausführliche Informationen zu Milchalternativen finden Sie in Kapitel 5.

Nahrungsergänzungsmittel

Wir haben Nahrungsergänzungsmittel in den V3-Teller aufgenommen, um daran zu erinnern, dass eine vegane Ernährung ohne wohlüberlegte Supplementierung nicht vollständig ist. Kinder haben besondere Bedürfnisse, daher empfehlen wir Ihnen unser Handout im hinteren Teil des Buches für die genaue Ermittlung der Menge und der Arten von Nahrungsergänzungsmitteln, die Ihr Kind gerade braucht. Gehen Sie diese Liste unbedingt mit Ihrem Kinderarzt oder Ernährungsberater durch.

Süßigkeiten und Leckereien

Ein Nährstoff, der in einer gesunden Ernährung nicht fehlen darf, ist bisher nicht vorgekommen: Vitamin »G« für Genuss! Wir wünschen uns, dass unsere Kinder lernen, vollwertige Nahrung zu schätzen und die natürliche Süße von Obst oder den pikanten Geschmack von gedünstetem Gemüse zu mögen. Dennoch ist uns bewusst, dass Kinder gerne auch ernährungsphysiologisch weniger wertvolle Nahrungsmittel wie Kekse, Kuchen, Chips, Cracker und Süßigkeiten essen (und das soll auch so sein). Da solche Nahrungsmittel nicht essenziell für ein gesundes Wachstum sind, haben wir sie nicht auf den V3-Teller aufgenommen, befassen uns aber eingehend damit in Kapitel 6.

2. Die Zusammenstellung der Mahlzeiten

Gut, nun wissen wir über die Nährstoffe Bescheid. Wir kennen die Nahrungsmittelkategorien. *Aber wie wird daraus nun eine Mahlzeit?*

Das größte Hindernis auf dem Weg zu einer gesunden, ausgewogenen Mahlzeit ist mangelnde Vorbereitung. Auch wir Ernährungsberaterinnen, die es eigentlich besser wissen sollten, haben Zeiten, in denen wir die Vorbereitung vergessen und mit leeren Händen in der Küche stehen. Wenn Sie sich Zeit zum Vorausplanen nehmen und jede Woche einige Grundbestandteile vorbereiten, werden Sie mit weniger Stress und mehr Überblick bei der Zubereitung gesunder Mahlzeiten für Ihr Kind belohnt.

Und so machen wir das: Wir reservieren jede Woche zwei bis drei Stunden (am Stück oder in Etappen, wie es in Ihren Tagesablauf passt) und bereiten eine große Menge an Nahrungsmitteln aus jeder der drei Hauptkategorien für den V3-Teller zu. Whitney erledigt das gerne am Sonntag nach ihrem Besuch auf dem Bauernmarkt. Alex verteilt es über die Woche – einiges wird schon am Wochenende, etwas mehr zur Wochenmitte und der Rest dann gegen Ende der Woche vorbereitet, so dass sich daraus ganz leicht Mittags- und Abendmahlzeiten zusammenstellen lassen.

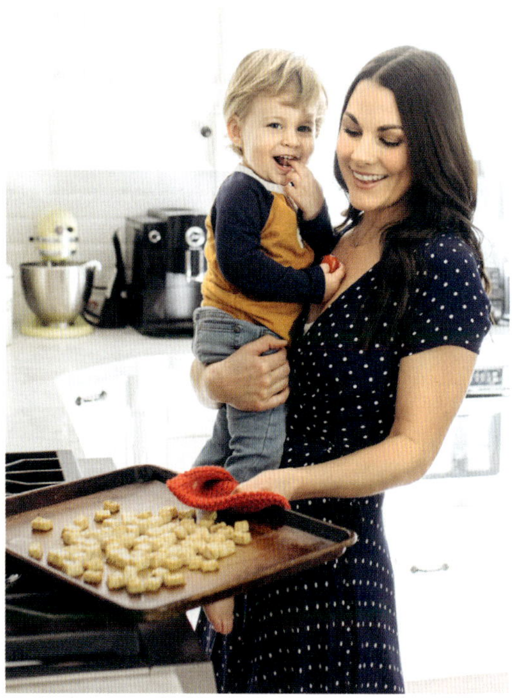

Hier ist ein typisches Beispiel:

Obst + Gemüse

- Beeren: Mit einer Mischung aus Wasser und Essig waschen und in Glasbehältern mit Küchenkrepp aufbewahren, um Schimmel vorzubeugen.
- Babykarotten: Einen ganzen Beutel dämpfen und in einem Glasbehälter aufbewahren.
- Brokkoli: Die Röschen waschen, dämpfen und in einem Glasbehälter aufbewahren.

Getreide + Stärkelieferanten

- Süßkartoffeln: Zwei große Süßkartoffeln zu Fritten schneiden, in Olivenöl schwenken und 20 Minuten bei 175 °C braten oder mit Heißluft frittieren. In einem Glasbehälter aufbewahren.
- Weizenvollkornnudeln: Eine Packung kochen und in einem Glasbehälter aufbewahren.
- Emmer: Ein bis zwei Tassen Emmer garen und in einem Glasbehälter aufbewahren.

Hülsenfrüchte, Nüsse + Samen

- Tofu: In Würfel schneiden, in Olivenöl und italienischen Gewürzen wenden und 20 Minuten bei 175 °C backen. In einem Glasbehälter aufbewahren.
- Hülsenfrüchte: Eine Dose Hülsenfrüchte abspülen und in einem Glasbehälter aufbewahren (Haltbarkeit etwa drei Tage). Trockene Hülsenfrüchte im Druckkochtopf garen.

Wir bereiten einerseits Grundbestandteile vor, aus denen sich ganz einfach Mahlzeiten zusammenstellen lassen, bereiten aber auch gerne zwei Rezepte auf Vorrat zu. Das bedeutet, gleich die zweifache oder dreifache Menge des Rezepts zu kochen. Die Reste werden dann während der Woche gegessen oder für später eingefroren. Das spart Zeit bei der Vorbereitung und beim Aufräumen und rettet die Tage, an denen

Info-Häppchen

Widmen Sie zwei bis drei Stunden pro Woche der Vorbereitung von Nahrungsmitteln aus den Hauptkategorien des V3-Tellers, die sich dann die ganze Woche über leicht und schnell zu Mahlzeiten zusammensetzen lassen.

nur Zeit zum Aufwärmen eines Gerichts bleibt. Sie können diese beiden Rezepte am selben Tag zubereiten, an dem Sie die Vorbereitung der Grundbestandteile erledigen. Sie können aber auch ein Rezept am Sonntag auf Vorrat kochen und ein weiteres am Mittwoch, damit Sie die ganze Woche versorgt sind und zumindest eines der Gerichte auch frisch zubereitet genießen können. Es empfiehlt sich, die Rezepte im Voraus auszuwählen, denn dann können Sie beim Wocheneinkauf alles dafür besorgen.

Wir wissen, dass oft kaum Zeit zum Zähneputzen bleibt, wenn man ein Baby hat. Aber glauben Sie uns, die Zeit für die Vorbereitung ist gut investiert! Sie können dann die Woche über in weniger als zehn Minuten eine Mahlzeit zusammenstellen! Setzen Sie also Ihr Baby ins Tragetuch oder vertrauen Sie es für ein paar Stunden Ihrem Partner / Ihrer Schwiegermutter / dem Babysitter an und gehen Sie ans Werk.

Info-Häppchen

Wählen Sie zwei Rezepte aus, die Sie für die Woche auf Vorrat zubereiten. Daraus werden Mahlzeiten für die ganze Familie und Reste für kleine Gerichte.

3. Lebensmittel sicher aufbewahren

Wir vermeiden Plastik nach Möglichkeit. Es ist nicht nur schlecht für die Umwelt, Plastikbehälter geben auch chemische Stoffe mit endokriner Wirkung an Nahrungsmittel und Getränke ab[3], wie sich gezeigt hat. Am besten erforscht ist die Substanz BPA (Bisphenol-A), die mit Entwicklungsstörungen und einem erhöhten Risiko für chronische Erkrankungen in Verbindung gebracht wird. Dies geschieht vorwiegend, wenn Plastik erhitzt wird oder mit Säure in Kontakt kommt, aber auch unter normalen Bedingungen werden schädliche Stoffe abgegeben. BPA-freie Kunststoffe mögen eine bessere Option sein, aber diese enthalten eventuell Verbindungen, die dem BPA strukturell ähnlich[4], aber bisher unbeachtet geblieben sind.

Daher bemühen wir uns um kunststofffreie Alternativen: Behälter und Flaschen aus Glas oder Edelstahl zur Aufbewahrung und Teller, Becher und Beutel aus Silikon zum Servieren von Speisen oder Verpacken von Snacks für unterwegs.

4. Beispiele für V 3-Teller

Bleiben wir realistisch – nicht jede Mahlzeit und jeder Snack wird eine perfekte Kombination aller V3-Teller-Nährstoffe sein. Es ist schwer genug, ein Baby bei Laune zu halten, bis alles (Teller, Becher, Löffel, Lätzchen) vorbereitet und der Tisch fertig gedeckt ist. Wie gesagt, solange jede Mahlzeit die drei Hauptkategorien (O/G, G/S und H/N/S) enthält und die meisten Zwischenmahlzeiten auf zwei der drei kommen, läuft alles gut.

Wir möchten Ihnen mit ein paar Beispielen zeigen, wie das aussieht. Die hier angegebenen Portionsgrößen sind nur Beispiele. Kinder haben unterschiedlich viel Appetit, und er schwankt von Tag zu Tag, von Mahlzeit zu Mahlzeit. Nehmen Sie diese Angaben als Anhaltspunkt, aber machen Sie sich keine Gedanken, wenn Ihr Baby mehr oder weniger isst, als hier gezeigt wird. Wir werden in den Kapiteln zu den einzelnen Altersgruppen auch noch näher auf die Portionsgrößen eingehen.

V3-Teller »Mexiko«

Eisen, Fett, Omega-3-FS, Kalzium, Carotine, Vitamin C

6–9 Monate: Tex-Mex-Hirsebällchen (Seite 247) mit einem Spritzer Zitrone, in Hanfsamen gerollte Avocadostücke und gebackene Süßkartoffelstäbchen

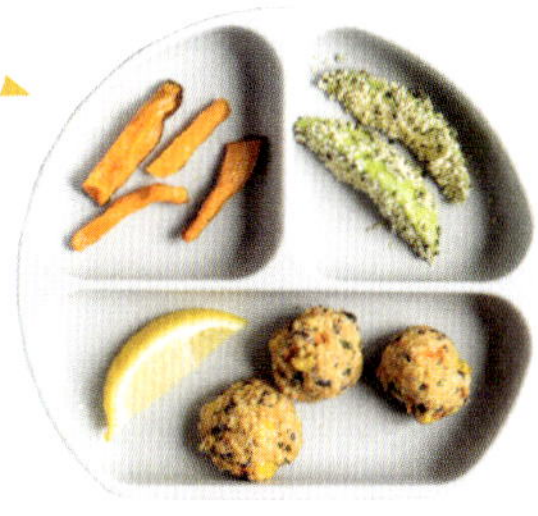

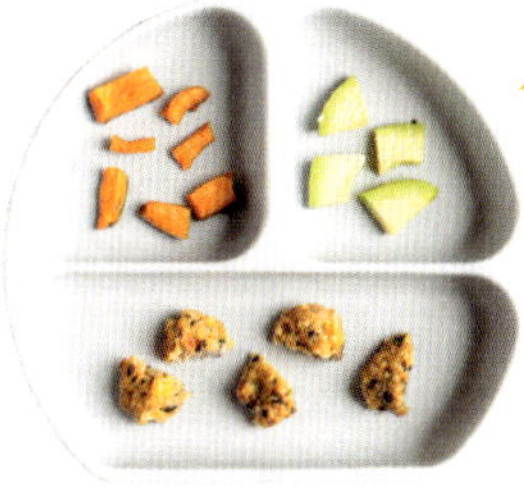

10–12 Monate: Tex-Mex-Hirsebällchen (Seite 247), in Stückchen geschnitten für den Scherengriff, in kleine Würfel geschnittene Avocado und Süßkartoffel

1–3 Jahre: schwarze Bohnen und gewürfelte Tomaten mit Löffel, Avocadostückchen und Süßkartoffelsterne (Seite 251)

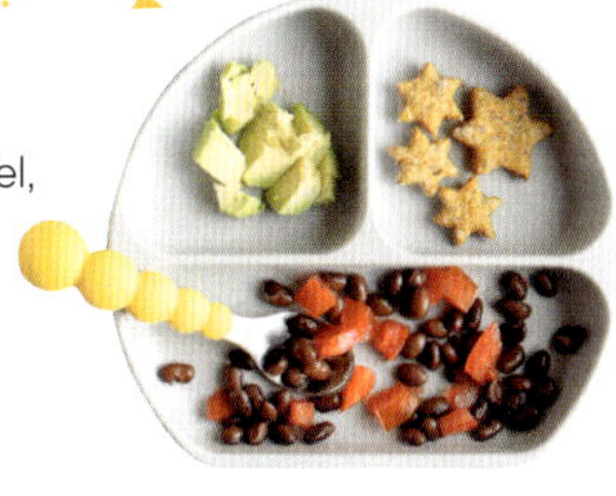

V3-Teller »Italien«

Omega-3-FS, Eisen, Vitamin C, Kalzium, Carotine, Fett

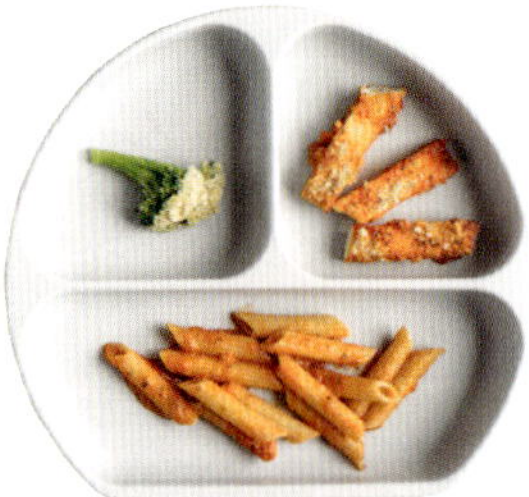

6–9 Monate: Weizen-Penne-Nudeln mit natriumarmer Marinara-Sauce und Olivenöl, Tofu-Marinara-Streifen (Seite 258) und ein Brokkoli-Bäumchen (Seite 255)

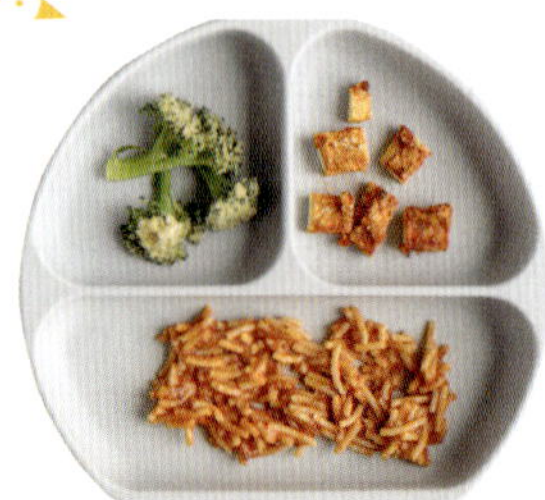

10–12 Monate: Weizenspaghetti in Stücke geschnitten für den Scherengriff, gehackte Tofu-Marinara-Streifen (Seite 258) und gehackter Brokkoli

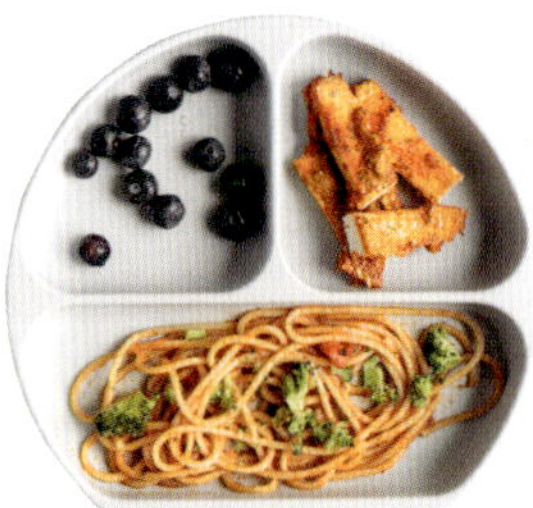

1–2 Jahre: Weizenspaghetti mit Marinara-Sauce und Brokkolistückchen, Tofu-Marinara-Streifen (Seite 258) und Heidelbeeren

V3-Teller Frühstück

Eisen, Omega-3-FS, Fett, Vitamin C

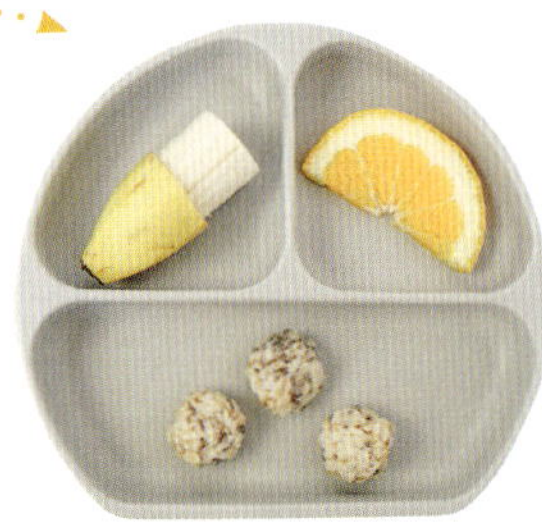

6–9 Monate: Haferbrei mit Haferschmelzflocken und Chia-Samen (Seite 73) zu Bällchen gerollt, Orangenscheibe (zum Auspressen) und Banane mit »Griff«

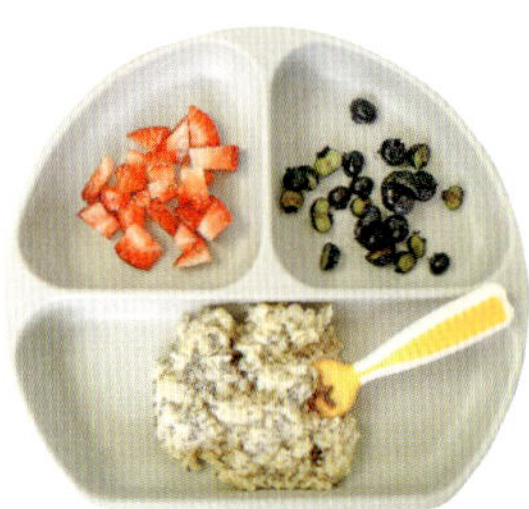

10–12 Monate: Haferbrei mit Hafer-Schmelzflocken und Chia-Samen (Seite 73) mit Baby-Löffel, Erdbeerstückchen und Heidelbeeren

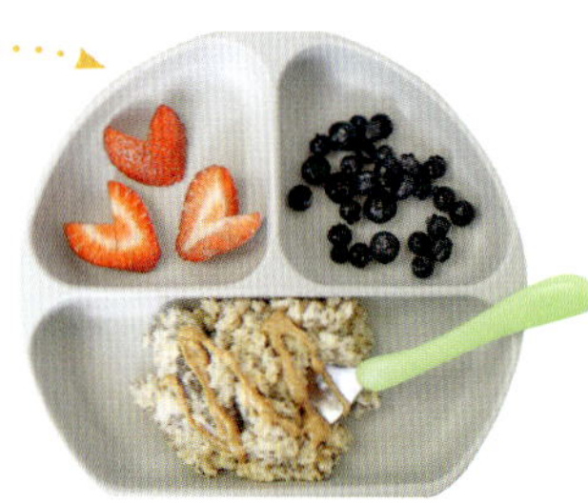

1–2 Jahre: Haferbrei mit Chia-Samen (Seite 73) und Nussmus mit Löffel, Heidelbeeren und geschnittene Erdbeeren

5. Geeignete Zwischenmahlzeiten

Bei Snacks für Kleinkinder denken viele Eltern sofort an Gepufftes wie Mais- oder Reiswaffeln. Wir sagen es offen: Wir sind davon nicht begeistert. Viel Luft, aber kein Eiweiß, keine Ballaststoffe, kein Fett und keine sekundären Pflanzenstoffe. Gepuffte Lebensmittel sind im Grunde reine Stärke mit zugesetzten Vitaminen und Mineralstoffen. Außerdem enthalten diese Produkte oft Reismehl als Hauptbestandteil, und Untersuchungen haben gezeigt, dass Babyprodukte auf Reisbasis unter Umständen gefährliche Mengen des Halbmetalls Arsen enthalten können (mehr darüber im Abschnitt über häufig gestellte Ernährungsfragen auf Seite 84 ff.). Es gibt Schlimmeres als gepuffte Lebensmittel, aber es gibt auch viele andere unkomplizierte und nährstoffreiche Optionen.

Für uns sind Snacks Mini-Mahlzeiten – und damit weitere Gelegenheiten, unsere Kinder mit wichtigen Nährstoffen für ihr Wachstum zu versorgen. Sie sollen nicht nur den Bauch füllen oder ein quengelndes Kind besänftigen. Wir orientieren uns deshalb auch bei den Zwischenmahlzeiten am V3-Teller.

Info-Häppchen

Snacks sind Mini-Mahlzeiten, nicht bloß Knabbereien. Sie sollten nach Möglichkeit mindestens zwei der drei Hauptkategorien des V3-Tellers enthalten.

Hinweis: Im ersten Lebensjahr kommen die meisten Babys mit drei Mahlzeiten pro Tag aus. Ungefähr ab einem Jahr brauchen sie dann allmählich ein oder zwei Snacks am Tag (mehr dazu in Kapitel 5). Hier sind einige Beispiele:

- in Hanfsamen gerollte Bananenstücke (O/G + H/N/S)
- in Sesamsamen gerollte Avocado (O/G + H/N/S)
- Hülsenfrucht-Muffins (alle drei! Seite 245)
- Cashew-Joghurtalternative + Beeren (O/G + H/N/S)
- Süßkartoffel-Fritten mit Nussmus oder Sesampaste (G/S + H/N/S)
- Toaststreifen mit Erdnussbutter und Chia-Mus (alle drei!)

6. Häufig gestellte Ernährungsfragen

Natürlich sind Eltern verwirrt, wenn sie so viele unterschiedliche Anweisungen dazu erhalten, wie sie ihre Kinder ernähren sollen! Einige Fragen kommen immer wieder, daher haben wir sie hier aufgenommen, um Ihnen das Nachlesen zu erleichtern.

Muss es Bio sein?

Die Forschungsergebnisse zu den Vorteilen und Risiken von Bioprodukten im Vergleich zu konventionellen Produkten sind widersprüchlich. Der Gehalt an Vitaminen und Mineralstoffen ist in den meisten Studien vergleichbar, doch einige Studien stellen bei Bioprodukten einen höheren Anteil an sekundären Pflanzenstoffen und weniger Schwermetalle und Pestizidrückstände fest.[5]

Wir kaufen meistens Bioprodukte. Die im konventionellen Anbau eingesetzten Pestizidmengen werden von den Aufsichtsbehörden zwar als unbedenklich für den menschlichen Verzehr eingestuft, in größeren Mengen sind dieselben Pestizide jedoch toxisch. Die langfristigen Auswirkungen der Bioakkumulation von Pestiziden und potenzielle Synergieeffekte mehrerer Arten von Pestiziden auf die menschliche Gesundheit sind noch weitgehend unerforscht.[6] Manche Fachleute meinen, die behördlich festgelegten Grenzwerte für den Einsatz von Pestiziden basierten auf veralteten wissenschaftlichen Erkenntnissen, und es müssten zum Schutz der Konsumenten neue Risikobewertungen vorgenommen werden.[7]

Einige Studien zeigen, dass Verbraucher, die sich Bioprodukte nicht leisten können, insgesamt weniger Obst und Gemüse essen[8] – und das wollen wir ganz sicher nicht. Die Frage, ob es besser ist, Produkte aus konventionellem Anbau oder gar kein Obst und Gemüse zu essen, beantwortet sich von selbst. Die Forschungsergebnisse sind eindeutig: Ein erhöhter Konsum von Obst und Gemüse ist mit einem geringeren Risiko für chronische Erkrankungen[9] assoziiert, egal aus welcher Produktion das Obst und Gemüse stammt. Auch Produkte aus konventionellem Anbau sind immer gesünder als andere Arten von Snacks – darauf können Sie vertrauen! Kaufen Sie, was Ihrem Budget und den Bedürfnissen Ihrer Familie entspricht!

Wenn Sie sich nur wenige Bioprodukte leisten können, würden wir die folgenden empfehlen:

1. Getreide. Bis vor einigen Jahren wurden in den USA Chemikalien zur Vorerntespritzung oder Sikkation eingesetzt. Das beschleunigte den Produktionsprozess. Eine Studie aus dem Jahr 2018 fand bei 28 Proben von konventionellen Haferprodukten, hauptsächlich Cerealien für Kinder, in jeder Probe nachweisbare Mengen des Herbizids Glyphosat, in 26 Fällen wurde der von der Forschungsgruppe empfohlene akzeptable Höchstwert überschritten.[10] In der EU ist die Verwendung von Glyphosat noch erlaubt, soll jedoch ab dem 1. Januar 2024 verboten werden.
2. Soja. Der Großteil der angebauten Soja ist gentechnisch verändert.[11] Wir lassen uns hier nicht auf eine Debatte über die Vor- und Nachteile von gentechnisch veränderten Organismen ein, möchten aber darauf hinweisen, dass genetisch modifizierte Pflanzen im konventionellen Anbau oft mit mehr Chemikalien besprüht werden als andere Pflanzen und daher höhere Pestizidrückstände aufweisen können.[12] Bio-Nahrungsmittel sind grundsätzlich gentechnikfrei.
3. Obst und Gemüse ohne äußere Schale. Studien zeigen zwar, dass Pestizide auch in die Pflanze eindringen können[13], der Großteil der Rückstände findet sich jedoch außen an der Schale. Wenn Bioprodukte Ihnen zu teuer sind, kaufen Sie vor allem Obst und Gemüse, das man schälen kann, aus konventionellem Anbau, also etwa Bananen, Ananas, Cantaloupe-Melone, Mango, Granatapfel, Honigmelone, Wassermelone, Zwiebeln, Butternusskürbis, Spaghetti-Kürbis, Kartoffeln, Möhren, Rote Beten und Ingwer.

FAZIT: Wenn Sie die Möglichkeit haben, Bioprodukte zu kaufen, tun Sie es. Wenn nicht, verzichten Sie nicht auf gesundes Obst und Gemüse, nur weil es nicht bio ist.

Wie wasche ich Obst und Gemüse richtig?

Wasser und Muskelkraft sind alles, was Sie brauchen, um Obst und Gemüse richtig zu waschen. Teure Reinigungsmittel für Gemüse sind unnötig.

Ist Saft in Ordnung?

Wo mehrere Ernährungsexperten versammelt sind, gibt es mindestens ebenso viele Meinungen zum Thema Fruchtsaft. Wir schätzen an reinem Fruchtsaft den Gehalt an Vitaminen und sekundären Pflanzenstoffen. Er ist damit gesüßten Getränken wie Fruchtpunsch und Limonade überlegen. Saft enthält aber weder Eiweiß noch Fett oder Ballaststoffe. Da er recht sättigend wirken kann, verdrängt er diese wichtigen Nährstoffe möglicherweise aus der Ernährung Ihres Kindes.

Außerdem zeigen Studien, dass Fruchtsaftkonsum die Gewichtszunahme bei Kindern mit Übergewicht oder der Neigung zu (starkem) Übergewicht verstärkt.

Wir schließen uns der Empfehlung der American Academy of Pediatrics an, Fruchtsaft im ersten Lebensjahr ganz zu vermeiden und bei Ein- bis Dreijährigen auf 120 Milliliter pro Tag zu beschränken. Wir würden sagen, dass reiner Fruchtsaft gelegentlich in Ordnung ist, es ist aber viel besser, dieselben Mikronährstoffe aus ganzen Früchten aufzunehmen. Ein ganzer Apfel (oder ein pürierter Apfel für unsere Kleinen) mit seinen Ballaststoffen und sekundären Pflanzenstoffen ist immer gesünder als ein Glas Apfelsaft.

Kinder sollten Saft nicht vor dem Schlafengehen und nicht aus dem Fläschchen trinken. Ständiges Nuckeln erhöht nämlich das Kariesrisiko.

FAZIT: Kinder brauchen keinen Saft. Stückobst ist bei Weitem die bessere Wahl. Ein wenig Fruchtsaft ab und zu ist bei einer ausgewogenen Ernährung mit reichlich vollwertigen Nahrungsmitteln und normalgewichtigen Kindern kein Problem. Und er ist immer noch besser als Limonade.

Wann dürfen Kinder Zucker essen?

Wir Menschen sind biologisch so programmiert, dass wir im Säuglingsalter und in der frühen Kindheit Süßes vorziehen[14] und Bitteres meiden. Vielleicht ist Ihnen schon aufgefallen, dass Ihr Baby Gemüse ablehnt, Obst jeder Art aber begeistert annimmt. Es handelt sich dabei vermutlich um einen evolutionären Überlebensmechanismus. Der Mensch bevorzugte kalorienreiche Nahrungsmittel wie Muttermilch und Früchte und mied bittere, giftige Pflanzen.

Weil Kinder also von Natur aus Süßes präferieren , möchten wir ihnen nicht auch noch früh Nahrungsmittel anbieten, die ihre Geschmacksrezeptoren so verändern, dass sie eine Präferenz für *unnatürlich* süße Nahrungsmittel entwickeln. Wenn Kinder immer wieder mit Zucker gesüßte Nahrungsmittel und Getränke bekommen, nimmt ihre Vorliebe dafür zu.[15]

Die American Academy of Pediatrics empfiehlt, zugesetzten Zucker in Lebensmitteln wie aromatisiertem Joghurt, Backwaren und verpackten Lebensmitteln in den ersten beiden Lebensjahren zu vermeiden. Damit sind nicht von Natur aus süße Nahrungsmittel wie Obst gemeint.

Unter Zuckerzusatz fallen Rohrzucker, Rübenzucker, (fruktosereicher) Maissirup, Reissirup und auch sogenannte »natürliche Süßungsmittel« wie Ahornsirup, Honig und Agavendicksaft.

Das ist eine Herausforderung, weil auch gesunde Lebensmittel, wie Marinara-Sauce im Glas und Vollkornbrot häufig gesüßt sind. Wir raten Ihnen, Zucker zu beschränken, wenn es möglich ist. Aber machen Sie sich keine Sorgen, wenn in einem Lebensmittel, das Ihr Baby gelegentlich isst, ein oder zwei Gramm Zucker enthalten sind.

FAZIT: Kinder unter zwei Jahren brauchen keinen zugesetzten Zucker. Regelmäßiger Zuckerkonsum bei Babys und Kleinkindern kann zu einer ausgeprägten Vorliebe für Süßes im späteren Leben führen. Ihr Kind stirbt nicht, wenn es zum Geburtstag einen Bissen Kuchen isst oder einmal Eiscreme probiert. Machen Sie es sich aber nicht zur Gewohnheit, dem Kind Süßes anzubieten. In verarbeiteten Lebensmitteln wie Brot, Pastasauce etc. ist Zucker schwer zu vermeiden. Wählen Sie Produkte mit möglichst wenig Zucker, weniger als drei Gramm pro Portion.

Darf mein Baby Salz essen?

Wir mögen auch kein fades Essen, aber im ersten Lebensjahr sind die Nieren eines Babys noch nicht voll entwickelt und können daher größere Mengen Natrium noch nicht effizient herausfiltern. Ein hoher Salzkonsum in der Kindheit kann zu Bluthochdruck im Erwachsenenalter führen und das Risiko eines Kindes für starkes Übergewicht erhöhen.[16] Er kann auch den Fettstoffwechsel des Körpers verändern[17] und zu vermehrter Fettspeicherung führen.

Abgesehen von den möglichen gesundheitlichen Schäden kann der Salzkonsum in der frühen Kindheit auch eine Vorliebe für Salziges im späteren Leben bewirken. Die Programmierung der Geschmacksknospen und die Herausbildung von Vorlieben erfolgen früh. Und wir möchten unseren Kindern die Liebe zu vollwertigen, möglichst wenig verarbeiteten Nahrungsmitteln mit auf den Weg geben.

In den USA gibt es keine empfohlene Obergrenze für die tägliche Natriumaufnahme für Babys unter einem Jahr, in anderen Ländern schon. Die Deutsche Gesellschaft für Ernährung nennt als Richtwerte für eine angemessene Zufuhr 130 Milligramm Natrium pro Tag für Säuglinge von null bis vier Monaten, 200 Milligramm von vier bis zwölf Monaten und 400 Milligramm für Ein- bis Vierjährige. Die US-Richtlinien für Kleinkinder sind weniger streng, sie empfehlen weniger als 1500 Milligramm Natrium pro Tag für Ein- bis Dreijährige, was etwas mehr als einem halben Teelöffel Salz entspricht.

Sie müssen jedoch nicht gleich Messlöffel und Taschenrechner holen. Wir empfehlen Ihnen ganz einfach, Salz bei Babys unter zwölf Monaten zu vermeiden und bei Kleinkindern nur sparsam zu verwenden. Das ist bei einer veganen Vollwerternährung nicht besonders schwer, denn sie ist von Natur aus natriumärmer.

Wenn wir für die ganze Familie kochen, entnehmen wir dem Gericht die Portion für das Baby, bevor wir Salz hinzufügen. Wir kaufen außerdem ungesalzene Tomatensauce oder natriumarme Tomatensauce und natriumarme Dosenbohnen.

FAZIT: Die Nieren eines Säuglings werden mit Salz noch nicht gut fertig. Vermeiden Sie deshalb nach Möglichkeit Salz bei Babys unter zwölf Monaten und beschränken Sie es bei Kleinkindern von ein bis drei Jahren auf unter 800 Milligramm pro Tag (etwa ein Viertel Teelöffel).

Darf mein Baby Gluten zu sich nehmen?

Glutenfreie Ernährungsformen erfreuen sich zunehmender Beliebtheit. Es gibt sogar (bislang unbewiesene) Behauptungen, der Verzicht auf Gluten würde bei Autismus und Aufmerksamkeitsdefizit-Hyperaktivitätsstörung (ADHS) helfen. Kein Wunder, dass sich viele Eltern fragen, ob eine glutenfreie Ernährung gut für das Baby wäre.

Wenn Ihr Kind nicht an Zöliakie leidet, einer Glutenallergie, die mittels Dünndarmbiopsie diagnostiziert wird, lautet die Antwort nein. Forschungsergebnisse rechtfertigen eine glutenfreie Ernährung für keine andere Erkrankung in der Kindheit. Die frühe Einführung von Gluten zwischen sechs und zwölf Monaten kann das Zöliakierisiko bei Kindern sogar senken.

Wenn Sie oder ein Familienmitglied an Zöliakie leiden, hat auch Ihr Kind ein höheres Risiko für diese Erkrankung. Dann sollten Sie die Einführung von Gluten mit Ihrem Kinderarzt besprechen.

Eine glutenfreie Ernährung ist für Kinder ohne Zöliakie nicht bloß unnötig, sondern sogar problematisch, denn sie bietet in der Regel weniger Nährstoffe. Getreide enthält Nährstoffe, die für Säuglinge wichtig sind, etwa Eiweiß (Gluten), Eisen, Selen und Magnesium. Für getreidefreie Alternativen werden oft nährstoffarme Füllstoffe verwendet, in vielen Fällen Reismehl.

FAZIT: Wenn Ihr Kind nicht an Zöliakie leidet, ist eine glutenfreie Ernährung nicht sinnvoll. Gluten ist ein Bestandteil eines der nährstoffreichsten Nahrungsmittel der Welt. Getreide liefert kostbares Eiweiß, Ballaststoffe, Eisen und Zink für den wachsenden Körper Ihres Kindes.

Ist Soja für Kinder unbedenklich?

Ach ja, Soja. Was irrationale Ängste angeht, muss sich Gluten nur noch der armen Soja geschlagen geben. Soja wird seit Jahrzehnten dämonisiert. Das liegt an einigen sehr alten und schlecht gemachten Studien an Mäusen. Neuere Forschungen haben ergeben, dass Soja nicht bloß nicht schädlich, sondern wahrscheinlich sogar nützlich für die Vorbeugung chronischer Erkrankungen[18] [19] [20], wie hormonabhängiger Krebsarten wie Brust- und Prostatakrebs, ist. Und offenbar gilt: Je früher Kinder Soja zu sich nehmen, desto besser. Eine Studie belegt, dass Frauen mit hohem Sojaverzehr ein geringeres Brustkrebsrisiko haben. Jene Teilnehmerinnen, die Soja schon seit ihrer frühen Kindheit gegessen haben, hatten ein noch geringeres Risiko.[21]

Unzählige Langzeitstudien weisen nach, dass Soja für Säuglinge und Kinder unbedenklich ist.[22] Behauptungen, Sojakonsum würde bei Jungen zu einer Verweiblichung und bei Mädchen zu Veränderungen an den Fortpflanzungsorganen führen, entbehren jeder wissenschaftlichen Grundlage. Erwachsene, die als Kinder Formulanahrung auf Sojabasis bekommen haben, unterscheiden sich in ihrer endokrinen oder reproduktiven Funktion kein bisschen[23] von denen, die gestillt wurden oder Ersatznahrung auf Kuhmilchbasis erhielten.

FAZIT: Soja ist für Babys völlig unbedenklich und ein ausgezeichneter Lieferant von pflanzlichem Eiweiß und anderen guten Nährstoffen wie Fett, Ballaststoffe, Eisen, Cholin und sekundäre Pflanzenstoffe. Wir empfehlen zwei bis drei Portionen Sojaprodukte pro Tag.

Ich habe gehört, dass Babynahrung Arsen enthalten kann. Muss ich mir Sorgen machen?

Tatsächlich zeigen neuere Untersuchungen, dass viele Reiserzeugnisse, insbesondere solche für Babys, einen hohen Gehalt an dem krebserregenden Element Arsen aufweisen. Das liegt daran, dass Reispflanzen in höherem Maße Arsen aus dem Boden aufnehmen und anreichern als andere Getreidearten.[24] Es macht keinen Unterschied, ob der Reis aus biologischem oder konventionellem Anbau stammt; alle Reispflanzen haben diese Neigung, Arsen aus dem Boden zu holen. Seit 2016 legt die Verordnung (EU) 2015/1006 der Europäischen Kommission Höchstgehalte für Reis und Reisprodukte fest. Grundsätzlich enthält Naturreis mehr Arsen, weil es sich in der Kleieschicht anreichert, die dem weißen Reis fehlt. Außerdem weist Reis aus bestimmten Gegenden höhere Arsenwerte auf. Um die Belastung gering zu halten, empfehlen wir den Verzicht auf Reisprodukte für Babys und nicht mehr als ein bis zwei Portionen Reis pro Woche für ältere Kinder. Achten Sie einfach auf Abwechslung bei den Getreidesorten! Wenn Sie Reis auf dieselbe Art kochen wie Nudeln (etwa sechs Tassen Wasser auf eine Tasse Reis und das überschüssige Wasser abgießen), können Sie den Arsengehalt um die Hälfte reduzieren.[25]

FAZIT: Arsen wurde in potenziell schädlichen Mengen in vielen Reiserzeugnissen nachgewiesen, auch in solchen für Säuglinge und Kinder. Wir empfehlen deshalb, den Verzehr von Reis einzuschränken.

3

Die ersten Schlucke (0–6 Monate)

Egal, ob Sie stillen oder Formulanahrung geben, Sie können bei Ihrem Kind vom ersten Tag an den Grundstein für gesunde lebenslange Ernährungsgewohnheiten legen, indem Sie evidenzbasierte Ernährungspraktiken anwenden, sich selbst richtig ernähren und die beste verfügbare Nahrung für Ihr Kind auswählen.

In den ersten sechs Lebensmonaten ist der Nährstoffbedarf eines Babys höher als zu jeder anderen Zeit im Leben, denn das Wachstum von Körper und Hirn verläuft rapide. Im Gehirn eines Babys bilden sich pro Sekunde 700 Verbindungen, es ist damit doppelt so aktiv[1] wie das Gehirn eines Erwachsenen. In nur wenigen Monaten verwandelt sich ein Säugling mit wenig Motorik und Reaktion in ein lachendes, agiles Energiebündel, das ständig mit seiner Umwelt interagiert.

Wie wir angesichts der zahlreichen positiven Wirkungen einer veganen Ernährung für Erwachsene und Kinder erwartet haben, deuten Forschungsergebnisse darauf hin, dass sie auch im frühen Säuglingsalter zahlreiche gesundheitliche Vorteile bringt.

Info-Häppchen

Mit sechs Monaten haben Babys ihr doppeltes, nach einem Jahr ihr dreifaches Geburtsgewicht erreicht!

Die Muttermilch einer Veganerin dürfte weniger Umweltschadstoffe enthalten. Fettreiche tierische Produkte wie Milchprodukte, Fleisch und Eier sind die Hauptquelle für persistente und biologisch akkumulierbare Stoffe.[2] Eine Studie stellte fest, dass der Gehalt mehrerer Toxine in der Muttermilch von Veganerinnen nur ein bis zwei Prozent des Gehalts bei Mischköstlerinnen ausmachte.[3] Warum? Je weiter man in der Nahrungskette nach oben geht, desto mehr Giftstoffe sammeln sich an: Persistente Umweltschadstoffe befinden sich im Boden. Wenn Tiere Pflanzen fressen, reichern sich die Schadstoffe in ihrem Gewebe an. Wenn Sie tierische Produkte essen, nehmen Sie folglich größere Mengen an Schadstoffen zu sich, als wenn Sie nur das verzehren, was aus der Erde kommt. Daher ist es auch besser, kleine

Fische zu essen als große Raubfische, in deren Gewebe sich größere Mengen des Nervengifts Quecksilber finden.

Säuglinge sind ganz am Ende der Nahrungskette, denn sie erhalten ihre Nahrung über die Muttermilch. Sie haben daher das höchste Risiko einer Exposition gegenüber Umweltgiften.

Die Muttermilch von Veganerinnen kann für Babys auch insofern besonders gut sein, da sie den Boden für eine abwechslungsreichere Ernährung bereitet. Unsere Geschmacksvorlieben werden lange vor dem ersten Bissen geprägt. Untersuchungen zeigen, dass sowohl im Fruchtwasser als auch in der Muttermilch Geschmacksstoffe vorhanden sind. In einer Studie fand man heraus, dass bei Babys, deren Mütter im letzten Schwangerschaftsdrittel und in den ersten beiden Stillmonaten regelmäßig Karottensaft getrunken hatten, der Gesichtsausdruck weniger ablehnend war[4], wenn man ihnen Cerealien mit Möhrengeschmack gab, als bei Säuglingen, deren Mütter nur Wasser getrunken hatten. Bei einer veganen Ernährung isst die Mutter nicht nur keine tierischen Produkte, sie isst auch (wenig überraschend) mehr Obst und Gemüse.[5] Ein erhöhter Verzehr dieser nährstoffreichen Nahrungsmittel durch die stillende Mutter führt also wahrscheinlich zu einer besseren Akzeptanz von Obst und Gemüse beim Baby.

In diesem Kapitel befassen wir uns mit den besonderen Aspekten des Stillens und der Flaschennahrung und mit häufigen Fragen und Bedenken. Wir raten Müttern mit Problemen, die über den Rahmen dieses Buches hinausgehen, eine qualifizierte Stillberatung und/oder eine zertifizierte Ernährungsberatung für Kinder aufzusuchen.

Info-Häppchen

Die Muttermilch von Veganerinnen enthielt bei Untersuchungen weniger Umweltgifte als die von Mischköstlerinnen.

1. Grundlagen der Säuglingsernährung

Im Idealfall wird das Baby kurz nach der Geburt auf Ihre Brust gelegt, sucht nach der Brustwarze und trinkt seine ersten Tropfen des flüssigen Goldes. In der Realität ist das nicht immer so. Manchmal muss das Baby aus medizinischen Gründen unmittelbar nach der Geburt von der Mutter getrennt werden. Manchmal nehmen die Babys die Brust nicht sofort. Wenn dem so ist, machen Sie sich keine Sorgen! Je entspannter Sie an das Stillen herangehen, desto besser für Sie und Ihr Baby.

Für viele junge Eltern sind die ersten Tage mit einem Neugeborenen von Fragen und Sorgen geprägt. *Wie weiß ich, ob mein Baby genug Milch bekommt? Kackt es genug? Kackt es zu viel? Soll ich ihm einen Schnuller geben, oder gefährdet er das Stillen? Warum spuckt es wie in einer Szene aus* »Der Exorzist«?

Die Gedankenflut in den frühen Morgenstunden ist anstrengend. Wir wollen diese Bedenken ausräumen und Ihnen einige grundlegende Richtlinien für die Säuglingsernährung zur Hand geben. Die Gedanken werden wohl nicht verschwinden, was bei jungen Eltern ganz normal ist. Halten Sie sich immer wieder vor Augen, dass es eine große Bandbreite an normalem Verhalten und normalen Ausscheidungen gibt. Wenn Ihr Baby pinkelt, kackt und wächst, geht es ihm wahrscheinlich gut.

Info-Häppchen

Babys bilden bereits im Mutterleib Geschmacksvorlieben aus, wenn sie über das Fruchtwasser mit Geschmacksstoffen aus der mütterlichen Nahrung in Kontakt kommen.

Füttern nach Bedarf

Die wichtigste Richtlinie ist das Füttern nach Bedarf. Das heißt, Sie reagieren auf die Hungersignale Ihres Babys so rasch wie möglich und sooft diese kommen. Eine Ausnahme bilden die ersten beiden Lebenswochen (vielleicht auch mehr, je nach Kind). In dieser Zeit füttern Sie Ihr Neugeborenes alle zwei bis drei Stunden, auch wenn es nicht danach verlangt, bis es wieder sein Geburtsgewicht erreicht hat. Das sind etwa acht bis zwölf Mahlzeiten in 24 Stunden.

DURCHSCHNITTLICHE TRINKMENGE[6]

Erste Woche	1–6 Monate	6–12 Monate
30–60 Milliliter pro Mahlzeit, 8–12 Mahlzeiten pro Tag (~355–475 Milliliter/Tag)	90–120 Milliliter pro Mahlzeit, 6–8 Mahlzeiten (~710 Milliliter/Tag)	180–240 Milliliter pro Mahlzeit, 4–5 Mahlzeiten pro Tag (890–950 Milliliter/Tag)

Sobald das Baby sein Geburtsgewicht wieder erreicht hat, können sie beginnen, sich an seinen Hungersignalen zu orientieren. Das heißt, Sie lassen Ihr Baby entscheiden, wann und wie viel es trinken möchte – ein wichtiger Eckpfeiler der richtigen Ernährung, der sich mit zunehmendem Alter des Babys weiterentwickelt. Wenn Ihr Kind nachts nicht hungrig aufwacht, müssen Sie es nicht zum Trinken wecken. Zum Leidwesen der meisten überforderten Eltern kommt das allerdings nur selten vor. Eine Studie ergab, dass ein Baby mit drei Monaten im Durchschnitt dreimal pro Nacht[7] aufwacht. Mit etwa vier Monaten benötigen die meisten Säuglinge keine nächtliche Mahlzeit mehr[8], weil sie tagsüber mehr trinken.

Auf die Hungersignale des Babys möglichst rasch zu reagieren ist aus vielerlei Gründen wichtig. Weinen ist oft schon ein spätes Zeichen von Hunger. Es zu ignorieren oder das Trinken hinauszuzögern, wie das in einigen populären Erziehungsratgebern empfohlen wird, kann die Beziehung zwischen Säugling und Bezugsperson beschädigen, die angeborene Regulierung von Hunger und Sättigung stören und sogar kognitive Schäden hervorrufen. Eine Studie hat gezeigt, dass Kinder, die im Alter von vier Wochen nach einem festen Zeitplan gefüttert wurden, im Alter von acht Jahren im IQ-Test etwa vier Punkte weniger erreichten[9] als jene, die nach Bedarf gefüttert wurden.

Beim Füttern nach Bedarf wird der variable Energiebedarf des Babys berücksichtigt. Auch wenn sich ein natürlicher Rhythmus ergibt, wird es Tage geben, an denen es etwas weniger braucht oder häufiger trinken muss. Lassen Sie den Dingen Ihren Lauf. Wachstumsschübe, Wetterumschwünge und Entwicklungsschritte wirken sich auf das Trinkverhalten Ihres Kindes aus. Babys haben meist mit zwei bis drei Wochen, mit sechs Wochen und mit drei Monaten Wachstumsschübe. Wenn Sie sich nach Ihrem Baby richten, können Sie es nicht überfüttern. Einem Säugling ist die Fähigkeit zur Selbstregulation der Nahrungsaufnahme angeboren.

Info-Häppchen

Hören Sie auf Ihr Baby und füttern Sie es nach Bedarf. Jede Mahlzeit ist anders – manchmal braucht es mehr, manchmal weniger. Wenn Ihr Baby sich selbst regulieren darf, können Sie es nicht überfüttern.

Bedenken Sie, dass gestillte Säuglinge oft kleinere Mengen und dafür häufiger trinken als jene, die Formulanahrung bekommen, weil Muttermilch rascher verdaut wird. Die Zusammensetzung der Muttermilch schwankt auch über den Tag, was den Trinkrhythmus unregelmäßig macht.

Füttern nach Bedarf kann bei Formulanahrung schwieriger sein. Eltern und wohlmeinende Betreuer meinen oft, sie müssten dem Baby noch einen weiteren Schluck oder den Rest in der Flasche schmackhaft machen, besonders wenn sie sich Sorgen um das Gewicht des Babys machen. Wir raten Ihnen dringend davon ab! Erklären Sie auch allen anderen Betreuern Ihres Kindes, dass sie das nicht tun dürfen. Wenn ein Kind die ganze Flasche trinken muss, wird die Selbstregulierung von Hunger und Sättigung gestört. Beobachten Sie Ihr Baby beim Trinken aus der Flasche genau und achten Sie auf Anzeichen von Sättigung. Halten Sie die Flasche nur leicht schräg, nicht senkrecht. Dann kann das Baby selbst bestimmen, wie viel und wie schnell es trinkt, und muss nicht mit einem Wasserfall von Milch fertigwerden. Wir würden Ihnen ein Video zur langsamen Fütterung mit der Flasche empfehlen. Wenn Ihr Kind beim Trinken unruhig wird oder abgelenkt wirkt, ist es wahrscheinlich satt. Wenn Ihr Baby die Flasche leergetrunken hat und immer noch mit den Lippen schmatzt, ist es vielleicht noch hungrig und braucht noch etwas mehr Milch. Orientieren Sie sich an Ihrem Baby.

Info-Häppchen

Eine Mahlzeit dauert im Durchschnitt etwa 20 Minuten (10–15 Minuten pro Seite beim Stillen), aber das ist von Kind zu Kind verschieden.

Ganz allgemein sollte eine Mahlzeit etwa 20 Minuten (10–15 Minuten pro Seite beim Stillen) dauern, aber das hängt davon ab, wie Ihr Kind trinkt und wie kräftig es ist. Wenn das Stillen deutlich länger dauert, ist das Kind vielleicht schlecht an der Brust angelegt oder schläft beim Trinken ein. Wir empfehlen Ihnen, darüber mit Ihrem Kinderarzt oder der Stillberatung zu sprechen.

FRÜHE ANZEICHEN VON HUNGER
• Wimmern oder Schmatzen mit den Lippen
• Bewegen der Arme oder Beine
• erhöhte Wachheit
• Bewegen der Hände zum Mund
• Saug- und Mundbewegungen
• Suchen nach der Brust

Überwachen der Trinkmenge

Die wichtigste Frage stillender Frauen ist: Wie weiß ich, ob mein Baby genug bekommt? Es klingt fast zu einfach, um wahr zu sein, aber die Antwort lautet: Wenn es wächst! Wenn Ihr Baby zunimmt und auf seiner Wachstumskurve bleibt, erhält es genug Nahrung. Ob Ihr Baby an der fünften oder 95. Gewichts- oder Größenperzentile liegt, ist egal. Solange es auf dieser Kurve bleibt, ist alles gesund und normal. Problematisch wird es, wenn ein Baby in kürzester Zeit zu einer anderen Perzentile wechselt. In diesem Fall wird Ihr Kinderarzt gemeinsam mit Ihnen den Grund dafür suchen.

DURCHSCHNITTLICHE GEWICHTSZUNAHME[10]

	Tag 1–4	Tag 5–14	Erste 3 Monate	3–6 Monate	7–12 Monate
Gesunde Gewichtszunahme	Gewichtsverlust	~30 Gramm/Tag	~170–200 Gramm/Woche	~100–140 Gramm/Woche	~70–140 Gramm/Woche
Faustregel	Verlust von 10 % des Körpergewichts	Wiedererreichen des Geburtsgewichts	Wachstumsschub alle paar Wochen	Doppeltes Geburtsgewicht	Dreifaches Geburtsgewicht

Die meisten Eltern haben keine Babywaage zu Hause. Glücklicherweise gibt es noch einen visuellen (und olfaktorischen) Anhaltspunkt: den Stuhl. Genau, wir sprechen über Kacke. Anfangs sollten Sie die nassen und schmutzigen Windeln Ihres Babys begutachten, um sich von der ausreichenden Trinkmenge zu überzeugen. Keine Angst – nach ein paar Wochen, wenn das Stillen Routine und bei den Arztbesuchen alles gut ist, können Sie das alles vergessen.

ANGEMESSENER STUHLGANG*[11]

Tag 1–2	Tag 3–4	Tag 5–7	Erster Monat
Einige nasse Windeln	4–8 nasse Windeln	6+ nasse Windeln, blass, farblos	6+ nasse Windeln
1–2 dunkle Teerstühle (Mekonium)	Mindestens 2 Stühle, grünlich/gelb	Mindestens 3 Stühle, gelb, locker, klein	Mindestens 3 Stühle (oft bei jeder Fütterung), gelb, locker

**Bei Formulanahrung gibt es oft weniger schmutzige Windeln*

Nach der ersten Lebenswoche sollten Säuglinge 6–8 nasse Windeln pro Tag haben. Nasse Windeln enthalten in der Regel etwa drei Esslöffel oder 45 Milliliter Flüssigkeit. Es kann etwas weniger sein, wenn Ihr Baby häufiger uriniert. Wenn Sie sich bei der Menge nicht sicher sind, gießen Sie zum Vergleich diese Menge Wasser in eine saubere Windel, um ein Gefühl für das Gewicht zu entwickeln.

Bei schmutzigen Windeln gibt es größere Unterschiede. Sowohl mehrere Stuhlgänge pro Tag als auch ein Stuhlgang alle paar Tage sind als normal anzusehen, solange der Stuhl weich ist und kein Blut enthält. Auch die Farbe des Stuhls kann sehr unterschiedlich sein. Grün, gelb oder braun ist normal. Wenn der Stuhl nach den ersten Lebenstagen weiß, schwarz oder rötlich aussieht, ziehen Sie Ihren Arzt hinzu.

Wir empfehlen Ihnen anfangs eine App zu verwenden, um nasse/schmutzige Windeln einzutragen und alle zwei bis drei Stunden an das Füttern erinnert zu werden.

2. Stillen

Wir sind evidenzbasierte Ernährungsberaterinnen, aber in erster Linie sind wir Mütter. Wissenschaft hin, Wissenschaft her – Stillen ist nicht immer möglich. Wir alle geben unser Bestes für unsere Babys. Wir werden die Forschungen zu diesem Thema unvoreingenommen zusammenfassen, aber unsere Überzeugung lautet: »Hauptsache gefüttert«.

Die Vorteile des Stillens, die wir uns noch ansehen werden, lassen sich nicht leugnen. Sie sind aber nicht so eindeutig, wie man Sie glauben macht. Wenn Sie stillen können, sollten Sie es tun. Wenn Sie nicht stillen können, sollten Sie wissen, dass Sie auch mit sicherer Formulanahrung ein glückliches, gesundes, gut gedeihendes Kind großziehen können (und werden).

Eigenschaften der Muttermilch

Muttermilch ist wunderbar. Sie ist eine dynamische, individuelle und artspezifische Flüssigkeit, die dem Säugling sowohl Nährstoffe als auch Schutz vor Krankheitserregern bietet, während sein Körper und sein Gehirn in der Entwicklung begriffen sind. Neben den Nährstoffen enthält Muttermilch reichlich antimikrobielle, entzündungshemmende, immunmodulatorische Moleküle, die die Entwicklung des Verdauungstrakts des Säuglings unterstützen, die Bildung eines gesunden Mikrobioms fördern und das Immunsystem stimulieren.

Die Zusammensetzung der Muttermilch ist von Frau zu Frau sehr verschieden. Die Unterschiede können auf die mütterliche Kost und ihren Gesundheitszustand, die Dauer der Schwangerschaft, die Erbanlagen oder das Laktationsstadium zurückzuführen sein. So ist der Eiweißgehalt der Milch in den ersten Lebensmonaten des Babys höher und pendelt sich dann um den siebten Monat herum ein[12], während der Fettgehalt stetig zunimmt. Die Zusammensetzung der Milch ändert sich sogar während eines Stillvorgangs, und der Fettanteil steigt gegen Ende.[13] Diese besonders fettreiche Milch wird mitunter als »Hintermilch« bezeichnet.

Info-Häppchen

Muttermilch bietet nicht nur Nährstoffe, sondern auch bioaktive Substanzen, die das Immunsystem des Babys unterstützen und es vor Krankheiten und Infektionen schützen.

Das Kolostrum, auch »flüssiges Gold« genannt, ist die in den ersten Lebenstagen des Babys produzierte Muttermilch. Sie ist reich an Antikörpern, weißen Blutkörperchen, Wachstumsfaktoren und anderen immunologischen Faktoren, die das Baby vor Krankheiten und Infektionen schützen sollen. Das Kolostrum wird allmählich durch die »Übergangsmilch« ersetzt, so genannt, weil sie den Übergang zur »reifen Milch« etwa in der vierten Lebenswoche bildet.

Untersuchungen belegen die unglaublichen gesundheitlichen Vorteile, die das Stillen für Mutter und Kind bringt.

Frauen, die stillen, haben ein geringeres Risiko für Brust- oder Eierstockkrebs später im Leben. Eine Studie ergab, dass das Stillen über mehr als zwölf Monate das Risiko für Brustkrebs um 26 Prozent und für Eierstockkrebs um 37 Prozent senkt. Frauen, die gestillt hatten, wiesen auch ein um 32 Prozent geringeres Risiko für Typ-2-Diabetes[14] auf. Außerdem hilft das Stillen den Müttern durch den erhöhten Kalorienverbrauch, nach der Geburt wieder ein gesundes Gewicht zu erreichen.[15]

Einer der größten und am häufigsten nachgewiesenen Vorteile des Stillens ist der Schutz des Babys vor Infektionen. Eine Studie bei Sechsjährigen in den Vereinigten Staaten ergab, dass Kinder, die sechs Monate oder länger ausschließlich gestillt oder neun Monate oder länger zumindest teilweise gestillt wurden, im zurückliegenden Jahr deutlich seltener an Ohr-, Hals- und Naseninfektionen gelitten hatten.[16]

Stillen reduziert erwiesenermaßen auch das Risiko für starkes Übergewicht in der Kindheit. Fachleute gehen davon aus, dass dies mit Hormonen zusammenhängt, die am Fettstoffwechsel und an der Appetitsteuerung beteiligt sind. Gestillte Säuglinge haben einen höheren Spiegel des Sättigungshormons Leptin, während Kinder, die Ersatzmilch erhalten, höhere Werte beim Hungerhormon Ghrelin aufweisen.[17] Ein weiterer Faktor ist der Kontakt mit unterschiedlichen Geschmacksstoffen über die Muttermilch, der zu einer besseren Akzeptanz verschiedenster Nahrungsmittel führen könnte[18]. Und schließlich zeigen gestillte Säuglinge eine bessere Selbstregulation beim Trinken[19] als mit der Flasche gefütterte, was Auswirkungen auf das zukünftige Essverhalten haben kann.

Stillen kann auch das Risiko für Diabetes im späteren Leben verringern. Ein Übersichtsartikel berichtete, dass gestillte Säuglinge ein um 39 Prozent geringeres Risiko für Diabetes hatten als Kinder, die Formulanahrung bekamen, und auch niedrigere Insulinspiegel aufwiesen[20], die ein Marker für die Stoffwechselgesundheit sind. Und nicht nur das: Forschungen deuten darauf hin, dass Stillen zu höheren IQ-Werten bei Kindern[21] führt. Hier sind allerdings auch sozioökonomische Faktoren sowie die Intelligenz und die Bildung der Eltern zu berücksichtigen.

Andere Studien legen nahe, dass Stillen eventuell das Risiko für einige Krebsarten des Kindesalters verringert[22] [23], wie akute lymphatische Leukämie, akute myeloblastische Leukämie und das Hodgkin-Lymphom, möglicherweise durch ein reduziertes Risiko für frühe Virusinfektionen. [24]

Und schließlich verringert das Stillen das Risiko für den plötzlichen Kindstod. Dafür gibt es mehrere Erklärungsansätze. Einer lautet, dass gestillte Säuglinge leichter aufwachen[25], was ein wichtiger Überlebensmechanismus ist. Ein anderer wäre, dass Muttermilch wichtige Stoffe enthält, die für die Entwicklung des Immunsystems und des zentralen Nervensystems benötigt werden[26] und in der Ersatzmilch eventuell fehlen. Aber hier geht es nicht um alles oder nichts. Eine Metaanalyse zeigte, dass sich das Risiko für den plötzlichen Kindstod halbiert, wenn das Baby zumindest zwei Monate ganz oder teilweise gestillt wird[27]. Bedenken Sie jedoch, dass auch andere Faktoren für das Risiko und für den Schutz vor dem plötzlichen Kindstod eine Rolle spielen[28], etwa Rauchen der Mutter während der Schwangerschaft, die

Schlafposition des Babys, das Teilen des Bettes mit der Mutter, eine Frühgeburt, das Schlafen in einem Raum mit den Eltern und die Verwendung eines Schnullers.

VORTEILE DES STILLENS
• geringeres Risiko für Brust- und Eierstockkrebs und Diabetes bei der Mutter
• geringeres Risiko für Infektionen der Ohren, Nase und des Rachens beim Kind
• geringeres Risiko für starkes Übergewicht beim Kind
• geringeres Risiko für Diabetes beim Kind
• geringeres Risiko für Krebserkrankungen beim Kind
• geringeres Risiko für plötzlichen Kindstod
• mögliche kognitive Vorteile beim Kind

Wie lange sollte ich stillen?

Die Weltgesundheitsorganisation (WHO) empfiehlt fortlaufendes Stillen neben Beikost bis zum Alter von zwei Jahren oder darüber hinaus[29]. Die American Academy of Pediatrics dagegen spricht sich für ausschließliches Stillen in den ersten sechs Monaten und weiteres Stillen neben der Beikost bis zum Alter von einem Jahr aus. Diese Empfehlung beruht jedoch vorwiegend auf kulturellen Normen, nicht auf Untersuchungen zu optimaler Ernährung.

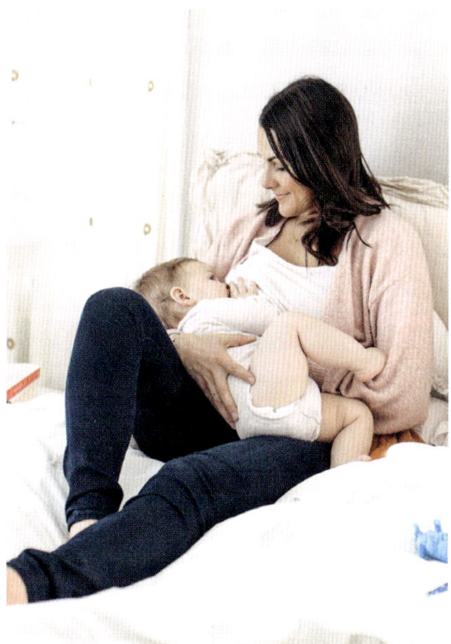

Im Lauf der Geschichte wurde auf der ganzen Welt traditionell zwischen zwei und vier Jahren abgestillt, in manchen Kulturen sogar erst mit sechs Jahren[30]. Die immunologischen Faktoren in der Muttermilch sind auch im zweiten Stilljahr noch in hohen Konzentrationen enthalten[31], daher kann man davon ausgehen, dass längeres Stillen von Vorteil ist. Wir kennen jedoch die körperlichen, sozialen und wirtschaftlichen Herausforderungen des Stillens und empfehlen den Müttern daher, so lange zu stillen, wie es sich für sie und ihr Kind gut anfühlt.

Die Ernährung stillender Frauen

Stillen ist zwar etwas Schönes, aber körperlich ungemein anstrengend. Wir denken oft an unsere ersten Tage nach der Geburt zurück: Wir waren wie Überlebende nach der Apokalypse, taumelten wie bleiche, ausgehungerte Zombies durch die Welt, angetrieben von Adrenalin und Take-away-Mahlzeiten.

Energie

> **Info-Häppchen**
>
> Die meisten Vorteile des Stillens zeigen sich in den ersten beiden Lebensjahren.

Worüber stillende Frauen am häufigsten klagen? »Ich habe ständig Hunger!« Das ist vollkommen normal. Junge Mütter brauchen Nährstoffe nicht bloß, um ihren Körper nach der Geburt zu reparieren. Wenn sie stillen, müssen sie auch darüber hinaus Nahrung für ein gefräßiges kleines Wesen produzieren und bereitstellen, das sein Gewicht in nur sechs Monaten verdoppeln wird.

Stillen erfordert etwa 500 Kalorien zusätzlich pro Tag, damit genügend Muttermilch vorhanden ist. Das sind etwa ein Smoothie und ein Erdnussbutterbrot zusätzlich pro Tag. Achten Sie also darauf, dass Sie nicht weniger als 2300 Kalorien pro Tag zu sich nehmen. Unter diesem Wert werden Sie vermutlich den hohen Nährstoffbedarf für das Stillen nicht decken können[32], und die Milchbildung könnte leiden.

Vielleicht möchten Sie gern so schnell wie möglich wieder Ihr Gewicht von vor der Schwangerschaft haben. Wir raten jungen Müttern jedoch, sich nicht an gesellschaftlichen Erwartungen zu orientieren und ihr Augenmerk besser auf die unglaublichen Vorgänge zu richten, die ihr Körper geleistet hat und es immer noch tut. Dieses Baby ist in neun Monaten in Ihnen herangewachsen, und es wird vermutlich ebenso lang (oder länger) dauern, bis Ihr Körper wiederhergestellt ist. Er wird vielleicht nicht mehr »wie früher«, aber das ist in Ordnung. Ihr Körper ist eine Hochleistungsmaschine, er kann Anforderungen erfüllen, die wesentlich wichtiger sind als die Schönheitsideale der sozialen Medien. Anstatt sich Gedanken darüber zu machen, wie Ihr Körper aussieht, überlegen Sie: Ist es nicht wunderbar, dass Sie dieses Leben hervorgebracht haben und es auch weiterhin mit der Nahrung versorgen, die es braucht, um gut zu gedeihen? Der weibliche Körper ist etwas ganz Besonderes. Mit einer nährstoffreichen, ausgewogenen Ernährung, ausreichend Bewegung und Geduld wird sich Ihr Körper auf seinem gesündesten Gewicht einpendeln. Und das hat keine Eile!

Wir empfehlen stillenden Frauen drei Mahlzeiten und zwei bis drei Zwischenmahlzeiten pro Tag. Intervallfasten ist im Moment der Renner, aber wenn Sie mitten in der Nacht Ihre kleine Klette (Whitneys Spitzname für Baby Caleb) versorgen und hungrig sind, dann essen Sie! Ein ausgewogener Snack sorgt dafür, dass Sie genügend Energie für Ihre Aufgaben haben. Zu unseren liebsten und unkomplizierten nächtlichen Snacks gehören: eine Banane mit Erdnussbutter, Weizenvollkorntoast mit Chia-Mus und Hanf-Energiebällchen. Rezepte dazu finden Sie auf unserer Website und in unserem Predominantly Plant-Based Pregnancy Guide, einem Leitfaden für schwangere Veganerinnen, erhältlich auf unserer Website unter plantbasedjuniors.com.

Info-Häppchen

Stillende Frauen benötigen 500 Kalorien zusätzlich pro Tag. Nehmen Sie nicht weniger als 2300 Kalorien täglich zu sich, sonst ist die Milchbildung gefährdet.

Ernährung und Nahrungsergänzungsmittel

Das Schöne an der Muttermilch ist, dass sie immer die perfekte Nahrung für Ihr Baby ist. Sie passt sich an den veränderten Bedarf des Babys an, enthält dabei aber eine konstante Menge an bestimmten Nährstoffen. Einige Nährstoffe werden jedoch von Veränderungen in der Ernährung der Mutter beeinflusst. Sehen wir uns an, was sich mittels Ernährung erzielen lässt, worauf man als Stillende achten sollte und was ergänzend eingenommen werden muss.

DHA

Die Fettsäurezusammensetzung variiert mit der Kost der Mutter. Bei Frauen, die viele mehrfach und einfach ungesättigte Fettsäuren aufnehmen, wie sie in pflanzlichen Nahrungsmitteln wie Nüssen, Samen, Avocados und Oliven stecken, enthält die Muttermilch größere Mengen dieser Fette. Und bei jenen, die viel gesättigtes Fett essen, ist in der Muttermilch mehr von diesen Fettsäuren zu finden[33]. Auch bei stark übergewichtigen Müttern ist der Anteil gesättigter Fettsäuren in der Muttermilch eher höher.[34] Eine wichtige Fettsäure, die von der Ernährung der Mutter abhängt, ist DHA. Wie in Kapitel 1 beschrieben, enthält die Milch von Veganerinnen wenig DHA. Wenn Sie keine Meeresfrüchte essen, sollten Sie ergänzend 200 Milligramm DHA pro Tag einnehmen, um das Gehirnwachstum Ihres Babys zu unterstützen.

Einige Untersuchungen zeigen Vorteile für Frühgeborene durch Supplementierung mit größeren DHA-Mengen bei der Ernährung der Mutter. Das liegt vermutlich daran, dass im letzten Schwangerschaftsdrittel mehr DHA akkumuliert wird und Frühgeborenen dieses wichtige Zeitfenster der DHA-Akkumulation entgeht. In einer Studie wiesen Säuglinge, die mit weniger als 33 Wochen geboren wurden, im korrigierten Alter von vier Monaten eine bessere Sehschärfe auf[35], wenn ihre Mütter pro Tag drei Gramm DHA ergänzend eingenommen haben.

Vitamin B_{12}

Wir werden hier nicht nachdrücklich die Gefahren eines B_{12}-Mangels beschreiben, weil wir sie bereits in Kapitel 1 angesprochen haben. Wir möchten Sie aber daran erinnern, dass alle Veganerinnen Vitamin B_{12} ergänzend einnehmen müssen, um ausreichend versorgt zu sein. In einer Studie zeigte sich, dass 20 Prozent der Veganerinnen, Vegetarierinnen und Nicht-Vegetarierinnen unzureichende Mengen[36] Vitamin B_{12} in der Muttermilch hatten, obwohl 85 Prozent B_{12}-Präparate oder Multivitaminpräparate eingenommen hatten. Das liegt vermutlich daran, dass die B_{12}-Mengen in Multivitaminpräparaten

Info-Häppchen

Vergewissern Sie sich, dass Ihr prä-/postnatales Vitaminpräparat 50 bis 100 Mikrogramm Vitamin B_{12} enthält, oder nehmen Sie ein zusätzliches Vitamin-B_{12}-Präparat.

nicht ausreichen, um die geringen Resorptionsraten auszugleichen. Stillende Veganerinnen sollten 50 bis 100 Mikrogramm B_{12} pro Tag ergänzend einnehmen. Wenn Ihr prä-/postnatales Multivitaminpräparat nicht so viel enthält, nehmen Sie ein zusätzliches Nahrungsergänzungsmittel.

Cholin

Zurück zum schwierigen Thema Cholin. Cholin ist ein wichtiger Nährstoff für die Hirnentwicklung beim Baby, erkennbar daran, dass die Muttermilch große Mengen davon enthält. Cholin ist abhängig von der Verzehrmenge, das heißt, je mehr die Mutter davon aufnimmt, desto mehr ist in der Muttermilch enthalten. Aber der Cholingehalt der Muttermilch schwankt auch ganz unabhängig von der Ernährung der Mutter stark[37]. In einer Untersuchung mit stillenden Frauen in Kanada, die sich typisch mischköstlich ernähren, und Frauen in Kambodscha, die weit weniger tierische Produkte zu sich nehmen, fand man keinen signifikanten Unterschied[38] beim Cholingehalt in der Muttermilch. Eine weitere Studie zeigte, dass die ergänzende Einnahme der zweifachen AI von Cholin nur einen 20-prozentigen Anstieg der Cholinkonzentration in der Muttermilch[39] bewirkte. Nahrungscholin scheint also für den Cholingehalt der Muttermilch nicht ganz so wichtig zu sein, wie manche annehmen. Eine erhöhte Cholinsynthese in der Leber leistet möglicherweise einen größeren Beitrag[40].

Info-Häppchen

Soja ist einer der besten Cholinlieferanten. Versuchen Sie, pro Tag zwei Portionen Sojaprodukte (Tofu, Tempeh, Sojadrink, Edamame) zu essen.

Wir empfehlen stillenden Frauen eine von drei Möglichkeiten zur Deckung ihres Bedarfs:

1. Essen Sie zwei bis drei Portionen Sojaprodukte pro Tag, denn sie sind gute pflanzliche Cholinlieferanten.
2. Nehmen Sie Eier in Ihre Ernährung auf. Sie sind einer der reichhaltigsten tierischen Cholinlieferanten.
3. Nehmen Sie Cholin ergänzend ein.

Viele pränatale und postnatale Multivitaminpräparate enthalten etwas Cholin, aber meist nicht so viel, wie wir empfehlen würden. Wenn Sie weder Soja noch Eier essen, nehmen Sie mindestens 275 Milligramm pro Tag zusätzlich ein – die Hälfte des AI für stillende Frauen.

Cholin gibt es in Form von Cholinbitartrat, Phosphatidylcholin und Lecithin. Einige stillende Frauen nehmen ohnehin Lecithin ein, weil es bei der Behandlung und Vorbeugung von verstopften Milchgängen und Brustentzündung hilfreich ist[41].

Jod

Auch der Jodgehalt der Muttermilch hängt von der Aufnahme der Mutter ab. Allerdings sollten alle pränatalen Vitaminpräparate die halbe Dosis der Zufuhrempfehlung für die Schwangerschaft enthalten, was auch für die Stillzeit ausreichend ist. Sie werden außerdem Jod aus Pflanzen und Jodsalz aufnehmen, falls Sie es verwenden.

Vitamin D

Muttermilch enthält von Natur aus wenig Vitamin D, unabhängig von der Ernährungsweise der Stillenden. Wahrscheinlich erhielten Säuglinge im Verlauf der Menschheitsgeschichte immer genug Sonnenlicht, um ihren Vitamin-D-Bedarf zu decken. Wir kennen nun die Gefahren von Schäden durch die Sonne und halten unsere Kleinen im Schatten, daher empfehlen Fachleute bei allen gestillten Babys die Supplementierung mit 400 IU Vitamin D pro Tag. Forschungen zeigen, dass die Einnahme sehr hoher Dosen (~6400 Milligramm pro Tag) durch stillende Frauen den Vitamin-D-Spiegel des Kindes erhöht. Die annehmbare tägliche Aufnahme für Vitamin D liegt für stillende Frauen jedoch bei 4000 IU pro Tag. Wir halten es daher für die vernünftigste Lösung, dem Baby täglich Vitamin-D-Tropfen zu geben. Es gibt zahlreiche pflanzliche Tropfen auf dem Markt, die Sie direkt über die Fingerspitze verabreichen oder vor dem Stillen auf die Brustwarze geben können.

Eisen

Der Beginn der Stillzeit ist vermutlich die einzige Zeit, in der Sie sich keine Gedanken um die Versorgung Ihres Babys mit Eisen machen müssen. Der Eisengehalt der Muttermilch ist sehr zwar gering und kann auch durch die Eisenaufnahme der Mutter nicht beeinflusst werden, aber Babys legen im

Mutterleib Eisenspeicher für vier bis sechs Monate an. Dann kommt die Beikost oder ein Eisenpräparat als kurzfristige Übergangslösung. Wie in Kapitel 1 erläutert, empfiehlt die AAP für alle gestillten Säugling von vier bis sechs Monaten die tägliche Gabe von einem Milligramm Eisen pro Kilogramm Körpergewicht (bis das Kind den Bedarf über die Nahrung decken kann).

Eisen ist der einzige Nährstoff, von dem Sie in der Stillzeit weniger benötigen, weil die Muttermilch keine großen Mengen davon enthält und weil bei vielen Müttern die Regelblutung erst wieder einsetzt, wenn sie abstillen oder deutlich weniger stillen. Sie verlieren also über die Muttermilch oder bei der Menstruation kein Eisen.

Essen Sie weiterhin eisenreiche Nahrungsmittel, aber machen Sie sich nicht zu viele Gedanken, es sei denn, Sie hatten vor der Geburt einen Eisenmangel oder haben während des Geburtsvorgangs viel Blut verloren.

Info-Häppchen

Das Eisen in der Muttermilch hat eine hohe Bioverfügbarkeit: 50 bis 70 Prozent davon werden aufgenommen. Muttermilch enthält jedoch nur 0,3 Milligramm Eisen pro Liter! Daher sollten alle ausschließlich gestillten Säuglinge zwischen vier und sechs Monaten ein Eisenpräparat in einer Dosis von täglich einem Milligramm pro Kilogramm Körpergewicht erhalten.

Kalzium

Ihr Kalziumbedarf ist so hoch wie in und vor der Schwangerschaft. Der Kalziumgehalt der Muttermilch spiegelt nicht die Ernährung der Mutter wider. Er wird immer aufrechterhalten, egal, wie viel Kalzium die Mutter zu sich nimmt. Das bedeutet, wenn Sie zu wenig Kalzium zu sich nehmen, werden Sie selbst die Folgen tragen – nicht Ihr Kind. Wenn die Stillende über die Nahrung zu wenig aufnimmt, stammt das Kalzium für das Baby aus den Knochen der Mutter – das ist eine gute und eine schlechte Nachricht zugleich.

Es ist wichtig, dass Sie, wie schon während der Schwangerschaft, Ihre Kalziumzufuhr weiterhin mit kalziumreichen Lebensmitteln wie angereicherten Milchalternativen, kalziumhaltigem Tofu, Kreuzblütlern, Hülsenfrüchten und Samen optimieren. Wenn Sie befürchten, dass Sie Ihren Bedarf damit nicht decken können, ist ein tägliches Ergänzungspräparat vermutlich eine gute Idee. Prä- und postnatale Vitaminpräparate enthalten Kalzium nicht in ausreichend großen Mengen, da es die Aufnahme von Mineralstoffen wie Eisen und Zink stört. Wenn Sie sich also für ein Nahrungsergänzungsmittel entscheiden, nehmen Sie es separat ein.

Prä-/Postnatale Multivitamine

Unser Nährstoffbedarf lässt sich im Großen und Ganzen durch eine ausgewogene, abwechslungsreiche Ernährung decken, aber Mütter sollten entstehende Lücken in ihrer Vitaminversorgung mit einem pränatalen oder postnatalen Multivitaminpräparat ausgleichen. Gerade bei Veganerinnen sorgt ein pränatales Vitaminpräparat dafür, dass sie ihren Bedarf an anderen wichtigen Nährstoffen, wie Vitamin A, decken, auch wenn die Nahrung an einzelnen Tagen mal nicht ausreichend davon enthält. Da speziell für die Zeit nach der Geburt nur wenige Präparate angeboten werden, bleibt die Mehrzahl der stillenden Frauen einfach bei ihrem pränatalen Multivitaminpräparat.

Flüssigkeit

Stillende Frauen berichten nicht nur, dass sie rund um die Uhr essen, sondern auch, dass sie unstillbaren Durst haben. Das ist keine große Überraschung, denn ihr Flüssigkeitsbedarf steigt von 2,7 Litern pro Tag vor der Schwangerschaft auf 3,8 Liter pro Tag[42] während der Stillzeit. Das sind etwa 16 Tassen! Zur Erleichterung aller, die nicht gerne Wasser trinken, kann dieser erhöhte Bedarf auch über die Nahrung und andere Getränke gedeckt werden. Das heißt, Milchkaffee (ja, Sie dürfen Kaffee trinken – siehe unten), Kombucha, Suppe und eine Portion Wassermelone zählen auch dazu. Wir empfehlen Ihnen, stets eine große Flasche mit Wasser dabeizuhaben, wenn Sie unterwegs sind.

Info-Häppchen

Das einzige Getränk für Säuglinge unter sechs Monaten ist Muttermilch oder Formulanahrung.

Säuglinge unter sechs Monaten erhalten die gesamte Flüssigkeit, die sie brauchen, als Muttermilch oder Formulanahrung. Ihr Baby braucht keine anderen Getränke, bis es mit Beikost beginnt.

Alkohol und Kaffee

Nach beinahe zehn Monaten Abstinenz wollen die meisten frischgebackenen Mütter nichts mehr von einem Verzicht auf bestimmte Nahrungsmittel und Getränke hören. Das ist zum Glück auch nicht nötig! Forschungen zeigen, dass der mäßige Konsum von Alkohol und Kaffee für stillende Mütter und ihre Säuglinge unbedenklich ist.

Alkohol

Die schädlichen Auswirkungen von Alkohol während der Schwangerschaft sind nachgewiesen, doch zum Alkoholkonsum in der Stillzeit gibt es nicht besonders viele Untersuchungen. Ein Grund dafür ist, dass es ethisch nicht vertretbar wäre, zu Studienzwecken Säuglinge absichtlich alkoholhaltiger Muttermilch auszusetzen.

Die American Academy of Pediatrics geht auf Nummer sicher und empfiehlt Müttern, nach einem alkoholischen Getränk wie einem Glas Wein oder Bier zwei bis drei Stunden mit dem Stillen zu warten. In dieser Zeit können der Blutalkoholspiegel der Mutter und der Alkoholgehalt der Muttermilch wieder sinken. Das ist aber nicht praktikabel, wenn man alle zwei bis drei Stunden stillt.

Entgegen dieser sehr konservativen Empfehlung zeigen Untersuchungen der Alkoholverstoffwechselung bei stillenden Frauen und bei Säuglingen, dass zwar etwas Alkohol in die Muttermilch übergeht, aber nur in einer sehr, sehr geringen Menge. Der Alkoholgehalt erreicht seinen Höhepunkt 30 Minuten bis eine Stunde nach dem Konsum, und Studien schätzen, dass nur zwei bis sechs Prozent der mütterlichen Dosis in die Blutbahn des Babys gelangen[43] [44]. Die Verfasser eines Übersichtsartikels schlossen, dass die Menge wahrscheinlich unbedeutend ist und »noch niemand überzeugend nachgewiesen hat, dass gelegentlicher Alkoholkonsum während der Stillzeit nachteilige Auswirkungen auf den Säugling hat.«

Ein Grund, Alkohol trotzdem zu meiden, ist eine geringe Milchbildung. Entgegen der landläufigen Meinung belegen Forschungen nicht, dass Alkohol die Milchbildung steigert – nein, auch nicht Guinness. Es zeigte sich vielmehr, dass Alkohol den Milchspendereflex hemmt und zu einer verringerten Milchbildung in den Stunden nach dem Alkoholkonsum führt. Eine Studie belegt, dass Frauen, die die einem großen Glas Wein entsprechende Alkoholmenge aufgenommen hatten, in den darauffolgenden zwei Stunden um 9,3 Prozent weniger Brustmilch abgaben[45]. Der Effekt ist dosisabhängig, das heißt, je mehr Sie trinken, desto weniger Milch produzieren Sie. Außerdem tranken die Säuglinge weniger, wenn die Mütter Alkohol konsumiert hatten, vermutlich aufgrund der verringerten Milchbildung. Sie holten das allerdings in den darauf-

Info-Häppchen

Dass Alkohol (einschließlich dunkles Bier) die Milchmenge erhöht oder dass mäßiger Alkoholkonsum während der Stillzeit für Mutter oder Kind schädlich sind, lässt sich wissenschaftlich nicht nachweisen.

folgenden 24 Stunden auf. Wenn Sie also mit einer geringen Milchmenge zu kämpfen haben, kann das Trinken von Alkohol die Milchbildung noch weiter reduzieren, zumindest in den zwei Stunden danach.

Tun Sie, was Sie für richtig halten. Wir vertrauten beide darauf, dass die vorliegende Evidenz für die Unbedenklichkeit mäßigen Alkoholkonsums (ein Standardgetränk) während der Stillzeit spricht. Wenn Sie Bedenken haben, warten Sie nach dem Trinken von Alkohol zwei bis drei Stunden, bevor Sie stillen. Beachten Sie, dass es nicht notwendig ist, Milch abzupumpen und wegzuschütten, nur weil Sie vorher ein Glas Wein, Sekt, Bier oder Ähnliches getrunken haben. Alkohol geht frei in die Muttermilch über und wieder heraus. Die Konzentration sinkt mit dem Blutalkoholspiegel.

Kaffee

Auch wenn sich keine der großen Gesundheitsorganisationen gegen einen mäßigen Koffeinkonsum in Schwangerschaft und Stillzeit ausspricht, sollten Sie nicht überrascht sein, wenn Sie als Schwangere oder Stillende einen Kaffee (mit Koffein) bestellen und dafür schief angeschaut werden. Aus einem unerfindlichen Grund hält sich das Gerücht, schwangere und stillende Frauen müssten Koffein vollständig meiden, hartnäckig.

Es gibt zwar nicht wirklich viele Untersuchungen zum Koffeinkonsum während der Stillzeit, doch die Studien, die uns vorliegen, deuten darauf hin, dass ein mäßiger Kaffeekonsum völlig unbedenklich ist und keinen Einfluss auf den Säugling hat. Koffein wird mitunter sogar Frühgeborenen im Krankenhaus zur Behandlung von Atemproblemen verabreicht[46]. Und das ergibt wesentlich höhere Konzentrationen, als sie Muttermilch aufweist, wenn Mama einen Milchkaffee trinkt. Eine Studie schätzte, dass ein Liter Muttermilch in der Stunde nach dem Konsum einer Tasse Kaffee (150 mg Koffein) nicht mehr als 1,5 Milligramm Koffein enthält.

Wenn Ihr Baby nicht schläft, liegt das nicht am Kaffee, den Sie vorher getrunken haben. Zwei Untersuchungen zum Koffeinkonsum stillender Frauen und der Schlafqualität ihrer Babys fanden keine Unterschiede bei den nächtlichen Aufwachphasen oder der Schlafdauer der Babys. Eine dieser Studien zeigte auch, dass sich der Puls eines Säuglings nicht veränderte[47 48], wenn er Muttermilch trank, nachdem die Mutter fünf Tage lang 500 Milligramm Koffein (etwa fünf Tassen Kaffee) pro Tag zu sich genommen hatte.

In Übereinstimmung mit der American Academy of Pediatrics, der Australian Breastfeeding Association und der Europäischen Behörde für Lebensmittelsicherheit sind wir der Meinung, dass 200 bis 300 Milligramm Koffein pro Tag, was ungefähr zwei Tassen Kaffee oder Milchkaffee entspricht, für stillende Mütter und ihre Babys völlig unbedenklich sind.

FAZIT: Die folgenden Empfehlungen stellen sicher, dass stillende Veganerinnen sich selbst und ihr Baby richtig ernähren:

- Essen Sie etwas mehr als gewöhnlich. Ihr Körper verbraucht pro Tag 500 Kalorien zusätzlich.
- Nehmen Sie täglich gute Lieferanten von ungesättigten Fettsäuren zu sich, wie Avocados, Pflanzenöle (zum Beispiel Avocado-, Lein- und extra vergines Olivenöl), Nüsse und Samen.
- Nehmen Sie täglich ein prä- oder postnatales Multivitaminpräparat ein.
- Stellen Sie sicher, dass Ihr Multivitaminpräparat zwischen 50 und 100 Mikrogramm Vitamin B_{12} pro Tag enthält, oder nehmen Sie zusätzlich ein Vitamin-B_{12}-Präparat ein.
- Stellen Sie sicher, dass Ihr Multivitaminpräparat mindestens 150 Mikrogramm Jod pro Tag enthält, oder nehmen Sie zusätzlich ein Jod-Präparat ein.
- Nehmen Sie ergänzend mindestens 200 Milligramm DHA pro Tag aus Algenöl.
- Geben Sie Ihrem Baby täglich ein Präparat mit 400 IU Vitamin D.
- Geben Sie Ihrem Baby zwischen vier und sechs Monaten täglich ein Eisenpräparat mit einem Milligramm pro Kilogramm und Tag.
- Essen Sie mindestens zwei Portionen Sojaprodukte pro Tag, ein oder zwei Eier und/oder nehmen Sie ergänzend 275 Milligramm Cholin pro Tag, um Ihren Cholinbedarf zu decken.
- Trinken Sie viel! Stillende Frauen brauchen eine Menge Wasser. Tragen Sie immer eine Edelstahlflasche bei sich. Interessanter schmeckt es mit frischen Beeren, einer Zitronenspalte oder einigen Gurkenscheiben, wenn Sie reines Wasser nicht mehr sehen können.
- Beschränken Sie Koffein auf 200–300 Milligramm pro Tag (etwa zwei Tassen Kaffee).
- Beschränken Sie Alkohol auf maximal ein Glas am Tag. Wenn es möglich ist, trinken Sie es nach dem Stillen und warten Sie mit dem nächsten Stillen zwei bis drei Stunden.

Stillprobleme lösen

Es war uns beiden unbegreiflich, dass etwas so Natürliches wie das Stillen so schwierig sein konnte. Ob es nun an der geringen oder übermäßigen Milchbildung oder an anderen Problemen liegt – Stillen ist fast immer eine Herausforderung. Viele äußere und innere Faktoren beeinflussen die Milchproduktion zusätzlich, etwa die psychische Gesundheit der Stillenden, ihr Körpergefühl, berufliche Zwänge, die Unterstützung im Krankenhaus und in der Familie, die Art der Entbindung, die Dauer der Schwangerschaft und sozioökonomische Faktoren. Sie sind damit nicht allein. Wir haben hier eine Liste der »üblichen Verdächtigen« bei Stillproblemen zusammengestellt, um Ihnen deren Lösung zu erleichtern. Das ist nur ein grober Überblick, wenn Sie weitere Hilfe benötigen, wenden Sie sich an Ihren Arzt oder die Stillberatung.

Geringe Milchbildung

Man schätzt, dass es bei fünf bis 15 Prozent der Frauen mit dem Stillen nicht sofort oder gar nicht klappt[49]. Frühzeitiges Erkennen und Eingreifen ist dabei entscheidend. Zwar gibt es oft Möglichkeiten, die Milchbildung zu erhöhen, doch sollte vorher geklärt werden, warum sie zu niedrig ist, bevor Sie Maßnahmen ergreifen.

ANZEICHEN FÜR STILLPROBLEME[50]
• Gewichtsverlust beim Säugling > 7 Prozent
• Gewichtsverlust über den dritten Lebenstag hinaus
• keine Schluckgeräusche des Babys, wenn es angelegt ist
• weniger als 6 nasse Windeln nach Tag 4
• weniger als 3 Stuhlgänge pro Tag nach Tag 4
• Säugling ist gereizt/unruhig oder sehr schläfrig
• minimale/keine Brustveränderungen an Tag 5 nach der Entbindung
• anhaltend/zunehmend schmerzende Brustwarzen

Die Milchbildung erhöhen

Beim Stillen geht es um Angebot und Nachfrage. Auch auf die Gefahr hin, dass Sie sich nun noch mehr wie eine wandelnde Milchfabrik fühlen, besteht eine der ersten Strategien zur Steigerung der Produktion darin, dem Lagerleiter mitzuteilen, dass mehr Produkt benötigt wird!

Stillen nach Bedarf und häufiges Stillen helfen mit, eine stabile Milchversorgung zu erzielen, weil Ihrem Gehirn dabei signalisiert wird, dass Sie mehr Milch brauchen. Wenn Ihr Baby an der Brust saugt, regt das die Ausschüttung des Hormons Prolaktin aus der Hirnanhangdrüse an, das die Brustdrüsen zur Milchproduktion veranlasst. Die Häufigkeit und Intensität des Saugens entscheidet darüber, wie viel Prolaktin ausgeschüttet wird. Für eine maximale Milchbildung sollten Sie tagsüber alle zwei bis drei Stunden, nachts alle drei bis vier Stunden stillen. Das kann bedeuten, dass Sie aufstehen und abpumpen müssen, wenn das Baby mit zunehmendem Alter länger schläft.

Info-Häppchen

Stillen nach Bedarf und häufiges Stillen sind Möglichkeiten, die Milchbildung zu erhöhen.

Sofort nach dem Stillen abzupumpen ist eine weitere Möglichkeit, die Milchbildung zu erhöhen, besonders in den ersten Tagen. Durch das Pumpen wird die Brust maximal stimuliert und vollständig entleert. Auch wenn nichts herauskommt, merkt der Körper durch diese Stimulation, dass mehr Milch benötigt wird.

Milchtreibende Mittel (Galaktagoga)

Fragen Sie eine Mutter mit Stillproblemen, und sie kann Ihnen sehr wahrscheinlich eine lange Liste von Kräutern, Nahrungsmitteln und Mixturen aufzählen, die die Milchbildung anregen sollen. Bockshornklee, Stillkekse und dunkles Bier werden häufig empfohlen. Über mündlich überlieferte gute Erfahrungen und die breite Anwendung in anderen Ländern und in der Alternativmedizin hinaus gibt es leider keine Untersuchungen zur Wirkung dieser Nahrungsergänzungsmittel[51].

Wir wissen, wie dringend Mütter, die Probleme mit der Milchbildung haben, Hilfe brauchen, daher lautet unsere Einschätzung milchtreibender Mittel: Solange ein Nahrungsmittel oder Kraut sich als unbedenklich für Mutter und Kind erwiesen hat, kann ein Versuch nicht schaden. Bedenken Sie jedoch, dass die Unbedenklichkeit der meisten Kräuter während der Stillzeit nicht erwiesen ist. Sprechen Sie deshalb erst mit Ihrem Arzt, bevor Sie ein Nahrungsergänzungsmittel regelmäßig einnehmen.

Bockshornklee

Bei Bockshornklee zögern wir nicht, ihn zu empfehlen. In einer Studie konnte Bockshornkleetee die Milchmenge stärker erhöhen[52] als ein Placebo. Zwar sagt die Academy of Breastfeeding Medicine, es gäbe nicht genügend Evidenz, die die Anwendung von Bockshornklee als milchtreibendes Mittel stützt, aber wir meinen, dass er in den meisten Fällen nicht schaden kann.

Alex' Hebamme riet ihr, so viel Bockshornklee einzunehmen, bis sie nach Ahornsirup roch – wir empfehlen Ihnen aber nicht, ein Nahrungsergänzungsmittel nach Geruch zu dosieren. Die empfohlene Dosis ist 1000–1500 Milligramm dreimal täglich[53].

Sie sollten Bockshornklee nicht anwenden, wenn Sie an Schilddrüsenunterfunktion, Diabetes oder Allergien gegen Erdnüsse oder Kichererbsen leiden, denn diese gehören derselben Familie an. Bockshornklee ist auch in der Schwangerschaft zu meiden, da er nachweislich Kontraktionen, vorzeitige Wehen und Fehlgeburten verursachen kann.

Hafer

Ein weiteres häufig empfohlenes milchtreibendes Mittel ist Hafer. Die Mütter, die brav Haferbrei essen, würden Ihnen zwar gerne erzählen, dass es eine Vielzahl von Forschungsergebnissen dazu gibt, aber es gibt nicht eine einzige wissenschaftliche Studie, die die Wirkung belegt. Doch wir haben von vielen Müttern gehört, dass bei ihnen die Milchbildung angestiegen ist, nachdem sie begonnen hatten, regelmäßig Hafer zu essen. Ein Grund dafür könnte sein, dass Hafer ein guter Eisenlieferant ist und Eisenmangel mit geringer Milchbildung in Zusammenhang gebracht wird[54]. Da Hafer völlig unbedenklich und supergesund ist, würden wir sagen: Versuchen Sie es!

FAZIT: Bei den meisten Kräutern, die als milchtreibende Mittel angepriesen werden, ist die Wirksamkeit nicht wissenschaftlich nachgewiesen. Sie könnten eventuell schädlich für den Säugling sein. Bockshornklee ist das einzige Mittel, dessen Anwendung von der Forschung gestützt wird. Sprechen Sie immer mit Ihrem Kinderarzt oder Frauenarzt, bevor Sie ein neues Nahrungsergänzungsmittel einnehmen. Bedenken Sie, dass viele Kräuter, auch Bockshornklee, während der Schwangerschaft nicht unbedenklich sind.

Übermäßige Milchbildung

Für Mütter mit zu wenig Milch mag »zu viel Milch« ein Luxusproblem sein. Ist es nicht, glauben Sie uns. Eine übermäßige Milchbildung kann für eine junge Mutter extrem belastend sein und unzählige Probleme verursachen.

Zwar gibt es keine vorgegebene Milchmenge, anhand derer sich ein Milchüberschuss definieren ließe, Anzeichen für eine übermäßige Milchbildung sind aber:

- Das Baby würgt und hustet an der Brust.
- Das Baby weint oder lässt aufgrund eines zu starken Milchspendereflexes während des Stillens die Brust los.
- Das Baby lehnt sich während des Stillens nach hinten.
- Der Stuhl des Babys ist grünlich und schaumig (möglicherweise durch die viele Laktose).
- häufiger Milchstau
- häufige Brustentzündungen

Was tun gegen übermäßige Milchbildung?

Die Stillberatung wird Ihnen helfen, richtig mit der übermäßigen Milchbildung umzugehen, es kann jedoch schwierig sein, die Milchbildung zu verringern. In den ersten drei Monaten ist das auch nicht zu empfehlen, weil es zu einer zu geringen Milchbildung führen könnte. Sie sollten vor allem nicht weniger trinken, in der Hoffnung, dass das die Milchbildung reduziert. Stillende Mütter brauchen ausreichend Flüssigkeit!

Sie können jedoch etwas gegen die schmerzhaften Begleiterscheinungen der übermäßigen Milchbildung unternehmen.

Vorbeugung und Behandlung eines Milchstaus

Für jemanden, der das nie erlebt hat, könnte man einen Milchstau so beschreiben: Stellen Sie sich vor, Sie hätten einen Golfball in der Brust – kein Honiglecken, nein. Whitney hatte beinahe täglich einen Milchstau, solange sie ihren Sohn stillte. Sie verbrachte viele Stunden in der warmen Dusche und massierte ihre Brust mit dem Rücken einer elektrischen Zahnbürste.

Zu einem Milchstau kommt es, wenn der Milchfluss in den Milchgängen blockiert ist. Das ist häufig der Fall, wenn die Brust nicht oft oder unvollständig entleert wird, verletzt ist, das Kind schlecht anliegt oder die Milchbildung zu stark ist. Zur Vorbeugung sollten Mütter keine überlangen Pausen zwischen Stillen oder Abpumpen machen, keine engen oder schlecht sitzenden BHs tragen und das Anlegen des Kindes und die Stillposition in der Stillberatung überprüfen lassen.

Ein Milchstau klingt meist nach einem Tag ab, und es gibt ein paar Dinge, die Linderung bringen:

- Legen Sie das Kind möglichst oft an der Brust mit dem Milchstau an. Für manche Mütter bewährt sich eine Stillposition, die die Schwerkraft ausnutzt, etwa im Kniestand über dem Baby (auf einem weichen Boden oder Bett).
- Ein warmes Bad oder eine warme Dusche vor dem Stillen.
- Das Auflegen einer warmen, feuchten Kompresse vor dem Stillen.
- Das Massieren des Brustbereichs, beginnend hinter dem Milchstau und in Richtung Brustwarze.
- Massieren Sie die Stelle mit einem Handmassagegerät oder einer elektrischen Zahnbürste.

Die ergänzende Einnahme von 1200 Milligramm Soja- oder Sonnenblumenlecithin[55] bis zu viermal täglich kann vorbeugend wirken, denn sie erleichtert den Milchfluss durch die Milchgänge.

Vorbeugung und Behandlung einer Brustentzündung

Eine Brustentzündung ist wirklich kein Vergnügen. Was mit Schmerzen und einer Entzündung in der Brust, oft aufgrund eines blockierten Milchgangs, beginnt, kann sich zu einer richtigen Infektion und sogar zu einem Abszess auswachsen, der eine chirurgische Drainage erfordert. Etwa zehn Prozent der Mütter erkranken an einer Brustentzündung[56], was oft zum Abstillen führt.

Es gibt keine eindeutige Ursache für eine Brustentzündung. Die Risikofaktoren ähneln den Verursachern eines Milchstaus. Häufiges Stillen, das vollständige Entleeren der Brust und das korrekte Anlegen können das Risiko für diese unangenehme Infektion verringern.

Symptome einer Brustentzündung sind:

- Schmerzen in der Brust
- Schwellung und lokale rote Streifen auf der Brust
- Fieber über 38 °C
- Kopf- und Gliederschmerzen
- Ermüdung

Info-Häppchen

Probiotika mit *L. fermentum* oder *L. salivarius* können bei Brustentzündung helfen.

Eine Brustentzündung kann von selbst abklingen, je nach Schweregrad der Infektion sind jedoch mitunter auch Antibiotika erforderlich. Ruhe, viel Trinken und das Massieren der betroffenen Stelle, wenn ein Milchstau besteht, können helfen.

Das Korrigieren der Stilltechnik oder des Anlegens kann ein Wiederauftreten der Brustentzündung verhindern. Außerdem zeigen einige Untersuchungen, dass bestimmte Lactobacillus-Stämme in der Vorbeugung und Behandlung wiederkehrender Brustentzündungen hilfreich sein können. In einer Studie verzeichneten Frauen mit Brustentzündung, die drei Wochen lang entweder *L. fermentum* oder *L. salivarius* einnahmen, eine deutlichere Besserung und eine geringere Rückfallrate[57] als Frauen, die Antibiotika einnahmen.

Es gibt hierzu noch kaum Forschungsergebnisse, und Probiotika sind stammspezifisch, daher sollten Sie nicht versuchen, eine Brustentzündung ausschließlich mit Probiotika zu behandeln. Wir halten diese jedoch für eine unbedenkliche und potenziell hilfreiche Unterstützung. Whitney probierte es nach mehreren Entzündungen und meint, dass sie damit und mit anderen Maßnahmen weitere Infektionen abwehren konnte.

3. Formulanahrung

Wir wissen, dass Ersatzmilch für viele Eltern nicht die erste Wahl ist. Aber wie gesagt: Hauptsache gefüttert. Es gibt so viele Gründe, warum eine Frau nicht stillen möchte oder kann – von geringer Milchbildung bis zu individuellen psychischen und sozioökonomischen Problemen. Wenn Sie zu den 75 Prozent der Eltern gehören, die irgendwann im ersten Jahr Formulanahrung einsetzen – ob aus medizinischer Notwendigkeit oder aus persönlicher Entscheidung –, haben Sie unsere Unterstützung. Sie sollen sich mit Ihrer Entscheidung wohlfühlen. Wie Sie Ihr Kind füttern, entscheidet nicht darüber, ob Sie eine gute Mutter sind. Trotz der Vorteile des Stillens, die wir bereits erörtert haben, wachsen Babys auch mit Formulanahrung zu gesunden Kindern heran (wir bekamen beide auch irgendwann Formulanahrung und haben uns wohl ganz gut entwickelt).

Info-Häppchen

Formulanahrung ist keine Frage von alles oder nichts. Sie können sie einsetzen, um eine geringe Milchbildung zu ergänzen, und dabei weiterstillen, wenn Sie das möchten.

Und Sie sollen auch wissen, dass es keine Frage von alles oder nichts sein muss. Sie können Stillen und ergänzende Formulanahrung kombinieren, um den Bedarf Ihres Babys bei geringer Milchbildung oder Ihrer Berufstätigkeit zu decken.

Ein Vorteil von Formulanahrung ist, dass Sie sich keine Gedanken über die Versorgung Ihres Babys mit essenziellen Nährstoffen machen müssen. Für Babynahrung gibt es strenge Vorschriften. Sie muss bestimmte Mengen an Makronährstoffen, Vitaminen und Mineralstoffen enthalten, um der Muttermilch nahezukommen. Wenn Sie Formulanahrung nach Bedarf geben, braucht Ihr Baby in den ersten sechs Monaten kein anderes Nahrungsmittel oder Getränk und kein Nahrungsergänzungsmittel, bis die Formulanahrung abgesetzt wird.

Alex' Geschichte

Bevor ich ein Baby bekam, war ich restlos überzeugt von den Vorzügen des Stillens. Ich hatte das ***Handbuch für stillende Mütter*** gelesen, mich informiert, welcher Stillgruppe ich mich anschließen konnte, wenn das Baby da war, und wollte so lange stillen, wie das Kind es wollte. Meine Schwester stillte ihre beiden Kinder bis weit in ihr zweites Lebensjahr hinein, und ich dachte, ich würde es ihr gleichtun.

Nun bin ich selbst Mutter und Verfechterin des Mottos ***»Hauptsache gefüttert«***. Wir sind unbedingt für das Stillen und möchten Mütter dabei unterstützen. Wir wissen aber auch, dass das nicht immer so einfach ist. Zweifellos ist Muttermilch der Formulanahrung in vielerlei Hinsicht überlegen. Darin sind wir uns einig. Aber wenn man Kinder hat, läuft nicht immer alles nach Plan. Bei vielen engagierten, ernährungsbewussten Müttern betrifft das auch das Stillen.

Ich wurde am fünften Tag, als wir beim Kinderarzt standen und darüber sprachen, wie viel Gewicht mein Baby verloren hatte und wie groß sein Flüssigkeitsmangel war, von der Realität eingeholt. Meine Milch reichte nicht aus, um seinen Bedarf zu decken. Ich musste zufüttern, während wir versuchten, meine Milchbildung zu steigern.

In Stillkreisen wird das Zufüttern oft als unnötig und schädlich dargestellt. Bei chronischer Unterversorgung des Babys ist Zufüttern jedoch unabdingbar für die Gesundheit des Kindes und kann auch helfen, die Milchbildung zu erhalten. Es wird nicht das Ende des Stillens bedeuten, außer Sie möchten das. Als jemand, der vom ersten Tag an mit geringer Milchbildung zu kämpfen hatte, kann ich dennoch sagen, dass wir eine wundervolle Stillbeziehung hatten, obwohl mein Sohn ab dem fünften Tag auch Ersatzmilch bekam.

Ob Sie sich für Stillen, Formulanahrung oder beides entscheiden – Liebe wird nicht in Milliliter gemessen. Sie sind eine gute Mutter, wie auch immer Sie Ihr Kind ernähren.

Auswahl der Formulanahrung

Für viele Veganer ist die Auswahl einer Formulanahrung ziemlich einfach. Formulanahrung auf Soja- oder Erbsenproteinbasis ist unbedenklich und tierversuchsfrei. Andere Eltern werden sich vielleicht mit Formulanahrung auf Kuhmilchbasis sicherer fühlen, obwohl sie selbst Veganer sind und ihre Kinder vegan ernähren möchten. Auch bestimmte Erkrankungen können dazu führen, dass Formulanahrung auf Sojabasis für vegane Eltern nicht in Frage kommt. Wir unterstützen Ihre Entscheidung in jedem Fall. Beide Arten von Ersatzmilch gewährleisten die zuverlässige Nährstoffversorgung Ihres Kindes.

Formulanahrung auf Kuhmilchbasis

Die Zusammensetzung von Formulanahrung auf Kuhmilchbasis für gesunde Termingeborene ist bei jeder Marke anders und ständig in der Weiterentwicklung begriffen, da wir immer mehr über die ernährungsphysiologischen Bedürfnisse von Säuglingen lernen. Formulanahrung enthält 60 bis 70 Kilokalorien pro 100 Milliliter. Die Europäische Behörde für Lebensmittelsicherheit (EFSA) legt unter anderem die Mindest- und Höchstmengen an Kalorien-, Fettsäure-, Kohlenhydrat-, Eiweiß- oder Vitamin- und Mineralstoffgehalten sowie Rückstandshöchstmengen fest.

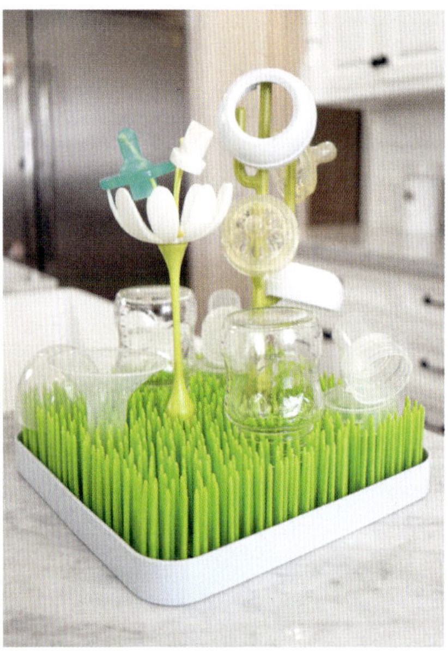

Standardnahrung enthält 1,2 bis 1,6 Gramm Eiweiß pro 100 Milliliter, das ist etwa um die Hälfte mehr als in Muttermilch[58]. Auch die Proteinzusammensetzung der Formulanahrung auf Kuhmilchbasis unterscheidet sich von der der Muttermilch: Das Verhältnis von Kasein zu Molkenprotein ist bei Formulanahrung wesentlich höher. Kuhmilch enthält 80 Prozent Kasein, Muttermilch nur 40 Prozent[59]. Man weiß nicht genau, was das für die menschliche Gesundheit bedeutet, wir möchten es nur erwähnen, um zu zeigen, dass Kuhmilch kein identischer Muttermilchersatz ist. Einigen

Sorten von Formulanahrung wird Molkenprotein zugesetzt, um das Molkenprotein/Protein-Verhältnis anzugleichen.

Das wichtigste Kohlenhydrat in Muttermilch und in Formulanahrung auf Kuhmilchbasis ist Laktose. Die Erwachsenen dieser Welt sind zwar mehrheitlich laktoseintolerant, doch Laktose ist die bevorzugte Energiequelle für Säuglinge. Die meisten Säuglinge werden mit dem Enzym geboren, das für die Verdauung dieses Zuckers erforderlich ist.

Einige Formulanahrungen enthalten modifizierte Stärke oder Maltodextrin, das sind Kohlenhydratderivate zur Verdickung der Flüssigkeit. Wir bevorzugen Formulanahrungen mit möglichst wenig Zusatzstoffen.

Fett macht in der Formulanahrung etwa 40 bis 50 Prozent aus und stammt hauptsächlich aus Pflanzenölen wie Kokos-, Palm-, Soja-, Sonnenblumen- und Safloröl. Diese Fette werden besser aufgenommen als das Fett aus Kuhmilch[60] und werden so zusammengestellt, dass sich ein ideales Verhältnis der essenziellen Fettsäuren ergibt. Die meisten großen Marken fügen auch DHA (Docosahexaensäure) und ARA (Arachidonsäure) hinzu, die sowohl bei Frühgeborenen als auch bei Termingeborenen die visuelle und kognitive Entwicklung unterstützen.

Formulanahrung wird ständig weiterentwickelt und zunehmend der Muttermilch angeglichen. Einige Firmen erforschen Inhaltsstoffe wie humane Milch-Oligosaccharide (HMO), von denen man annimmt, dass sie für das Wachstum und die Entwicklung des Säuglings wichtig sind. HMO sind unverdauliche Kohlenhydrate und Nährstoffe für das im Aufbau begriffene Mikrobiom des Babys. In der Muttermilch sind sie reichlich vorhanden.

Formulanahrung auf Sojabasis

Soja-Formulanahrung wird seit über 100 Jahren ohne Probleme in der Säuglingsernährung eingesetzt. Sie besteht meist aus Sojaproteinisolat. Diesem werden die Aminosäuren Methionin und Taurin sowie der Fettsäuretransporter Carnitin zugesetzt, da diese Verbindungen in Soja in geringerer Menge enthalten sind als in Kuhmilch und Säuglinge nicht in der Lage sind, sie selbst zu bilden. Wie bei Kuhmilch-Formulanahrung setzen die Hersteller außerdem eine Kombination aus Soja-, Palm-, Sonnenblumen-, Distel-, Kokosöl und Olein hinzu, um den Fettgehalt der Muttermilch nachzuahmen. Da Pflanzen keine Laktose enthalten, verwenden Soja-Formulanahrungen Maissirup, Mais-Maltodextrin, Naturreissirup oder Zucker als essenzielle Kohlenhydrate.

Behauptungen, Soja-Formulanahrung sei schädlich für Säuglinge, entbehren jeder wissenschaftlichen Grundlage. In Untersuchungen waren das Wachstum, die Energieaufnahme und die Knochenmineralisierung[61] bei Säuglingen, die Soja- beziehungsweise Kuhmilch-Formulanahrung erhielten, vergleichbar. In ihrem Positionspapier stellt die AAP fest: »Es gibt keine schlüssigen Beweise aus Tier-, Erwachsenen- oder Säuglingspopulationen dafür, dass Soja-Isoflavone in der Nahrung die menschliche Entwicklung, die Fortpflanzung oder die endokrine Funktion beeinträchtigen können.«

In asiatischen Ländern erhalten Säuglinge seit Jahrhunderten Sojaprotein[62]. Zwar hat man bei Babys japanischer Mütter eine hohe Exposition gegenüber den als Isoflavone bezeichneten sekundären Pflanzenstoffen in Soja festgestellt, asiatische Kulturen weisen aber auch die niedrigsten Raten hormonabhängiger Krebserkrankungen[63] auf.

Auch gibt es kein nachgewiesenes erhöhtes Risiko für eine Verweiblichung bei Jungen[64], die Soja-Formulanahrung erhalten. Eine Studie an Erwachsenen im Alter von 20 bis 34 Jahren, die als Säuglinge Soja-Formulanahrung bekommen haben, zeigte keine Unterschiede in Bezug auf die endokrinen und reproduktiven Funktionen[65]. Es wurden jedoch eine längere Dauer der Regelblutung[66] und häufigere Berichte über Regelschmerzen bei Frauen, die als Kinder Soja-Formulanahrung erhalten haben, beobachtet. Die Forscher warnten jedoch davor, diesem Ergebnis zu viel Gewicht beizumessen, da sie im Rahmen der Studie keine Unterschiede beim Gesamtblutfluss oder bei einem anderen der 30 verschiedenen gemessenen Reproduktionsindikatoren feststellen konnten.

Ein Problem bei Soja-Formulanahrung ist der Aluminiumgehalt. Aus verschiedenen Gründen, wie durch die natürliche Aufnahme von Aluminium aus dem Boden, ist der Aluminiumgehalt in Soja-Formulanahrung höher als in Kuhmilch oder Muttermilch[67]. Untersuchungen haben jedoch ergeben, dass die Aluminiummenge in Soja-Ersatzmilch unter den festgelegten Obergrenzen liegt[68] [69] und dass Säuglinge, die Kuhmilch-Formulanahrung trinken, vergleichbare Aluminiumwerte im Blut aufweisen wie jene, die Soja-Formulanahrung bekommen. Auch wenn Aluminium kein essenzieller Mineralstoff ist und in übermäßigen Mengen schädlich sein kann, ist dies unserer Meinung nach kein Grund, bei gesunden Termingeborenen auf Ersatzmilch aus Soja zu verzichten.

Ein großer Vorteil von Soja-Formulanahrung ist ihr Potenzial zur Verringerung von Infektionen.[70] [71]In einer Studie wurde die antivirale Aktivität von Isoflavonen in der für Soja-Formulanahrung typischen Konzentration gegen das Rotavirus, die häufigste Ursache für Durchfall bei Säuglingen und Kindern, getestet. Dabei konnte festgestellt werden, dass Soja-Isoflavone die virale Aktivität um 66 bis 74 Prozent reduzieren können[72].

Wann Soja-Formulanahrung nicht zu empfehlen ist

Soja-Ersatzmilch ist weniger gut geeignet für Säuglinge mit angeborener Schilddrüsenunterfunktion, da die Phytate in Soja die Aufnahme von Medikamenten zur Behandlung dieser Erkrankung stören können[73]. Dies ließe sich durch eine höhere Dosierung des Medikaments ausgleichen.

Außerdem wird Soja-Formulanahrung nicht für Frühgeborene empfohlen. Studien zeigen, dass die Knochenmineralisierung bei Termingeborenen, die Soja-Formulanahrung erhalten, vergleichbar ist mit der bei Säuglingen, die Formulanahrung aus Kuhmilch bekommen, Frühgeborene jedoch ein höheres Risiko für Osteopenie[74] aufweisen. Das mag zum Teil daran liegen, dass die Nieren von Frühgeborenen noch nicht ausgereift sind und Aluminium nicht richtig ausscheiden können. Aluminium konkurriert in der Aufnahme mit Kalzium und ist in Soja-Formulanahrung in größeren Mengen enthalten als in Muttermilch oder Kuhmilch[75]. Deshalb kann es zu einer Unterversorgung mit Kalzium kommen.

FAZIT: Wenn Ihr Baby zu früh oder mit einer angeborenen Schilddrüsenunterfunktion zur Welt gekommen ist, ist Formulanahrung auf Kuhmilchbasis zu empfehlen. Ist Ihr Baby gesund und termingeboren, liegt die Entscheidung bei Ihnen. Formulanahrung auf Kuhmilchbasis und auf Sojabasis sind gleichermaßen sicher und unterstützen das Wachstum des Kindes in gleichem Maße. Behauptungen, Soja würde endokrine oder reproduktive Probleme verursachen, entbehren jeder Grundlage.

Fluorid

Fluorid ist ein nicht essenzieller Mineralstoff, der in kleinen Mengen in der Nahrung enthalten ist. In vielen Ländern, unter anderem in den USA, wird Fluorid seit den 1940er-Jahren dem Trinkwasser zugesetzt. Damals fand man heraus, dass die Fluoridaufnahme die Häufigkeit von Karies und Zahnfäule besonders bei Kindern verringert. In Deutschland findet hingegen keine Trinkwasserfluoridierung statt.

4. Häufige Fragen und Herausforderungen

Mein Baby spuckt sehr viel. Ist das normal? Wie viel ist zu viel?

Häufiges Spucken nach dem Füttern ist normal und kann durch Blähungen, Überfütterung oder Reflux verursacht werden. Das Verdauungssystem eines Babys ist noch nicht ausgereift, und die Speiseröhre funktioniert noch nicht so gut wie bei Erwachsenen. Lassen Sie sich nicht beunruhigen, die Menge des Ausgespuckten sieht wesentlich mehr aus, als es ist. Wenn Ihr Baby nicht darunter leidet und normal zunimmt, gibt es keinen Grund zur Sorge. Wir nennen diese Babys gerne »fröhliche Spucker«. Sie können die Häufigkeit des Reflux nach dem Füttern verringern, indem Sie das Baby nach dem Füttern 15 bis 30 Minuten in aufrechter Position halten.

Tritt das Spucken extrem häufig auf oder ist es mit Durchfall, Hautausschlag oder mangelnder Gewichtszunahme verbunden, könnte es ein Anzeichen für eine Nahrungsmittelallergie oder gastrointestinale Probleme sein. Sprechen Sie mit Ihrem Kinderarzt, wenn Sie besorgt sind.

Info-Häppchen

Halten Sie Ihr Baby nach dem Füttern 15 bis 30 Minuten in aufrechter Position, damit es weniger spuckt.

Gefährdet ein Schnuller oder die Fütterung mit der Flasche das Stillen?

Entgegen der landläufigen Meinung sind Säuglinge ziemlich schlau und können sehr gut zwischen einem kalten Plastikding und einer menschlichen Brustwarze unterscheiden.

Ein Schnuller bringt Ihre gute Stillbeziehung nicht in Gefahr.[76] Schnuller können dem Stillen sogar förderlich sein, weil sie den Säugling besänftigen und die Gefahr verringern, dass *Sie* als menschlicher Schnuller herhalten müssen! (Whitneys Sohn lehnte den Schnuller ab, und sie weiß, wie das ist.) Die Verwendung eines Schnullers reduziert außerdem nachweislich das Risiko für plötzlichen Kindstod.

Auch das Füttern mit der Flasche sollte keine Auswirkungen auf das Stillen haben, solange Sie nach einer ausgelassenen Fütterung mit der Brust noch genug Milch abgeben. Die meisten Fachleute empfehlen aber, mit der Einführung des Fläschchens mindestens zwei Wochen zu warten, bis Ihre Milchbildung stabil läuft.

Mein Baby ist sehr wählerisch – könnte eine Nahrungsmittelüberempfindlichkeit oder -allergie dahinterstecken?

Das ist durchaus möglich, Sie müssen aber unterscheiden: Eine Nahrungsmittelüberempfindlichkeit entsteht durch ein Verdauungsproblem, eine Allergie ist eine Reaktion des Immunsystems. Überempfindlichkeitsreaktionen sind weniger schwerwiegend als Allergien und verursachen in der Regel keine Hautausschläge oder Atemprobleme. Da die Ernährung einer stillenden Mutter täglich stark variiert, lassen sich Überempfindlichkeitsreaktionen beim Baby schwer feststellen. Es gibt noch wenige Untersuchungen auf diesem Gebiet, doch nach den Berichten einiger Mütter sind Babys nach dem Verzehr scharfer Gerichte, von Gemüse aus der Familie der Kreuzblütler, von Koffein oder Milchprodukten »mäkelig« beim Stillen. Wenn Sie eine Überempfindlichkeit vermuten, versuchen Sie jeweils ein Nahrungsmittel für eine Woche wegzulassen, und beobachten Sie, ob sich die Symptome bessern. Führen Sie es dann wieder ein, und beobachten Sie, ob die Symptome bei Ihrem Kind wiederkommen.

Nahrungsmittelallergien entstehen, wenn das Immunsystem Proteine in Nahrungsmitteln erkennt und auf sie überreagiert. Solche Allergien können lebensbedrohlich sein. Symptome bei Säuglingen sind schwere Koliken, Bauchbeschwerden, Ekzeme oder Nesselsucht, Erbrechen, schwerer Durchfall (häufig mit Blut im Stuhl) oder Atembeschwerden. Wenn Sie eine Nahrungsmittelallergie vermuten, sprechen Sie umgehend mit Ihrem Kinderarzt.

Ich stille, und mein Baby hat eine Kuhmilcheiweißallergie/-unverträglichkeit. Muss ich deshalb auch auf Soja verzichten? Wenn ja, wie decke ich meinen Eiweißbedarf?

Untersuchungen zeigen, dass etwa 30 bis 64 Prozent der Säuglinge mit Unverträglichkeit gegen Kuhmilcheiweiß[77] – meist verbunden mit häufigem Erbrechen, Durchfall oder Blut im Stuhl – auch ähnlich auf Sojaprotein reagieren. Fachleute gehen davon aus, dass die vom Kuhmilchprotein geschädigte Darmschleimhaut eines Babys andere Proteine wie Soja passieren lässt und diese dann eine Immunreaktion auslösen.

Stillende Frauen werden in diesen Fällen häufig aufgefordert, sowohl auf Kuhmilch als auch auf Soja zu verzichten, was für Veganerinnen eine Herausforderung sein kann. Wir empfehlen Ihnen zunächst eine Ausschlussdiät, um festzustellen, ob Soja tatsächlich ein Problem darstellt. Lassen Sie dazu alle Soja- und Milchprodukte für mindestens zwei Wochen weg (lesen Sie sorgfältig die Zutatenlisten der Lebensmittel, die Sie essen, und achten Sie auf versteckte Quellen). Führen Sie dann Soja langsam wieder in Ihre Ernährung ein, und achten Sie auf etwaige Reaktionen bei Ihrem Baby.

Wenn Ihr Kind tatsächlich auf Soja unverträglich reagiert, gibt es Lösungen! Viele andere pflanzliche Nahrungsmittel, etwa Hülsenfrüchte, Nüsse, Samen und Vollkorngetreide, sind gute Eiweißlieferanten für Sie.

Es wird Sie auch freuen zu hören, dass diese Unverträglichkeiten bei Kindern oft altersabhängig sind und bei den meisten nach dem fünften Lebensjahr abklingen[78].

Soll ich meinem Baby Probiotika geben?

Wir halten eine routinemäßige Supplementierung nicht für notwendig, in manchen Fällen können sich Probiotika für Säuglinge aber als hilfreich erweisen.

Einige Untersuchungen zeigen, dass Säuglinge, die unter Koliken leiden, in ihrem Darm eine geringere Besiedlung mit *Lactobacillus*-Arten und dafür mehr schädliche Bakterien wie *E. coli* haben. In mehreren Studien erwies sich *Lactobacillus reuteri* für diese Kinder als hilfreich und verkürzte die Schreidauer[79]. Allerdings wurden diese Ergebnisse hauptsächlich bei gestillten Kindern nachgewiesen. Andere Forschungen haben ergeben, dass Probiotika das Risiko einer nekrotisierenden Enterokolitis bei Frühgeborenen verringern können[80]. Diese wird Ihr Kind schon im Krankenhaus bekommen, wenn es angezeigt ist.

Wenn Sie meinen, ein Probiotikum wäre gut für Ihr Baby, sprechen Sie unbedingt mit Ihrem Kinderarzt oder Ernährungsberater, um zu gewährleisten, dass es sicher ist. Es muss sich nämlich nicht bloß um die richtige Bakterienart, sondern auch um den richtigen *Stamm* handeln.

4

Die ersten Häppchen (6–12 Monate)

Die Einführung von Beikost ist für die meisten jungen Eltern ein lang erwartetes Ereignis. Wir erinnern uns noch daran, wie wir die Tage zählten, bis unser Sohn sechs Monate alt war! Endlich konnten wir all die Hilfsmittel und Tricks anwenden, mit denen wir uns schon lange vor der Geburt beschäftigt hatten. Und endlich konnten wir die hübschen Utensilien und ausgewählten Rezepte hervorholen!

Andererseits kann dieser einfache Schritt auch übermäßig kompliziert erscheinen. Wir wissen aus eigener Erfahrung und aus Gesprächen mit anderen Eltern, dass sich angesichts der zahllosen Meinungen und Entscheidungen zum Thema Babykost schnell Überforderung einstellt. Von der »optimalen« Ernährungsweise bis zur »richtigen« ersten Beikost – jeder scheint zu wissen, wie Sie Ihr Kind füttern müssen. Es ist leicht, hierzu eine Meinung zu haben, aber schwer, selbst alles richtig zu machen.

Das eigene Kind zu füttern ist aufregend und macht Spaß, und es sollte nicht zum Stress werden. Das ist einer der Gründe, warum wir dieses Buch schreiben wollten: um Ihnen zu vermitteln, wie viel Freude es bereiten kann, den Geschmack Ihres Kindes zu formen. Es gibt zwar einige Nährstoffe, die Sie unbedingt anbieten sollten, aber das Essen im ersten Lebensjahr sollte vor allem Spaß machen. Das ist die Zeit zum Erkunden und Experimentieren, Häppchen für Häppchen, Schluck für Schluck. Wenn Ihr Kind seine Hände (und das Gesicht, den Hals, den Bauch, die Haare, die Füße, den Hochstuhl und den Fußboden) vollkleckern darf, ist das ein guter erster Schritt, um das Essen zum Abenteuer werden zu lassen.

Eines wollen wir klarstellen: Es gibt keine »beste« Methode, Beikost einzuführen. Wir werden deshalb die beiden wichtigsten Ansätze beschreiben: traditionelle Breikost und das Baby-led Weaning. Wir möchten Ihnen ernährungswissenschaftliche Erkenntnisse, praktische Tipps und unsere eigenen Erfahrungen mitgeben. Sie sollen gut gerüstet sein, um selbst zu entscheiden, welche Art der Fütterung für Sie und Ihr Baby am besten ist.

1. Beikost: Baby-led Weaning oder traditioneller Ansatz

Beim Baby-led Weaning (vom Baby geführte Einführung von Beikost) wird im Grunde die Breiphase übersprungen und sofort feste Nahrung angeboten. Der Begriff »Weaning«, also »Abstillen«, ist ein wenig verwirrend, denn man könnte meinen, es handle sich um das Ende von Muttermilch oder Formulanahrung. Aber das ist nicht der Fall. Es geht eigentlich um Beikost. Ihr Baby wird weiterhin bis zu seinem ersten Geburtstag oder darüber hinaus Muttermilch oder Formulanahrung erhalten. Beim Baby-led Weaning geht es darum, das Baby allmählich mit festem Fingerfood vertraut zu machen, so dass es verschiedene Geschmacksrichtungen und Konsistenzen kennenlernen kann.

Im Gegensatz dazu bekommt das Baby beim traditionellen Ansatz Babybreie – weich und püriert – mit dem Löffel. Die Nahrung wird allmählich fester, bis das Kind mit etwa zwölf Monaten normale Kost essen kann. Fingerfood wird oft schon mit etwa acht Monaten angeboten.

Babys entwickeln sich unterschiedlich schnell. Manche stürzen sich auf feste Nahrung, andere brauchen mehr Hilfe – es gibt deshalb keinen »richtigen« Ansatz. Wir schlagen vor, Sie orientieren sich dabei an Ihrem Baby.

Bei den Verfechtern des Baby-led Weaning gibt es verschiedene Regeln, was man tun darf und was nicht. Einige Kreise treten für ein restriktives Baby-led Weaning ein, ganz ohne Brei, auch wenn das Baby Brei mag. Das Argument lautet, das Baby kann dann nicht zwischen fester und pürierter Nahrung unterscheiden, und das Erstickungsrisiko steigt oder die Einführung der Beikost verzögert sich. Die gute Nachricht: Es gibt keine Untersuchungen, die das belegen. Wie gesagt, Babys sind schlau; sie können gut zwischen Püree, Fingerfood und Löffelnahrung unterscheiden.

2. Vorteile des Baby-led Weaning

Baby-led Weaning klingt, als wäre es ein neuer Trend. In Wahrheit ist es aber eine Rückkehr zu der Art und Weise, wie Babys früher an feste Nahrung herangeführt wurden. Babybreie gibt es im Handel erst seit den 1930er-Jahren.

Davor bereiteten die Eltern den Brei selbst zu oder gaben ihren Babys das, was die Erwachsenen aßen.

Es gibt nicht wirklich viel Forschungsliteratur zum Baby-led Weaning, aber die Fachleute sind sich darin einig, dass einer der größten Vorteile darin besteht, dass Kinder das Gefühl von Sättigung erlernen und wissen, wie viel sie essen müssen, um satt zu werden. Säuglinge, die gleich selbst essen gelernt haben, reagieren besser auf Sättigungssignale[1] als Babys, die mit dem Löffel gefüttert wurden.

Das Baby ist vom ersten Tag an dafür verantwortlich, wie viel es isst. Es gibt keinen Druck, »noch einen Löffel« zu essen, wie das oft gemacht wird, wenn ein Glas Babynahrung aufgegessen werden soll. Baby-led Weaning bietet auch die Möglichkeit, an nonverbalen Signalen zu erkennen, dass das Baby satt ist und nichts mehr essen möchte.

Starkes Übergewicht bei Kindern ist ein verbreitetes Problem mit vielen Facetten, aber diese Fähigkeit zur Selbstregulierung kann zur Vorbeugung von Übergewicht beitragen. Mehrere Studien zeigten, dass Säuglinge, die traditionell mit dem Löffel gefüttert wurden, mit 18 bis 24 Monaten signifikant schwerer[2] waren als jene Säuglinge, die mit Baby-led Weaning zu essen begannen.

Darin steckt eine gewisse Logik. Wir werden geboren, um zu essen, und im Säuglingsalter ist die einzige Motivation echter Hunger, kein äußerer Einfluss. Im Säuglingsalter gibt es kein emotionales Essen. Wenn ein Baby keinen Hunger hat, wird es nichts essen. Für uns ist das Konzept des Baby-led Weaning eine Rückkehr zu dem, was die Natur vorgesehen hat: Wir vertrauen auf die angeborene Fähigkeit des Babys, sich selbst zu ernähren. Hier sind sicherlich noch weitere Forschungen nötig, aber für uns sind die ersten Ergebnisse überwältigend positiv und ermutigend.

Wird mein Baby durch Baby-led Weaning weniger wählerisch beim Essen?

Viele Eltern meinen, dass ihr Kind durch Baby-led Weaning weniger wählerisch beim Essen geworden ist. Das beruht auf der Vorstellung, dass das Baby beim Baby-led Weaning in den ersten Beikostmonaten mit einer größeren Vielfalt an Nahrungsmitteln, Geschmacksrichtungen und Konsistenzen konfrontiert ist als bei Breikost. Und das würde zu einer größeren Akzeptanz verschiedener Nahrungsmittel führen. Bei Alex' Sohn traf das zu, aber die Forschungsergebnisse zu diesem Thema sind nicht eindeutig.

Eine Studie ergab, dass Säuglinge nach Baby-led Weaning signifikant weniger wählerisch waren als mit dem Löffel gefütterte Altersgenossen[3]. Eine andere fand mehr Unterschiede in der Art der bevorzugten Nahrungsmittel als in der Vielfalt.

In einer weiteren Studie zeigten Säuglinge nach Baby-led Weaning eine Vorliebe für kohlenhydratbasierte Nahrungsmittel[4], während Säuglinge, die traditionell gefüttert wurden, eher zu Süßigkeiten tendierten. In der BLISS-Studie (»baby-led introduction to solids«, also vom Baby geführte Einführung fester Nahrung), der bislang größten Baby-led Weaning-Untersuchung, nahmen Säuglinge bei diesem Ansatz mehr Salz und Zucker zu sich. Das ist durchaus möglich, denn handelsübliche Babynahrung enthält weder Natrium noch Zucker, während hausgemachte Speisen häufig beides enthalten. Die Fachleute empfehlen, Natrium und Zucker im ersten Lebensjahr so weit wie möglich einzuschränken, daher sollten Eltern beim Baby-led Weaning auf beides besonders achten.

FAZIT: Das Baby-led Weaning ist eine Methode zum Umstieg auf feste Nahrung, bei der Babys von Anfang an selbst Fingerfood essen, ohne Breikost und Löffelfütterung. Untersuchungen zeigen, dass dies eine positivere Einstellung zum Essen fördern und das Risiko für starkes Übergewicht senken kann, weil das Baby die Aufnahme selbst reguliert. Einige Eltern berichten, dass ihre Kinder durch das Baby-led Weaning weniger wählerisch wurden, aber das ist wissenschaftlich nicht belegt. Beim Baby-led Weaning sollten die Eltern besonders auf einen möglichst geringen Salz- und Zuckergehalt der Mahlzeiten für das Baby achten.

3. Das Wichtigste zum Thema Baby-led Weaning: Wann geht es los?

Wann Sie feste Nahrung einführen, entscheiden Sie und Ihr Kinderarzt, aber es gibt einige Meilensteine, die Ihr Baby erreicht haben sollte, bevor Sie mit dem Baby-led Weaning beginnen. Erstens sollte das Baby etwa sechs Monate alt sein. Sowohl die American Academy of Pediatrics als auch die Weltgesundheitsorganisation empfehlen, feste Nahrung erst mit sechs Monaten einzuführen, weil Babys dann in der Regel den dafür erforderlichen Stand in ihrer Entwicklung erreicht haben.

Es gibt einen gewissen Spielraum, besonders wenn ein Allergierisiko besteht (dazu später mehr), aber für das Baby-led Weaning muss ein Kind etwa sechs Monate alt sein, damit es gefahrlos selbst essen kann.

Früher zu beginnen bringt keine Vorteile. Untersuchungen zeigen, dass feste Nahrung vor diesem Alter mit einer höheren Inzidenz von Ekzemen, starkem Übergewicht und Typ-1-Diabetes verbunden ist[5 6 7]. Falls Sie versucht sind, möglichst früh mit der Beikost zu beginnen in der Hoffnung, dass Ihr Kind dann auch früher durchschläft – das ist reine Wunschvorstellung.

WANN IST DAS KIND BEREIT?

- Das Baby ist sechs Monate alt.
- Das Baby kann selbstständig sitzen.
- Der Zungenstreckreflex wird schwächer.
- Das Baby findet Essen spannend.

Abgesehen vom Alter des Babys sollte auch der Zungenstreckreflex allmählich verschwinden, ein natürlicher Reflex, bei dem die Zunge feste Nahrung aus dem Mund schiebt. So können Sie überprüfen, ob der Reflex bei Ihrem Baby noch da ist: Geben Sie ein winziges Stückchen geeigneter Nahrung, verdünnt mit Muttermilch oder Formulanahrung, mit der Spitze eines Babylöffels oder Ihrem Finger in den Mund des Babys. Wenn es die Nahrung sofort mit der Zunge herausschiebt, ist der Reflex noch vorhanden.

Das Baby sollte mindestens 60 Sekunden alleine und aufrecht sitzen können. Schwerkraft und Speiseröhre müssen harmonisch zusammenarbeiten. Wenn das Baby nach vorne gebeugt sitzt, steigt das Erstickungsrisiko.

Und das Baby sollte Essen spannend finden! Babys zeigen uns deutlich, wenn sie bereit sind für richtiges Essen. Vielleicht merken Sie, dass das Baby auf Ihren Teller schielt, nach Ihrem Essen greift oder auch Mundbewegungen macht, wenn Sie essen. Das sind alles Anzeichen, dass das Baby loslegen möchte.

Info-Häppchen

Die Nahrung muss so weich sein, dass das Baby sie im Mund zerdrücken kann. Zerdrücken Sie probeweise ein Stück zwischen Daumen und Zeigefinger.

Wie beginne ich

Klingt ganz einfach: Bieten Sie dem Baby ein Stück Essen an, und warten Sie ab, was passiert. Aber wir haben beide nach »Wie beginne ich mit dem Baby-led Weaning« gegoogelt und wissen, dass die meisten Eltern etwas Hilfe dabei benötigen.

Legen Sie zunächst ein dem Alter entsprechendes Stück Fingerfood mit der richtigen Konsistenz in die Reichweite des Kindes. Das Baby sollte bei den Mahlzeiten mit der Familie am Tisch sitzen. Wenn es bereit ist, wird es nach dem Essen greifen und es in den Mund stecken. Wenn es interessiert, aber unsicher wirkt, können Sie das Essen auch direkt in seine Handfläche legen. Und schon haben Sie mit Baby-led Weaning begonnen!

Die Nahrung muss stets so weich sein, dass das Baby sie im Mund zerdrücken kann. Wenn Sie das Essen zwischen Daumen und Zeigefinger zerdrücken können, ist es weich genug.

Mit etwa sechs bis acht Monaten fasst Ihr Baby mit dem Faustgriff nach der Nahrung. Es verwendet also die ganze Hand, macht eine Faust um die Nahrung und isst, was oben herausschaut. Dafür eignen sich besonders lange Streifen in der Stärke Ihres kleinen Fingers und Nahrungsmittel mit »Griff«. Der Scherengriff entwickelt sich meist erst mit acht bis zehn Monaten. Dabei fasst das Baby die Nahrung mit Daumen und Zeigefinger. Es kann also zunächst noch keine kleinen Stücke fassen.

Hier sind einige Beispiele, wie beliebte Nahrungsmittel für Babys von sechs bis acht Monaten geschnitten werden sollten.

SCHNEIDEN FÜR DAS BABY-LED WEANING AB 6 MONATEN

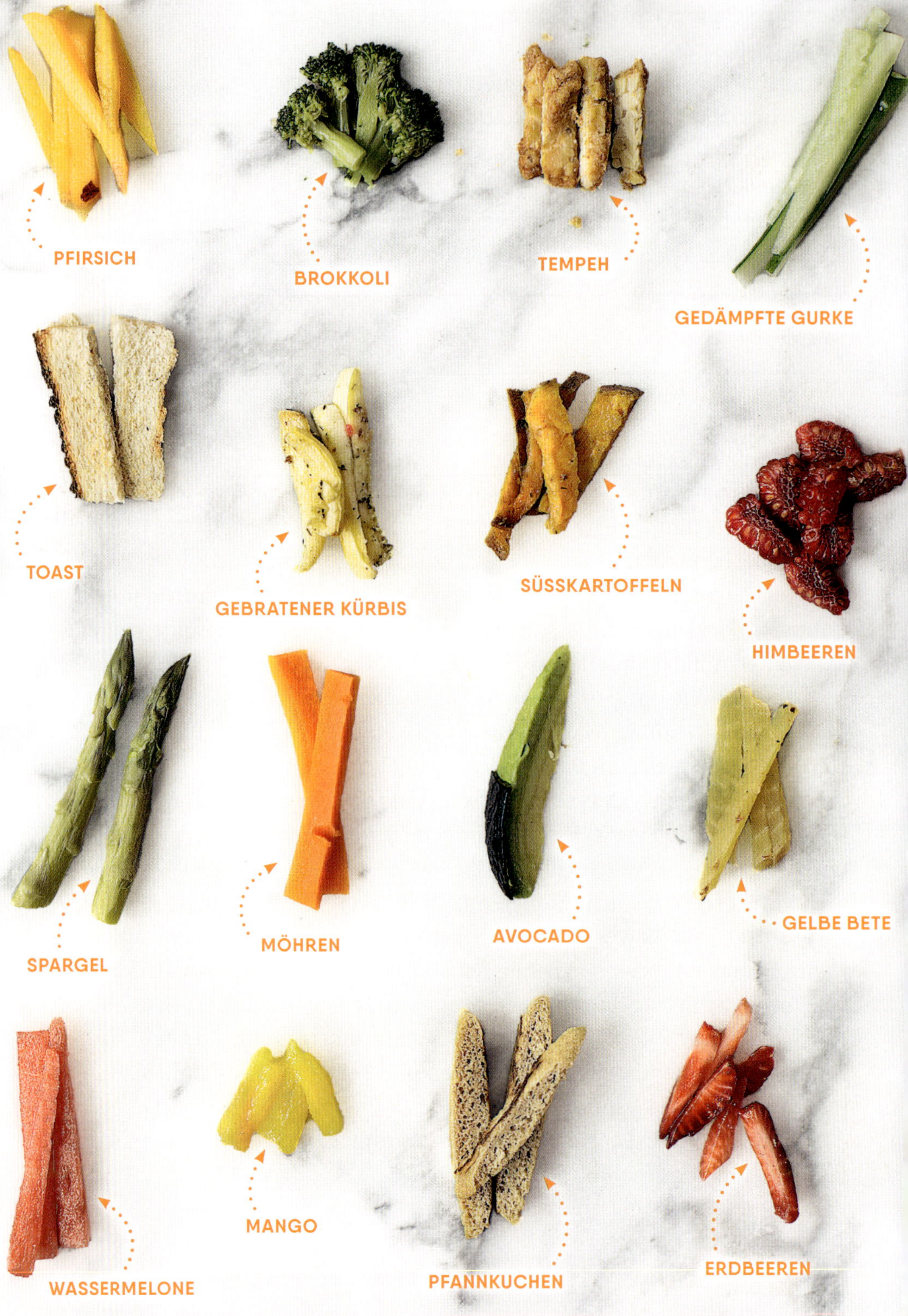

SCHNEIDEN FÜR DAS BABY-LED WEANING AB 8 MONATEN

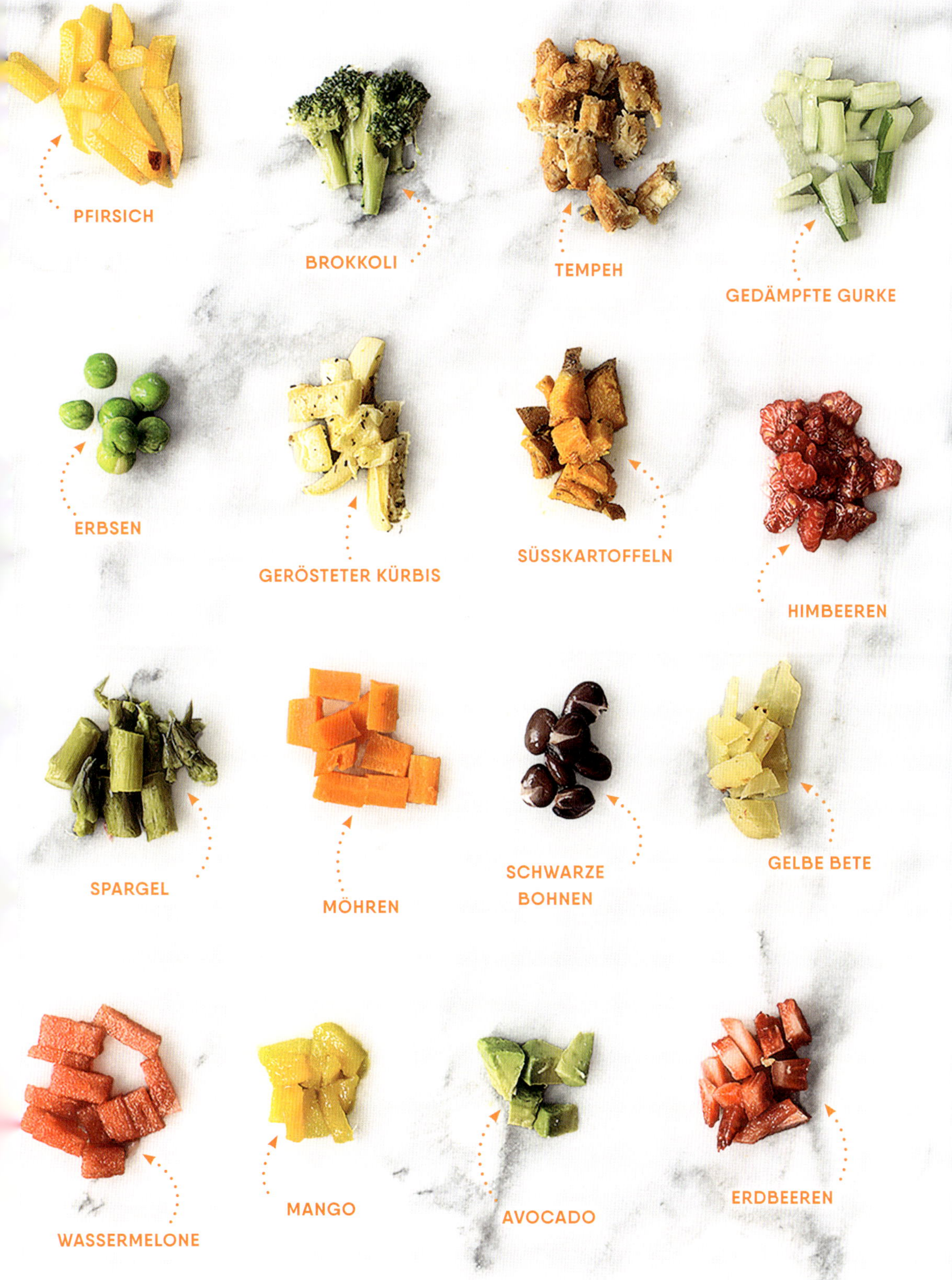

Ab und zu findet man in den sozialen Medien Beispiele von sechs Monate alten Babys, die ruckzuck ganze Teller mit Essen verputzen, aber das ist die Ausnahme, nicht die Regel. Essenlernen braucht Zeit. Alex' Sohn Vander brauchte fast drei Wochen, um zu verstehen, worum es geht. Sie bot ihm zunächst nur eine Mahlzeit pro Tag an, das Frühstück, und baute darauf auf. Bei Whitney dauerte es Monate, bis ihr Sohn regelmäßig Mahlzeiten annahm. Überlegen Sie: Die Muttermilch oder Formulanahrung machte das Baby bisher mühelos satt, selbst essen ist dagegen eine Menge Arbeit für das Baby. Wenn es kein Interesse zeigt oder frustriert ist, lassen Sie es sein, und bieten Sie Ihrem Kind zur nächsten Mahlzeit oder am nächsten Tag erneut etwas an.

NAHRUNGSMITTEL	VORBEREITUNG	GARWEISE	PASSENDE GESCHMACKSKOMBINATION
Gemüse			
Spargel	Je nach Größe halbieren und die holzigen Enden entfernen. In etwa 8 Zentimeter lange Stücke schneiden	8 Minuten dämpfen oder 10–15 Minuten bei 200 °C im Ofen rösten.	Mit Öl und gehacktem Estragon mischen
Rote Beten	Schälen und in Stücke in der Größe Ihres kleinen Fingers schneiden.	15 Minuten dämpfen oder 25–30 Minuten bei 200 °C im Ofen backen.	Mit Öl, getrocknetem Dill und/oder Kümmel mischen.
Paprikaschote	Schälen und in fingergroße Stücke schneiden.	5 Minuten dämpfen oder 10–15 Minuten bei 200 °C im Ofen rösten.	Mit Öl und Knoblauchpulver mischen.
Brokkoli	In Streifen schneiden, so dass mindestens 3–5 Zentimeter Stiel einen »Griff« für das Baby bilden.	5–7 Minuten dämpfen oder 20 Minuten bei 200 °C im Ofen rösten.	Röschen in hausgemachten veganen Parmesanersatz tauchen oder mit Olivenöl, gemahlenem Fenchel, gemahlenem Basilikum, gemahlenem Oregano und gemahlenem Knoblauchpulver mischen, um »Pizza-Bäumchen« zu daraus zu machen!

NAHRUNGS-MITTEL	VORBEREITUNG	GARWEISE	PASSENDE GESCHMACKS-KOMBINATION
Kohlsprossen	Vierteln, harte Enden abschneiden.	10–15 Minuten dämpfen; 20–25 Minuten bei 200 °C dämpfbraten.*	Mit Öl und Zitronensaft oder Knoblauchpulver mischen.
Butternusskürbis	Schälen und in Stücke in der Größe Ihres kleinen Fingers schneiden.	15–20 Minuten dämpfen oder 30 Minuten bei 200 °C dämpfbraten.	Mit Öl und Gewürzen wie Zimt, Ingwer, Muskatnuss, Piment und Gewürznelken (alle gemahlen) mischen.
Blumenkohl	In Streifen schneiden, so dass mindestens 3–5 Zentimeter Stiel einen »Griff« für das Baby bilden.	5–7 Minuten dämpfen oder 20 Minuten bei 200 °C im Ofen rösten.	Mit Öl und Currypulver oder einer salzfreien Gewürzmischung mischen.
Grüne Bohnen	Dickere Bohnen halbieren, die spitzen Enden abschneiden.	5–8 Minuten dämpfen oder 10–15 Minuten bei 200 °C im Ofen rösten.	Mit Öl und Zitronensaft oder Knoblauchpulver mischen.
Kartoffeln	Schälen und in Stücke in der Größe Ihres kleinen Fingers schneiden.	15 Minuten dämpfen; 25 Minuten bei 200 °C backen.	Mit Öl und Currypulver mischen.
Süßkartoffeln	Schälen und in Stücke in der Größe Ihres kleinen Fingers schneiden.	15 Minuten dämpfen oder 30 Minuten bei 200 °C im Ofen dämpfbraten.	Mit Öl und Zimt mischen.
Zucchini	In Stücke in der Größe Ihres kleinen Fingers schneiden.	5 Minuten dämpfen oder 10–15 Minuten bei 200 °C im Ofen rösten.	Mit Öl, gemahlenem Basilikum und Knoblauchpulver mischen.
Früchte			
Apfel	Schälen und in Stücke, die etwas größer als Ihr kleiner Finger sind, schneiden. Die Apfelstücke schrumpfen beim Garen.	5 Minuten dämpfen oder 15–20 Minuten bei 200 °C dämpfbraten.	Mit gemahlenem Zimt und/oder Ingwer bestreuen.

NAHRUNGS-MITTEL	VORBEREITUNG	GARWEISE	PASSENDE GESCHMACKS-KOMBINATION
Avocado	Schälen und in Stücke in der Größe Ihres kleinen Fingers schneiden.	/	Für mehr »Grip« die Avocado in Hanf- oder Chia-Samen wälzen, mit frischem Zitronensaft mischen oder zerdrückt auf Toaststreifen anbieten.
Banane	Schälen und in Stücke in der Größe Ihres kleinen Fingers schneiden. Oder die Banane mit Schale halbieren und nur 5 Zentimeter Schale entfernen, die restliche Schale erleichtert dem Kind das Festhalten.	/	Sehr dünn mit Nussmus bestreichen oder Streifen in Weizenkleie, Erdnussbutterpulver oder Hanfsamen wälzen für besseren »Grip«.
Beeren	Beeren für den Scherengriff zerdrücken. Für den Faustgriff Beeren in dünne Scheiben schneiden.	/	Mit Haferbrei oder mit mit Eisen angereicherten Hafercerealien mischen. Masse auf einen Löffel geben, den das Baby selbst nimmt, oder die Beerenmischung eindicken und abkühlen lassen, damit das Baby die Mischung selbst löffeln kann.
Weintrauben	Für den Scherengriff in Stücke oder Scheiben, für den Faustgriff in kleine Streifen schneiden. Weintrauben dürfen Kindern unter drei bis vier Jahren niemals ganz serviert werden. Erstickungsgefahr!	/	Mit Joghurtalternative nach Wahl und mit einem Klecks Nussmus oder Sesampaste servieren.
Melone	Schale und Kerne entfernen. Melone in Stücke in der Größe Ihres kleinen Fingers schneiden.	/	Melonenstreifen in Chia-, Hanf- oder Leinsamen wälzen für besseren »Grip«.
Orange	Schälen, die weiße Haut entfernen und Orange filetieren.	/	Mit Beeren zu einer einfachen Konfitüre einkochen und diese auf French-Toast-Streifen (Seite 262) anrichten.

NAHRUNGS-MITTEL	VORBEREITUNG	GARWEISE	PASSENDE GESCHMACKS-KOMBINATION
Pfirsich, sehr reif	Schälen und Stein entfernen. Fruchtfleisch in Stücke in der Größe Ihres kleinen Fingers schneiden.	/	Probieren Sie gedünstete Pfirsiche oder anderes Steinobst als Topping für Tofu und Tempeh!
Birne, sehr reif	Schälen und Fruchtfleisch in Stücke in der Größe Ihres kleinen Fingers schneiden.	/	Ersetzen Sie in Ihrem Lieblingsrezept für Apfelmus die Äpfel durch Birnen.
Tomaten	Schälen und entkernen. In Stücke in der Größe Ihres kleinen Fingers schneiden.	/	Stücke mit Sesam oder Mohn bestreuen für mehr Textur und »Grip«.
Getreide, Bohnen und andere Nahrungsmittel			
Hülsenfrüchte	Hülsenfrüchte für den Scherengriff zerdrücken.	Siehe Anweisungen im Handout »Grundbestandteile des V3-Tellers« auf Seite 329.	Gegarte Hülsenfrüchte nach Wahl zu Bällchen oder Stäbchen formen. Zu Hummus pürieren und auf Toaststreifen geben oder als cremige Sauce unter warme Nudeln rühren.
Haferbrei	Siehe unser Rezept für Eisenreichen Haferbrei auf Seite 73.	Eingedickten Haferbrei direkt auf einem Babyteller oder auf einem Löffel anrichten.	Kürbis- oder Butternusskürbispüree, gemahlenen Zimt und Ingwer untermischen.
Pfannkuchen und Waffeln	Siehe unser Rezept für Haferpfannkuchen mit Banane auf Seite 249 oder Zitronen-Chia-Waffeln auf Seite 273.	In fingerdicke Stücke schneiden.	Dünn mit Nussmus bestreichen und mit Chia-Samen und Hanfsamen bestreut servieren.
Nudeln	Penne eignen sich perfekt für den Faustgriff. Mit dem Scherengriff schafft das Kind Nudeln aller Art!	Nach Packungsangabe oder etwas länger garen, wenn die Nudeln zerdrückt werden sollen.	Die Nudeln mit Sauce nach Wahl mischen. In Frage kommt püriertes Gemüse (wie bei unseren Raupennudeln, Seite 312) oder die Makkaroni mit Sonnenblumenkernen (Seite 290).

NAHRUNGS-MITTEL	VORBEREITUNG	GARWEISE	PASSENDE GESCHMACKS-KOMBINATION
Quinoa	Bereiten Sie unseren Einfachen Quinoa-Frühstücksbrei auf Seite 274 zu und geben Sie ihn auf einen Löffel.	Oder gehen Sie nach den Anweisungen für Grundbestandteile des V3-Tellers auf Seite 329 vor.	Für ein Quinoa-Curry nehmen Sie Kokosmilch, Quinoa, Tomaten und rote Linsen. Sehr dick einkochen, dann auf einem Babyteller oder auf einem Löffel anrichten.
Reis	Beschränken Sie Naturreis auf 1–2 Portionen pro Woche, um die Arsenbelastung zu minimieren.	Gehen Sie nach den Anweisungen für Grundbestandteile des V3-Tellers auf Seite 329 vor.	Für Hülsenfrucht-Bällchen verwenden oder mit Hummus mischen und zu Kugeln rollen.
Toast	Bei weichem Brot besteht für Säuglinge Erstickungsgefahr. Schneiden Sie die Kruste ab, toasten Sie das Brot und schneiden Sie es in Stücke in der Größe Ihres kleinen Fingers.	n. z.	Dünn mit Nussmus oder Hummus bestreichen.
Joghurtalternativen	Stellen Sie aus Tofu oder eingeweichten Cashewkernen Joghurtalternativen her oder kaufen Sie ungesüßte Varianten.	n. z.	Joghurtalternative mit eisenreichen Hafer-Cerealien mischen, für Smoothies und Eis am Stiel verwenden oder pur auf einem Löffel anrichten.

**WAS IST DÄMPF-BRATEN?*
Das Dämpf-Braten von Gemüse eignet sich bestens für alle Altersgruppen, aber besonders für das Baby-led Weaning. Mit dieser hybriden Garmethode bekommen Sie Gemüse, das innen zart und außen goldgelb ist. Einfach die Form oder das Blech für drei Viertel der Garzeit im Ofen mit Folie oder einem Deckel abdecken, diese dann vorsichtig abnehmen und das Gemüse mindestens ein Viertel der empfohlenen Garzeit offen braten. Durch das Abdecken dünstet das Gemüse zunächst. In der abschließenden Bratzeit wird der natürliche Zucker im Gemüse konzentriert und karamellisiert. Sie können das Gemüse vor dem Braten auch blanchieren, um denselben Effekt zu erzielen. Wir ziehen jedoch das Dämpf-Braten vor, weil es die Vorbereitung verkürzt und den Abwasch reduziert. Bei uns siegt immer die Einfachheit!

Weitere Nahrungsmittel einführen

Traditionell empfehlen Fachleute, neue Nahrungsmittel einzeln einzuführen und dazwischen einige Tage vergehen zu lassen. Das soll das Erkennen allergischer Reaktionen erleichtern. Allergische Reaktionen treten jedoch im Gegensatz zu Lebensmittelunverträglichkeiten sofort auf. Ein bis drei Tage zu warten bringt daher nichts; wenn Ihr Baby auf ein neues Nahrungsmittel allergisch reagiert, werden Sie die Reaktion wahrscheinlich sofort sehen. Außerdem hat sich gezeigt, dass die rasche Einführung verschiedenster Obst- und Gemüsesorten deren Akzeptanz erhöht und den Grundstein für eine abwechslungsreiche Ernährung legt[8].

Für uns ist die allmähliche Einführung jeweils eines Nahrungsmittels wissenschaftlich nicht gerechtfertigt. Nahrungsmittel mit geringem Allergiepotenzial können zusammen eingeführt werden, hier ist kein Abstand erforderlich. Natürlich wird das Erkennen von Unverträglichkeiten dann etwas schwieriger, aber nicht allzu sehr, wenn das Baby pro Tag nur ein Gericht aus wenigen Zutaten erhält.

Falls Ihnen eine mögliche allergische Reaktion Sorgen bereitet, können Sie die acht wichtigsten Allergene einzeln einführen, was wir ab Seite 158 erläutern werden.

Wie weiß ich, ob mein Baby genug isst?

Beim Baby-led Weaning wird das Baby wahrscheinlich weniger Nahrung zu sich nehmen als die Altersgenossen, die mit dem Löffel gefüttert werden. Selbst zu essen muss man lernen, das klappt nicht vom ersten Moment an. Rechnen Sie damit, dass das Kind das neue Nahrungsmittel zunächst erkundet, das Essen berührt, dann in den Mund steckt, daran saugt und schließlich kaut und schluckt.

Nach den Erfahrungen anderer Mütter dauert es im Schnitt zwei bis drei Wochen, bis sich die Beikost im Stuhl des Babys zeigt – ein tolles Zeichen, dass es feste Nahrung aufnimmt.

Info-Häppchen

Es dauert oft zwei bis drei Wochen, bevor regelmäßig Beikost im Stuhl des Babys sichtbar wird.

Wie ist es mit der Erstickungsgefahr?

»Sie wollen meinem Baby *was* geben? Wir haben monatelang unaufhörlich darüber gewacht, was unser Baby in den Mund nimmt. Und nun sollen wir zusehen, wie es sich große Fremdkörper in den Mund steckt?«

Ja, genau, das war auch unsere erste Sorge. Wir erinnern uns lebhaft, dass wir wie auf glühenden Kohlen saßen, als unsere Kinder die erste feste Nahrung bekamen. Wir waren nicht sicher, ob das nicht ein furchtbarer Fehler war. Die mütterliche Paranoia erreichte ihren Höhepunkt, als wir unserem Kind zum ersten Mal vorsichtig ein Stück Banane (Alex) und ein Stückchen Butternusskürbis (Whitney) hinlegten. *Konnten unsere Söhne wirklich selbst essen?*

Wir können Ihnen versichern, dass Untersuchungen keinerlei Unterschiede hinsichtlich des Erstickungsrisikos[9] beim Baby-led Weaning und bei der Löffelfütterung ergeben haben. Eine Studie zeigte sogar, dass bei den Säuglingen, die das wenigste Fingerfood erhielten, das Erstickungsrisiko am größten war.

Das Wichtigste ist, dass Sie dem Kind wirklich nur geeignete Nahrungsmittel anbieten. Sie dürfen dem Baby auf keinen Fall ein großes Stück rohe Möhre geben, aber ein fingergroßes Stückchen gut gedämpfte Möhre ist perfekt! Viele Nahrungsmittel eignen sich gut für das Baby-led Weaning, andere gar nicht, wir werden darauf noch genauer eingehen.

Wenn Sie warten, bis das Baby sechs Monate alt ist und selbstständig sitzen kann, sinkt die Erstickungsgefahr weiter. Zu Erstickungsanfällen kann es kommen, wenn der Säugling motorisch noch nicht in der Lage ist, sicher zu kauen und zu schlucken. Falls Ihr Baby mit sechs Monaten noch nicht bereit dafür ist, ist das auch in Ordnung. Sie können mit Breikost beginnen und dann auf Baby-led Weaning umsteigen, wenn Ihr Baby diese Entwicklungsstufe erreicht hat. Egal, wann und wie wir beginnen: Am Ende essen alle feste Nahrung.

Baby-led Weaning ist nicht für jeden geeignet. Bei Babys mit anatomischen Auffälligkeiten oder neurologischen Störungen, die das Risiko einer Schluckstörung bergen, ist Baby-led Weaning nicht angezeigt.

Würgen oder Ersticken

Erscheinen diese beiden Wörter Ihnen auch beängstigend? Es handelt sich allerdings um zwei völlig unterschiedliche Dinge:

Der Würgereiz ist nicht lebensbedrohlich. Er bei tritt bei Babys manchmal mehrmals pro Mahlzeit auf, wenn das Kind lernt, mit fester Nahrung umzugehen. Das Würgen ist meist sehr gut hörbar und klingt wie Husten. Der Würgereflex geht bei Erwachsenen vom hinteren Teil der Zunge aus, nahe der Speiseröhre, beim Baby aber von weiter vorne. Das bedeutet, dass das Kind in der frühen Essphase häufig würgen wird, wenn es zu viel erwischt hat oder die Stückchen noch zu groß sind und die Nahrung nochmals für gründliches Kauen nach vorne befördern muss. Dieser Reflex wandert mit der Zeit nach hinten und erreicht etwa mit zwölf Monaten die normale Position wie bei Erwachsenen.

Ein Erstickungsanfall ist dagegen ein lebensbedrohlicher Notfall, bei dem die Luftröhre des Babys blockiert ist. Im Gegensatz zum Würgen läuft er geräuschlos ab. Die Hände und die Haut des Babys können sich dabei blau verfärben, bei dunkelhäutigen Babys ist die Verfärbung aber eventuell nicht sichtbar. Achten Sie auf andere Anzeichen wie das Greifen nach der Kehle oder hohe Töne als Zeichen der Not.

Bei einem Erstickungsanfall müssen Sie sofort handeln, daher empfehlen wir allen Eltern, vor der Einführung fester Nahrung eine Schulung in Erster Hilfe zu absolvieren. Beim Würgereiz müssen Sie nicht eingreifen. Lassen Sie das Baby die Nahrung selbst aushusten. Wenn Sie einschreiten, steigt die Erstickungsgefahr.

Wir wussten, dass wir bei unseren Kindern mit Würgen rechnen mussten, und verloren trotzdem die Nerven, als es zum ersten Mal passierte. Es ist vielleicht normal, aber nicht schön, und wir wissen, wie beängstigend es sein kann. Informieren Sie sich über den Unterschied zwischen Würgereiz und Erstickungsanfall, damit Sie richtig reagieren können. Es gibt jede Menge Videos online über entzückende Babys, die erstmals feste Nahrung zu sich nehmen und zu würgen beginnen.

Sicher füttern

1. Lassen Sie das Baby niemals mit dem Essen allein, denn Ersticken geschieht geräuschlos. Nur bei ständiger Beaufsichtigung ist sichergestellt, dass ein Erwachsener bei Bedarf richtig reagieren kann.
2. Achten Sie darauf, dass das Baby immer aufrecht sitzt und sich nicht nach hinten lehnt. Wir wissen, dass es verlockend ist, das Baby beim Essen auf dem Schoß zu halten. Doch im Hochstuhl sitzt es aufrecht, nicht gekrümmt, und Sie können es die ganze Zeit über beobachten.
3. Lassen Sie das Baby allein essen. Babys müssen selbst entscheiden, wie schnell und wie viel sie essen.
4. Prüfen Sie die Beschaffenheit und Temperatur der Speisen. Zerdrücken Sie ein Stück zwischen Daumen und Zeigefinger oder zwischen den Lippen. Das Baby übt etwa denselben Druck aus, daher können Sie damit feststellen, ob das Baby die Nahrung kauen kann. Auch die Temperatur nehmen Sie so gut wahr.
5. Die Nahrungsmittel müssen altersgerecht sein und die richtige Konsistenz haben. Salz und Zucker sollten begrenzt werden. Nahrungsmittel, die das Erstickungsrisiko erhöhen, sollten Sie meiden.

4. Traditionelle Fütterung

Wir haben sehr lange über das Prinzip des Baby-led Weaning diskutiert, und wir beide haben diesen Ansatz bei unseren Kindern verfolgt. Alex praktizierte vorwiegend Baby-led Weaning, bei Whitney war es ein gemischter Ansatz. Wir hoffen, wir haben ausreichend betont, dass jede Art richtig ist, für die Sie sich entscheiden. Wenn Sie den traditionellen Ansatz mit Brei wählen, sind hier einige allgemeine Anleitungen und Tipps.

Viele Kinderärzte geben grünes Licht für Breikost, wenn das Baby vier Monate alt ist. In diesem Alter kann der Säugling schon Brei, aber noch kein Fingerfood, motorisch verarbeiten. Es ist aber dennoch besser zu warten, bis der Zungenstreckreflex zurückgeht. Wenn Sie beschließen, Beikost vor dem sechsten Lebensmonat einzuführen, sind einzelne Früchte, Gemüse und eisenreiche Baby-Cerealien eine gute Wahl.

Für Breikost gelten dieselben allgemeinen Empfehlungen und Sicherheitsrichtlinien. Achten Sie darauf, dass das Baby aufrecht im Hochstuhl sitzt, und behalten Sie es beim Essen immer im Auge.

Orientieren Sie sich an Ihrem Baby. Bieten Sie einen kleinen Löffel voll Brei an, und warten Sie, bis das Kind den Mund öffnet. Zwingen Sie einem Kind niemals Nahrung auf, überreden Sie es auch nicht. Ihr Baby wird wahrscheinlich zunächst nicht mehr als einen oder zwei Teelöffel essen.

Der typische Verlauf der Löffelfütterung sieht etwa so aus:

- 6–8 Monate: püriertes Obst und Gemüse sowie eiweiß- und eisenreiche Nahrungsmittel
- 9–12 Monate: gehackte oder zerdrückte Nahrung und weiches Fingerfood
- 12+ Monate: altersgerechte Familienmahlzeiten

Wie Sie sehen, ist der Unterschied zum Baby-led Weaning nicht allzu groß. Er besteht hauptsächlich darin, dass das Kind beim Baby-led Weaning Fingerfood nicht erst mit acht oder neun Monaten erhält.

Zubereitung und Sicherheit

Wenn Sie Breikost füttern möchten, empfehlen wir Ihnen, sie möglichst oft selbst herzustellen. Das ist nicht nur kostengünstiger, sondern auch nahrhafter für Ihr Baby. Handelsübliche Säuglingsnahrung enthält meist wenig von den wichtigen Nährstoffen Eisen und Eiweiß. Und wenn sie nur eine Zutat enthält, ist das Kind jeweils nur mit einer Geschmacksrichtung konfrontiert. Bei der eigenen Zubereitung können Sie kreativ werden und Ihrem Baby alle Farben des Regenbogens und verschiedenste Geschmacksrichtungen bieten.

Die Herstellung von Säuglingsnahrung muss nicht arbeitsintensiv sein. Beginnen Sie damit, eine sehr reife Avocado oder Banane zu zerdrücken – und schon haben Sie einen einfachen Brei, der nicht einmal erhitzt werden muss. Fast alle Obst- und Gemüsesorten können zu einem dünnen Brei oder Püree verarbeitet werden.

Info-Häppchen

Hausgemachte Säuglingsnahrung ist nicht nur nahrhafter und leckerer, sondern auch preisgünstiger.

Achten Sie, wie auch bei der Zubereitung von fester Babynahrung, auf Hygiene, und waschen Sie das Obst und Gemüse erst gründlich, bevor Sie es auf einer sauberen Arbeitsfläche oder einem sauberen Schneidbrett mit einem sauberen Messer schneiden. Servieren Sie die Speisen sofort, oder bewahren Sie sie im Kühlschrank / Gefrierschrank für später auf. Die meisten Babygerichte halten sich im Kühlschrank einige Tage, im Gefrierschrank ein bis zwei Monate.

Wir frieren Säuglingsnahrung gerne in Eiswürfelbehältern ein, das erleichtert die Portionierung. Die meisten Eiswürfelbehälter gliedern sich in Portionen zu etwa 30 Gramm. Geben Sie die Babynahrung einfach in einen sauberen Eiswürfelbehälter, und frieren Sie sie ein. Entnehmen Sie die Würfel, und geben Sie sie in einen sauberen, luftdichten Gefrierbehälter. Sie können sie dann nach Bedarf auftauen und servieren! Rühren Sie die Speisen nach dem Erhitzen gut durch, und prüfen Sie die Temperatur, damit das Baby sich nicht den Mund verbrennt.

Da Bakterien für Babys schädlich sein können, sollten die Portionen sehr klein sein. Nahrung, die über den Löffel oder in anderer Weise mit dem Mund des Babys in Berührung gekommen ist, darf nicht für später aufbewahrt werden, sondern muss weggeworfen werden. Das gilt gleichermaßen für hausgemachte und gekaufte Säuglingsnahrung.

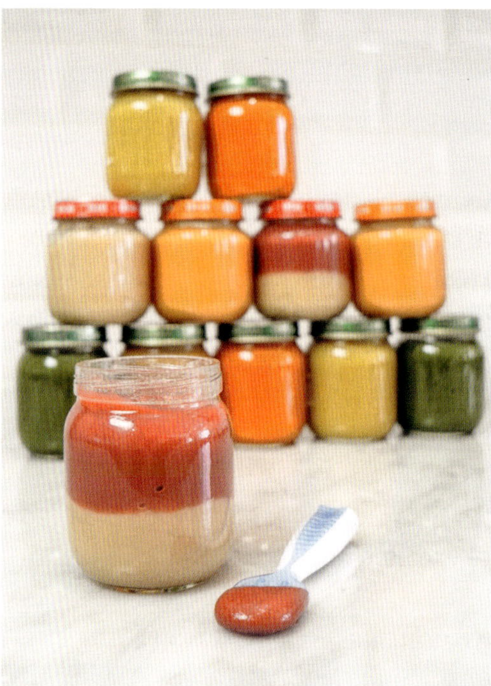

Und schließlich empfehlen wir Ihnen, die Nahrungsmittel zu dämpfen oder mit wenig Wasser in der Mikrowelle zu garen, damit möglichst viele Vitamine und Mineralstoffe erhalten bleiben. Sie können Gemüse auch mit etwas Oliven- oder Avocadoöl im Ofen rösten. Im Vergleich zu anderen Garmethoden bleiben bei diesen beiden die meisten Nährstoffe erhalten.

Babykost geschmacklich aufwerten

Wie beim Baby-led Weaning gibt es auch hier keinen Grund, warum das Kind nicht von Anfang an verschiedenste Geschmacksrichtungen kennenlernen soll. Würzen Sie den Brei während des Garvorgangs, um das Baby mit neuen Geschmäckern und Gewürzen zu konfrontieren. Wir mögen pürierten Butternusskürbis mit Zimt, pürierte grüne Bohnen mit italienischen Gewürzen wie Basilikum, Oregano und Knoblauch sowie pürierte Möhren mit Currypulver.

Salz und Zucker sind nach wie vor zu meiden. Babys brauchen keine zusätzliche Süße, und ihre unreifen Nieren können mit dem zugesetzten Salz noch nicht umgehen. Wenn Sie für die ganze Familie kochen, entnehmen Sie die Portion für das Baby, bevor Sie Salz zufügen, und pürieren Sie sie.

Info-Häppchen

Verwenden Sie zum Garen von Obst und Gemüse möglichst wenig Wasser – beim Kochen gehen Nährstoffe verloren.

5. Nährstoffe für Babys von sechs bis zwölf Monaten

Ob Sie Baby-led Weaning oder den traditionellen Ansatz wählen, es gilt immer, auf die gleichen Nährstoffe zu achten. Das wichtigste Nahrungsmittel für das Baby ist nach wie vor Muttermilch und/oder Formulanahrung. Die mit sechs Monaten eingeführte Beikost soll ergänzen, Neugier wecken und die Entwicklung des Essvorgangs und der Geschmacksvorlieben fördern.

Muttermilch und Formulanahrung liefern den Großteil der Kalorien und der Makro- und Mikronährstoffe, die das Baby benötigt. Stillende Frauen nehmen weiterhin die gleichen Nahrungsergänzungsmittel wie in den ersten sechs Monaten. Ungestillte Säuglinge erhalten auch weiterhin ihr Vitamin-D-Präparat.

Auf einen Nährstoff müssen wir jedoch genauer eingehen: Eisen.

Eisen

»*Beginnen Sie mit Fleisch.*« In den meisten Baby-Ratgebern ist dies eine beliebte Empfehlung. Scheinbar denken die Menschen, ein Baby, das nicht an einem Lendensteak nuckelt, wäre von Eisenmangel bedroht.

Fleisch ist zwar ein guter Eisenlieferant, aber nicht der einzige und auch nicht der beste, wenn feste Nahrung eingeführt wird. Dies ist einer der Gründe, warum es den Instagram-Account »Plant-Based Juniors« gibt. Alex war so frustriert darüber, dass Bücher über das Baby-led Weaning Fleisch so sehr in den Vordergrund stellten, dass sie nicht nur beweisen wollte, dass sie Baby-led Weaning schaffen würde, sondern dass sie veganes Baby-led Weaning bewerkstelligen konnte.

Eisen wird vom Baby im Mutterleib eingelagert, und dieser Vorrat reicht für die ersten vier bis sechs Monate. Ab dem 4. Lebensmonat steigt die empfohlene Eisenzufuhr von 0,5 Milligramm auf 8 Milligramm pro Tag an. Auch mischköstlich ernährte Säuglinge können diesen hohen Bedarf in der Regel nicht ohne Nahrungsergänzung decken – ob durch Eisen in Formulanahrung oder in angereicherten Nahrungsmitteln. Nur damit Sie ungefähr eine Vorstellung haben: ein Glas Babynahrung mit püriertem Rindfleisch enthält im Durchschnitt ein Milligramm Eisen. Ich weiß nicht, wie das bei Ihnen ist, aber ich kenne nicht viele Säuglinge mit sieben Monaten, die pro Tag elf Gläschen Babynahrung verputzen können.

Daher empfehlen wir neben eisenreichen pflanzlichen Nahrungsmitteln die Aufnahme von mit Eisen angereicherten Cerealien in den Speiseplan – besonders für ausschließlich gestillte Babys, die nicht die beträchtlichen Eisenmengen aus der Formulanahrung erhalten. Zahlreiche pflanzliche Nahrungsmittel sind ausgezeichnete Eisenlieferanten, etwa Getreide, Hülsenfrüchte, Nüsse und Samen. Die Kombination dieser Nahrungsmittel mit einem Vitamin-C-Lieferanten, wie Erdbeeren, Paprikaschoten, Zitrusfrüchten und Kartoffeln, sorgt für eine effiziente Aufnahme des Eisens.

Wenn Sie Ihrem gestillten Baby seit dem Alter von vier Monaten ein Eisenpräparat geben, können Sie damit aufhören, sobald Sie ihm diese eisenreichen Nahrungsmittel anbieten. Besprechen Sie dies mit Ihrem Kinderarzt, wenn Ihr Baby besondere Bedürfnisse hat.

Die perfekten Kombinationen

Wenn das Abstillen beginnt, achten Sie darauf, Ihrem Kind energiereiche Nahrung anzubieten. Das Baby wächst sehr schnell, daher muss jeder Bissen nicht nur Nährstoffe wie Eisen, sondern auch viele Kalorien und Fett enthalten.

Um Ihnen das zu erleichtern, haben wir einen Spickzettel mit Ideen für die ersten Mahlzeiten erstellt, der eisenreiche Kombinationen sowie fettreiche und Vitamin-C-reiche Optionen enthält. Unser Ziel ist es, das Füttern zu vereinfachen und den Stress auszuräumen, der manchmal mit der Einführung von Beikost einhergeht. Stellen Sie diese Nahrungsmittel nach Belieben zusammen, und Sie können sicher sein, dass Ihr Kind alles bekommt, was es braucht.

EISENREICH	FETTREICH	VITAMIN-C-REICH
Linsen-Pizza-Streifen (Seite 256)	Cashew-Käseersatz oder in Olivenöl gegartes Gemüse	kurz gedämpfter Brokkoli mit Stielgriff zum Halten
Tofu-Marinara-Streifen (Seite 258)	veganer Parmesanersatz (Cashewkerne mit Nährhefe)	Marinara-Sauce
Kurzgebratene Tempehstreifen	in Olivenöl gegartes Tempeh	sehr reife Kiwi, entkernt und geschnitten
Kidneybohnen, zerdrückt	Avocadostücke, natur oder in Weizenkeimen oder Hanfsamen gewälzt für mehr »Grip«	Erdbeeren, geschnitten
weicher Toast, in fingergroße Stücke geschnitten	Sesampaste oder Nussmus	Himbeeren, halbiert
Tofu-Frittata-Muffin, in Streifen geschnitten oder halbiert	Oliven, entsteint und geviertelt	kurz gedämpfter Blumenkohl mit Stielgriff zum Halten
Penne mit Spinatpesto	Walnüsse und Olivenöl (in Pesto)	kurz gedämpfte Paprikastreifen
Pfannkuchen aus eisenreichen Cerealien	in Kokosöl gebackene Pfannkuchen	reife Cantaloupe-Melone, geschnitten
Kichererbsen-Nudeln	in Olivenöl gegarter Brokkoli	Marinara-Sauce
schwarze Bohnen, zerdrückt	in Hanfsamen gewälzte Avocadostreifen	Tomaten, fein geschnitten
Gemüse-Burger auf Quinoa-Basis, in fingergroße Stücke geschnitten ODER gegarte Quinoa, gemischt mit Hummus, auf einem Löffel angerichtet	in Avocadoöl gebratener Burger	dämpf-gebratene Süßkartoffelstreifen

FAZIT: Babys erhalten weiterhin den Großteil der Kalorien und Makro-/Mikronährstoffe aus Muttermilch oder Formulanahrung. Stillende Frauen sollten nach wie vor ihre Nahrungsergänzungsmittel einnehmen, und gestillte Säuglinge bekommen weiterhin ihr Vitamin-D-Präparat. Der Eisenbedarf ist in dieser Zeit besonders hoch, der Fokus auf eisenreiche Nahrungsmittel ist also wichtig. Kombinieren Sie diese mit einem guten Vitamin-C-Lieferanten für eine maximale Aufnahme.

Zu meidende Nahrungsmittel

Während der Abstillphase sollen Babys möglichst viele Nahrungsmittel, Geschmacksrichtungen und Konsistenzen kennenlernen. Bestimmte Nahrungsmittel sind für Babys jedoch nicht geeignet, ungeachtet der Fütterungsmethode.

Nahrungsmittel, die zwischen sechs und zwölf Monaten gemieden werden müssen, sind:

- Honig im ersten Lebensjahr, weil er mitunter bakterielle Sporen (*Clostridium botulinum*) enthält, die eine schwere neurotoxische Krankheit namens Botulismus verursachen können. Lesen Sie deshalb unbedingt auch immer die Zutatenlisten von Broten oder Cerealien!
- Runde Nahrungsmittel wie vegetarische Würstchen, Kirschtomaten und Weintrauben. Sie können die Luftröhre des Babys blockieren und sollten vor dem Verzehr halbiert oder geviertelt werden, je nach Alter und Geschicklichkeit des Kindes.
- Nahrungsmittel, von denen große Stücke abbrechen können, wie rohe Äpfel und die meisten rohen Gemüse. Rohes Obst und Gemüse kann mit etwa zehn Monaten geraspelt oder in kleinen, mundgerechten Stücken eingeführt werden, sobald das Baby den Scherengriff beherrscht.
- Nahrungsmittel, die im Mund eine Krume bilden, wie Baguette oder Cracker.
- Harte Nahrungsmittel, wie ganze Nüsse, große Samen und Popcorn, sollten bis zum Alter von vier Jahren gemieden werden, da hierbei große Erstickungsgefahr besteht.

- Größere Stücke von Zitrusfrüchten. Orangen, Mandarinen und Grapefruits sollten filetiert und die weiße Haut entfernt werden.
- Große Klumpen Nussmus, die in der Speiseröhre des Babys stecken bleiben können. Dünn mit Nussmus bestrichener Toast oder Nussmus im Haferbrei ist in Ordnung.
- Große Mengen Kuhmilch oder pflanzlicher Milchalternativen. Diese können in kleinen Mengen zur Zubereitung von Speisen verwendet werden, sollten aber nicht vor dem Ende des ersten Lebensjahres als Getränk gegeben werden. Sie können die Aufnahme von Nährstoffen stören, und der Konsum von Kuhmilch im ersten Lebensjahr kann die Darmschleimhaut schädigen.
- Wurstwaren und unpasteurisierter Frisch- und Rohmilchkäse. Diese Nahrungsmittel haben Sie vermutlich ohnehin nicht für Ihr Baby vorgesehen, aber es muss darauf hingewiesen werden, dass Aufschnitt und unpasteurisierter Frischkäse nicht vor dem Ende des ersten Lebensjahres verzehrt werden dürfen, weil sie Listerien enthalten können. Das sind Bakterien, die bei Babys eine schwere Krankheit mit der Bezeichnung Listeriose hervorrufen können.

Salz

Die Nieren eines Säuglings sind im ersten Lebensjahr noch nicht ausgereift und können keine großen Mengen Natrium herausfiltern. Wir fügen Speisen für Babys unter einem Jahr deshalb kein Salz zu und schränken gekaufte Nahrungsmittel mit Natriumzusatz stark ein. Halten Sie Ausschau nach Tomatensauce, Dosenbohnen und anderen Fertigprodukten ohne zugesetztes Salz oder mit niedrigem Natriumgehalt.

Für die Familie kochen

Wenn Sie für die ganze Familie kochen, entnehmen Sie die Portion für das Baby, bevor Sie Salz hinzufügen. Erwachsene und Kinder sollen selbst nachsalzen.

Zucker

Babys brauchen keinen zugesetzten Zucker, denn sie sollen eine Vorliebe für naturbelassene Nahrungsmittel entwickeln. Wenn sie in diesem Alter Zucker essen, entsteht eventuell eine Präferenz für unnatürlich Süßes. Natürlich wissen wir, dass auch »gesunde« Nahrungsmittel wie Marinara-Sauce aus dem Glas und Vollkornbrot in der Regel gesüßt sind. Wir beschränken also Zucker, wenn es möglich ist, aber machen Sie sich keine Sorgen, wenn in einem Lebensmittel, das Ihr Baby gelegentlich isst, ein oder zwei Gramm Zucker enthalten sind.

Hinweis: »Zuckerzusatz« bezeichnet Zucker, der dem Nahrungsmittel zugesetzt wird oder aus natürlichen Quellen isoliert wird, etwa in aromatisierten Joghurts, Backwaren, Fertigprodukten, Fruchtsaft und dergleichen. Nicht aber von Natur aus süße Nahrungsmittel wie Obst.

Obst und Übergewicht

Viele Eltern äußern uns gegenüber die Befürchtung, ihr Kind könnte zunehmen, wenn es zu viel Obst isst. Obst enthält zwar beträchtliche Mengen an natürlichem Zucker (Glukose und Fruktose), Forschungen zeigen aber durchweg einen *Anti*-Übergewicht-Effekt[10]. Für manche mag das paradox klingen, doch wer viel Obst isst, ist angenehm satt und isst insgesamt weniger – vermutlich, weil Obst viele Ballaststoffe und Wasser enthält. Obst enthält außerdem wichtige Mikronährstoffe und sekundäre Pflanzenstoffe, die Übergewicht entgegenwirken könnten. Die Vitamine A, E und C sowie Zink, Eisen und Kalzium unterstützen den Fettstoffwechsel, also die Aufspaltung der aufgenommenen Fette zur Verwendung im Körper. Daher ist eine Kost, die reichlich Mikronährstoffe enthält, etwa aus Obst und Gemüse, hilfreich für ein gesundes Gewicht.

FAZIT: Keine Angst vor dem Obst. Kleinkinder haben eine biologisch begründete Vorliebe für Obst gegenüber Gemüse. Zum Glück ist Obst sättigend, köstlich und voller Nährstoffe. Es gibt keinen Grund, es einzuschränken.

Flüssigkeit

Zwischen sechs und zwölf Monaten brauchen Babys zusätzlich zu Muttermilch oder Formulanahrung nicht viel Flüssigkeit. Vegan ernährte Babys nehmen jedoch mehr Ballaststoffe zu sich. Wenn sie ein wenig Wasser trinken, kann das Verstopfung vorbeugen. Außerdem hoffen wir, dass das angebotene Wasser zu den Mahlzeiten die Grundlage für lebenslanges Wassertrinken bildet. Wir bieten dem Baby zu den Mahlzeiten 30 bis 60 Milliliter Wasser an, um die Verdauung zu fördern und den Gebrauch eines offenen Bechers zu üben.

Wir wissen, was Sie jetzt denken: *Einem sechs Monate alten Kind einen offenen Becher geben, sind Sie verrückt?* Ja, Ihr Baby wird sich das Wasser vermutlich überschütten, mehrmals, aber es wird irgendwann lernen, wie man mit einem Becher umgeht. Säuglinge können mit einem offenen Becher das richtige Trinken erlernen[11] und ihre Mundmotorik entwickeln. Anfangs müssen Sie Ihrem Baby dabei helfen. Geben Sie immer nur wenig Wasser in den Becher.

Unterwegs ist ein offener Becher natürlich keine Option. Hier empfehlen wir einen Strohhalmbecher anstelle einer traditionellen Schnabeltasse. Der Strohhalm trainiert die Mund- und Gesichtsmuskeln, die das Kind zum Sprechen und Essen braucht. Schnabeltassen fördern hingegen nur das Saugen und Schlucken und können die orale Entwicklung beeinträchtigen.[12]

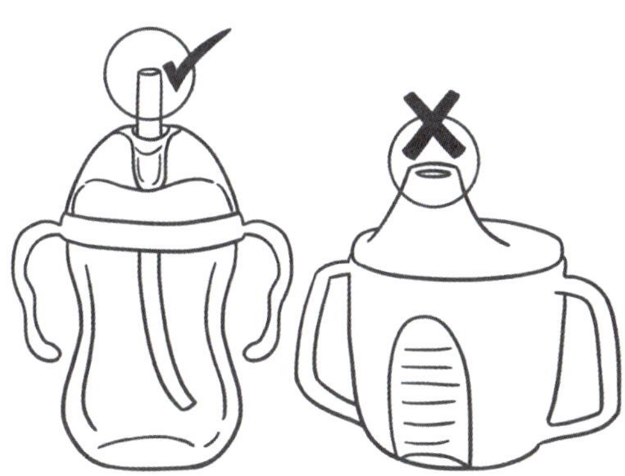

6. Portionsgrößen und Fütterungshinweise

Beim Baby-led Weaning werden Sie vermutlich überrascht sein, wie wenig Nahrung in den ersten Wochen im Mund des Babys landet. Ein Häppchen hier, ein Bissen dort. Auch bei der Löffelfütterung akzeptieren Babys die Beikost nicht immer sofort. Zum Glück brauchen sie nicht so viel Nahrung, da ihr Nährstoffbedarf größtenteils noch durch Muttermilch und/oder Formulanahrung gedeckt wird. Daher kommt auch die Bezeichnung »Beikost«. Beikost ist lediglich eine Ergänzung für die besonders nahrhafte Milch, die das Baby noch mindestens bis zu seinem ersten Geburtstag bekommt.

Da wir wissen, dass die meisten Eltern dankbar für konkrete Anleitungen sind, empfehlen wir, mit jeweils ein bis zwei Esslöffeln oder zwei bis drei fingerbreiten Streifen eines Nahrungsmittels zu beginnen. Das Baby sieht das Essen, wird aber nicht überfordert. Anfangs wird Essen häufig weggeworfen, fallen gelassen, ausgespuckt oder nur zur Hälfte gegessen. Das ist völlig normal. Bedenken Sie, dass Kinder im Alter von sechs Monaten nur den Faustgriff beherrschen und nicht jeden Bissen essen können, der ihnen angeboten wird. Sie werden das Essen mit ihrer Faust umschließen, den sichtbaren Teil essen und den Rest fallen lassen.

Info-Häppchen

Ein bis zwei Esslöffel Brei oder zwei bis drei Streifen eines Nahrungsmittels sind ein guter Anfang.

Wann ist die beste Zeit?

Das richtige Timing ist ausschlaggebend für den Erfolg. Sie müssen vor allem anfangs den richtigen Zeitpunkt erwischen: Wenn das Baby nicht zu hungrig und nicht zu satt ist. Der Hunger muss so groß sein, dass das Kind das Essen interessant findet, aber nicht gleich frustriert ist, wenn es seinen Hunger damit nicht schnell genug stillen kann. Wir haben beobachtet, dass etwa eine Stunde nach der letzten Milchmahlzeit ein guter Zeitpunkt ist.

Wir empfehlen, im Alter von sechs Monaten mit einer Mahlzeit pro Tag zu beginnen und die Beikost mit etwa neun Monaten auf zwei oder drei Mahlzeiten zu steigern. Mit einem Jahr wird das Kind drei Mahlzeiten und einige Zwischenmahlzeiten pro Tag essen.

Hunger- und Sättigungssignale

Wir halten uns an Ellyn Satters Prinzip der Aufteilung der Verantwortung bei der Fütterung (Wir werden in Kapitel 5 näher darauf eingehen), was bedeutet, dass das Baby entscheidet, ob und wie viel es essen möchte. Dass sie Verlangen nach Nahrung haben, teilen Babys ebenso mit wie ihren Hunger nach Milch. Dass sie mehr möchten oder genug haben, drücken sie meistens anders aus.

Sich nach Essen umsehen, schmatzen, das Essen interessiert ansehen und/oder auf das Tablett oder den Tisch hauen können Zeichen dafür sein, dass ein zweiter Gang gewünscht wird. Wenn das Baby sich leicht ablenken lässt, das Essen hin- und herschiebt, zu Boden fallen lässt oder immer frustrierter wirkt, versucht es vielleicht Ihnen mitzuteilen, dass es genug hat.

Wenn Sie sich nicht sicher sind, halten Sie ein Stück Essen hoch, und fragen Sie: »Mehr?«, bevor Sie es auf das Tablett oder den Teller legen. Sie können auch Essen auf das Tablett oder den Teller legen und dann in Gebärdensprache »mehr« zeigen (Sie pressen an beiden Händen den Daumen und die Finger aneinander, so dass ein flaches O entsteht, und führen die Fingerspitzen dann zusammen). Wenn das Baby aufgeregt ist, ist es wahrscheinlich noch hungrig. Wenn es gereizt wirkt, ist es vermutlich satt.

Gebärdensprache für Kleinkinder

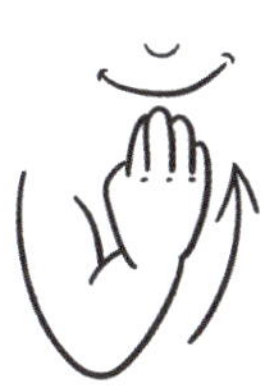

Essen

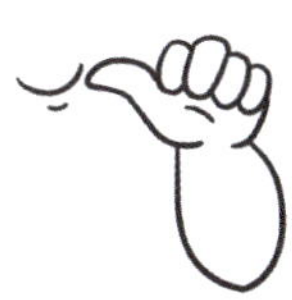

Trinken

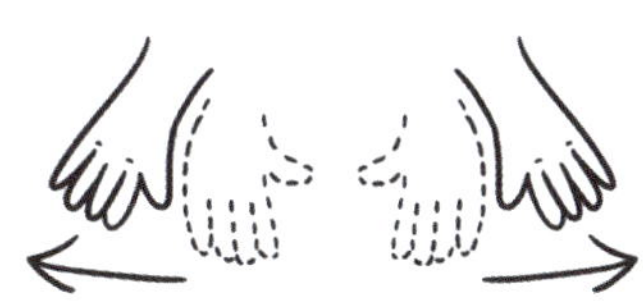

Fertig

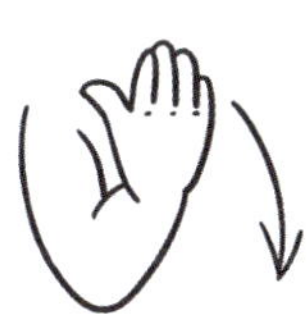

Danke

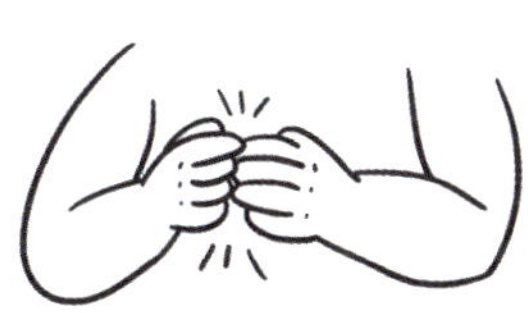

Mehr

Wir haben beide bei unseren Babys mit amerikanischer Gebärdensprache gearbeitet. So konnten sie uns, schon bevor sie ihre Wünsche aussprechen konnten, mitteilen, ob sie hungrig oder satt sind. Es gibt viele hilfreiche Gebärden, aber wir kamen mit einigen wenigen aus: »mehr«, »fertig«, »essen« und »trinken«.

Alex begann mit diesen Gebärden bei der ersten Mahlzeit ihres Sohnes, aber er übernahm sie nicht leicht. Ihr Kinderarzt meinte, sie solle es sein lassen, wenn er die Gebärden nicht in den ersten paar Wochen übernehmen würde. Aber Alex kann ziemlich hartnäckig sein und benutzte die Gebärden weiter. Mit acht Monaten verwendete Vander die Gebärden schließlich bei jeder Mahlzeit, und wenn er satt ist, drückt er das immer noch so aus.

Geben Sie nicht auf, wenn Ihr Baby die Gebärden nicht sofort übernimmt. Je konsequenter Sie die Gebärden einsetzen, desto schneller wird das Baby sie erlernen.

Reaktives Füttern

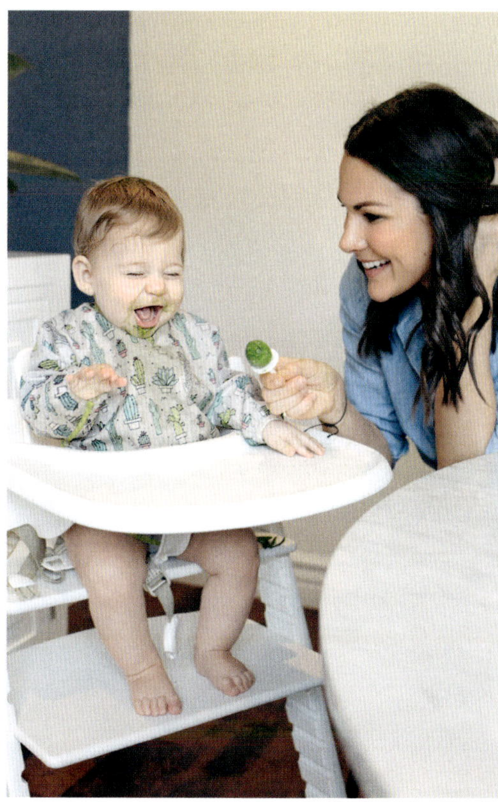

Solange das Baby nur gestillt wird oder die Flasche bekommt, ist es oft leichter zu verstehen, wenn es hungrig oder satt ist. Schreien, Unruhe oder Hinwendung zur Flasche oder zur Brustwarze sind klassische Anzeichen von Hunger. Das Wegdrehen des Kopfes, nachlassendes Interesse oder langsameres Trinken sind Zeichen für Sättigung. Mit der Beikost wird es schwieriger, die Signale richtig zu interpretieren. Man kann sowohl Hunger- als auch Sättigungssignale leicht übersehen.

»Reaktives Füttern« bedeutet, die Hinweise des eigenen Babys zu verstehen und entsprechend zu reagieren: Das Baby signalisiert Hunger und wird gefüttert. Das Baby signalisiert Sättigung, und Sie hören auf. Das hört sich einfach an, aber wenn Sie bedenken, wie viele von uns als Kind immer ihren Teller aufessen oder noch einen Bissen mehr essen mussten, um einen Nachtisch zu kriegen, oder vielleicht zu wenig Essen bekommen haben, damit sie nicht zu dick werden, wird schnell klar, dass dieses reaktive Füttern keineswegs selbstverständlich ist. Das reaktive Füttern verändert sich auch mit der Zeit. Bei älteren Kindern bieten die Eltern mehr Struktur, um die natürliche Fähigkeit der Kinder zur Selbstregulierung ihrer Nahrungsaufnahme zu unterstützen.

ALTER	HUNGER-SIGNALE	SÄTTIGUNGS-SIGNALE	REAKTIVES FÜTTERN	DAS KIND LERNT ...
0–6 Monate	Schreit, ist unruhig, sucht nach der Brust, saugt an den Händen.	Schließt den Mund, dreht den Kopf weg, trinkt oder saugt langsamer, schläft ein.	Schnell reagieren, füttern bei Hunger, aufhören bei Sättigung.	darauf zu vertrauen, dass Mutter/Vater auf seine Bedürfnisse eingehen.
6–12 Monate	Greift nach Nahrung, zeigt auf Nahrung, signalisiert Hunger mit Wörtern oder Lauten.	Schüttelt den Kopf, wirft mit Essen, spuckt Essen aus, isst langsamer.	Verschiedene Konsistenzen und Geschmacksrichtungen anbieten, ohne Druck auszuüben oder zu urteilen; auf Versuche, selbst zu essen, positiv reagieren.	selbst zu essen; dass Mahlzeiten angenehm sind und man dabei gefahrlos lernen und erkunden kann.
1–3 Jahre	Verwendet weiterhin Laute, Bewegungen und zunehmend Wörter, um Hunger auszudrücken.	Verwendet weiterhin Aktionen und Wörter, um Sättigung auszudrücken.	Regelmäßig ausgewogene Mahlzeiten und Zwischenmahlzeiten anbieten; für Abwechslung sorgen; auf die Hunger- und Sättigungssignale des Kindes reagieren, ohne zu urteilen oder Druck auszuüben.	darauf zu vertrauen, dass immer Nahrung verfügbar sein wird; neue Nahrungsmittel und neues Essverhalten auszuprobieren.

7. Nahrungsmittelallergien

Allergien bereiten vielen Eltern große Sorgen, wenn sie mit Beikost beginnen, und das nicht ohne Grund. Nahrungsmittelallergien nehmen zu. Einige Studien zeigen, dass sie sich in den letzten beiden Jahrzehnten verdoppelt haben. Es ist für die Forscher schwer, den Anteil verlässlich zu schätzen, aber etwa zehn Prozent der Bevölkerung ist von Nahrungsmittelallergien betroffen[13]. Bei Kindern und in Industrieländern ist der Anteil am höchsten.

Risikofaktoren für Nahrungsmittelallergien

Ihr Kind kann ein erhöhtes Risiko für Nahrungsmittelallergien haben, wenn eine familiäre Veranlagung besteht. Wenn Ihr Kind eine Lebensmittelallergie hat, besteht außerdem das Risiko, dass sich weitere entwickeln. Untersuchungen deuten auch darauf hin, dass Kinder, in deren Familien Erkrankungen wie Neurodermitis, Asthma oder allergische Rhinitis aufgetreten sind, ebenfalls ein erhöhtes Risiko für Lebensmittelallergien haben. Sie können jedoch auch bei Kindern und Erwachsenen ohne familiäre Veranlagung entstehen. Vorsorgen ist also immer wichtig.

Symptome einer Nahrungsmittelallergie

Allergien wirken sich bei jedem Menschen anders aus. Bei einem Kind kann eine schwerwiegende Reaktion auf ein Allergen eintreten, bei einem anderen nur eine leichte Reaktion. Der Unterschied zwischen Nahrungsmittelallergien und Nahrungsmittelunverträglichkeiten wurde bereits im vorherigen Kapitel ab Seite 125 erläutert. Nur zur Erinnerung: Symptome einer Nahrungsmittelallergie sind Schwellungen um den Mund, im Gesicht oder am Hals, Juckreiz, Atembeschwerden und Magen-Darm-Beschwerden wie Übelkeit, Erbrechen und Durchfall. In schweren Fällen können Nahrungsmittelallergien lebensbedrohlich sein. Nahrungsmittelunverträglichkeiten sind gewöhnlich nur mit Beschwerden des Verdauungsapparats verbunden.

Bei manchen Kindern wachsen sich Nahrungsmittelallergien und -unverträglichkeiten bis zu einem Alter von fünf Jahren aus, aber nicht bei allen.

Allergien gegen Erdnüsse, Nüsse, Fisch und Schalentiere bleiben oft ein Leben lang bestehen[14]. Wenn das mögliche Risiko Ihres Kindes Ihnen Sorgen bereitet, sprechen Sie darüber am besten mit Ihrem Kinderarzt. Er kann Sie an einen Spezialisten verweisen und dahingehend beraten, ob ein Allergietest erforderlich ist.

Hier sind die acht häufigsten allergenen Nahrungsmittel:

- Milch
- Eier
- Soja
- Schalentiere
- Fisch
- Erdnüsse
- Walnüsse
- Weizen

Diese acht Nahrungsmittel sind für etwa 90 Prozent aller Nahrungsmittelallergien verantwortlich[15], die übrigen zehn Prozent gehen auf andere Nahrungsmittel zurück, darunter auch neue Allergene wie Sesamsamen und Senfsaat.

Frühzeitige Einführung zur Allergieprävention

Früher empfahlen Fachleute eine verzögerte Einführung häufiger Nahrungsmittelallergene: Kuhmilch nicht unter einem Jahr, Eier nicht unter zwei, Nüsse und Fisch nicht unter drei Jahren. Man meinte, das unreife Immunsystem von Kindern könne mit diesen Nahrungsmitteln noch nicht umgehen.

Diese Empfehlungen haben sich aber aufgrund neuer wissenschaftlicher Erkenntnisse geändert. Heute herrscht Einigkeit darüber, dass die verzögerte Einführung allergener Nahrungsmittel das Allergierisiko von Kindern sogar erhöhen kann[16]. Untersuchungen zeigen, dass die Einführung von Erdnüssen und Eiern zwischen vier und sechs Monaten das Allergierisiko um 71 beziehungsweise 44 Prozent senken[17] dürfte.

Nach neueren Forschungen und aufgrund der hohen Prävalenz von Erdnussallergien empfiehlt die AAP nun, dass Eltern Erdnüsse bereits zwischen vier und sechs Monaten in einer altersgerechten Form einführen sollten. Der genaue Zeitpunkt hängt vom Risiko ab:

- Säuglinge mit geringem Risiko: Mit sechs Monaten einführen. Das sind Babys, die keine Neurodermitis und keine anderen Allergien haben.
- Säuglinge mit mäßigem Risiko: Mit sechs Monaten einführen. Das sind Babys mit leichter bis mittelschwerer Neurodermitis.
- Säuglinge mit hohem Risiko: Zwischen vier und sechs Monaten einführen. Das sind Babys mit schwerer Neurodermitis und anderen Nahrungsmittelallergien. Die Einführung erfolgt hier nicht zu Hause, sondern in der Praxis eines Gesundheitsdienstleisters unter medizinischer Aufsicht. Besprechen Sie die richtige Vorgangsweise mit Ihrem Kinderarzt.

Die richtige Einführung von Allergenen

Zur Einführung potenzieller Allergene empfehlen Fachleute, dem Baby zunächst eine erste Kostprobe zu geben, zehn Minuten zu warten, ob eine Reaktion eintritt, und dann eine zweite Kostprobe anzubieten. Danach darf das Baby die Portion in normalem Tempo aufessen. Achten Sie zwei Stunden lang auf etwaige Reaktionen. In diesem Zeitfenster treten die meisten unerwünschten Nahrungsmittelreaktionen auf. Ab dann sollte Ihr Baby das betreffende Nahrungsmittel mindestens dreimal pro Woche[18] erhalten.

Hier sind einige Möglichkeiten, Nahrungsmittelallergene einzuführen:

Erdnüsse

- Eine dünne Schicht ungesalzene Erdnussbutter auf Weizentoast, in dünne Streifen geschnitten für das Baby-led Weaning.
- Erdnussbutterpulver in einen Pfannkuchenteig oder Baby-Cerealien rühren.

Soja

- zerkrümelter Tofu als Rührei oder in einen Smoothie gemischt.
- ungesüßten, natürlichen Bio-Sojadrink für die Zubereitung einer Speise, Suppe oder eines Smoothies*

* *Etwas Sojadrink für Rezepte zu verwenden ist eine gute Lösung zur Allergenexposition. Sojadrink ist jedoch für Kinder unter einem Jahr kein geeignetes Getränk.*

Weizen

- Weizentoast mit Hummus, in dünne Streifen geschnitten für Baby-led Weaning
- Weizenvollkornnudeln, pur oder mit Tomatensauce

Baumnüsse

- Cashew- oder Mandelcreme, mit Wasser verdünnt, ähnlich eingeführt wie Erdnussbutter

Allergien und tierische Produkte

Es gibt zwar keine Standardleitlinien für die Einführung anderer allergener Nahrungsmittel als Erdnüsse, wahrscheinlich sollten diese aber in derselben Weise eingeführt werden, besonders wenn das Baby ein hohes Allergierisiko hat.

Leider sind unter den häufigsten acht Allergenen mehrere tierische Produkte: Eier, Milch, Fisch und Schalentiere. Daraus entsteht ein ethisches Dilemma, und wir können Ihnen diese Entscheidung nicht abnehmen. Wir selbst haben uns dafür entschieden, alle acht häufigsten Allergene bei unseren Kindern einzuführen, weil wir fachlich davon ausgehen, dass das ihr Risiko für schwere Allergien später im Leben reduzieren kann. Auch wenn sie sich ein Leben lang vegan ernähren, können sie durch Kontamination und industrielle Verarbeitung mit Nahrungsmitteln tierischen Ursprungs in Kontakt kommen. Eine lebensbedrohliche Lebensmittelallergie ist etwas, das wir mit allen Mitteln vermeiden wollen.

FAZIT: Neue Forschungsergebnisse zeigen, dass die frühzeitige Einführung von allergenen Lebensmitteln (zwischen 4 und 6 Monaten) ideal ist, um das Allergierisiko Ihres Kindes zu senken. Wie und wann genau, das hängt vom genauen Profil des einzelnen Kindes ab. Die aussagekräftigsten Untersuchungen wurden mit Erdnüssen, Milch und Eiern durchgeführt. Es kann jedoch von Vorteil sein, alle acht häufigsten Allergene einzuführen.

Man muss jedoch dazu sagen, dass die frühe Einführung von Allergenen keine Garantie dafür bietet, dass Ihr Kind keine Lebensmittelallergie entwickelt. Ebenso bedeutet die Nichteinführung keinesfalls, dass es eine Allergie bekommen wird.

Wenn Sie sich dafür entscheiden, Nahrungsmittelallergene tierischen Ursprungs in die Ernährung Ihres Kindes aufzunehmen, bedeutet das nicht automatisch, dass tierische Produkte langfristig Teil seiner Ernährung sein müssen. Aktuelle Untersuchungen deuten darauf hin, dass für das Allergierisiko der Zeitraum zwischen sechs und zwölf Monaten maßgeblich ist, dann sollte die Exposition stattfinden. Für eine adäquate Exposition muss Ihr Kind in dieser Zeit zweimal pro Woche in Kontakt mit dem Allergen kommen. Wir wissen, dass dieses Thema Ängste und Verwirrung auslösen kann, daher möchten wir Ihnen all die Informationen an die Hand geben, die Sie für eine fundierte Entscheidung im Interesse Ihrer Familie benötigen. Natürlich raten wir Ihnen auch, darüber mit Ihrem Kinderarzt zu sprechen.

8. Beispiele für Fütterungspläne

Zwar bekommt das Baby zwischen sechs und zwölf Monaten immer noch Milch nach Bedarf, aber ein ungefährer Plan, wie man Milch und Beikost verbinden kann, ist sicher hilfreich.

6 MONATE

7:00 Uhr Stillen oder Flasche
8:00 Uhr Frühstück
11:00 Uhr Stillen oder Flasche
14:00 Uhr Stillen oder Flasche
17:00 Uhr Stillen oder Flasche
19:00 Uhr Stillen oder Flasche

Nachts: Nachts können Sie das Kind stillen bzw. ihm die Flasche geben, wenn es noch nicht durchschläft.

9 MONATE

7:00 Uhr Stillen oder Flasche
8:00 Uhr Frühstück
11:00 Uhr Stillen oder Flasche
12:00 Uhr Mittagessen
15:00 Uhr Stillen oder Flasche
17:00 Uhr Stillen oder Flasche
18:00 Uhr Abendessen
19:00 Uhr Stillen oder Flasche

1 JAHR

7:00 Uhr Muttermilch oder Milch/Milchalternative
8:00 Uhr Frühstück
10:00 Uhr Vormittagsimbiss
12:00 Uhr Mittagessen
15:00 Uhr Nachmittagsimbiss + Muttermilch oder Milch/Milchalternative
18:00 Uhr Abendessen
19:00 Uhr Muttermilch oder Milch/Milchalternative

Das sind nur Beispiele. Sie müssen dabei natürlich die Bedürfnisse Ihres Kindes, seine Schlafenszeiten und den Tagesablauf der Familie berücksichtigen.

9. Häufige Fragen und Herausforderungen

Es gibt eine Reihe von Fragen, die von Eltern immer wieder gestellt werden, insbesondere in Zusammenhang mit dem Baby-led Weaning. Hier finden Sie einfache Antworten und Lösungen für die häufigsten Probleme und Fragen bei der Fütterung des Babys.

Mein Baby ist vier Monate alt. Kann ich jetzt mit dem Baby-led Weaning beginnen?

Bis zum Alter von etwa sechs Monaten braucht Ihr Kind nur Muttermilch oder Formulanahrung. Selbst wenn Ihr Baby sich schon früher für feste Nahrung interessiert, müssen auch noch andere Meilensteine in der Entwicklung erreicht sein, bevor Sie mit dem Baby-led Weaning beginnen können. Mit vier

Monaten kann Ihr Kind wahrscheinlich noch nicht selbstständig sitzen und Nahrung in die Hand nehmen und zum Mund führen, um sie zu essen. All das ist Voraussetzung für das Baby-led Weaning.

Mit welchem Nahrungsmittel sollte ich beginnen?

Es gibt keine Regeln, welche Nahrungsmittel als erste probiert werden können (solange diese nicht auf der Liste der zu meidenden Nahrungsmittel auf Seite 150 f. stehen). Beim Baby-led Weaning sollten Sie am besten mit etwas beginnen, das Ihnen und Ihrem Kind keine Angst macht – zumindest haben wir das so empfunden.

Alex bot ihrem Sohn als erste Mahlzeit in Weizenkeimen gewälzte Bananen- und Avocadostücke an, gefolgt von gegarten Süßkartoffelstäbchen. Sie kannte den Unterschied zwischen Würgen und Ersticken sehr gut, war aber doch nervös. Daher folgten Löffel mit Kürbis, angereicherten Cerealien und Joghurtalternative, damit sie und ihr Sohn sich zunächst an das selbstständige Essen gewöhnen konnten.

Whitney dachte wochenlang über die erste Mahlzeit ihres Sohnes nach und entschied sich schließlich für Butternusskürbis, den er zusammen mit ihr im Supermarkt ausgewählt hatte. Nach einem Bissen hatte er genug. Mit dem brennenden Wunsch nach einer erfolgreichen ersten Mahlzeit lief Whitney in die Küche und schnitt rasch eine sehr reife Avocado auf, die Caleb mit Begeisterung verschlang – und in sein Haar, auf seinen Stuhl und auf seine Kleidung schmierte.

Egal, womit Sie beginnen, seien Sie nicht enttäuscht, wenn Ihr Baby es nicht mag. Feste Nahrung ist Neuland – es kann dauern, bis Ihr Baby sich daran gewöhnt.

Sollte ich Gemüse vor Obst anbieten?

Dass Obst als erste Beikost zu einer Vorliebe für Süßes führt und das Kind Gemüse dann häufiger ablehnt, ist eine weit verbreitete Befürchtung. Doch diese Annahme ist nicht wissenschaftlich belegt. Eine Untersuchung ergab sogar, dass Kinder Möhren eher annahmen[19], wenn sie zusammen mit Obst angeboten wurden.

Wie oft sollte ich feste Nahrung anbieten?

Wir empfehlen, im Alter von sechs Monaten mit einer Mahlzeit pro Tag zu beginnen und mit etwa neun Monaten auf drei Mahlzeiten zu steigern. Mit einem Jahr wird das Kind drei Mahlzeiten und einige Zwischenmahlzeiten pro Tag essen.

Was ist, wenn dem Kind das angebotene Essen nicht schmeckt?

Bieten Sie es immer wieder an. Oft scheinen Babys ein bestimmtes Nahrungsmittel von Anfang an abzulehnen. Doch ein ablehnender Gesichtsausdruck muss nicht immer bedeuten, dass es ihnen nicht schmeckt. Vielleicht müssen sie sich einfach an den Geschmack gewöhnen. Vorlieben entwickeln sich erst mit der Zeit. Wechseln Sie ab, und bieten Sie das Nahrungsmittel erneut an. In Untersuchungen brauchte es bis zu 15 Versuche[20], bis ein Baby ein neues Nahrungsmittel angenommen hat. Die ersten Monate des Essens gehören zu den wichtigsten Phasen für die Entwicklung des Geschmacks. Geben Sie Ihrem Baby unbedingt die Möglichkeit, dies zu tun. Wenn ein Nahrungsmittel nach etwa zwölf Versuchen immer noch abgelehnt wird, lassen Sie es vorläufig sein.

Darf das Essen für mein Baby würzig sein?

Kinder mögen schmackhaftes, aromatisches Essen genauso gern wie Erwachsene! Es gibt also keinen Grund, warum Sie nicht verschiedene Kräuter und Gewürze hinzufügen sollten, um den Geschmackssinn zu trainieren und dem Kind Neues zu bieten. Wir haben beide bei unseren Kindern im Alter von sieben Monaten mildes Currypulver eingeführt und eine Prise Chilipulver wenige Monate später.

Kaum ein Baby mag jedoch scharfes Essen. Mit scharfem Pfeffer und Gewürzmischungen, die Cayennepfeffer oder Peperoncino enthalten, sollten Sie bis nach dem Ende des ersten Lebensjahrs warten.

Und wenn das Kind nicht essen möchte?

Wir sind Anhänger von Ellyn Satters Prinzip der Aufteilung der Verantwortung bei der Fütterung (»Division of Responsibility in Feeding«) vom Säuglings- bis zum Jugendalter (siehe Kapitel 5 für weitere Einzelheiten). Das bedeutet, die Eltern sind verantwortlich für das Was, Wann und Wo des Essens, und das Kind entscheidet, ob und wie viel es von dem isst, was Sie ihm vorsetzen.

Wenn das Kind beschließt, ein bestimmtes Nahrungsmittel nicht anzurühren oder gar nichts zu essen, ist das in Ordnung – so frustrierend es auch für Sie sein mag. Sie können das Gericht für die nächste Mahlzeit aufheben oder es erneut anbieten, wenn das Kind Interesse am Essen zeigt. Orientieren Sie sich an den Signalen Ihres Babys, und beenden Sie die Mahlzeit, wenn es nicht essen möchte.

Kann ich auch beim Baby-led Weaning Brei anbieten?

Selbstverständlich! Es gibt keine Untersuchungen, die zeigen, dass Brei neben Fingerfood die Vorteile des Baby-led Weaning zunichtemacht.

Kann mein Baby Besteck benutzen?

Mit Besteck kann ein Baby erst viel später richtig umgehen, aber man kann es nie zu früh üben lassen.

Es gibt vielerlei Arten von Besteck, die speziell für Säuglinge entwickelt wurden und die sich bestens für Brei eignen. Wir haben beide die folgenden Besteckteile für das selbstständige Essen verwendet und deren Flexibilität sehr geschätzt.

Eine Möglichkeit ist ein Lernlöffel. Diese Löffel sind flach und geriffelt. So bleibt der Brei daran haften, und das Baby muss nicht schöpfen. Andere haben eine flache Schaufelform, die ein Schöpfen in alle Richtungen erlaubt. Sie können den Löffel auch beladen und dem Baby dann in die Hand geben. Auf diese Weise kann Ihr Baby einige nährstoffreiche Nahrungsmittel zu sich nehmen, etwa Hülsenfrucht-Hummus, angereicherte Cerealien, Chia-Pudding und Haferbrei. Wir empfehlen Lernlöffel, die aus nichttoxischem Silikon hergestellt werden.

Wie nimmt das Kind beim Baby-led Weaning flüssige Nahrung (wie Suppe) zu sich?

Dünnere Nahrungsmittel wie Suppen oder Smoothies können dem Baby in einem offenen Becher vorgesetzt werden, sobald es das Trinken erlernt hat. Dazu sollten Suppen etwas abgekühlt sein.

Dürfen Babys Getreide essen?

Getreidefreie Ernährungsformen werden immer beliebter, und man hört auch häufig, Kinder unter ein oder zwei Jahren könnten Getreide nicht richtig verdauen. Aber das stimmt einfach nicht. Amylase (das Enzym, das für die Aufspaltung von Kohlenhydraten aus Getreide benötigt wird) ist sowohl im Speichel als auch im Dünndarm des Babys vorhanden.

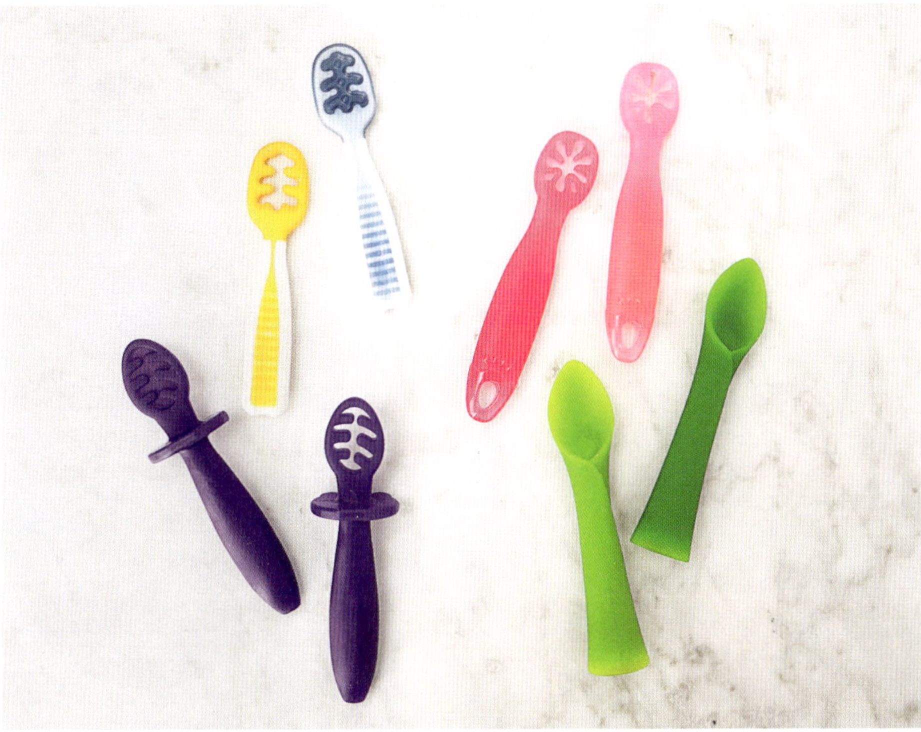

Was ist, wenn sich ein Nahrungsmittel glitschig anfühlt und mein Kind es beim Baby-led Weaning nicht greifen kann?

Nahrungsmittel, die der Hand leicht entgleiten, wie etwa Banane oder Avocado, kann man in Weizenkeimen, Hanfsamen oder Paniermehl wälzen, damit das Baby sie gut nehmen kann.

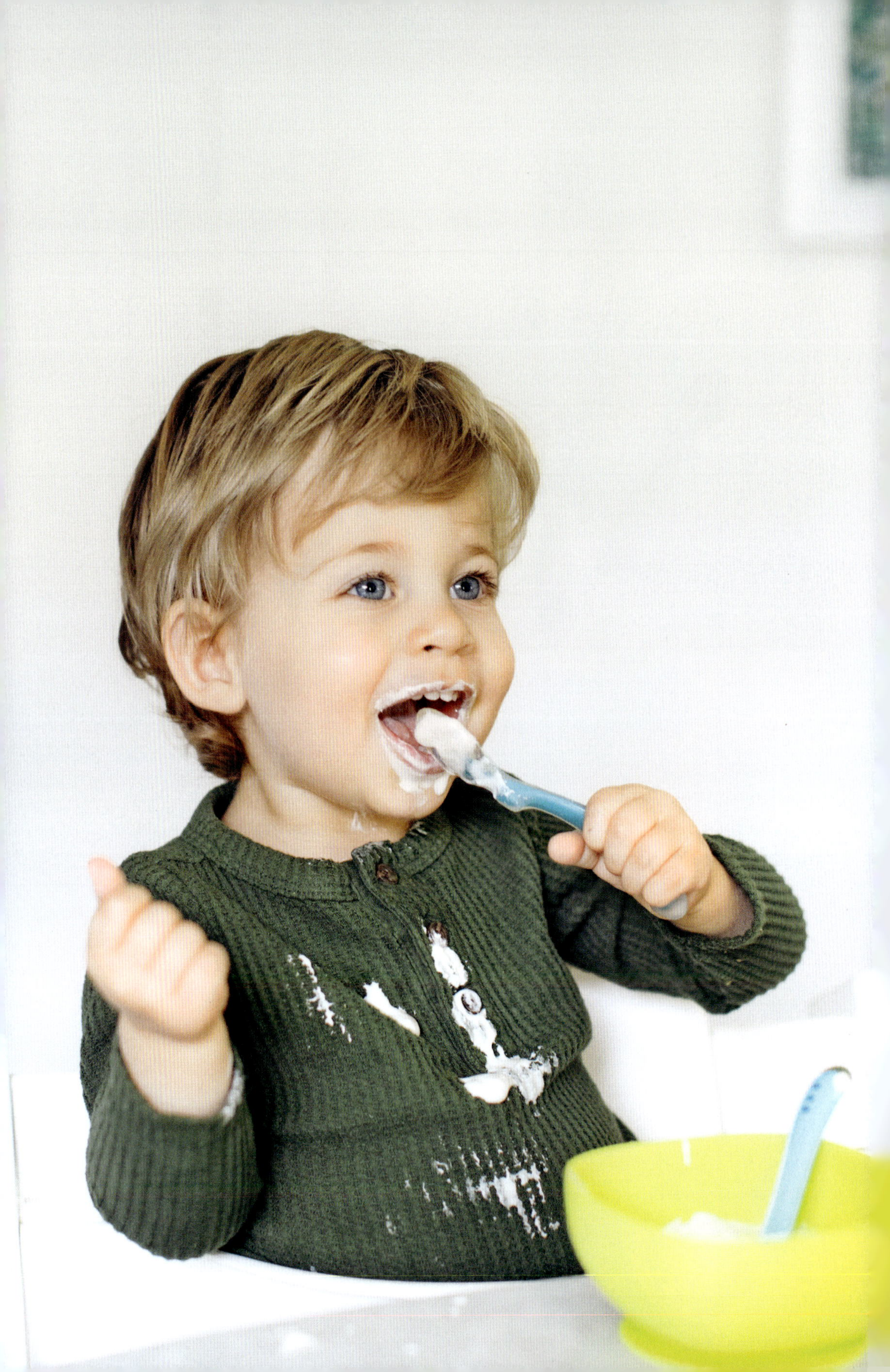

5

Selbstständig essen (1–3 Jahre)

Herzlichen Glückwunsch zum ersten Geburtstag Ihres Babys! Wir finden, Sie als Eltern haben sich Anerkennung verdient, denn die ersten 365 Tage sind voller magischer Momente, aber auch enorm herausfordernd. Gratulation, Sie haben es geschafft!

Mittlerweile haben Sie mehr Selbstvertrauen gewonnen und sind bereit, es mit dem Kleinkindalter aufzunehmen. Ihr Kind isst nun wahrscheinlich zumindest einige Male am Tag feste Nahrung und ist viel aktiver als noch vor ein paar Monaten. Es zeigt Ihnen vermutlich auch deutlich, was es gerne isst und was nicht. Ja, die Proteste werden in dieser Phase meist lauter. Die ersten sechs Monate der Einführung von Beikost sind beinahe ein goldenes Zeitalter, denn das Baby nimmt neue Geschmacksrichtungen, Konsistenzen und Optionen bereitwillig an. Um den ersten Geburtstag herum kann sich das jedoch drastisch ändern. Das Wachstum verlangsamt sich, und der Appetit des Babys kann nachlassen, die Mahlzeiten werden schwierig.

Eines haben wir als Eltern gelernt: Alles ändert sich ständig. Immer, wenn wir gerade den Dreh raushatten, wurde alles anders. Das bedeutet aber auch, dass selbst die schwierigsten Phasen nicht ewig dauern. In diesem Kapitel wollen wir Sie in die Lage versetzen, mit Phasen schwierigen Essverhaltens fertigzuwerden,und Sie mit den neuen ernährungsphysiologischen Anforderungen vertraut machen, die das frühe Kleinkindalter mit sich bringt.

1. Kuhmilch und Alternativen

Die wichtigste Frage der Eltern um den ersten Geburtstag herum, wenn erste Gedanken an das Abstillen oder an die Entwöhnung von Formulanahrung auftauchen, lautet: »Wie ist das mit Milch?«

Seltsamerweise spielt kein anderes Nahrungsmittel in Ernährungsempfehlungen so eine wichtige Rolle wie Kuhmilch. Es ist das einzige Nahrungsmittel, das von der American Academy of Pediatrics (AAP) ausdrücklich erwähnt und vom Landwirtschaftsministerium der Vereinigten Staaten für das Schulspeisungsprogramm vorgeschrieben wird. Aber entgegen allem, was Sie gehört haben mögen, brauchen Kinder keine Kuhmilch, um gut zu gedeihen. Ob Ihr Kind eine Kuhmilchunverträglichkeit hat oder Sie Ihr Kind aus ethischen Gründen ohne Milchprodukte großziehen möchten – wir werden mit Ihnen hier alle etwaigen Fragen und Bedenken durchgehen, über Vor- und Nachteile von Milchprodukten sprechen und die besten pflanzlichen Alternativen beschreiben.

Milch, Kalzium und kräftige Knochen

Wir beide legen Wert darauf, als Ernährungsberaterinnen evidenzbasiert zu arbeiten. Das bedeutet, wir versuchen den Bestätigungsfehler (die Auswahl von Studien, die unsere persönliche Meinung bestätigen) zu eliminieren und alle vorliegenden Untersuchungen zu bewerten und einzubeziehen. Wir suchen nicht bloß jene Artikel heraus, die unsere veganen Argumente stützen. Es wäre daher eine Unterlassung, die Gründe, warum Gruppen und Institutionen wie die AAP Kuhmilch für Kinder empfehlen, außen vor zu lassen.

Milch ist ein unkomplizierter, konzentrierter Lieferant von Kalorien, Protein, Fett, Kalzium und Vitamin D – alles wichtige Nährstoffe für das Wachstum. Studien zeigen beständig, dass Milchkonsum eine positive Wirkung auf die Knochengesundheit und die Knochenmineralisierung[1] bei Kindern hat. Darüber hinaus zeigen einige Untersuchungen, dass Kinder, die Kuhmilch erhalten, größer werden[2 3]. Diese Vorteile liegen wahrscheinlich an bestimmten Nährstoffen in der Milch, wie Kalzium und Vitamin D, nicht an besonderen Eigenschaften der Milch selbst.

Kinder brauchen Kalzium. In Wachstumsphasen wie der frühen Kindheit und der Pubertät ist Kalzium von entscheidender Bedeutung für den Aufbau kräftiger und gesunder Knochen. Forschungen zeigen, dass der Aufbau von Knochenmasse in der Kindheit wichtig für die Vorbeugung von Osteoporose im späteren Leben ist. Einige Studien belegen, dass Kinder, die keine Kuhmilch trinken, von kleinerem Wuchs sind und eine geringere Knochendichte[4] aufweisen. Wenn wir genauer hinsehen, zeigt sich jedoch, dass diese Kinder insgesamt wenig Kalzium zu sich nahmen. Das war wahrscheinlich der wahre Grund für die Wachstumsstörungen und nicht der Verzicht auf Kuhmilch. Kinder mit höherer Kalziumaufnahme hatten auch eine höhere Knochendichte[5], ungeachtet des Verzichts auf Kuhmilch. Es ist nicht schwer zu erreichen, dass Kinder auch ohne Milchprodukte ausreichend Kalzium erhalten. Untersuchungen zeigen darüber hinaus, dass die Supplementierung mit Kalzium bei präpubertären Kindern die Knochendichte verbessert[6].

Glücklicherweise enthalten angereicherte Milchalternativen wie Erbsen- oder Sojadrink dieselbe Menge an Kalzium wie Kuhmilch. Außerdem ist Kalzium nur einer von vielen wichtigen Faktoren für die Knochengesundheit, denn auch Vitamin D und Vitamin K sind von entscheidender Bedeutung. Es gibt sogar Hinweise darauf, dass ein Mangel an Vitamin D mehr Einfluss auf die spätere Knochendichte hat. In einer Studie mit 106 kaukasischen Mädchen war die Supplementierung mit 400 IU Vitamin D pro Tag während des ersten Lebensjahres mit einer höheren Knochendichte assoziiert[7].

Und schließlich ist gewichtsbelastete Bewegung, insbesondere in der frühen Kindheit, einer der wichtigsten Faktoren[8] überhaupt für den Aufbau von Knochenmasse. Je mehr die Kinder gehen, erkunden, laufen und hüpfen, desto kräftiger werden ihre Knochen.

Wir möchten auch darauf hinweisen, dass Untersuchungen zum Konsum von Milchprodukten bei Erwachsenen widersprüchliche Ergebnisse erbracht haben. Trotz der Vorteile für den Knochenaufbau in der Kindheit zeigten viele Studien, dass ein hoher Verzehr von Milchprodukten im Erwachsenenalter das Risiko für Knochenfrakturen nicht senkt[9]. Einige Studien verweisen sogar auf ein *erhöhtes* Frakturrisiko bei hohem Milchkonsum[10].

Sprechen wir nun also darüber, warum Ihr Kind keine Kuhmilch braucht.

WICHTIGE FAKTOREN FÜR KRÄFTIGE KNOCHEN

- Kalziumaufnahme
- Aufnahme von Vitamin D und Vitamin K
- adäquate Eiweißzufuhr (nicht zu hoch, nicht zu gering)
- gewichtsbelastete Bewegung

Eine kurze Geschichte der Kuhmilch

Es ist seltsam, dass wir die Milch der Kuh trinken müssen, um essenzielle Nährstoffe zu erhalten. Kein anderes Säugetier trinkt die Milch einer anderen Spezies! Zwar gibt es den *Homo sapiens* schon seit 300.000–500.000 Jahren (und Frühmenschen seit etwa zwei Millionen Jahren), doch wir haben erst vor etwa 10.000 Jahren begonnen, Milchprodukte zu konsumieren[11 12], als der Mensch anfing, Ackerbau und Viehzucht zu betreiben.

Es begann mit Butter und Käse. Der Milchkonsum kam erst viel später, als die Möglichkeit der Kühlung den Verderb der frischen Milch verhinderte. Aber die Ursprünge der Milch spielen hier keine große Rolle. Wichtig ist, dass wir nicht begannen, Milchprodukte zu verzehren, weil es aus gesundheitlichen Gründen *notwendig* war. Kuhmilch hielt sich als wichtiges Getränk für Kinder aus Bequemlichkeit. Sie war leicht und jederzeit verfügbar.

Aus Aufzeichnungen geht hervor, dass in traditionellen Gesellschaften weltweit Kinder im Allgemeinen zwei bis vier Jahre lang gestillt[13] wurden. Im alten Rom waren zwei bis drei Jahre die Norm. Im alten Griechenland empfahlen Philosophen wie Aristoteles, Frauen sollten stillen, bis die Regelblutung wieder einsetzte, und das konnte Monate oder Jahre dauern.

Die Forscher mögen debattieren, ob es ein biologisch natürliches Alter für das Abstillen gibt. Muttermilch ist unglaublich nährstoffreich, daher ist es sinnvoll, wenn Babys sie möglichst lange bekommen. Leider hatten die Mütter in der Antike mit ähnlichen Problemen zu kämpfen wie wir heute, von körperlichen Hindernissen bis hin zur negativen Einstellung der oberen Gesellschaftsschichten zum Stillen. Tiermilch war daher ein beliebter Ersatz für Muttermilch, wenn Frauen nicht stillen konnten oder wollten und sich keine Amme leisten konnten. Bereits um das Jahr 1500[14] tranken in vielen Krankenhäusern und Waisenhäusern in Europa Säuglinge direkt aus dem Euter!

Im späten 19. und frühen 20. Jahrhundert wurden die Unterschiede zwischen Kuhmilch und menschlicher Muttermilch – und die damit verbundenen Auswirkungen auf die Gesundheit – entdeckt. Kuhmilch enthält im Vergleich zu menschlicher Muttermilch sehr viel Eiweiß und verursacht mikroskopisch kleine Risse im Verdauungstrakt eines Säuglings, die zu Blutverlust und Anämie und einem erhöhten Risiko für Typ-1-Diabetes[15] führen können. Als diese Tatsache bekannt wurde, wurde Formulanahrung entwickelt, die so lange gefüttert werden sollte, bis das Kind alt genug war, um Kuhmilch zu vertragen (etwa ein Jahr). Gleichzeitig begann sich die Stilldauer im Laufe des 20. Jahrhunderts zu verkürzen. Im kolonialen Amerika wurde im Durchschnitt nur zwölf Monate gestillt[16]. Der Unterschied zwischen dem tatsächlichen Abstillalter und dem vermutlich biologisch vorgesehenen Abstillalter (zwei bis drei Jahre) war groß. Daher wurde Kuhmilch für alle abgestillten Kinder empfohlen.

Die Moral von der Geschichte ist, dass Kuhmilch immer nur als Ersatz für Muttermilch gedacht war, wenn gesellschaftliche Verpflichtungen Frauen vom Stillen bis in die frühe Kindheit abhielten. Sie war nie ein notwendiger Bestandteil der Ernährung von Kindern oder Erwachsenen, so wie ältere Kinder oder Erwachsene keine menschliche Muttermilch benötigen.

Wo liegt das Problem bei Kuhmilch?

Eines der simpelsten Argumente gegen die Verwendung von Kuhmilch als Ersatz für Muttermilch ist die Tatsache, dass die beiden nicht besonders ähnlich sind. Im Vergleich zu Muttermilch enthält Kuhmilch mehr Eiweiß, mehr Kohlenhydrate und weniger Fett.

Das wichtigste Kohlenhydrat in Milch ist Laktose. Wenn wir geboren werden, bildet unser Körper Laktase, das Enzym, das die Laktose für die Verdauung aufspaltet, in großen Mengen. Vor etwa 10.000 Jahren, zur Zeit der Domestizierung des Rindes, trat in einigen menschlichen Populationen eine genetische Mutation auf, die die Laktaseproduktion auch im Erwachsenenalter ermöglichte. Bei rund 60 bis 65 Prozent der Menschheit kam es jedoch nicht zu dieser Mutation[17], sie gelten als »laktoseintolerant«. Nach dem Säuglings- und Kleinkindalter bilden Laktoseintolerante nicht mehr ausreichend Laktase, um Laktose aufspalten zu können, was zu einer Reihe von Verdauungsproblemen wie Blähungen und Verstopfung führt.

Laktoseintoleranz und -unverträglichkeit sind weitverbreitet. Da entbehrt es nicht einer gewissen Ironie, dass öffentliche Einrichtungen weltweit den Konsum von Milchprodukten fördern, obwohl nur etwa 30 Prozent der Bevölkerung über diesen »evolutionären Vorteil« verfügen.

Laktoseintoleranz ist in der asiatischen Bevölkerung vorherrschend. Doch asiatische Bevölkerungsgruppen (die Milchprodukte meist meiden) haben eine geringere Häufigkeit von Herzerkrankungen und Krebs und eine höhere Lebenserwartung.

Kuhmilch weist auch einen anderen Anteil und eine andere Zusammensetzung des Eiweißes auf als Muttermilch. Sie enthält etwa dreimal so viel Gesamteiweiß wie Muttermilch[18], hauptsächlich Kasein, während Muttermilch vorwiegend Molkenprotein enthält.

Manche dieser Kaseinproteine verlängern eventuell die Verdauungszeit und wurden mit Verdauungsproblemen wie Verstopfung bei Kindern in Verbindung gebracht. Wenn ein Baby Bauchbeschwerden hat, ist der Verzicht auf Milchprodukte oft das Erste, was Kinderärzte und Ernährungsberater empfehlen. Eine Studie ergab, dass man bei 28 Prozent der Kinder mit chronischer Verstopfung eine Besserung erzielen konnte[19], wenn Kuhmilch aus ihrer Ernährung gestrichen wurde.

Milchkonsum und Risiko für chronische Krankheiten

Untersuchungen zu Milch und dem Risiko für chronische Krankheiten ergeben widersprüchliche und keineswegs schlüssige Ergebnisse, aber man sollte sie sich ansehen.

Studien zeigen, dass Kuhmilchkonsum mit einem erhöhten Risiko für Prostatakrebs[20] [21] und einem früheren Einsetzen der Regelblutung[22] bei heranwachsenden Mädchen, einem Risikofaktor für Brustkrebs, Herz-Kreislauf-Erkrankungen und Diabetes[23] assoziiert ist. Dagegen wird eine hohe Aufnahme von Ballaststoffen und pflanzlichem Eiweiß mit einem späteren Einsetzen der Regelblutung in Verbindung gebracht. Der Konsum von mehr als 750 Milliliter Milch pro Tag ist auch mit starkem Übergewicht in der Kindheit assoziiert[24] [25], wenngleich seltsamerweise das Risiko bei Vollmilch *geringer* ist[26] als bei fettreduzierter Milch.

Milch ist einer der wichtigsten ernährungsbezogenen Faktoren für die Produktion von Insulin und einem als »insulinähnlicher Wachstumsfaktor 1« (insulin-like growth factor 1, IGF-1) bezeichneten Hormon. Bei Kindern, die viel Milch trinken, ist der IGF-1-Spiegel um 20 bis 30 Prozent höher als bei jenen, die keine Milch trinken[27]. Eine Studie mit achtjährigen Jungen ergab, dass ein höherer Milchkonsum über einen Zeitraum von sieben Tagen den IGF-1-Spiegel erhöhte[28], ihre Nüchterninsulinwerte verdoppelte und die Insulinresistenz erhöhte. Hohe IGF-1-Werte werden auch mit Akne, starkem Übergewicht[29], Typ-2-Diabetes, der Alzheimer-Krankheit[30] und bestimmten Krebsarten[31], besonders Prostatakrebs[32], in Verbindung gebracht[33].

Kuhmilch erhöht nicht nur die körpereigene Produktion von IGF-1, sie enthält auch bovines IGF-1 sowie andere natürliche Wachstumsfaktoren, die das rasche Wachstum der Kälber unterstützen sollen. (Ein Kalb wiegt bei der Geburt etwa 40 Kilogramm[34]. Wenn es nach etwa sechs Monaten entwöhnt wird, 270 Kilogramm. Es nimmt also pro Tag fast 1,3 Kilogramm zu!) Wissenschaftler gehen davon aus, dass ein hoher IGF-1-Spiegel in der Kindheit zu einer chronisch erhöhten Produktion führt, was später im Leben Krankheiten auslöst.

Man weiß nicht, wie viel IGF-1 aus Kuhmilch vom menschlichen Körper aufgenommen wird, oder ob es während der Verdauung abgebaut wird, aber Tierstudien zeigen, dass es nach dem Konsum intakt resorbiert wird[35]. IGF-1 dürfte auch ein Grund dafür sein, dass der Konsum von Milchprodukten mit einer leicht erhöhten Körpergröße einhergeht. Das bringt uns in eine knifflige Situation: Einerseits wünschen wir uns ein optimales Wachstum für unsere Kinder, aber diese erhöhte Körpergröße kann auch mit einem erhöhten Krankheitsrisiko verbunden sein. Hier sind weitere Forschungen notwendig.

Man muss jedoch bedenken, dass wir hier von Risikofaktoren und Assoziationen sprechen. Es gibt keine eindeutigen Beweise dafür, dass Milchprodukte Krankheiten verursachen, und wir räumen ein, dass Kuhmilch bei manchen Kindern eine wichtige Nährstofflücke schließt. Sie ist bloß nicht die einzige Option.

Vorteile pflanzlicher Milchalternativen

Angereicherte pflanzliche Milchalternativen können helfen, den Bedarf unserer Kleinen an vielen essenziellen Nährstoffen wie Kalzium, Vitamin D, Kalorien, Eiweiß und Fett zu decken. Ihr Kind kann allein aus pflanzlichen Nahrungsmitteln genügend Kalzium erhalten, bei Säuglingen und Kleinkindern ist das jedoch unwahrscheinlich. Untersuchungen an vegan ernährten Kindern zeigen, dass jene, die keine mit Kalzium angereicherten Nahrungsmittel und Getränke bekommen, in der Regel weit unter der Zufuhrempfehlung liegen[36]. Das liegt nicht nur an der Art der Nahrungsmittel, die Kalzium enthalten (grünes Blattgemüse, das in der Beliebtheitsskala bei Kleinkindern meist ganz unten rangiert), sondern auch am schwankenden Appetit der Kinder.

Wir empfehlen Eltern, die Kuhmilch meiden, deshalb dringend, ihren Kindern an deren Stelle eine geeignete pflanzliche Milchalternative anzubieten, zumindest in den ersten Jahren. Ein durchschnittliches Kleinkind kann mit ein oder zwei Gläsern angereicherter pflanzlicher Milchalternative, etwa Soja- oder Erbsendrink, ganz einfach und sicher seinen Bedarf decken. Alex gibt Vander morgens und vor dem Schlafengehen einen Becher, Whitney bietet Caleb morgens und zur Zwischenmahlzeit am Nachmittag eine Milchalternative an – manchmal pur, manchmal in einem Smoothie.

Egal, welche Milchalternative Sie wählen, die Menge sollte 475 Milliliter pro Tag nicht überschreiten. Mehr macht die Kleinen zu satt, und es fehlen ihnen dann andere wichtige Nährstoffe wie Eisen, die nur in fester Nahrung enthalten sind.

Welche pflanzliche Milchalternative ist die beste?

Bei Säuglingen und Kleinkindern wird der Nährstoffbedarf im Unterschied zu älteren Kindern und Erwachsenen pro Kilogramm Körpergewicht ermittelt. Daher zählt jeder Bissen oder Schluck.

Im Handel sind viele pflanzliche Milchalternativen erhältlich, die ernährungsphysiologisch und geschmacklich einiges zu bieten haben und auch für die Zubereitung von Speisen verwendet werden können. Die einzigen Getränke, die als Ersatz für Kuhmilch in Frage kommen, sind jedoch angereicherter Sojadrink und angereicherter Erbsendrink, die am meisten Eiweiß, Fett und Kalorien enthalten.

Erbsen- und Sojadrink sind auch gute Quellen für die essenzielle Aminosäure Lysin, die in einer veganen Ernährung nur begrenzt vorhanden ist. Sojadrink ist darüber hinaus einer der besten pflanzlichen Cholinlieferanten.

Info-Häppchen

Ein oder zwei Gläser angereicherter Erbsen- oder Sojadrink pro Tag sind eine einfache Möglichkeit, den Bedarf Ihres Kleinkindes an vielen Nährstoffen zu decken, insbesondere an Kalzium.

Es sei nochmals darauf hingewiesen, dass Reis-, Nuss- und Haferdrinks keine geeigneten Getränke für kleine Kinder sind. Sie enthalten nur wenig Eiweiß, Fett und Gesamtkalorien und sind Soja- und Erbsendrink sowie Kuhmilch ernährungsphysiologisch unterlegen. Mandeldrink enthält beispielsweise nur etwa ein Viertel der Kalorien von Sojadrink. Vielleicht haben Sie von der Studie gehört, in der sich zeigte, dass Dreijährige, die pro Tag drei Tassen Milchalternativen tranken, etwa 1,5 Zentimeter kleiner waren[37] als Kinder, die Kuhmilch erhielten. Kritiker veganer Ernährungsformen nutzen solche Ergebnisse, um pflanzliche Milchalternativen generell zu verteufeln, aber ihre Argumentation weist einen gravierenden Fehler auf: Die Studie unterschied nicht zwischen der Art der Milchalternativen oder zwischen angereicherten und nicht angereicherten. Angesichts der Tatsache, dass Nussdrinks und nicht angereicherten Milchalternativen wichtige Nährstoffe fehlen, ist es kein Wunder, dass sich in der Studie nachteilige Ergebnisse gezeigt haben.

Da Kleinkinder nicht so viel Appetit haben wie ältere Kinder, müssen wir sicherstellen, dass sie ihren Bauch nicht mit diesen nährstoffarmen Milchalternativen füllen. Ein wenig davon in Backwaren oder Haferbrei schadet nicht, aber als primäres Getränk sind sie ungeeignet.

CHECKLISTE PFLANZLICHE MILCHALTERNATIVEN

- auf Basis von Soja- oder Erbsendrink (etwa 8 Gramm Eiweiß)
- mit Kalzium und Vitamin D angereichert
- eventuell auch mit Vitamin B_{12} und DHA angereichert
- ungesüßt/ohne Zuckerzusatz

Die Auswahl der richtigen Milchalternative

Zunächst muss es sich um einen »angereicherten« Drink handeln, was bedeutet, dass Nährstoffe wie Kalzium, Vitamin D und mitunter Vitamin B_{12} oder DHA zugesetzt wurden. Das steht oft nicht auf der Vorderseite der Packung – Sie müssen sie umdrehen und die Nährwertangaben lesen. Die Referenzmenge (RM) für Kalzium und Vitamin D sollte zwischen 20 und 40 Prozent liegen, und in der Zutatenliste werden Wörter wie »Kalziumcarbonat«, »Kalziumphosphat« und »Vitamin D« auftauchen.

Zweitens wird vielen pflanzlichen Milchalternativen Zucker oder Süßungsmittel zugesetzt. Halten Sie Ausschau nach der Aufschrift »ungesüßt«. Aus den Nährwertangaben sollte auch hervorgehen, dass null Prozent Zucker zugesetzt wurde.

Stabilisatoren

Manche Eltern haben Bedenken bezüglich einiger Zusatzstoffe, die die zugesetzten Nährstoffe in den pflanzlichen Milchalternativen verteilen und den Drink stabilisieren. Die aktuelle Forschung zeigt jedoch, dass diese unbedenklich sind und keine gastrointestinalen Nebenwirkungen haben. Wir verwenden beide angereicherte Milchalternativen, die solche Zusatzstoffe enthalten. Aber natürlich wissen wir nicht viel über die langfristigen Auswirkungen, denn sie wurden an Menschen noch nicht ausreichend untersucht.

Wenn Sie solche Zusatzstoffe vermeiden möchten, können Sie naturbelassenen Sojadrink kaufen und selbst Kalzium hinzufügen. Reines Kalziumkarbonatpulver in hundertprozentiger Lebensmittelqualität ist online oder in Naturkostläden erhältlich und kann problemlos in Milch- oder Joghurtalternativen gegeben werden. Sie müssen diese nur vor dem Servieren gut schütteln und im Becher Ihres Kindes häufig umrühren, damit sich das Pulver nicht am Boden ansammelt. Denn die Aufgabe von Stabilisatoren ist es, die Teilchen in Suspension zu halten. Bedenken Sie, dass Sie Ihrem Kind dann auch die volle Tagesdosis Vitamin D geben müssen, da sie nicht in der Milchalternative enthalten ist.

> **Info-Häppchen**
>
> Wählen Sie ungesüßte angereicherte pflanzliche Milchalternativen. Sie können auch Kalziumkarbonat in Lebensmittelqualität in nicht angereicherte Milchalternativen rühren.

Einige angereicherte pflanzliche Milchalternativen verwenden Carrageen, einen Bestandteil von Rotalgen, als Verdickungsmittel und Stabilisator. Studien zur Sicherheit von Carrageen brachten widersprüchliche Ergebnisse. Einige zeigten eine schädliche Wirkung auf den Darm, andere nicht. Die Europäische Behörde für Lebensmittelsicherheit (EFSA) hat aufgrund der nicht ausreichenden Datenlage aktuell die erlaubte Tagesdosis auf 75 mg/kg Körpergewicht/Tag festgelegt. Die Milchalternativen zugesetzte Menge liegt weit unter dieser Obergrenze. Viele Unternehmen verzichten inzwischen auf Kundenwunsch ganz auf diesen Zusatzstoff.

2. Nährstoffe im zweiten Lebensjahr

Die Mehrzahl der Nährstofferfordernisse, die in Kapitel 1, 3 und 4 besprochen wurden, gilt auch noch im zweiten Lebensjahr. Protein-, eisen- und zinkreiche Nahrungsmittel haben immer noch Priorität, und jede Mahlzeit sollte Obst und Gemüse umfassen, die reich an Vitamin A und C sind. Allerdings ergeben sich auch neue Erfordernisse, weil die meisten Babys nun keine oder deutlich weniger Formulanahrung oder Muttermilch erhalten und mehr Nährstoffe aus fester Nahrung aufnehmen.

Vitamin B_{12}

Wir entschuldigen uns, wenn wir wie eine kaputte Schallplatte klingen, aber wir können nicht oft genug betonen, dass alle vegan, vegetarisch und vorwiegend vegan ernährten Kinder ab dem Zeitpunkt des Abstillens ein Vitamin-B_{12}-Präparat erhalten sollten. Pflanzliche Nahrungsmittel liefern nicht ausreichend Vitamin B_{12} und nun, da das Kind wahrscheinlich keine Formulanahrung mehr und keine oder immer weniger Muttermilch bekommt, müssen Sie sicherstellen, dass es selbst Vitamin B_{12} einnimmt.

Wir verlassen uns nicht darauf, dass angereicherte Nahrungsmittel ausreichend Vitamin B_{12} für unsere Kinder liefern. Untersuchungen zeigen, dass Vegetarier auch dann, wenn sie Vitamin-B_{12}-Lieferanten wie Milch und Eier konsumieren, ein erhöhtes Risiko für einen Vitamin-B_{12}-Mangel haben[38]. Der sicherste Weg, dafür zu sorgen, dass Ihr Baby diesen lebenswichtigen Nährstoff erhält, ist ein Nahrungsergänzungsmittel.

FAZIT: Wir empfehlen einmal täglich ein Vitamin-B_{12}-Präparat mit mindestens fünf Mikrogramm beziehungsweise zweimal täglich mit einem Mikrogramm für alle vegan ernährten Kleinkinder, die keine Formulanahrung oder Muttermilch (oder weniger als drei solcher Mahlzeiten pro Tag) erhalten.

Eisen

Bei Kindern im Alter von 1 bis unter 4 Jahren liegt die empfohlene Eisenzufuhr bei 8 Milligramm pro Tag und kann leichter über die Nahrung gedeckt werden. Bieten Sie weiterhin regelmäßig eisenreiche Nahrungsmittel zusammen mit einem Vitamin-C-Lieferanten an, um die Aufnahme zu verbessern. Mit Eisen angereicherte Baby-Cerealien sind auch im zweiten Lebensjahr noch wertvoll, wenn Ihr Kind nicht viele Hülsenfrüchte isst und/oder in der Vergangenheit zu Eisenmangel neigte.

Ihr Kinderarzt wird wahrscheinlich spätestens bei der Einjahresuntersuchung (U6) den Eisenspiegel Ihres Kindes bestimmen. Ist der Wert zu niedrig, müssen Sie die Eisenspeicher mit Hilfe eines Nahrungsergänzungsmittels auffüllen.

FAZIT: Der Eisenbedarf ist nach dem ersten Geburtstag zwar leichter zu decken, aber der Nährstoff hat nach wie vor Priorität. Bei niedrigen Eisenwerten wird eine Supplementierung empfohlen.

Kalzium und Vitamin D

Die sichere Deckung des Kalzium- und Vitamin-D-Bedarfs ist der Hauptgrund, warum wir unseren Kindern täglich angereicherten Soja- oder Erbsendrink anbieten.

Wir wollen nichts beschönigen: Ohne angereicherte Milchalternativen ist es viel schwieriger, die Kalziumempfehlungen einzuhalten. Es ist nicht unmöglich, da Kalzium in einer veganen Ernährung reichlich vorkommt. Sie müssen allerdings dafür sorgen, dass Ihr Kind diese Nahrungsmittel in ausreichenden Mengen bekommt und auch wirklich isst, was eine Herausforderung sein kann, wenn es Hülsenfrüchte und Brokkoli nicht mag. Wir erinnern Eltern gerne daran, dass Nahrung nur Nahrung ist, wenn sie gegessen wird.

Wir sollten darauf hinweisen, dass Kinder, die mehr als drei Tassen Milch pro Tag trinken ein erhöhtes Risiko für Eisenmangelanämie[39] haben. Das liegt daran, dass das Kalzium in der Milch mit Eisen um die Aufnahme konkurriert – und gewinnt. Daher bieten wir lieber nur zweimal pro Tag ein Milchgetränk an – und zwar getrennt von den eisenreichen Mahlzeiten: morgens vor dem Frühstück, als Zwischenmahlzeit mit Obst oder vor dem Schlafengehen.

Das wichtigste Getränk ist immer noch Wasser, und es muss den ganzen Tag über angeboten werden. Der Magen eines Kleinkinds ist nicht groß, schon wenig feste Nahrung oder Flüssigkeit reicht aus, um ihn zu füllen. Wenn ein Kind den ganzen Tag Milch oder Milchalternativen trinkt, stört dies die Nährstoffaufnahme und verdrängt möglicherweise andere wichtige Nährstoffe.

Ab dem ersten Geburtstag erhöht sich der Schätzwert für die empfohlene Vitamin-D-Zufuhr von 10 Mikrogramm (400 IE) auf 20 Mikrogramm (800 IE) pro Tag, sofern keine ausreichende Eigensynthese stattfindet. Bei gestillten Kindern bedeutet das, dass sie weiterhin das Präparat erhalten, wie schon seit ihrer Geburt, oder ein Multivitaminpräparat brauchen, das ausreichend Vitamin D enthält. Bei Kindern, die zuvor Formulanahrung bekommen haben, ist dies ein neues Erfordernis.

Wie Kalzium wird Ihr Kind wahrscheinlich auch Vitamin D größtenteils über angereicherte Nahrungsmittel wie pflanzliche Milchalternativen erhalten. Aber das reicht in der Regel nicht aus. Die Vitamin-D-Aufnahme aus angereicherten Milchalternativen hängt davon ab, wie oft Ihr Kind sie trinkt und welche Marke Sie wählen.

Da Vitamin D nicht von Natur aus in pflanzlichen Nahrungsmitteln vorkommt (mit Ausnahme speziell gezüchteter Pilze, die nicht leicht zu finden sind) und es je nach Jahreszeit und Geographie schwierig sein kann, genug Sonne abzubekommen, muss der Rest über ein Multivitamin- oder Einzelpräparat mit Vitamin D zugeführt werden. Suchen Sie unbedingt nach einem als »vegan« oder »vegetarisch« gekennzeichneten Präparat, da Vitamin D_3 zum Teil aus der Wolle von Schafen gewonnen wird – es erscheint dann in der Zutatenliste als »Lanolin«. Vegetarisch ernährte Kinder bekommen auch etwas Vitamin D aus Eiern, allerdings in unterschiedlichen Mengen.

FAZIT: Stellen Sie fest, wie viel Vitamin D und Kalzium Ihr Kind aus angereicherten Nahrungsmitteln und natürlichen Quellen erhält. Je nach Ernährungsweise müssen Sie eventuell supplementieren.

Jod

Sobald Kinder kaum noch oder gar keine Muttermilch beziehungsweise Formulanahrung mehr trinken, muss auch Jod mit der Nahrung zugeführt werden. Mischköstlich ernährte Kleinkinder nehmen den Großteil des Jods aus Kuhmilch auf, aber pflanzliche Milchalternativen enthalten kein Jod. Der wichtigste Lieferant in der veganen Ernährung ist jodiertes Salz, aber wir versuchen, den Salzkonsum von Kleinkindern möglichst gering zu halten. Die verlässlichste Lösung ist deshalb ein Nahrungsergänzungsmittel. Sie können flüssige Tropfen kaufen oder ein Multivitaminpräparat, das Jod enthält. Wenn Sie die Mahlzeiten für Ihr Kind mit jodiertem Salz zubereiten (wir verwenden beide minimale Mengen), geben Sie ihm nur die halbe Dosis der empfohlenen Zufuhr, nicht die volle Menge in Form von Salz. Bedenken Sie, dass auch die meisten Pflanzen Jod in geringen Mengen enthalten.

Sie wissen, dass der Jodgehalt von Meeresgemüse sehr unterschiedlich sein und die pro Tag empfohlene Menge übersteigen kann. Eine Untersuchung ergab beispielsweise, dass Nori (essbare Meeresalgen) etwa 37 Mikrogramm Jod pro Gramm enthält. Ein Meeresalgen-Snack für Kinder enthält etwa fünf Milligramm Nori und daher 185 Mikrogramm Jod – das ist mehr als das Doppelte der empfohlenen Zufuhr. Das heißt nicht, dass Sie niemals Nori essen sollten. Wir wollen nur nicht zu viel oder zu oft Nori anbieten und eine zuverlässige tägliche Jodzufuhr gewährleisten.

FAZIT: Kleinkinder brauchen Jod. Tropfen oder ein Multivitaminpräparat sind die zuverlässigsten Optionen. Wir empfehlen Ihnen, nur die halbe Dosis der Zufuhrempfehlung (~40 Mikrogramm) zu supplementieren, wenn Sie jodiertes Salz für die Mahlzeiten Ihres Kindes verwenden, beziehungsweise die ganze Dosis, wenn nicht.

Braucht mein Kind ein Multivitaminpräparat?

Was ein Kleinkind mag und wie viel es tatsächlich isst, ist sehr unterschiedlich. Man kann daher unmöglich sagen, ob jedes Kind ein Multivitaminpräparat benötigt. Wir möchten auch klarstellen, dass das nicht spezifisch für die vegane Ernährung ist – wir würden einem mischköstlich ernährten Kind dieselbe Empfehlung geben.

Dennoch kann ein Multivitaminpräparat die einfachere Methode sein, alle Nährstoffe zu bekommen, die in einer veganen Ernährung in geringerem Maße vorkommen, wie Vitamin B_{12}, Jod, Vitamin A und Vitamin D, insbesondere für strenge Veganer. Zugegeben, ein Multivitaminpräparat kann

Nährstoffe enthalten, die Ihr Kind nicht braucht, aber es ist eine Art Versicherung. Sie müssen abwägen, was für Sie und Ihr Kind am sinnvollsten ist.

Alex hält Vander für einen guten Esser, der gerne Gemüse und eisenreiche Nahrungsmittel isst, gibt ihm aber trotzdem seit seinem ersten Geburtstag ein Multivitaminpräparat, um eventuelle Nährstofflücken zu schließen. So hat sie die Gewissheit, dass einige Nährstoffe nicht über die Nahrung aufgenommen werden müssen, besonders wenn der Appetit nachlässt oder Vander mal eine Mahlzeit verweigert.

Whitney zieht Einzelpräparate für Vitamin B_{12}, Jod, Vitamin D und Algenöl vor. Es macht ihr nichts aus, jeden Morgen die exakte Menge von diesen Tropfen in das Wasser ihres Sohnes zu mischen, aber dieser Ansatz ist nicht für jeden geeignet.

FAZIT: Was und wie viel Ihr Kind isst, entscheidet über den weiteren Nährstoffbedarf. Es kann einfacher sein, anstelle von Einzelpräparaten ein Multivitaminpräparat zu geben, um eventuelle Nährstofflücken zu schließen.

3. Wählerisches Essverhalten: Was ist normal, was nicht?

Das erste Jahr Beikost ist beinahe ein goldenes Zeitalter. Viele Babys probieren bereitwillig verschiedenste Nahrungsmittel und entwickeln mitunter überraschende Präferenzen. Alex' Sohn Vander verputzte in diesen ersten Monaten mit Begeisterung Blattkohl und sautierten Spinat und konnte von Linsen-Curry und Sauerkraut gar nicht genug bekommen.

Quietsch. So klingt es, wenn das hingebungsvolle Essen im zweiten Jahr zum Stillstand kommt. Wir hören von Eltern häufig Sätze wie: »Mein Sohn liebte [gesundes Nahrungsmittel einsetzen], nun rührt er es nicht mehr an. Es ist frustrierend zu sehen, wie er die Nase über Gemüse rümpft, das er bisher gern gegessen hat.« Manche Kinder essen weiterhin die meisten angebotenen Speisen und sind zwischendurch nur kurz wählerisch. Bei vielen beginnt jedoch eine schwierige Phase. Vielleicht ergeht es Ihnen aber auch wie Whitney, und Ihr Kind hat schon von Beginn an jedes Gemüse gemieden. Wo auch immer Sie sich wiederfinden: Keine Sorge, das ist normal.

Aus unerfindlichen Gründen wird wählerisches Essverhalten bei Kindern manchmal stigmatisiert, so als hätten die Eltern etwas falsch gemacht. Doch es gibt Möglichkeiten, für Eltern und Kinder den Stress aus dieser schwierigen Phase zu nehmen. Wählerisches Essverhalten hat mehr mit Entwicklungsschritten und Veranlagungen zu tun als mit der Erziehung. Zuallererst erklären wir den Eltern gerne, warum es zu diesen Veränderungen kommt.

Info-Häppchen

Wählerisches Essverhalten ist eine ganz normale Entwicklungsphase. Machen Sie sich keine Vorwürfe!

Langsameres Wachstum

Ab dem ersten Geburtstag beginnt sich das Wachstum Ihres Kindes allmählich zu verlangsamen, und langsameres Wachstum bedeutet weniger Appetit. Das beginnt zwischen dem ersten und zweiten Geburtstag und dauert etwa bis zur nächsten großen Wachstumsphase in der Pubertät. Das heißt, dass Ihr dreijähriges Kind manchmal weniger isst als Ihr einjähriges. Völlig normal und völlig in Ordnung. Zum Vergleich: Der durchschnittliche Kalorienbedarf eines Einjährigen beträgt 900 Kalorien pro Tag, der eines Zwei- bis Dreijährigen etwa 1000 Kalorien pro Tag. (Vergessen Sie die Zahlen – es ist schwer, das auf eine Mahlzeit zu übertragen.)

Vielleicht ist Ihnen auch aufgefallen, dass Ihr rundes Baby allmählich schlanker wird. Die Fettspeicher gehen in dieser Phase zurück, weil Ihr Baby sich in ein wesentlich aktiveres Kleinkind verwandelt und größer geworden ist. Wir erwähnen dies, weil ein verringerter Appetit bei Eltern oft die Alarmglocken schrillen lässt, ihr Kind könnte unterversorgt sein, besonders bei einer veganen Ernährung. Der Ernährungszustand ist aber am konsistenten Wachstum, nicht am Appetit zu erkennen. Ihr Kinderarzt wird das Gewicht und die Größe Ihres Kindes weiterhin in eine Kurve eintragen. Solange Ihr Kind auf seiner Kurve bleibt, besteht meist kein Anlass zur Sorge.

Versuchen Sie nicht, das Essverhalten Ihres Kindes mit dem anderer Kinder zu vergleichen. Kinder sind genauso verschieden wie Erwachsene und haben nicht alle den gleichen Appetit.

Wie wählerisches Essverhalten von den Eltern beeinflusst wird

Wie bei allen anderen Aspekten der Kindererziehung bringen wir auch in die Ernährung unserer Kinder unsere eigenen Erfahrungen, Gefühle und Verhaltensweisen mit ein.

Die Forscherin und Autorin Brené Brown drückt das so aus: »Wir können unseren Kindern nicht geben, was wir nicht haben.« Grundsätzlich können wir keine gesunde Einstellung zum Essen fördern oder unseren Kindern beibringen, auf Hunger und Sättigung zu achten, wenn wir diese Fähigkeiten nicht selbst entwickelt haben. Aber zum Glück können wir aus unseren Erfahrungen lernen und unser Verhalten anpassen.

Es gibt vier Erziehungsstile, von denen angenommen wird, dass sie Einfluss auf das Essverhalten haben: autoritativ, autoritär, verwöhnend und vernachlässigend. Im Allgemeinen wird ein autoritativer Erziehungsstil mit einer gesünderen Lebensweise und einem gesünderen Umfeld sowie einem geringeren Risiko für starkes Übergewicht in der Kindheit[40 41]assoziiert, während autoritäre und permissive Erziehungsstile mit einem erhöhten Risiko für starkes Übergewicht im Kindesalter in Verbindung gebracht werden. Die meisten Eltern praktizieren eine Mischung dieser Erziehungsstile, wobei meist einer dominiert. Wenn Sie Ihren derzeitigen Ansatz erkennen, können Sie Verhaltensweisen ändern und gesunde Essgewohnheiten unterstützen.

Autoritativer Ernährungsstil

Wir verwenden im Zusammenhang mit Erziehung nicht gerne das Wort »am besten«, aber ein autoritativer Ernährungsstil ist allgemein mit mehr positiven Ergebnissen, wie vermehrter körperlicher Aktivität und einer gesunden Ernährungsweise[42 43], assoziiert. Dieser Ernährungsstil entspricht auch am ehesten dem Prinzip der Aufteilung der Verantwortung (mehr darüber in Kürze). Autoritative Eltern setzen Grenzen bei den Mahlzeiten, respektieren aber die Vorlieben ihres Babys. Sie berücksichtigen die Hunger- und Sättigungssignale der Kinder, reagieren darauf und lassen das Baby entscheiden, wie viel es wovon essen möchte. Autoritative Eltern bieten beständig gesunde Mahlzeiten, Zwischenmahlzeiten und gelegentlich auch Leckereien an.

Kein Druck, ja? Wie wir bereits gesagt haben: Wir sind keine perfekten Eltern und halten uns nicht immer genau an diesen Stil. Man ist nur zu leicht frustriert, wenn das Kind zum Abendessen einen Keks möchte oder den

Brokkoli verweigert, obwohl er ihm am Vortag noch geschmeckt hat. Aber wir möchten diesen Grundsätzen so weit wie möglich folgen, unsere Verantwortung für die Ernährung unserer Kinder wahrnehmen und ihnen den Rest überlassen.

Wenn Sie nicht so erzogen wurden, fühlt sich das vermutlich für Sie nicht selbstverständlich an. Alex wuchs in einem Haushalt auf, in dem man bei Tisch sitzen bleiben und das Abendessen aufessen musste, bevor es Dessert gab. Whitneys Mutter hatte den wenig liebevollen Spitznamen »Obst- und Gemüsepolizei«, und Whitney erinnert sich noch, wie sie sich gefühlt hat, als ihren Freunden von ihrer Mutter Teller mit Möhren und Brokkoli aufgenötigt wurden.

Unsere Mütter haben ihr Bestes getan. Viele Eltern glauben, wenn Kinder bestimmte Nahrungsmittel essen müssten, würden sie gesunde Essgewohnheiten erlernen, und das Verbot von Junkfood und Süßigkeiten wäre wichtig für ein gesundes Körpergewicht. Aber mit diesem Verhalten erreicht man oft genau das Gegenteil. Eine gesunde Einstellung zum Essen haben wir beide erst im Erwachsenenalter erworben.

Autoritärer Ernährungsstil

Diesen Ernährungsstil sehen wir in der Praxis am häufigsten, und es war auch der Ernährungsstil unserer Eltern. Bei einem autoritären Ansatz liegt die Kontrolle hauptsächlich bei den Eltern. Sie geben die Regeln vor und kümmern sich wenig um die Vorlieben, Hunger- oder Sättigungsgefühle des Kindes.

Ein autoritärer Ernährungsstil ist herrisch. Er diktiert ganz genau, was Kinder essen können und sollen, und ist meist mit Belohnungen oder Strafen für das Essen bestimmter Nahrungsmittel verbunden. Autoritäre Eltern erlauben den Nachtisch vielleicht nur, wenn vorher Gemüse gegessen wird. Oder die Eltern verlangen, dass das Kind eine bestimmte Menge an Nahrung isst, und arbeiten dazu mit Druck und Lob.

Belohnungen mögen positiv erscheinen, bewirken aber meist das Gegenteil. Erhält ein Kind eine Belohnung, wenn es mehr oder etwas Bestimmtes (etwa Gemüse) isst, erhält Junkfood einen überhöhten Wert. Das Kind lernt, dass man gesundes Essen nur genießen kann, wenn es am Ende eine Belohnung gibt. Kinder, die in einem autoritären Haushalt aufwachsen, essen in der Regel weniger Obst und Gemüse[44] als anders erzogene Kinder und haben ein höheres Risiko für starkes Übergewicht im Kindesalter[45].

Permissiver oder verwöhnender Ernährungsstil

Dieser Ernährungsstil zeichnet sich durch übermäßige Toleranz seitens der Eltern aus: Es gibt bezüglich Essen kaum Grenzen, das Kind darf haben, was es will. Kinder, die mit einem permissiven Ernährungsstil aufwachsen, essen in der Regel mehr Junkfood und verarbeitete Nahrungsmittel als ihre Altersgenossen[46].

Ein permissiver Stil kann auch als Essen »à la carte« beschrieben werden: Mahlzeiten werden kurzfristig auf Verlangen zubereitet, die Kinder dürfen den ganzen Tag über essen, ohne feste Zeiten für die Mahlzeiten und Zwischenmahlzeiten, und sie dürfen bestimmen, was sie essen möchten (oder nicht möchten).

Vernachlässigender Ernährungsstil

Der letzte Ernährungsstil ist ein vernachlässigender Ernährungsstil. Im Allgemeinen bedeutet dies, dass die Eltern kaum Vorgaben bezüglich der Ernährung ihrer Kinder machen. Wenn die Kinder Essen verlangen, reagieren die Eltern nicht darauf[47]. Wir gehen davon aus, dass niemand von Ihnen dieser Kategorie angehört. Schließlich machen Sie bereits wichtige Schritte für die Ernährung Ihres Kindes, indem Sie dieses Buch lesen!

Die Aufteilung der Verantwortung bei der Ernährung

Eines unserer liebsten Tools für den Aufbau von Selbstvertrauen in der Ernährung und für die Erziehung von Kindern zu gesunden, genussvollen Essern ist Ellyn Satters Division of Responsibility (sDOR; dt. »Die Aufteilung der Verantwortung«). Dieses Modell bietet Eltern einen Rahmen, mit Hilfe dessen sie ihre Kinder zu guten Essgewohnheiten führen können, damit sie sich ein Leben lang intuitiv und achtsam ernähren.

sDOR bedeutet im Grunde das, wonach es sich anhört: geteilte Verantwortung zwischen Eltern und Kind für die Ernährung. Jeder kennt dabei seine Rolle. Mit der Verantwortung für die Ernährung des Kindes fühlen sich manche Eltern überfordert, daher empfinden wir diesen Rahmen als sehr befreiend. Wenn Sie Ihre Verantwortung als Eltern kennen, können Sie leichter akzeptieren, was Sie nicht kontrollieren können, und erkennen, wann Sie nachgeben und Ihrem Kind vertrauen müssen. Dann werden verschmähte Brokkoli oder zu Boden geworfene Bohnen nicht mehr zum Drama. Solange Sie Ihrer Verantwortung nachkommen, haben Sie ein reines Gewissen.

Bei den meisten Kämpfen um wählerisches Essverhalten geht es um Kontrolle. Das Kind erkennt seine Vorlieben und will sie durchsetzen. Geteilte Kontrolle, oder Verantwortung, lässt diese Phase hoffentlich auch für Sie weniger problematisch werden. Wie Ellyn sagt: »Wenn die Eltern ihrer Aufgabe beim *Füttern* nachkommen, wird das Kind beim *Essen* das Seine tun.«

Im Allgemeinen sind Eltern für das Was, Wann und Wo verantwortlich und das Kind dafür, ob und wie viel es essen möchte. Das heißt, Eltern entscheiden über den Speiseplan, wo gegessen wird und wann die Mahlzeit angeboten wird. Das ist ein weiterer Grund, warum ein fester Rhythmus für alle hilfreich ist: Kindern tut es gut zu wissen, wann und wo ihre nächste Mahlzeit stattfindet, was die Neigung zum Überessen als Schutz vor künftigem Hunger reduziert. Das Wissen, dass eine weitere Mahlzeit kommen wird, hilft uns, uns zu entspannen, und verringert den Wunsch, unseren Kindern Essen aufzunötigen, wenn sie einmal nicht besonders viel (oder gar nichts) essen. In wenigen Stunden gibt es eine neue Gelegenheit, und das Kind kann dann mehr essen, wenn es möchte.

Sobald Sie festgelegt haben, welche Nahrungsmittel Sie anbieten, liegt es am Kind, ob und in welcher Menge es diese essen möchte. Das kann bedeuten, dass es zum Frühstück nur Erdbeeren essen will und nichts anderes anrührt. Sie müssen die Zügel locker lassen und diese Entscheidung akzeptieren.

Auch wenn Sie den Speiseplan festlegen, heißt das nicht, dass Sie die Essensvorlieben Ihres Kindes dabei ignorieren sollen. Wichtig ist, dass Sie sowohl vertraute »akzeptable« Speisen als auch neue Nahrungsmittel anbieten und sich nicht nur an den Vorlieben und Abneigungen des Kindes orientieren. Wir empfehlen Ihnen, ein oder zwei Nahrungsmittel anzubieten, von denen Sie bereits wissen, dass Ihr Kind sie mag, sowie ein neues oder ein in der Vergangenheit abgelehntes Nahrungsmittel.

VERANTWORTUNG
Eltern
• Auswahl und Zubereitung von Mahlzeiten und Zwischenmahlzeiten.
• Regelmäßiges Anbieten von Mahlzeiten und Zwischenmahlzeiten.
• Beispielfunktion für das Verhalten während einer Mahlzeit.
• Keine Nahrungsmittel und Getränke (außer Wasser) zwischen den Mahlzeiten beziehungsweise Zwischenmahlzeiten, um ständiges Essen zu vermeiden.
• Beachten der Vorlieben des Kindes, ohne sich nur an Vorlieben und Abneigungen zu orientieren
Kinder
• Essen so viel, wie sie gerade brauchen.
• Wachsen so, wie es ihrem Körper entspricht.
• Wissen, was bei Mahlzeiten von ihnen erwartet wird und wie sie sich verhalten sollen.
• Lernen zu essen, was die Familie isst.

Strategien für die Förderung kulinarischer Neugier

Was wir als »wählerisches Essverhalten« bezeichnen, ist zum Großteil entwicklungsbedingt. Kleinkinder werden selbstständiger und lernen sich durchzusetzen. Ein Weg dorthin ist die Kontrolle über das, was sie essen. Wenn diese Phase zum endlosen Tauziehen wird, kann das wählerische Essverhalten umso länger dauern. Wenn wir neue Nahrungsmittel ganz unaufgeregt anbieten, begreift das Kind, dass es sich um Dinge handelt, die die Familie isst, und dass es selbst entscheiden kann, ob es zugreift oder nicht.

An der Entstehung von Vorlieben sind viele Faktoren beteiligt. Die wichtigste Empfehlung von unserer Seite lautet: setzen Sie dem Kind Dinge immer wieder vor, ohne Druck auszuüben. Dieser mehrfache Kontakt ist der wichtigste Faktor[48], wenn es darum geht, dass Kinder neue Nahrungsmittel akzeptieren. Berühren, riechen, sehen, spielen und, ja tatsächlich, Nahrung in den Mund nehmen und wieder ausspucken – auf diese Weise lernen Kinder Nahrungsmittel kennen. Das bedeutet, Sie werden dasselbe Nahrungsmittel vielleicht ein Dutzend Mal anbieten[49], bevor das Kind es auch nur berührt, geschweige denn probiert. Das kann ziemlich frustrierend sein, aber geben Sie nicht auf! Untersuchungen zeigen, dass ein vielfältiges Angebot in

Phasen wählerischen Essverhaltens, auch wenn nichts davon gegessen wird, die Wahrscheinlichkeit erhöht, dass diese Nahrungsmittel später akzeptiert werden.

Der Vorbehalt »ohne Druck« ist schwierig. Schon die Aufforderung »Probier doch mal!« kann kontraproduktiv sein, weil damit aus gesundem Essen ein Machtkampf wird. Verlassen Sie sich lieber darauf, dass das Kind von sich aus probiert und akzeptiert. Wenn Sie dem Kind etwas aufnötigen, wird daraus leicht ein Kampf. Wir wissen nicht, wie es bei Ihnen ist, aber für uns endet so ein Kampf selten gut.

Info-Häppchen

Bringen Sie Ihrem Kleinkind Nahrungsmittel durch die Vorbildwirkung näher, indem Sie der ganzen Familie eine vergleichbare Mahlzeit servieren.

Ausgehend von den einzelnen Ernährungsstilen ist die Vorgabe, dass ein Kind erst aufstehen darf, wenn es sein Gemüse aufgegessen hat, ganz klar ein Tabu. Aber auch übertriebenes Zureden kann Druck bedeuten. Dem Kind eine Möhre vor die Nase zu halten und zu sagen: »Mmm, das schmeckt. Das ist so gut für dich. Es wird dir schmecken. Mama schmeckt es!«, ist bereits positiver Druck. Alle Nahrungsmittel sollten mit der gleichen Wertschätzung angeboten werden. Das Etikett »gesund« oder »vorbildlich« ist zu vermeiden! Ziel ist es, dem Kind Gemüse vorzusetzen und ihm die Freiheit zu geben, es zu essen oder nicht zu essen, ohne Bedingungen, ohne Ermunterung und ohne negative Folgen.

Eine gesunde Verhaltensweise praktisch vorzuleben hat eine viel positivere Wirkung als die verbale Aufforderung, bestimmte Nahrungsmittel zu essen. Sie möchten, dass Ihrem Kind Brokkoli schmeckt? Dann genießen Sie ihn selbst!

Wenn Sie Ihr Kind an der Entscheidung beteiligen, hilft das gegen wählerisches Essverhalten. Entscheidungsfragen sind hier wichtig. Die offene Frage »Was möchtest du zum Frühstück?« kann Wünsche zu Tage fördern, die Sie nicht erfüllen können oder wollen. »Kuchen?!« Aber die Frage »Möchtest du Waffeln oder Haferbrei?« gibt zwei realistische Möglichkeiten vor, die vorrätig sind und angeboten werden können.

Info-Häppchen

Geben Sie Ihrem Kind ein Mitspracherecht, indem Sie Entscheidungsfragen stellen: »Möchtest du heute Brokkoli oder Möhren?«

Das funktioniert auch bei Gemüse. Die Frage »Möchtest du Brokkoli oder Möhren?« gibt dem Kind ein Mitspracherecht. Wenn die Antwort lautet

»Nichts!«, dann ist das auch in Ordnung. In so einem Fall sagen wir: »Ich möchte heute lieber Brokkoli, also gibt es die. Du bekommst auch welche auf deinen Teller und kannst dir aussuchen, ob du sie probieren möchtest.«

Garmethoden für mehr Vielfalt in Angebot und Geschmack

Als Eltern wissen wir, dass Phasen wählerischen Essverhaltens schwierig sind. Auch wir fragen uns dabei oft, ob wir es richtig machen. Oder ob unser Kind alle essenziellen Nährstoffe bekommt, die es braucht. Es gibt keine richtige oder falsche Art, Nahrungsmittel zuzubereiten, aber bestimmte Methoden und Tipps können hilfreich sein.

Unsere erste Frage, wenn Eltern Ratschläge gegen wählerisches Essverhalten benötigen, gilt immer der Abfolge von Zwischenmahlzeiten und Mahlzeiten. Manchmal hat wählerisches Essverhalten nämlich damit zu tun, dass die Hunger- und Sättigungssignale ausbleiben. Wenn ein Kind keine Lust auf das Abendessen hat, weil es den ganzen Nachmittag Snacks gegessen hat, wird es kaum bereit sein, neue Nahrungsmittel zu probieren. Das ist ein weiterer Grund, warum wir uns für einen festen Rhythmus bei Mahlzeiten und Zwischenmahlzeiten aussprechen, sobald das Kind alt genug ist, um dazwischen einige Stunden zu warten. Wenn die Kleinigkeiten zwischen den Mahlzeiten, besonders vor der Hauptmahlzeit, eingeschränkt werden, setzt sich das Kind mit mehr Appetit an den Tisch und wird vielleicht eher Neues probieren. Deswegen sollte auch Wasser das einzige Getränk zwischen den Mahlzeiten bleiben, damit das Kind nicht schon von Milchalternativen oder anderen Getränken satt ist.

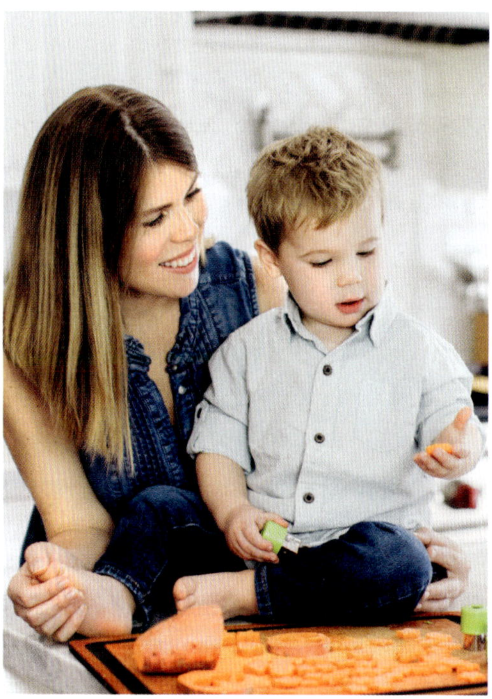

Wenn Sie ein neues Nahrungsmittel einführen, können Sie seine Akzeptanz auf verschiedene

Weise fördern. Etwa indem Sie nur ein kleines Stück, einen einzelnen Bissen auf den Teller des Kindes legen. Das überfordert es nicht. Sie wissen, das Kind isst mit allen Sinnen! Einem sehr wählerischen Esser müssen Sie ein Nahrungsmittel vielleicht ein Dutzend Mal vorsetzen, bevor es auch nur berührt wird. Wenn das Kind es probiert und mag – super! Dann können Sie fragen, ob es mehr davon möchte, oder einfach beim nächsten Mal etwas mehr davon anbieten.

Wir führen jeweils ein neues Nahrungsmittel ein und bieten es zusammen mit anderen, bereits akzeptierten, an. So können wir auf die Vorlieben unseres Kindes eingehen und gleichzeitig den Kontakt zu Neuem herstellen. Und damit sinkt die Wahrscheinlichkeit, dass unsere Kinder hungrig den Tisch verlassen. Würden wir ihnen nur etwas Neues anbieten, bestünde die Gefahr, dass sie nichts davon anrühren – zur Frustration aller Beteiligten. Also wählen wir lieber den sDOR-Ansatz: Die Kinder dürfen von den angebotenen Speisen essen, was und so viel sie wollen. Auch wenn das bedeutet, dass sie (*wieder*) nur Nudeln essen und den sautierten Spinat (*wieder*) nicht anrühren.

Info-Häppchen

Bieten Sie ein oder zwei Nahrungsmittel an, von denen Sie bereits wissen, dass das Kind sie mag, sowie ein neues oder sogar ein in der Vergangenheit abgelehntes Nahrungsmittel.

Es kann auch helfen, Nahrungsmittel auf verschiedene Weise anzubieten. Whitneys Sohn hasst gedämpfte Brokkoli, stürzt sich aber auf Brokkoli, wenn er fein gehackt in Makkaroni mit Käseersatz steckt. Alex' Sohn rührt weder sautierte Zucchini noch gelben Kürbis an. Fein gehackt in Linsen-Tacos oder in einer Enchilada-Füllung isst er beides.

Achtung: Wir fordern Sie hier nicht auf, Gemüse zu verstecken! Gemüse schmackhafter oder in Größe und Textur für ein Kleinkind annehmbarer zu machen ist nicht dasselbe, wie Gemüse in ein Gericht zu »schummeln« und zu leugnen, dass es da drin ist. Die Botschaft darf nicht lauten: Gemüse schmeckt nicht, und man muss es verstecken, damit man es essen kann. Pürees oder fein gehacktes Gemüse werden jedoch oft besser angenommen als große Stücke. Auf diese Weise kann man dem Kind Gemüse näherbringen.

Wir haben auch beobachtet, dass Obst und Gemüse eher gegessen werden, wenn man sie in lustige Formen schneidet. Alex' Sohn Vander weigerte sich sechs Monate lang, Süßkartoffeln zu essen. Schließlich kam Alex auf die Idee, mit kleinen Ausstechformen Sterne daraus zu machen. War das viel Arbeit?

Ja. Machte es einen Unterschied? Und wie! Nach etwa fünf Mahlzeiten mit sternförmigen Süßkartoffeln aß Vander auch normale, in Würfel geschnittene Süßkartoffeln und verlangte sogar einen Nachschlag.

Und schließlich können Assoziationen helfen: Kinder probieren Nahrungsmittel, die anderen, bereits geschätzten in Geschmack, Beschaffenheit, Farbe und/oder Geruch ähneln[50]. Wenn Ihr Kind zum Beispiel gerne Pizza isst, probiert es vielleicht auch Nudeln mit Tomatensauce und Käseersatz. Davon ausgehend können Sie Tomatensuppe und gebratene Käseersatz-Spieße einführen oder gehacktes Gemüse zur Pizza oder zu den Nudeln geben und letztendlich Tomatenstücke einführen. Oder, wenn ein Kind den Umstieg von pürierter auf feste Nahrung nicht schafft, können Sie langsam die Konsistenz des Pürees verändern, bis das Kind schließlich auch Nahrung in größeren Stücken akzeptiert. Assoziationen wirken erst über Wochen, manchmal über Monate, aber sie erweisen sich vor allem bei besonders wählerischen Essern als sehr erfolgreich.

Info-Häppchen

Bieten Sie Nahrungsmittel in unterschiedlichen Formen, Größen und Texturen an, damit sie von Ihrem Kind eher angenommen werden.

Warum Einschränkungen kontraproduktiv sind

Wählerisches Essverhalten hat auch etwas mit Macht zu tun, wie wir erwähnt haben. Denken Sie daran, wie Sie sich fühlen, wenn Ihnen jemand sagt, Sie könnten etwas nicht haben. Nehmen Sie das einfach hin, oder wollen Sie es dann umso mehr? Genau, wir neigen auch zu Letzterem.

Wenn Kinder beginnen, Vorlieben zu entwickeln, möchten sie oft ein und dasselbe immer wieder. Natürlich wollen wir, dass sich unsere Kinder abwechslungsreich ernähren, aber das, was sie am liebsten essen, einzuschränken, macht die Sache nicht besser. Es ist sogar oft kontraproduktiv und führt zu heimlichem Essen oder Überessen, wenn es irgendwann keine Einschränkungen mehr gibt.

FAZIT: Die Eltern sind verantwortlich für das Nahrungsangebot, aber das Kind ist dafür verantwortlich, ob es isst und wie viel es isst. Phasen wählerischen Essverhaltens erfordern Geduld und Konsequenz. Wenn Sie Ihre Rolle und die Rolle Ihres Kindes kennen, werden solche Phasen für beide Seiten weniger belastend. Wiederholtes Vorsetzen von anderen oder neuen Nahrungsmitteln ohne Druck ist der beste Weg, mit wählerischem Essverhalten umzugehen. Die Gabe eines Multivitaminpräparats ist in dieser Zeit eine gute Möglichkeit, Ihre Befürchtungen über eventuelle Nährstofflücken zu zerstreuen.

Wir sollen die Selbstregulierung fördern, also die Fähigkeit, auf die eigenen Hunger- und Sättigungsgefühle zu reagieren und zu lernen, wie bestimmte Nahrungsmittel in eine ausgewogene Ernährung passen. Kinder müssen darauf vertrauen können, dass ihnen regelmäßig etwas angeboten wird und dass ihnen das Essen schmecken wird. Lassen wir es nicht dazu kommen, dass das Kind sich davor fürchtet, worin die nächste Mahlzeit bestehen wird. Geben wir unserem Kind die Gewissheit, dass es immer genug zu essen haben wird. Auf dieses Thema werden wir in Kapitel 6 noch ausführlicher eingehen.

4. Häufige Fragen und Herausforderungen

Was ist, wenn mein Kind kein Gemüse mag?

Nehmen Sie es nicht zu tragisch, wenn Ihr Kind sich weigert, Gemüse zu essen. Uns allen ist eine Vorliebe für Süßes und eine Abneigung gegen Bitteres angeboren – ein Überlebensmechanismus, der dafür sorgt, dass wir mehr süße Muttermilch trinken und saure sowie bittere Dinge meiden, die giftig sein könnten.

Wie bei wählerischem Essverhalten allgemein ist konsequentes Vorsetzen ohne Druck der beste Weg, die Akzeptanz von Gemüse zu fördern. Wenn Sie als Vorbild Gemüse essen, weckt das die Neugier des Kindes, besonders wenn Sie es ohne Zureden oder Drängen tun. Einige Gemüsesorten sind süßer als andere. Sie haben bei Erbsen, Möhren und Süßkartoffeln also bessere Chancen als bei eher bitterem Gemüse wie Spargel und Kohlsprossen.

Kein Kind mag jede Gemüsesorte. Wenn es Brokkoli und Süßkartoffeln liebt, aber alles andere liegen lässt, ist das schon ein Sieg. Bieten Sie häufig Brokkoli und Süßkartoffeln an und dazu abwechselnd bisher weniger gut oder noch nicht akzeptierte Gemüsesorten.

Vergessen Sie nicht, dass auch Früchte viele der in Gemüse enthaltenen Vitamine und sekundären Pflanzenstoffe enthalten. Deswegen werden Obst und Gemüse auf dem V3-Teller zu einer Gruppe zusammengefasst.

Was ist, wenn mein Kind zum Abendessen nichts isst?

Auch wenn Sie Ihr Bestes geben, wird das irgendwann oder auch öfter so sein. Das Abendessen ist für die meisten Kinder die schwierigste Mahlzeit. Deswegen ist es vielleicht einfacher, neue, feste Nahrungsmittel beim Frühstück oder Mittagessen einzuführen. Später am Tag sind Kinder müde, und sie haben beim Abendessen oft nicht mehr die Nerven für etwas Neues.

Zunächst sollten Sie prüfen, ob das verweigerte Abendessen mit Naschen vor dem Essen zusammenhängt. Wenn ja, versuchen Sie die Zwischenmahlzeit am Nachmittag zu verkleinern und das Naschen zwischendurch einzuschränken. Oder vergrößern Sie den Abstand zwischen Nachmittagssnack und Abendessen.

Fakt ist: Es ist in Ordnung, wenn Ihr Kind das Abendessen auslässt. Wenn es zeigt, dass es nichts essen möchte, ohne einen Bissen angerührt zu haben, beenden Sie die Mahlzeit. Wir wissen, was Sie jetzt denken: *Und wenn es dann hungrig schlafen geht?* Sie sollen Ihr Kind natürlich nicht hungern lassen. Räumen Sie den Teller weg, und gönnen Sie dem Kind eine Pause vom Druck der Mahlzeit. Wenn es sich dann beruhigt hat und begreift, dass kein Druck ausgeübt wird, können Sie an den Tisch zurückkehren und entweder den Teller erneut anbieten oder später vor dem Schlafengehen eine andere nährstoffreiche Option als »Betthupferl« servieren, etwa ein Erdnussbutterbrot. Achten Sie darauf, dass zwischen dem Abendessen und diesem Betthupferl genügend zeitlicher Abstand ist. Damit machen Sie dem Kind klar, dass es abends nicht »à la carte« essen kann und es nicht jeden Abend Erdnussbutterbrot gibt, erkennen aber gleichzeitig an, dass die Vorlieben eines Kleinkindes unberechenbar sind.

Mein braves Baby hat sich in ein Kleinkind verwandelt, das mit Tellern und Essen wirft. Was soll ich tun?

Wir geben zu, dass wir beide dieses Verhalten ziemlich unerträglich finden. Als unsere Söhne im Hochstuhl zum ersten Mal Essen nahmen und zu Boden warfen, fanden wir das lustig. Wie süß! Als sie damit nicht aufhörten, war es nicht mehr so süß, und wir mussten wohl oder übel Boden, Wände und Decke vom Joghurt befreien.

Führen wir das zunächst auf die kindliche Entwicklung zurück. In der Entwicklung der Feinmotorik und bei der Erkundung neuer Lebensmittel ist es normal, dass ein Kind auch mal mit Nahrungsmitteln wirft. Dahinter steckt selten eine böse Absicht. Besonders während des Übergangs vom Faustgriff zum Scherengriff kann das unbeabsichtigt passieren, wenn das Kind versucht, Nahrung zum Mund zu führen.

Wenn das Kind älter wird, hat das Werfen mit Essen mehr mit Neugier zu tun. Was passiert, wenn ich diese Gabel werfe? Kommt sie zurück? Wie hört es sich an, wenn dieses Essen auf dem Boden landet? Wird Mama lachen oder wütend werden? Wenn aus Säuglingen Kleinkinder werden, geht es beim Werfen von Nahrungsmitteln darum, eine Reaktion hervorzurufen. Das kann zu einem zusätzlichen Machtkampf bei den Mahlzeiten führen.

Wenn Sie wissen, wo Ihr Kind in der Entwicklung steht, können Sie überlegen, wie Sie an das Problem herangehen. Sowohl bei Säuglingen als auch bei Kleinkindern sollten Sie ruhig bleiben, um das Verhalten nicht noch zu fördern. Wir empfehlen Ihnen, das Essen aufzuheben, aber nicht zurück auf das Tablett oder den Teller zu legen, und dabei etwa zu sagen: »Ich möchte, dass du das Essen auf deinem Teller lässt.« Indem Sie nicht emotional reagieren und das Nahrungsmittel nicht wieder zurücklegen, zeigen Sie dem Kind, dass geworfenes Essen endgültig weg ist.

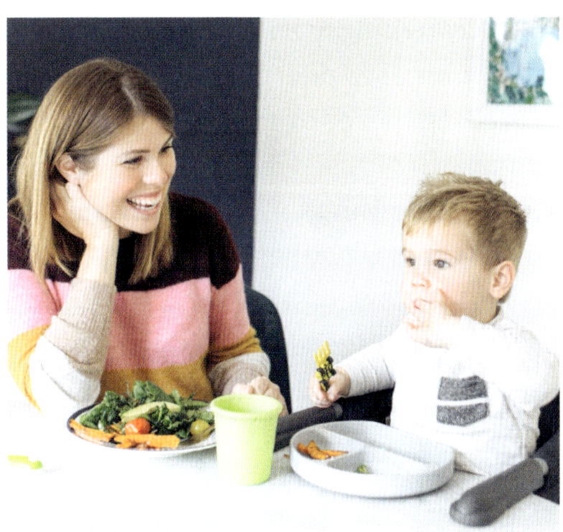

Manchmal werfen Kleinkinder mit dem Essen, um Ihnen zu signalisieren, dass sie es nicht wollen. Sie können eine leere Schale oder einen leeren Becher neben den Teller stellen. Sagen Sie Ihrem Kind, dass es die Sachen, die es nicht mag, in dieses Gefäß legen kann. Denn manchmal fühlen sich Kinder schon unter Druck gesetzt, wenn etwas auf dem Teller liegt, was sie nicht mögen. Bei Whitneys Sohn funktionierte das wunderbar. Mitunter aß er das abgelehnte Essen später sogar auch noch auf.

Ein Baby, das mit Essen wirft, zeigt damit manchmal auch, dass es satt ist oder sich langweilt. Wir empfehlen Ihnen, ganz ruhig Tablett oder Teller wegzuräumen und das Kind vom Tisch wegzusetzen, ohne dass es nach Strafe aussieht. Auch hier geht es darum, möglichst viel Emotion aus solchen Situationen zu nehmen, damit sie nicht zu Machtkämpfen werden.

Ich mache mir Sorgen, dass mein Kind zu viel oder nicht genug isst.

Alex' Sohn war in der Wachstumskurve immer ziemlich weit oben. Er wog bei seiner Geburt fast neun Pfund und blieb danach fast immer auf der 80. Perzentile. Außerdem liebt er Essen: Er verlangt sofort nach dem Aufwachen nach Frühstück, möchte probieren, was immer Alex gerade zubereitet, und fast jedes Nahrungsmittel, das ihm angeboten wird, schmeckt ihm. Sein Appetit ist seit jeher Thema für Kindermädchen, Erzieher und Freunde. »Ach, ich wünschte, mein Kind würde auch so viel essen.« Oder: »Glauben Sie, dass er wirklich so viel braucht? Das ist viel mehr, als mein Kind isst.«

Manche Kinder haben von Natur aus viel Appetit, andere wenig. Kinder wissen instinktiv, wie viel Nahrung sie brauchen. Solange Ihr Kind mit Gewicht und Größe auf seiner Wachstumskurve bleibt, isst es wahrscheinlich genug.

Wenn Sie das Gefühl haben, dass Ihr Kind »zu viel« isst, prüfen Sie seinen Zugang zu Nahrungsmitteln. Kinder essen mehr, als sie brauchen, wenn sie Angst vor Hunger haben. Kann Ihr Kind einen Nachschlag (und vielleicht auch eine dritte oder vierte Portion) bekommen, oder nehmen Sie ihm den Teller weg, bevor es mit dem Essen fertig ist? Begrenzen Sie die Anzahl der Mahlzeiten? Lassen Sie dazwischen mehr als drei oder vier Stunden Pause? Wenn Sie die Menge, Zeit oder Art der Nahrungsmittel einschränken und sich negativ über die Menge äußern, die Ihr Kind isst, veranlassen Sie es, mehr als nötig zu essen, nicht weniger. Ein flexibler Zeitplan für Mahlzeiten und Snacks und ausgewogene Nahrungsmittel ohne Einschränkungen vermitteln Ihrem Kind Struktur, Beständigkeit und Sicherheit in Bezug auf die Nahrung.

Wenn das schlechte Wachstum Ihres Kindes Anlass zur Sorge bietet, sprechen Sie darüber mit Ihrem Kinderarzt, um Probleme auszuschließen, die nicht mit der Nahrung zusammenhängen. Bieten Sie immer Nahrungsmittel an, die Ihr Kind zum Wachsen braucht: fett- und kalorienreich, wie etwa Avocado, Nussmus, Öle, Getreide, Hülsenfrüchte und angereicherte Milchalternativen.

Wir können Ihnen nur raten: Ernähren Sie Ihr Kind so, als würden Sie sich keine Sorgen um sein Gewicht machen. Wenn Sie entscheiden, wie viel oder was Sie Ihrem Kind anbieten wollen, fragen Sie sich: *Würde ich ihm das auch anbieten, wenn ich mir keine Sorgen wegen Übergewicht/Untergewicht machen würde?* Wenn Sie dann anders handeln würden, ist das ein Zeichen dafür, dass Ihre elterlichen Vorurteile Ihre Entscheidungen in Ernährungsfragen beeinflussen.

Mein Kleinkind hat in letzter Zeit Verstopfung – gibt es Nahrungsmittel, die helfen?

Verstopfung ist ein sehr häufiges Problem bei Kindern, viele haben in ihren ersten Lebensjahren irgendwann damit zu kämpfen. Die gute Nachricht ist, dass sie mit einer veganen Ernährung bereits die wichtigste Empfehlung bei Verstopfung umsetzen: reichlich Ballaststoffe!

Ballaststoffe unterstützen die normale Funktion der Verdauung, indem sie dem Stuhl mehr Volumen verleihen und die Darmpassage beschleunigen. So ziemlich alle Früchte, Gemüse, Hülsenfrüchte, Samen und Vollkorngetreide sind tolle Ballaststofflieferanten. Einige sind jedoch besonders gut darin, den Darm in Bewegung zu setzen. Steinobst wie Pfirsiche, Pflaumen, Kirschen und Aprikosen enthalten natürliche Zuckeralkohole, die wie ein natürliches Abführmittel wirken. Sehr reife Bananen sind aufgrund ihres Ballaststoff- und Zuckergehalts ebenfalls hilfreich. Auch Dörrpflaumen wirken. Wir empfehlen, sie mit ein wenig Wasser zu pürieren und je nach Bedarf 30 bis 60 Milliliter davon zu den Mahlzeiten anzubieten.

Apropos Wasser: Flüssigkeit ist unglaublich wichtig zur Vorbeugung von Verstopfung, insbesondere bei einer ballaststoffreichen veganen Ernährung. Bieten Sie im ersten Lebensjahr 30 bis 60 Milliliter Wasser zu den Mahlzeiten an. Und sorgen Sie nach dem ersten Geburtstag dafür, dass Ihr Kind unbegrenzt Wasser trinken kann. Erinnern Sie es daran, den ganzen Tag über zu trinken. Vielbeschäftigte Kleinkinder vergessen das oft!

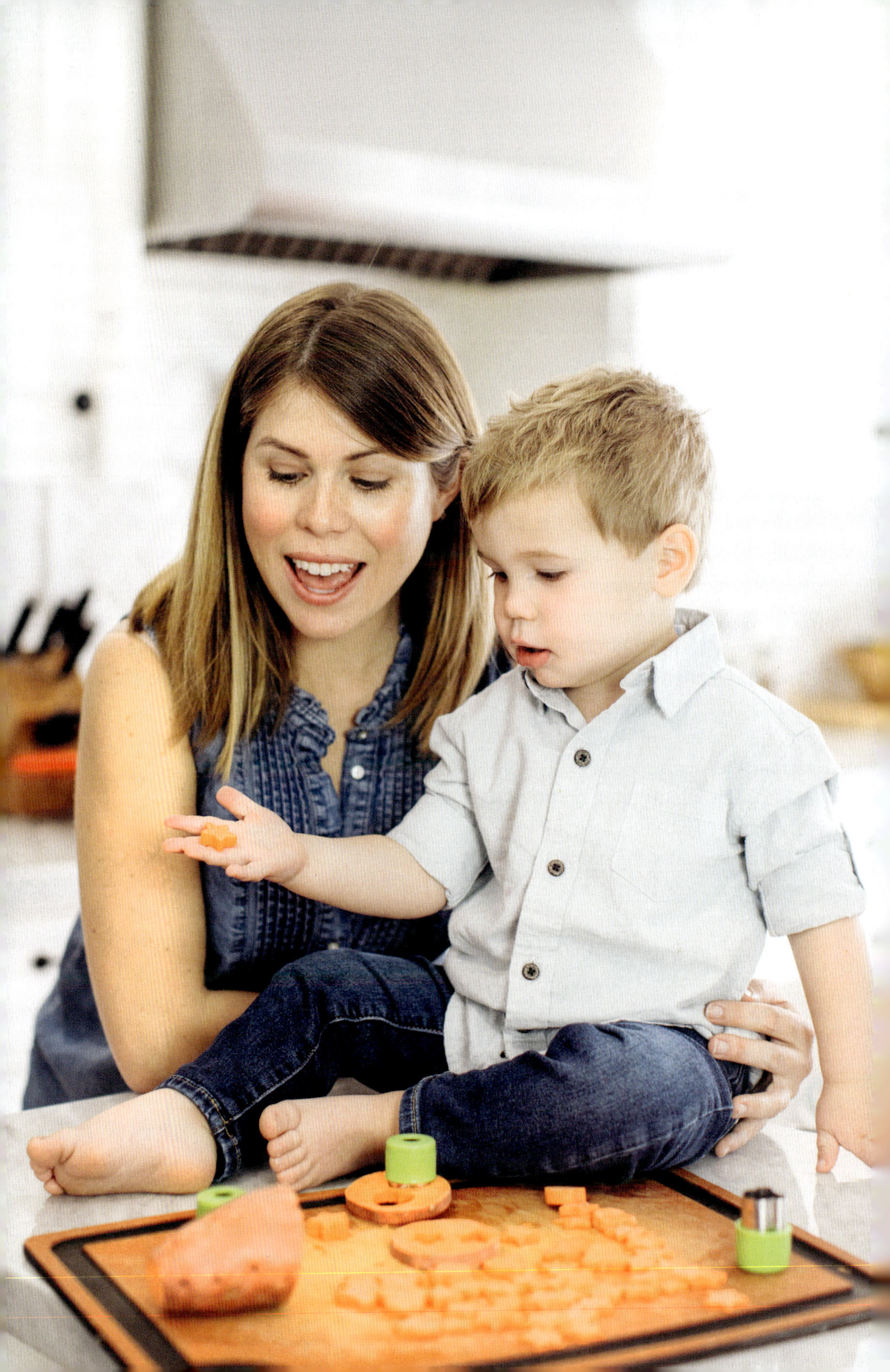

6

Vegane Ernährung im Kleinkindalter und danach

Wir würden unsere Kinder gerne in einer sicheren Blase ernähren. Einer Blase, in der ihr Essen keine künstlichen Farbstoffe und unnötigen Zusatzstoffe enthält, in der bei Geburtstagsfeiern Obstteller anstelle von Muffinbergen angeboten werden, und in der wir uns keine Sorgen über Unmengen von Zucker und Salz in jeder Kleinigkeit machen müssen.

Doch wir leben nicht in so einer Blase, und leider kommen auch die gesündesten Kinder irgendwann mit einer Welt voller sehr schmackhafter industrieller Lebensmittel in Berührung – und wollen mitmachen. Alex beobachtete eine große Veränderung in der Einstellung ihres Sohnes zu bestimmten Nahrungsmitteln um seinen zweiten Geburtstag herum. Vorher hatte er gar nicht registriert, was die Leute um ihn herum aßen. Nun fragte er plötzlich nach Dingen, die seine Freunde in der Kinderkrippe aßen: Pizza, Chips und Süßigkeiten.

Zunächst wollte sie ihm das alles instinktiv verbieten. Er war doch erst zwei! Sie hatte gehofft, diese wunderbare Ahnungslosigkeit würde noch einige Jahre anhalten, bis er irgendwann merkte, dass das, was er zu Hause zu essen bekam, ein wenig anders war als das, was seine Freunde bekamen. Aber Alex kannte die Untersuchungen: Wenn Kinder unter Druck gesetzt werden, bestimmte Nahrungsmittel zu essen, und andere nicht haben dürfen, bedeutet das, sie werden mehr, vor allem mehr Süßigkeiten, essen, wenn sie die Möglichkeit dazu haben.

Kinder brauchen den Freiraum, Nahrungsmittel kennenzulernen, die wir nicht immer als »gesund« ansehen, und die Freiheit, auf ihren eigenen Körper zu hören, ohne dass die Last gesellschaftlicher Normen ihre Entscheidungen beeinflusst.

In diesem Kapitel gehen wir auf typische elterliche Bedenken in der veganen Ernährung von Kleinkindern ein, etwa rund um Kindertagesstätten, Geburtstagsfeiern, Reisen und vieles mehr. Wir beschäftigen uns auch näher mit wählerischem Essverhalten und der Frage, was zu tun ist, wenn die Eltern unterschiedliche Ernährungsweisen vorziehen. Und zuletzt geben wir Ihnen noch ein paar Tipps mit, wie Sie bei Ihrem Kind die Basis für eine lebenslange gesunde Ernährung schaffen können – von der Entstehung von Routinen bis zur Einbindung der Kinder in die Küchenarbeit.

1. Süßigkeiten und Leckereien auf gesunde Weise einführen

Junkfood, Verbotenes, ungesundes Zeug – wie auch immer Sie es bezeichnen wollen, wir reden wahrscheinlich über dasselbe: Kekse, Kuchen, Burger, Chips, Limonade, Eiscreme und andere Snacks und Desserts, die viel Fett, Zucker und Salz und kaum wertvolle Nährstoffe enthalten. Wie in den vorherigen Kapiteln bereits ausgeführt, gibt es keinen Grund, Kindern unter zwei Jahren so etwas anzubieten. Zum Glück kennen Kinder im Säuglings- und zu Beginn des Kleinkindalters diese Versuchung auch noch nicht. Wenn Ihr Kind jedoch anfängt, Süßigkeiten und Leckereien wahrzunehmen – bei Familienangehörigen, in der Kinderbetreuung, im Lebensmittelladen oder bei Freunden –, werden Sie mit einer Erdbeere oder einem spannenden Spielzeug als Ersatz nicht weit kommen.

Wie führt man nun Süßigkeiten, Junkfood und Knabberzeug auf gesunde Weise ein? Klären wir zunächst, was garantiert nicht funktioniert: Zwang. Die Kinder zwingen, bestimmte Nahrungsmittel (in festgelegter Menge) zu essen, bevor sie entweder vom Tisch aufstehen dürfen, ein anderes Nahrungsmittel essen dürfen oder eine Belohnung, wie ein Spielzeug oder einen Nachtisch, bekommen, ist keine gute Idee. Wenn Nahrung zur Belohnung wird, lernt das Kind, dass ein Nahrungsmittel schlechter ist als ein anderes – die Versuchung wird nur noch größer.

Bekommt das Kind beispielsweise erst dann den Nachtisch, wenn es seinen Brokkoli aufgegessen hat, schließt es daraus, dass der Nachtisch eine Belohnung und Brokkoli eine Bestrafung ist. Damit ein Kind etwas genießen darf, muss es zunächst etwas hinunterwürgen, was ihm nicht schmeckt. Nahrung als Belohnung kann auch zu emotionalem Essen führen[1]. Das Kind lernt, dass unangenehme Situationen, wie unter Zwang etwas essen zu müssen, was man nicht mag, durch andere Nahrungsmittel besser werden. Wir empfehlen Ihnen, Essen möglichst nicht als Belohnung einzusetzen, ob es um die Erledigung bestimmter Aufgaben (etwa das Wegräumen der Spielsachen) oder das Aufessen anderer Speisen geht.

Unser Ziel ist die Selbstregulierung. Wir wollen, dass das Kind, auch wenn wir nicht dabei sind, Süßigkeiten und Junkfood nur ab und zu und in kleinen Mengen isst. Untersuchungen zeigen, dass Kinder, die das Gefühl haben, diese Arten von Nahrungsmitteln werden eingeschränkt, umso mehr davon essen[2,3]. Eine Studie mit Vorschulkindern zeigte, dass jene, die leckere Dinge wie Cracker und verpackte Snacks nur beschränkt haben durften, mehr davon aßen[4], wenn sie endlich die Möglichkeit dazu hatten. Studien haben auch gezeigt, dass Beschränkungen beim Essen zu Gewichtszunahme und einem erhöhten Risiko für starkes Übergewicht führen.

Als Eltern wollen wir unsere Kinder zu gesundem Essen erziehen. Sie sollen lernen, auf ihr Verlangen, ihren Hunger und ihre Sättigungsgefühle zu vertrauen. Das ist das, was wir auch für uns selbst wollen: ein gesundes Verhältnis zum Essen und zu unserem Körper. Das Vorenthalten oder Verbieten bestimmter Nahrungsmittel bedeutet für unsere Kinder, dass wir ihnen diese Selbstregulierung nicht zutrauen. Das heißt, sie können diese wichtigen Fähigkeiten, die sie brauchen, um in einer Welt mit einem riesengroßen, verlockenden Nahrungsangebot zurechtzukommen, nicht erwerben.

Info-Häppchen

Dienen Süßigkeiten als Belohnung für das Essen von Gemüse, lernen Kinder, dass Gemüse eine Strafe ist und Süßigkeiten etwas ganz Besonderes sind.

Struktur statt Einschränkung

Strukturen sind der Schlüssel zu einem gesunden Verhalten im Hinblick auf Leckereien. Dies bedeutet, klare und konsequente Grenzen zu setzen, wann und wo gegessen wird, dabei aber auch die Perspektive unserer Kinder zu berücksichtigen. Mit klaren Richtlinien wissen Kinder, was sie von den Mahlzeiten zu erwarten haben, und können das Essen genießen. Solche Richtlinien sind auch mit einer besseren Verhaltensregulierung und besseren schulischen Leistungen[5] assoziiert.

EINSCHRÄNKUNG VERSUS STRUKTUR[6]

Die eingeschränkte Ernährung …

- erlaubt den Verzehr von leckeren Dingen nicht,
- berücksichtigt die Perspektive des Kindes nicht,
- bietet keinen Raum für Flexibilität in der Ernährung,
- lässt das Kind im Unklaren darüber, wann bestimmte Nahrungsmittel wieder verfügbar sein werden,
- nimmt Essen weg oder versteckt Essen,
- setzt Schuldgefühle zur Abschreckung ein (»Ich bin traurig, wenn du das isst.«, »Wenn du zu viele Süßigkeiten isst, wirst du krank.«).

Die strukturierte Ernährung …

- erlaubt dem Kind den Verzehr leckerer Dinge mit festen Vorgaben, wann und wo diese gegessen werden,
- berücksichtigt die Perspektive des Kindes,
- hält sich konsequent an feste Abläufe, ermöglicht aber Flexibilität bei besonderen Umständen (erlaubt gelegentlich Eis, Kuchen und Süßigkeiten auf einer Geburtstagsfeier),
- lässt das Kind wissen, wann und wo die leckeren Dinge wieder verfügbar sein werden,
- bietet angemessene Kinderportionen an und lässt das Kind davon so viel oder so wenig essen, wie es will,
- bringt Nahrung nicht mit Schuldgefühlen oder Kontrolle in Verbindung.

Strukturen für vegan ernährte Kleinkinder

Wir empfehlen Ihnen, feste Abläufe dazu zu etablieren, wie, wann und wo derartige Nahrungsmittel in Ihrer Familie gegessen werden. Das heißt nicht, dass Zwischenmahlzeiten generell Chips, Schokolade und Kekse umfassen. Es bedeutet, dass Süßigkeiten und Leckereien nicht als unerreichbar gelten, sondern ein normaler Teil der Ernährung werden. Dieser Ansatz ist sehr variabel. Wir geben Ihnen lediglich einen Rahmen vor, in dem all die Nahrungsmittel Platz finden. Letztlich kommt es aber darauf an, was für Sie und Ihre Familie am besten ist.

Sie als Eltern entscheiden, wie oft Sie solche Nahrungsmittel in welcher Menge anbieten. Wir empfehlen Ihnen, allgemeine Richtlinien aufzustellen, etwa einzelne Portionen zum Nachtisch an bestimmten Abenden, dabei aber auch eine gewisse Flexibilität zuzulassen, wie Sie es bei Ihrer eigenen Ernährung tun würden. Wir bieten unseren Kindern so oft einen Nachtisch an, wie wir ihn essen: einige Male pro Woche, ohne Nachschlag. Und wir servieren ihn mit der gleichen Begeisterung wie das Abendessen, damit keinerlei Hype entsteht. Und wie alle Mahlzeiten und Zwischenmahlzeiten muss auch der Nachtisch nicht unter Druck gegessen werden.

Bei älteren Kindern können Sie denselben Ansatz nutzen und ihnen erlauben, sich selbst zu bedienen und allein über die Portionsgröße zu entscheiden. Sie können die Regel, dass es keinen Nachschlag gibt, beibehalten, aber dennoch die Aufteilung der Verantwortung beherzigen, indem Sie das Kind entscheiden lassen, wie viel es von der Menge, die es sich selbst genommen hat, isst.

STRUKTURIERTES ANBIETEN VON SÜSSIGKEITEN UND LECKEREIEN*

- Wählen Sie jede Woche einige Abende aus, an denen es Nachtisch gibt, oder einige Zwischenmahlzeiten, zu denen Leckereien angeboten werden, und halten Sie dies konsequent durch.
- Legen Sie vorher fest, ob es einen Nachschlag gibt.
- Bieten Sie gelegentlich einen Nachtisch an, um nicht den Eindruck zu erwecken, der Nachtisch wäre besser als das Hauptgericht. In diesem Fall kann es sinnvoll sein, nur eine Portion pro Person vorzusehen.
- Setzen Sie Grenzen für Situationen, in denen Leckereien im Übermaß angeboten werden, etwa bei Geburtstagsfeiern oder zu Halloween. Zum Beispiel: Kinder können zu Halloween unbegrenzt Süßigkeiten bekommen und danach davon ein bis zwei Leckereien pro Tag oder jeden zweiten Tag essen.
- Gewähren Sie Kindern gelegentlich unbegrenzten Zugang zu Süßigkeiten und Knabberzeug, damit sie lernen, sich selbst zu regulieren.
- Schaffen Sie ein Familienritual, wie: Sonntag ist der Tag für vegane Eiscreme!
- Bereiten Sie nährstoffreiche Versionen Ihrer liebsten Desserts zu, bieten Sie aber auch traditionelle Süßigkeiten und Leckereien an.
- Ein Nachtisch muss nicht immer ungesund sein, auch Obst kann ein leckeres Dessert sein.

** Dies sind einige Ideen, wie Sie Süßigkeiten und Leckereien in die Ernährung Ihres Kindes integrieren können. Sie müssen selbst herausfinden, was sich für Ihre Familie bewährt. Sie müssen keine dieser Ideen aufgreifen.*

Mit Kleinkindern über Essen und Ernährung sprechen

Ein wichtiger Aspekt der sinnvollen Integration von Süßigkeiten und Leckereien ist das Vermeiden negativer Bewertungen. So schwer es auch sein mag, wir müssen der Versuchung widerstehen, unserem Kleinkind zu erklären, wie schrecklich Zucker ist, wenn es gerade mit Genuss einen Keks oder ein Stück Geburtstagskuchen isst. Der Zeitpunkt für Gespräche über Ernährung wird kommen, aber sie sollten nicht in den frühen Kleinkindjahren am Familientisch stattfinden. Gespräche darüber, wie gesund Obst und Gemüse sind, können Sie führen, sobald Ihr Kind zu sprechen beginnt. Wir würden Ihnen aber raten, das Thema Zurückhaltung bei weniger gesunden Nahrungsmitteln erst später anzusprechen, wenn die Kinder etwa vier oder fünf Jahre alt sind. Kleinkinder verstehen den Unterschied zwischen Nahrung als Genuss und Nahrung zur Nährstoffversorgung noch nicht.

> **Info-Häppchen**
>
> Wenn Sie regelmäßig Süßigkeiten und Leckereien anbieten, verlieren diese an Anziehungskraft.

Wenn Sie über Ernährung sprechen möchten, dann nicht bei Tisch, damit die Kinder keinen Druck verspüren, bestimmte Lebensmittel zu essen, oder sich für andere schämen. Das Gespräch sollte nach Möglichkeit keine Gegenüberstellung von »gesunden« und »ungesunden« Nahrungsmitteln werden. Versuchen Sie zu beschreiben, nicht zu werten. Whitneys Sohn Caleb interessierte sich gleich viel mehr für Brokkoli, als sie ihn darauf aufmerksam gemacht hatte, dass Brokkoli die gleiche Farbe hat wie Yoda, sein liebster Jedi-Meister.

WIE MAN MIT KINDERN ÜBER NAHRUNGSMITTEL SPRICHT

Alter	Anstelle von:	Versuchen Sie:
2–3 Jahre	Iss deinen Brokkoli. Er ist gut für dich!	Brokkoli macht dich stark und schlau!
2+ Jahre	Iss deine Möhren, sonst gibt es keinen Nachtisch.	Das sind Möhren. Du musst sie nicht essen, wenn du sie nicht magst.
2+ Jahre	Du kannst nicht noch eine Tüte Fruchtbonbons haben. Sie sind nicht gesund. Iss lieber eine Orange.	Für heute ist Schluss mit Fruchtbonbons. Morgen gibt es wieder welche. Möchtest du eine Orange?
2+ Jahre	Du musst darauf achten, wie viel du isst, oder du wirst zu dick werden.	Wir hören auf unseren Bauch und essen nicht weiter, wenn er satt ist.

WIE MAN MIT KINDERN ÜBER NAHRUNGSMITTEL SPRICHT		
2+ Jahre	Du hast heute noch kein Gemüse gegessen! Du musst zum Abendessen etwas Gemüse essen.	Wir essen verschiedene Nahrungsmittel, die uns wachsen helfen! Was haben wir heute noch nicht gegessen?
2+ Jahre	Hier ist ein Teller mit Keksen – iss nicht zu viele!	Hier ist ein Teller mit Keksen – iss, so viele du möchtest.
2+ Jahre	Du kannst heute Abend nicht schon wieder Nudeln essen, das sind zu viele raffinierte Kohlenhydrate.	Wir essen nicht jeden Tag das Gleiche!
4–5 Jahre	Kekse sind ungesund, weil sie so viel Zucker enthalten. Wir dürfen davon nicht zu viele essen.	Kekse sind lecker, aber wir müssen noch Platz für andere Nahrungsmittel lassen, durch die unser Körper gesund und stark bleibt. Deswegen essen wir nicht ständig Kekse.

Und schließlich können Eltern positives Verhalten in Zusammenhang mit Süßigkeiten und Leckereien bei ihren Kindern fördern, indem sie es selbst vorleben. Das bedeutet, Diätregeln über Bord zu werfen, Desserts ohne Schuldgefühle zu essen, aber auch den Verzehr nährstoffreicher Nahrungsmittel in den Vordergrund zu rücken. Essen Sie Möhren und Karottenkuchen mit der gleichen Begeisterung, und Ihr Kind wird es Ihnen nachtun!

Fällt das Vermeiden von Fleisch und tierischen Produkten unter »Einschränkung«?

Nach all dem Gerede über Einschränkung stellt sich unweigerlich die Frage: »Gilt es als Einschränkung, wenn man Kinder davon abhält, Fleisch und tierische Produkte zu essen?«

Wir sagen nein. Wir essen aus verschiedenen Gründen kein Fleisch. Einer davon ist die Gesundheit, dazu kommen das Tierwohl und die Umweltauswirkungen des Fleischkonsums. Für uns unterscheidet sich das Fleisch von anderen »verbotenen« Nahrungsmitteln wie Kuchen und Kekse, weil der Grund für unsere Entscheidung ein ganz anderer ist.

Für viele Veganer fühlt sich der Verzicht auf Fleisch und tierische Produkte nicht wie eine Einschränkung an. Das sind keine Nahrungsmittel, die man essen möchte, sich aber versagt (oder den Kindern vorenthält). Junkfood dagegen wollen die meisten Menschen essen, sie schränken es aber im Hinblick auf ihre Figur oder ihre Gesundheit ein. So beginnt der Kreislauf des Vermeidens, der zu noch mehr Verlangen führt. Die meisten Veganer haben gar kein Verlangen nach Fleisch und tierischen Produkten, daher führt der Verzicht darauf auch nicht zu einem negativen Essverhalten.

Was Sie als Teil Ihrer Nahrung ansehen und was nicht, hängt von den individuellen Entscheidungen Ihrer Familie ab. Alles, was Ihre Familie isst – ob regelmäßig oder gelegentlich – sollte auch für Ihr Kind verfügbar sein, wenn es angeboten wird. Wir ernähren uns beide vorwiegend vegan und verzehren gelegentlich Eier und Milchprodukte. Bei uns zu Hause gibt es sie im Allgemeinen nicht, unsere Kinder dürfen sie aber uneingeschränkt essen, wenn sie bei Freunden oder bei einer Geburtstagsfeier angeboten werden.

Wenn Sie gelegentlich tierische Produkte anbieten, heißt das nicht, dass es sie immer geben muss. Wie in Kapitel 5 besprochen, wird bei Ihnen zu Hause nicht »à la carte« gegessen. Wenn Sie Ihrem Kind ganz neutral sagen, dass Eier oder Milchprodukte (oder Kuchen) heute nicht auf dem Speiseplan stehen, ist das keine Einschränkung. Ebenso müssen Sie keine Leckereien anbieten, die Ihre Familie nicht isst. Niemand von uns trinkt Limonade, daher haben wir sie nicht im Haus. Wenn unsere Kinder älter sind und anfangen, nach Limonade zu fragen, dürfen sie ab und zu im Restaurant eine bestellen oder sie bei Feiern trinken. Wir werden deshalb aber keine Limonade kaufen, um sie unseren Kindern anzubieten.

Für uns bewährt sich das. Wir wissen, dass wir diesen Ansatz neu bewerten müssen, wenn unsere Kinder älter werden und ihr Essen zunehmend selbst auswählen. Sie müssen auf der Grundlage Ihrer Überzeugungen entscheiden, was für Ihre Familie am besten ist.

Wofür Sie sich auch entscheiden – Sie sollten mit Ihren Kindern früh und häufig über diese Entscheidungen Ihrer Familie sprechen. In diesen jungen Jahren kann man Kleinkindern mit Bilderbüchern Ideen wie die Liebe zu Tieren und die Bedeutung des Schutzes unseres Planeten näherbringen. Wenn die Kinder älter werden, können Sie sich an schwierigere Themen wagen, etwa, warum Sie keine Tiere essen wollen. Es gibt viele Online-Quellen, die Ihnen bei diesen Diskussionen helfen können, etwa tolle YouTube-Videos, die die Themen in einfache, klare Botschaften gliedern, die Kinder verstehen. Der Besuch von örtlichen Tieraufnahmestationen oder einem Bauernhof kann Kindern helfen, die Verbindung zwischen diesen Themen und den betroffenen Tieren herzustellen. Wenn Ihr Kind versteht, warum die Familie keine

Tiere isst, sinkt die Wahrscheinlichkeit beträchtlich, dass es seine Ernährung je als eingeschränkt empfinden wird.

FAZIT: Erlaubte und eingeschränkte Nahrungsmittel sind ein heikles Thema, und die Forschungslage ist nicht schwarz-weiß. Wir empfehlen Ihnen, Dinge wie Süßigkeiten oder Junkfood in strukturierter Weise mit vernünftigen Grenzen anzubieten, aber Flexibilität zuzulassen. Kinder, die keine Süßigkeiten essen dürfen, essen davon umso mehr, wenn sie die Möglichkeit dazu bekommen.

Wenn es um die Einschränkung tierischer Nahrungsmittel wie Milch oder Eier geht, ist die Lösung weniger offensichtlich. Wir glauben, dass hier ein anderer Ansatz gerechtfertigt ist, weil wir tierische Nahrungsmittel aus anderen Gründen vermeiden oder einschränken, als viele Menschen dies bei Süßigkeiten tun (Gewichtszunahme). Wir lassen Fleisch weg, erlauben andere tierische Nahrungsmittel aber gelegentlich, besonders bei Freunden und bei festlichen Anlässen.

2. Unterstützung für Ihre Entscheidung

Ihre Familie unterstützt Ihre Entscheidung für eine vegane oder vorwiegend vegane Ernährung Ihres Kindes nicht so, wie Sie gehofft hatten? Wir kennen das! Wir wissen, dass nicht jeder so offen für unsere Entscheidungen ist, wie wir es gerne hätten – das gilt auch für Freunde, Verwandte und sogar für unsere Kinderärzte.

Vergessen Sie nicht: Es handelt sich um Ihre Familie, Ihr Baby und Ihre Entscheidung. Wir finden auch, es schadet nie, besorgte Menschen daran zu erinnern, dass die American Academy of Nutrition and Dietetics in einer offiziellen Erklärung bestätigt, dass eine gut zusammengestellte vegane und vegetarische Ernährung in allen Phasen des Lebens unbedenklich ist, auch in der Schwangerschaft, im Säuglingsalter, in der Stillzeit und darüber hinaus. Und »gut zusammengestellt« ist der Grund, warum Sie dieses Buch zur Hand genommen haben!

Wenn Ihr Partner kein Veganer ist

Wie kann ich mein Kind vegan ernähren, wenn mein Partner nicht mitmacht? Diese Frage wird auf unserer Instagram-Seite häufig gestellt. Wir möchten vorausschicken, dass wir keine Therapeuten und nicht qualifiziert sind, Menschen bei Erziehungskonflikten zu beraten. Die einzig richtige Antwort gibt es nicht. Wir können Ihnen nur unsere Ansicht und die Erfahrungen aus Gesprächen mit anderen Familien mitgeben.

In den ersten Lebensjahren lernen Kinder, was, wann und wie viel sie essen sollen weitgehend aus kulturellen und familiären Überzeugungen, Einstellungen und Praktiken. Diese Vorbildwirkung wird schwieriger, wenn Kinder sehen, dass ein Elternteil bestimmte Nahrungsmittel isst und der andere nicht.

Wenn die Erziehung Ihres Kindes nach bestimmten Grundsätzen für Sie wichtig ist, sollten Sie das ganz zu Anfang mit Ihrem Partner besprechen. Vielleicht hilft Ihnen ein Gespräch mit einem qualifizierten Fachmann bei den Entscheidungen, die getroffen werden müssen: Darf das Baby Fleisch und tierische Produkte essen? Welche und wann? Werden die Nahrungsmittel zu Hause angeboten? Wird der Elternteil, der tierische Nahrungsmittel isst, das vor dem Baby tun?

Eine Möglichkeit wäre, dass der Partner, der sich für tierische Produkte entscheidet, diese außerhalb des Hauses, beispielsweise im Restaurant oder in der Kantine, zu sich nimmt und mit der Familie zu Hause vegan isst. Eine andere Option ist, dass bestimmte Nahrungsmittel, wie Eier und Käse, zu Hause erlaubt sind, Fleisch aber nur außer Haus gegessen wird.

Info-Häppchen

Führen Sie Gespräche über die Nahrungsmittelauswahl nicht am Familientisch, damit die Mahlzeiten positive Erlebnisse bleiben.

Wenn Ihr Partner darauf besteht, Nahrungsmittel wie Fleisch am Familientisch zu essen, und Sie Ihr Kind aber fleischfrei ernähren möchten, wird das eine Herausforderung. Wie wir bereits erläutert haben, erlernen Kinder Essgewohnheiten durch Vorbilder. Sie wollen das essen, was ihre Eltern essen. Ihnen Nahrungsmittel vorzuenthalten, die andere Familienmitglieder essen, fühlt sich wie eine Einschränkung an und führt zu einem gesteigerten Verlangen nach diesen Nahrungsmitteln.

Wie bei allen Aspekten der Kindererziehung werden Sie und Ihr Partner nicht in jedem Punkt einer Meinung sein. Wir können Ihnen nur raten, solche Fragen abseits des Esstisches zu klären, wenn weniger Spannungen und Emotionen im Spiel sind. Ihre Erfolgsaussichten sind besser, wenn Sie kompromissbereit sind, Raum lassen und persönliche Angriffe oder Kritik vermeiden. Bringen Sie Ihrem Partner den Respekt entgegen, den Sie von anderen für Ihre Ernährungsweise erwarten, auch wenn Sie nicht seiner Meinung sind.

Essen in der Kindertagesstätte/Schule

Ein veganes Kind in der Kindertagesstätte – wie soll das gehen? Alex wird nie den Tag vergessen, als die Erzieherin sie bei der Abholung ihres Sohnes aus der Kindertagesstätte zur Seite nahm und ihr sagte, sie hätte Vander ein Chicken-Nugget gegeben, die ein anderes Kind an seinem Geburtstag für alle mitgebracht hatte.

Alex schluchzte eine halbe Ewigkeit und erklärte der Erzieherin dann abermals ihre Prinzipien von A bis Z. Die nächsten Tage brachte sie damit zu, eine neue Kindertagesstätte zu suchen. Sobald sie sich wieder beruhigt hatte, beschloss Alex, eine vernünftigere Lösung zu finden. Vander war erst zwei Jahre alt, aber es war ihm offensichtlich schon bewusst, dass er das einzige Kind war, das andere Dinge aß.

Schließlich entschied Alex sich dafür, vegane Versionen der Speisen anzufertigen, die in seiner Kita angeboten wurden. Sie machte Makkaroni mit Käseersatz am Montag, Tofu-Nuggets am Mittwoch und Calzone-Streifen am Freitag. War es leicht, jede Woche alle diese Mahlzeiten vorzubereiten? Nein. Half es Vander, sich in die Gruppe zu integrieren? Definitiv!

Hier sind noch einige Lösungen, die sich für andere Familien bewährt haben:

1. Finden Sie eine Schule/Kindertagesstätte, die keine vorgegebenen Mahlzeiten anbietet. So können Sie Ihrem Kind jeden Tag sein eigenes Essen mitgeben. An manchen Schulen können Milchprodukte Pflicht sein, dann ist es schwieriger, dem Kind eigenes Essen mitzugeben.
2. Bereiten Sie Ihre eigenen veganen Alternativen von beliebten Speisen zu. Sie können, wie Alex, den Speiseplan der Schule anfordern, um das Mittagessen und die Snacks Ihres Kindes so zu planen, dass sie aussehen wie das, was die anderen Kinder erhalten.

3. Suchen Sie nach vegetarischen und veganen Einrichtungen oder solchen, die neben Mischkost jeden Tag auch vegane Speisen als Alternative anbieten.
4. Ein anderer Ansatz für die Schule/Kindertagesstätte: Viele Familien berichteten, dass ihre Kinder in der Kindertagesstätte oder Schule alles essen dürfen, was angeboten wird, zu Hause aber weiterhin nur vegane Mahlzeiten bekommen.

Wofür Sie sich auch entscheiden, wir haben die Erfahrung gemacht, dass Erzieher und Lehrer meist freundlich und entgegenkommend sind, wenn es um Ernährungsvorlieben geht. Nach dem verhängnisvollen Vorfall mit den Chicken-Nuggets brachte Alex von sich aus Tofu-Nuggets für alle Kinder mit. Sie gibt heute oft Rezepte für vegane Speisen, die sie Vander mitgegeben hatte und die die anderen Kinder auch mochten, an deren Eltern weiter.

Der Umgang mit Geburtstagsfeiern

Geburtstagsfeiern sind gleichbedeutend mit Junkfood, Leckereien ohne Ende – Kekse, Muffins, Kuchen und Eiscreme nach den üblichen Dingen wie Pizza oder Hotdogs. Wir gehen mit besonderen Anlässen meist entspannter um, aber nicht jeder sieht das so. Die folgenden Strategien haben sich für uns und unsere Freunde bewährt.

Info-Häppchen

Bieten Sie an, zu Festen und Familientreffen ein eigenes Gericht mitzubringen, wenn Sie wissen, dass es keine veganen Optionen geben wird.

Alex kontaktiert die Eltern des Geburtstagskindes und fragt rechtzeitig, was es zu essen geben wird, damit sie Alternativen vorbereiten und mitbringen kann. So fühlt sich Vander nicht ausgeschlossen und muss auch nicht hungrig bleiben. Wenn die Kinder Hotdogs bekommen, bringt sie ihre eigenen Veggie-Dogs mit. Da sie den Gastgebern so nichts abverlangt, gab es bisher nie ein Problem mit den mitgebrachten Speisen, und auch Vander merkte nichts.

Whitney bringt üblicherweise ein Gericht für die gesamte Gruppe mit. Zu einer Feier, bei der es Salami-Pizza zum Abendessen gab, brachte sie eine Ladung Quesadillas (Seite 322) mit, die der große Renner wurden. Caleb schaute die Pizza nicht einmal an.

Wenn Sie möchten, dass Ihre Kinder vegane Leckereien essen, können Sie bei Dingen wie Keksen, Kuchen und Eiscreme ähnlich vorgehen. Da wir unsere Kinder vorwiegend vegan ernähren, gestatten wir ihnen Leckereien mit Eiern oder Milchprodukten bei Partys, solange das Hauptgericht fleischfrei ist.

Wenn Ihr eigenes Kind Geburtstag feiert, ist das *die* Gelegenheit zu zeigen, wie lecker vegane Speisen schmecken können. Für Calebs ersten Geburtstag machte Whitney eine vegane »Smash Cake«, die er mit Begeisterung zermatschte und verschlang. Daraus wurde ein beliebtes Rezept auf unserer Website! Für Vanders zweiten Geburtstag wählte Alex als Motiv »Drachen lieben Tacos« und zauberte eine Taco-Bar mit Linsen-Tacos, Tofu-Sofritas, Reis, schwarzen Bohnen, Käseersatz-Sauce, Tortillas und verschiedenen Belägen für die Erwachsenen. Niemand vermisste Fleisch oder Milchprodukte.

> Info-Häppchen
>
> **Wenn Sie selbst eine Party veranstalten, ist das eine tolle Gelegenheit zu zeigen, wie köstlich vegane Gerichte sein können. Hat jemand Lust auf Nachos?!**

3. Vegane Kleinkindernährung für unterwegs

Es kann ein wenig schwierig sein, bei vegan ernährten Kleinkindern immer geeignete Nahrungsmittel griffbereit zu haben, wenn sie hungrig werden (was bei Zweijährigen etwa alle zwei Stunden der Fall ist), aber mit ein wenig Vorausplanung geht es. In diesem Abschnitt finden Sie unsere Tipps für nahrhafte Mahlzeiten und Snacks sowie für die Einhaltung eines »strukturiert-flexiblen« Mahlzeitenrhythmus bei kleinen Abenteuern oder längeren Familienurlauben.

Snacks für Kleinkinder

Nicht ohne Grund widmen wir den Snacks für Kleinkinder beinahe ein ganzes Rezeptkapitel. Die meisten Kinder lieben Snacks – sie würden lieber den ganzen Tag naschen, anstatt sich zu einer richtigen Mahlzeit hinzusetzen. Zwischenmahlzeiten sind ein gesunder (und notwendiger) Bestandteil der Ernährung eines Kleinkindes, aber das Naschen kann leicht ausufern. Wenn Sie merken, dass Ihr Kind zu den Mahlzeiten keinen Hunger hat oder nur wenig isst, sehen Sie sich an, wie viel es davor genascht hat. Kinder, die zwischen den Mahlzeiten beliebig naschen dürfen, werden wahrscheinlich schon satt sein, wenn sie sich zu Tisch setzen – was die ohnehin stattfindenden Kämpfe ums Essen nicht gerade erleichtert.

Hier hilft die Einhaltung einer strukturierten, aber anpassungsfähigen Abfolge von Mahlzeiten und Zwischenmahlzeiten. Die Kinder gewöhnen sich an den Rhythmus, an Hunger und Sattheit, und wissen, dass sie bald wieder etwas zu essen bekommen werden. Je nach Appetit können dabei eine Zwischenmahlzeit am Vormittag und eine am Nachmittag sowie eventuell ein Snack vor dem Schlafengehen vorgesehen werden.

Info-Häppchen

Wenn Ihr Kind bei den Mahlzeiten nicht viel isst, überdenken Sie die Snacks. Eventuell liegt es am ständigen Naschen.

Snacks sollten keine nährstoffarmen Leckereien sein. Uns ist aufgefallen, dass viele als Snacks für Kinder vermarkteten Produkte voller raffinierter Stärke, Zucker, Salz und manchmal auch künstlicher Farb- und Geschmacksstoffe sind. Bei uns bestehen Snacks aus denselben Dingen, die wir zu einer Mahlzeit servieren: frisches Obst und Gemüse, Vollkornprodukte, Nussmus, Hülsenfrüchte und gesunde Fette.

Eine Zwischenmahlzeit sollte mindestens zwei der V3-Hauptkategorien enthalten, denn ein ausgewogener Snack macht das Kind bis zur nächsten Mahlzeit satt. Unterwegs sind frische Optionen nicht immer verfügbar, daher greifen wir auf gesunde verpackte Snacks zurück, wenn wir auf Reisen oder nicht zu Hause sind. Wir haben immer einige davon in unserer Handtasche oder in der Wickeltasche für Tage, an denen wir unterwegs sind und keine Zeit haben, irgendwo anzuhalten und einen Happen zu essen.

UNSERE LIEBSTEN KINDER-SNACKS FÜR UNTERWEGS
• frische Heidelbeeren, Bananen, Äpfel, Orangen
• gefriergetrocknetes Obst und Gemüse
• knusprige Müsliriegel (Seite 284)
• Heidelbeer-Hafer-Bällchen (Seite 297)
• getrocknete Bohnen- und Erbsenhappen
• ungesüßtes Apfelmus
• Frucht- und Nussriegel ohne Zuckerzusatz
• kleine Packungen Guacamole und Hummus mit Crackern oder Gemüsestücken
• gebackene Süßkartoffel- oder Rübenchips

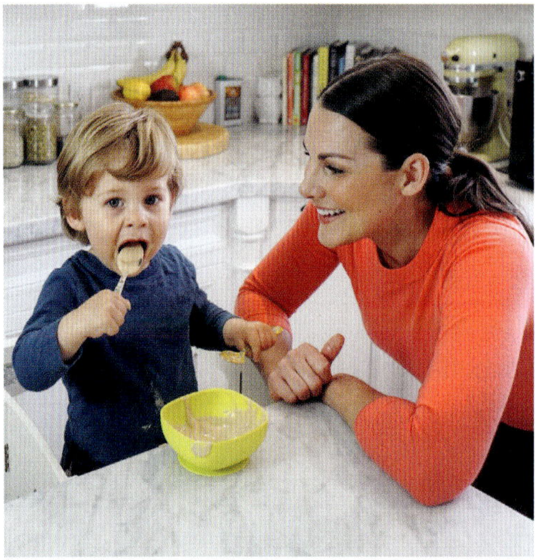

Ja, wir wissen, wie verlockend es ist, ein tobendes oder quengelndes Kleinkind mit einem Snack ruhigzustellen – aber Essen darf nie als Trostpflaster eingesetzt werden. Wir kennen das alle. Auch wir standen schon mit einem lauthals brüllenden Kind im Supermarkt und versuchten, die Situation mit den Snacks in unserer Handtasche zu entschärfen. Essen kann wunderbar ablenkend wirken, besonders auf schwierige Kleinkinder, aber bleiben Sie stark! Wir wollen nicht, dass unsere Kinder lernen, Langeweile oder Frustration mit Essen zu bekämpfen, wenn sie nicht wirklich hungrig sind. Wir empfehlen Ihnen auch, im Auto keine Snacks anzubieten, wenn keine Zwischenmahlzeit ansteht. Das Gehirn von Kleinkindern ist darauf konditioniert, rasch Gewohnheiten zu entwickeln, und wir wollen nicht, dass sie Autositze mit Naschen assoziieren.

Essen im Restaurant

Mit Ausnahme von vegetarischen oder veganen Restaurants enthalten Kinderspeisekarten meist wenig ernährungsphysiologisch Wertvolles und vor allem kaum vegane Gerichte. Das Angebot besteht meistens aus Würstchen, Pizza, Schnitzel, Spaghetti mit Fleischsauce und Chicken-Nuggets. Auf Kinderspeisekarten finden sich sehr verlockende salzige und fettige Speisen, und wir möchten nicht, dass sich unsere Kinder, außer bei besonderen Anlässen, davon ernähren.

Info-Häppchen

Wenn das Angebot im Restaurant wenig mit dem V3-Teller gemeinsam hat, ist das kein Drama – gesunde Ernährung bezieht sich auf die gesamte Ernährung Ihres Kindes, nicht auf eine einzelne Mahlzeit.

Werfen Sie einen Blick auf die Beilagen in der Speisekarte, dort finden sich oft Gemüse, Getreideprodukte, manchmal Hülsenfrüchte. Wir stellen eine Mahlzeit für unsere Kinder oft aus einem Getreideprodukt oder Nudeln, ein oder zwei Gemüsesorten und Hülsenfrüchten (oder Tofu, wenn wir Glück haben) zusammen. Es ist völlig in Ordnung, wenn eine Restaurant-Mahlzeit nicht dem V3-Teller entspricht – wir lassen uns nicht durch einzelne Mahlzeiten stressen. Eine gesunde Ernährung basiert auf dem langfristigen Essverhalten.

Je nachdem, was Sie essen, können Sie Ihr Kind auch bei Ihnen mitessen lassen. Das ist vor allem dann gut, wenn die Portionen groß sind und Sie nicht wissen, wie viel Ihr Kleinkind tatsächlich essen wird. Mit zwei großen Portionen für Erwachsene wird eine dreiköpfige Familie leicht satt.

Familienreisen

Wenn wir mit unseren Kindern irgendwo übernachten, packen wir einige Zwischenmahlzeiten und Nahrungsmittel ein, aus denen man im Hotel leicht Mahlzeiten zaubern kann. Das hilft nicht nur, die Kosten niedriger zu halten, es sorgt auch dafür, dass das Kind zumindest zum Teil die gewohnten nährstoffreichen Nahrungsmittel bekommt. Alex hat immer ein Glas Erdnussbutter für einfache Sandwiches dabei, Whitney nimmt Haferflocken, Chia-Samen und Leinsamen mit. Mit heißem Wasser und einer Banane wird daraus rasch eine leckere Schüssel Haferbrei für Caleb.

Wenn wir für längere Zeit an einem Ort bleiben, mieten wir lieber eine Ferienwohnung, als in ein Hotel zu gehen. Dort können wir unsere eigenen Mahlzeiten zubereiten oder Take-away essen.

Der beste Rat für Reisen mit Kleinkindern lautet jedoch: Genießen Sie es! Wir reisen beide häufig. Es kann stressig und schwierig sein, Zeiten und Anforderungen abzustimmen, aber wir finden es so wunderbar, unsere Kinder mit neuen Umgebungen und Kulturen vertraut zu machen. Alle auftretenden Problemchen und Probleme – defekte Kinderwägen, Flughafen-Chaos, nicht identifizierbare Substanzen von Zugsitzen, die im Mund des Kindes landen – sind nichts im Vergleich zu den lebenslangen Erinnerungen, die hier für die ganze Familie entstehen.

Info-Häppchen

Planen Sie Mahlzeiten und Snacks im Voraus, damit der Urlaub reibungsloser abläuft. Nehmen Sie Snacks mit, halten Sie Ausschau nach kinderfreundlichen, veganen Restaurants, und ziehen Sie eine Ferienwohnung in Betracht.

4. Der Familientisch

Wir sind von der Bedeutung von Familienmahlzeiten felsenfest überzeugt. Damit Kinder positive Essgewohnheiten erlernen, ist es wichtig, dass sie von Anfang an mit der Familie essen. Es ist nicht gut, zunächst die Kinder essen zu lassen und dann die Mahlzeit für den Rest der Familie zu servieren. Schließlich lernen Kinder von Vorbildern. Wenn sie mit der Familie essen, lernen sie, sich entsprechend zu verhalten, und beschäftigen sich intensiver mit dem Essen. Wenn das Baby sieht, dass Mama gerne Möhren isst, wird es sie wahrscheinlich auch probieren und mögen.

Untersuchungen zeigen, dass das gemeinsame Familienessen zahlreiche ernährungsphysiologische Vorteile mit sich bringt: Familienmahlzeiten sind mit einem höheren Verzehr[7] von Obst, Gemüse und essenziellen Nährstoffen sowie einem geringeren Konsum von Limonaden, Frittiertem und gesättigtem Fett verbunden.

Kinder, die mehr Mahlzeiten mit ihrer Familie einnehmen, haben in der Regel auch ein gesünderes Körpergewicht. Eine Untersuchung von Vierjährigen ergab, dass bei jenen, die an mehr als fünf Abenden pro Woche mit der Familie aßen, das Risiko für starkes Übergewicht um 23 bis 25 Prozent gerin-

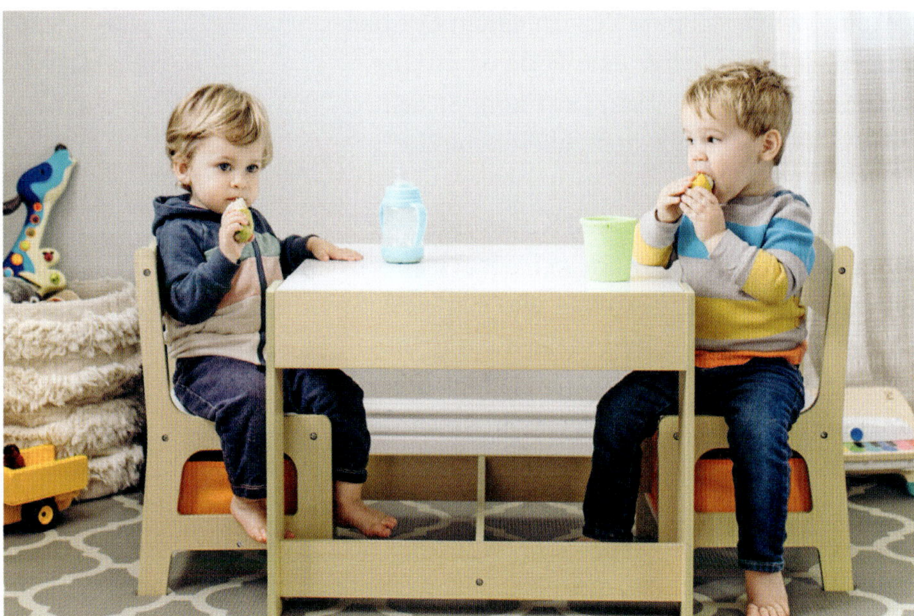

ger war[8]. Eine andere Studie mit Kindergartenkindern ergab, dass weniger Familienmahlzeiten das Risiko[9] für Übergewicht im dritten Lebensjahr erhöhten.

Wir wissen, dass viele Familien nicht täglich gemeinsam essen können, aber je öfter Sie sich zusammen zu Tisch setzen, desto besser. Die gute Nachricht ist, dass die Bedeutung von Familienmahlzeiten nicht auf das Abendessen beschränkt ist – diese Vorteile gibt es auch bei anderen Mahlzeiten. Eine Studie fand heraus, dass Kinder, die mindestens viermal pro Woche mit ihrer Familie frühstückten, wesentlich öfter mindestens fünf Portionen[10] Obst und Gemüse pro Woche verzehrten als Kinder, bei denen das nicht der Fall war.

Info-Häppchen

Kinder, die häufig mit der Familie essen, essen mehr Obst und Gemüse und weniger Junkfood und haben ein gesünderes Körpergewicht.

Wenn das gemeinsame Abendessen nur selten möglich ist, räumen Sie dem Familienfrühstück Priorität ein, oder machen Sie gemeinsame Mahlzeiten am Wochenende zur Routine. Auch wenn nur eine Person mit dem Baby isst, macht das einen großen Unterschied. Das können Sie, Ihr Partner oder ein Geschwisterkind sein. Wenn eine andere Betreuungsperson für einzelne Mahlzeiten des Kindes zuständig ist, bitten Sie diese, nach Möglichkeit mit dem Kind zu essen.

Achtsames Essen

Babys werden mit der Fähigkeit geboren, ihre Nahrungsaufnahme über Hunger- und Sättigungssignale zu regulieren. Diese Fähigkeit geht jedoch mit zunehmendem Alter verloren, weil gesellschaftliche Regeln und Einflüsse uns unsere Nahrungsmittelauswahl diktieren und schlechte Essgewohnheiten das Vertrauen auf unseren Körper überlagern. Sie als Eltern können Ihr Kind bei der Erhaltung dieser natürlichen Fähigkeit zur Selbstregulierung unterstützen, indem Sie ihm positives Verhalten beim Essen vorleben.

Eine der wichtigsten Verhaltensweisen, die Sie Ihrem Kind mitgeben können, ist achtsames Essen. Das bedeutet, unvoreingenommen an die Mahlzeit heranzugehen und der Nahrung Aufmerksamkeit und den verdienten Respekt entgegenzubringen. Anstatt das Essen hinunterzuschlingen, essen wir langsam und nehmen den Geschmack bewusst wahr. Wer sich die Zeit nimmt, das Essen zu genießen, kann Hunger- und Sättigungssignale besser erkennen und reduziert den Hang zum Überessen.

Hier sind einige Praktiken für achtsames Essen, die Sie umsetzen und Ihrem Kind vorleben können:

- Entfernen Sie Ablenkungen wie Handys und Fernsehgeräte.
- Essen Sie langsam, und legen Sie das Besteck nach jedem Bissen weg.
- Essen Sie am Tisch sitzend.
- Richten Sie das Essen auf einem Teller an, essen Sie nicht aus einer Packung.

Tischmanieren für Kleinkinder

Keine Frage, die Tischmanieren von Kleinkindern sind nicht die besten. Sie werfen mit Essen, hauen mit dem Besteck auf den Tisch oder bespucken sich selbst und andere Familienmitglieder absichtlich mit Wasser – und dieses nicht gerade höfliche Benehmen bereitet ihnen eine Menge Freude. Wir erschauern in der Öffentlichkeit angesichts dieses Verhaltens, können aber nur schwer unser Pokerface wahren, weil wir insgeheim lachen müssen. Wer findet ein Baby mit einer Schüssel Spaghetti auf dem Kopf nicht wenigstens ein bisschen lustig? Dieses Verhalten ist völlig normal und altersgemäß, doch es ist nie zu früh, mit dem Erlernen von Tischmanieren zu beginnen.

Hier sind einige Tipps für häufige Fauxpas bei den Mahlzeiten:

1. Mit Essen werfen: Sie wissen bereits aus dem vorherigen Kapitel, dass dies ein Zeichen dafür ist, dass das Kind mit dem Essen fertig ist. Anstatt zu schimpfen, sollten Sie ganz ruhig sagen: »Ich sehe, dass du mit Essen wirfst. Das heißt, du bist satt.« Räumen Sie ohne viel Aufhebens den Teller weg, und wischen Sie dem Kind die Essensreste ab. Wenn es nicht viel gegessen hat, können Sie ihm später noch einen gesunden Snack anbieten. Eine andere Option ist ein kleiner Teller oder eine Schüssel neben dem Teller des Kindes, wo es Essen deponieren kann, das es nicht mag.
2. Mit Bechern, Besteck etc. auf den Tisch hauen: Wenn das Kleinkind zum ersten Mal mit dem Becher auf den Tisch schlägt, ruft das meist Erschrecken und Erheiterung hervor. Beim zweiten, dritten und vierten Mal ist es dann nicht mehr so lustig. Wir empfehlen Ihnen, dem Kind zu zeigen,

wie es die Dinge vorsichtig und richtig abstellt oder ablegt. Sie können auch jedem Gegenstand einen festen Platz zuweisen. Wenn das Kind ihn richtig ablegt oder abstellt, wird es dafür gelobt. Schlägt Ihr Kind weiter mit einem Gegenstand auf den Tisch, nehmen Sie ihm diesen weg bis zur nächsten Mahlzeit.

3. Essen oder Getränke ausspucken: Ähnlich wie beim Schlagen mit Gegenständen ist auch hier ein gutes Vorbild für richtiges Trink- und Essverhalten ein guter erster Schritt. Anstatt zu sagen: »Spuck das Wasser nicht aus«, probieren Sie es mit: »Ich möchte, dass du dein Wasser im Mund behältst, und zwar so.« Dann machen Sie ihm vor, wie Sie das Wasser herunterschlucken, ohne dass etwas danebengeht. Wenn das Kind weiter spuckt, nehmen Sie ihm das Essen oder das Getränk weg. Mahlzeiten sollen in angenehmer Atmosphäre stattfinden. Derartiges Verhalten signalisiert, dass das Kind nicht hungrig ist und vermutlich den Tisch verlassen möchte.

Kinder in die Küchenarbeit einbeziehen

Es ist nie zu früh, um Kinder in der Küche zu beteiligen. Wenn Kinder bei der Zubereitung von Speisen helfen dürfen, bekommen sie eine aktive Rolle in ihrer Ernährung. Kleinkinder streben ständig nach mehr Autonomie und Autorität – wenn sie bei den Mahlzeiten mithelfen dürfen, ist das ein guter Weg dorthin.

Wenn die Vorstellung vom Kochen mit Babys und Kleinkindern in Ihnen Bilder von zerbrochenen Schüsseln, Zutaten, die auf dem Boden landen oder vom vierbeinigen Liebling verspeist werden, oder von Beinahe-Verbrennungen auf der Herdplatte heraufbeschwören, möchten wir Sie beruhigen: Wir schlagen nicht vor, dass Sie dem Baby ein Messer in die Hand drücken und es zum Sous-Chef ernennen. Es gibt viele ungefährliche Möglichkeiten, das Baby an der Zubereitung der Mahlzeiten zu beteiligen, ohne ganz großes Chaos hervorzurufen.

Sie können Ihr Kind schon im Säuglingsalter mit in die Küche nehmen. Im Tragetuch, wenn Sie kalte Mahlzeiten zubereiten (dabei kann es keine Verbrennungen an Herd oder Backofen geben), oder in der Babywippe mit Blick auf das Geschehen – lassen Sie das Kind vom ersten Tag an dabei sein.

Im Kleinkindalter kann es erste Tätigkeiten ausführen. Übertragen Sie ihm

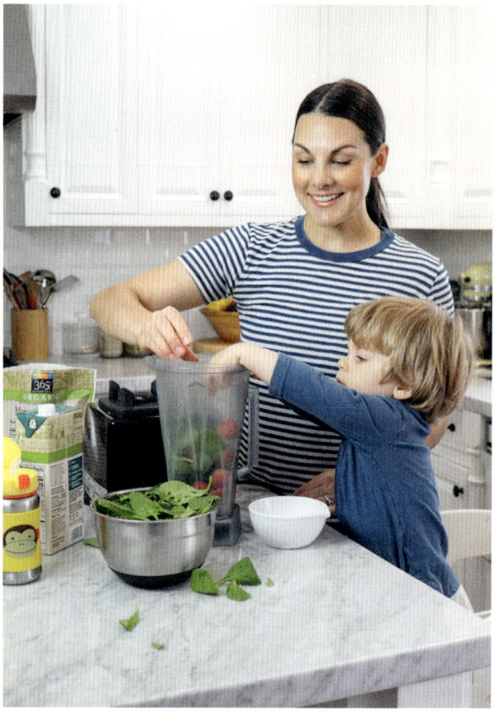

einfache Aufgaben, wie das Drücken des Griffs der Salatschleuder oder das Belegen des Haferbreis mit Beeren. Die Smoothie-Zubereitung ist eine Tätigkeit, bei der das Kind seine motorischen Fähigkeiten trainieren und gleichzeitig eine eigene Auswahl treffen kann. Whitney ordnet verschiedene gefrorene Früchte auf der Arbeitsfläche an und lässt Caleb auswählen, was er in seinem Smoothie haben möchte. Dann darf er die Früchte in den Mixer geben, dabei Zählen üben und den Startknopf drücken (niemals ohne Aufsicht).

Lerntürme sind im Grunde ein Schemel mit einem Aufsatz, der an allen vier Seiten geschlossen ist. So kann Ihr Kind mit Ihnen auf gleicher Höhe arbeiten. Dieses Nebeneinander in der Küche erfüllt Kleinkinder mit großem Stolz und gibt ihnen das Gefühl, ein wichtiger Teil des Prozesses zu sein. Wenn Sie gut mit Holz umgehen können, können Sie den Lernturm sogar selbst bauen. Sie finden online viele Anleitungen. Wichtig sind rutschfeste Füße und eine rutschfeste Matte, auf der Ihr Kind sicher steht.

Mit zunehmendem Alter kann Ihr Kind dann auch schon richtiges, altersgerechtes Besteck verwenden. Mit Kindermessern aus Holz oder Kunststoff mit stumpfen Spitzen und rutschfesten Griffen lernen Kinder ohne Verletzungsgefahr, weichere Nahrungsmittel zu schneiden. Lassen Sie Ihr Kind eine Banane in Scheiben schneiden oder kleine Tomaten halbieren und auf den Tellern für die Familie anrichten.

5. Häufige Fragen und Herausforderungen

Mein Kind scheint beim Abendessen nie hungrig zu sein. Es isst kaum etwas und spielt nur mit dem vorgesetzten Essen. Haben Sie irgendwelche Tipps?

Kleinkinder haben noch keine lange Aufmerksamkeitsspanne. Wenn sie bei Tisch sitzen müssen, ohne hungrig zu sein, kann das schnell zu einem Machtkampf werden. Wenn Sie merken, dass Ihr Kind nur herumspielt, anstatt zu essen, prüfen Sie den Mahlzeitenrhythmus. In vielen Fällen ist fehlender Hunger beim Abendessen auf eine zu große oder zu späte Zwischenmahlzeit zurückzuführen. Wir empfehlen Ihnen, dem Kind zwischen Zwischenmahlzeit und Mahlzeit nichts außer Wasser zu geben. Dinge wie Milch(-alternativen) oder Fruchtsaft können kleine Mägen schnell füllen. Dann sinkt die Wahrscheinlichkeit, dass das Kind bei der nächsten Mahlzeit etwas isst.

Die Großeltern meines Sohnes nehmen unsere Ernährungsgrundsätze offenbar nicht ernst und geben ihm immer wieder tierische Produkte. Was kann ich tun?

Nicht jeder wird Ihre Entscheidung, Ihr Kind vegan zu ernähren, verstehen oder befürworten. Besonders schwierig wird es, wenn es sich um einen Verwandten oder eine regelmäßige Betreuungsperson handelt. Es ist wichtig, dass Sie Ihre Entscheidung und Ihre Grenzen jedem klar kommunizieren, der Ihr Kind betreut. Älteren Generationen fehlt oft das Verständnis für vegane Ernährungsformen. Vielleicht hilft es, wenn Sie es als das Beste für Ihr Kind darstellen. Versuchen Sie etwa Folgendes: »Ich weiß, dass du unsere Ernährungsentscheidungen nicht verstehst und befürwortest, aber wir haben uns entschlossen, ________ so zu ernähren und möchten, dass du diese Entscheidung respektierst. Wenn wir ________ diese Nahrungsmittel zu Hause nicht erlauben, er sie aber bei dir essen darf, wird das in ihm innere Konflikte und Verwirrung hervorrufen und letztlich zu schlechten zukünftigen Essgewohnheiten führen, wie Untersuchungen zeigen.« Die Bedeutung der Kontinuität für die Gesundheit Ihres Kindes klarzustellen und auf die Evidenz zu verweisen wird andere Betreuer wie die Großeltern hoffentlich veranlassen, Ihre Entscheidung zu respektieren und sich danach zu richten.

Sind künstliche Farbstoffe schädlich?

Sobald Sie Süßigkeiten, Leckereien und Snacks für Kinder einführen, setzen Sie Ihr Kind auch den weniger erfreulichen Inhaltsstoffen abgepackter Produkte aus, nämlich künstlichen Farbstoffen.

Auch wenn die Lebensmittelbehörde und Hersteller behaupten, künstliche Farbstoffe seien unbedenklich, stellen viele Studien einen Zusammenhang zwischen ihrem Verzehr durch Kinder[11] [12] und der Aufmerksamkeitsdefizit-Hyperaktivitätsstörung (ADHS) her und haben gezeigt, dass durch Verzicht auf diese Stoffe die Symptome zurückgehen können. In der EU müssen Produkte, die die Farbstoffe Tartrazin (E 102), Gelborange S (E 110), Azorubin (E 122), Allurarot (E 129) oder Cochenillerot A (E 124) enthalten, mit dem gesonderten Warnhinweis »Kann Aktivität und Aufmerksamkeit bei Kindern beeinträchtigen« gekennzeichnet werden; für Chinolingelb (E 104) wurde die erlaubte Tagesdosis stark reduziert.

Wir schlagen vor, Sie gehen auf Nummer sicher. Es besteht zwar kein internationaler Konsens zur Frage künstlicher Lebensmittelfarben, aber warum sollte man ein Risiko eingehen? Prüfen Sie die Packungsangaben, und stellen Sie sicher, dass das Produkt keine künstlichen Farbstoffe enthält.

Es gibt so viele natürliche Möglichkeiten, Nahrungsmitteln Farbe zu verleihen. Wenn Sie selbst kochen, bringen Sie mit diesen Pulvern und Gewürzen leuchtende Farben in Gerichte: Rote-Bete-Pulver (hellrot/rosa), Paprika (rot/gelb), Kurkuma (gelb/orange) und Annatto (rot/orange). Sie können auch ganze Nahrungsmittel verwenden. Geben Sie zu Gerichten etwa Heidelbeeren, Himbeeren, Süßkartoffeln, rote Kartoffeln, Rotkohl oder Spinat hinzu, um schöne natürliche Farbtöne zu erzielen. Zerdrückte gefriergetrocknete Beeren lassen sich leicht selbst herstellen und sorgen für einen hübschen bunten Überzug auf dem Geburtstagskuchen.

Ist etwas dran an der Behauptung, vegane Ernährungsformen würden die Wahrscheinlichkeit für eine Essstörung erhöhen?

Die Theorie, dass vegane Ernährung Essstörungen verursacht, wird von der Forschung nicht gestützt. Zwar scheint es unter Personen mit Essstörungen mehr Veganer zu geben als in der Allgemeinbevölkerung, es dürfte sich hierbei aber um eine umgekehrte Kausalität handeln. Das bedeutet, dass vegane Ernährungsformen nicht zu Essstörungen führen, sondern dass Menschen mit Essstörungen vegane Ernährungsformen wählen, weil sie ihnen erlauben, die Nahrungsmittelauswahl zu beschränken. Auch die Motivation für die vegane Ernährung kann von Bedeutung sein. Eine Untersuchung zeigte, dass Menschen, die sich aus ästhetischen Gründen für eine vegane Ernährung entschieden, eher zu einer Essstörung neigten[13]. Jene, deren Beweggründe ethischer Natur waren (etwa Tierwohl oder Umweltschutz), hatten hingegen kein erhöhtes Risiko für eine Essstörung.

Sie können potenziellen Problemen vorbeugen, indem Sie mit Ihren Kindern über die Beweggründe für die Ernährungsform Ihrer Familie sprechen und diese niemals mit Gewicht oder Aussehen in Verbindung bringen. Wenn Sie außerdem die Essgewohnheiten Ihres Kindes beobachten, ihm gesunde Verhaltensweisen vorleben und sich an unsere Richtlinien für eine Ernährung ohne Druck halten, wenn Ihr Kind älter und autonomer in seinen Ernährungsentscheidungen wird, ebnen Sie ihm den Weg zu einer lebenslangen positiven Einstellung zum Essen.

Ab welchem Alter müssen Kinder sich ausreichend bewegen?

Körperliche Bewegung ist in jedem Alter wichtig! Sobald die Kleinen zu laufen beginnen, werden sie von Natur aus sehr aktiv – irgendwann laufen, hüpfen, stampfen und tanzen sie den ganzen Tag. Richtwerte für die körperliche Bewegung bei Zwei- bis Dreijährigen sind:

- mindestens 30 Minuten strukturierte (von Erwachsenen geleitete) körperliche Aktivität
- mindestens 60 Minuten unstrukturierte körperliche Aktivität (aktives Freispiel)
- nicht mehr als eine Stunde am Stück ohne Bewegung, außer im Schlaf

Das heißt nicht, dass Sie Ihr Kleinkind im Fitness-Studio anmelden müssen. Sie sollten ihm aber reichlich Möglichkeit geben sich zu bewegen. Strukturierte Aktivitäten können Tanzen in der Familie, Spaziergänge in der Umgebung, Spiele im Freien oder Kleinkindersport wie Fußball, Ballett oder Schwimmen sein. Unstrukturierte Aktivitäten umfassen alle Zeiten, in denen sich Ihr Kind ohne Ihre Anleitung bewegt – im Sandkasten buddelt, auf dem Klettergerüst klettert, hinter dem Hund herläuft, etc.

6. Schlusswort

Wir verfolgen mit diesem Buch das Ziel, Eltern in ihrer veganen Lebensweise zu unterstützen. Wir wissen, dass Sie sich durch *viele* Informationen kämpfen mussten, aber wir hoffen, wir konnten alle etwaigen Fragen beantworten und alle Bedenken ausräumen. Wir wünschen uns, dass *Vegane Ernährung für Babys und Kleinkinder* zu Ihrem bevorzugten Handbuch für Ernährung wird und dass Sie darin immer wieder Fakten, Unterstützung und Inspiration suchen werden.

Im nächsten Abschnitt finden Sie 50 Rezepte von der ersten Beikost bis zu Frühstücks-Favoriten und familienfreundlichen Mahlzeiten. Außerdem haben wir einige Handouts zum einfachen Nachlesen und Ausfüllen zusammengestellt: ein Blatt zu Nahrungsergänzungsmitteln, Rezepte für Grundnahrungsmittel zum Selbermachen, Tabellen für das Baby-led Weaning und mehr.

Sie sollen wissen, dass wir Sie auf jedem Schritt Ihres veganen Weges begleiten werden. Wir wissen, wie oft man sich fragt: »Mache ich das richtig?« Eltern haben es nicht immer leicht. Die Unterstützung durch eine Gemeinschaft von gleichgesinnten Eltern macht die Sache ein wenig einfacher. Wir hoffen, Sie werden uns auf unserer Instagram-Seite, @plantbasedjuniors, und auf unserer Website mit Blog, plantbasedjuniors.com, besuchen. Sie finden dort regelmäßig aktuelle Informationen zum Thema Ernährung und inspirierende Rezepte. Außerdem dienen sie als virtueller Treffpunkt für vegane Eltern – man tauscht sich aus und baut sich gegenseitig auf.

Schön, dass Sie diesen Weg mit uns gehen! Wir freuen uns darauf, Sie auch in den folgenden Jahren unterstützend begleiten zu dürfen.

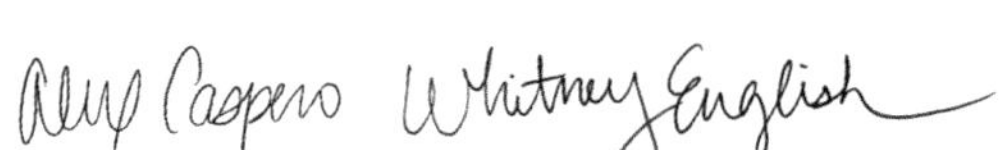

Alex und Whitney

7

Rezepte

Rezeptschlüssel

Diese Symbole zeigen an, dass das Rezept einen wichtigen V3-Teller-Nährstoff enthält!

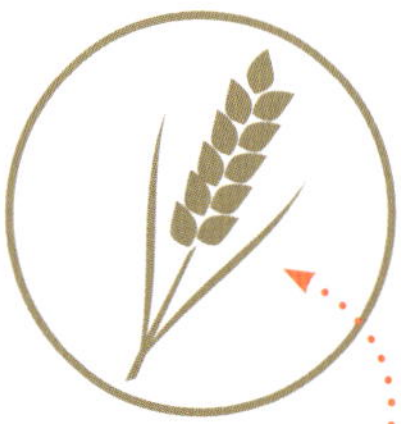

Getreide und Stärkelieferanten

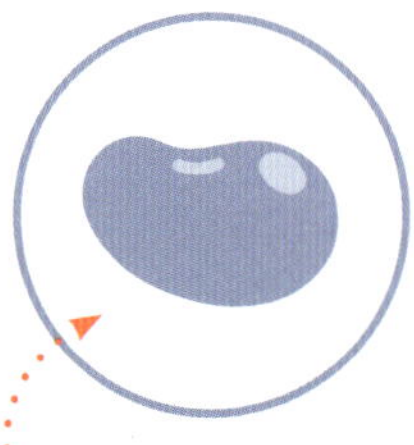

Hülsenfrüchte, Nüsse und Samen

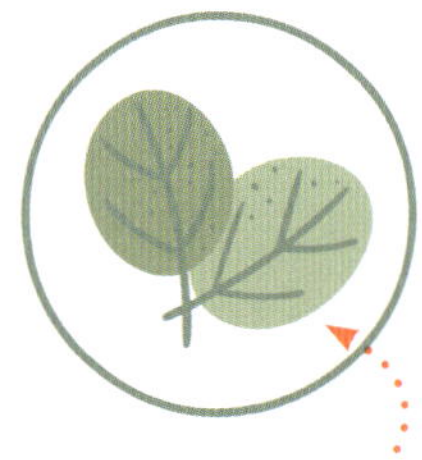

Obst und Gemüse

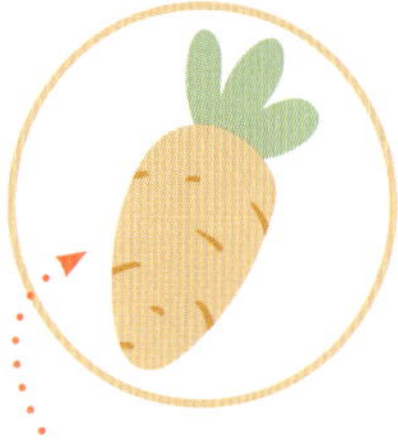

reich an Carotin

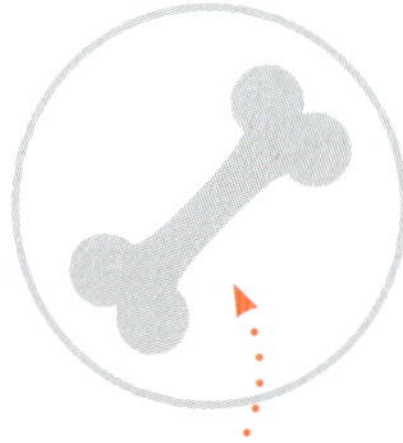

Kalziumlieferanten

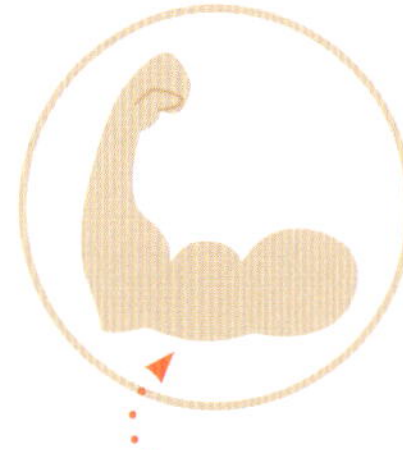

Eisen

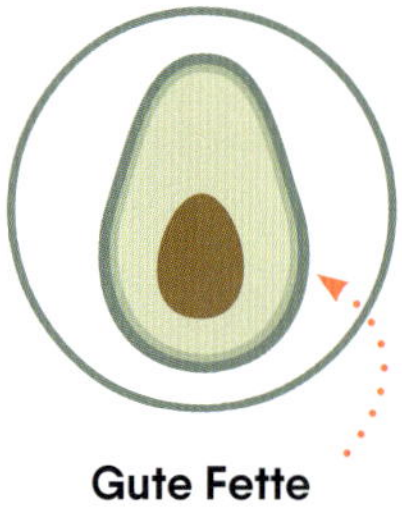

Gute Fette

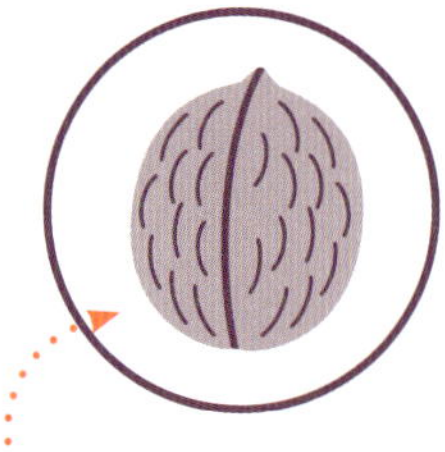

reich an Omega-3-Fettsäuren

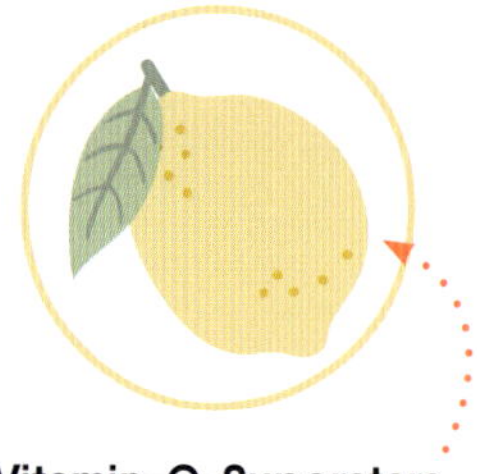

Vitamin-C-Superstars

1. Brei für kleine Münder

Selbstgemachte Babynahrung ist gekaufter in vielerlei Hinsicht überlegen. Sie ist billiger, und Sie können sicherstellen, dass sie alle Nährstoffe enthält, die Ihr Baby braucht. Bei unseren Breirezepten liegt das Hauptaugenmerk auf eisen- und eiweißreichen pflanzlichen Nahrungsmitteln sowie auf Früchten, Gemüse, Nüssen, Samen, Kräutern und Gewürzen, damit das Baby von Anfang an verschiedenste Geschmacksrichtungen und Konsistenzen kennenlernt – was das zukünftige Essverhalten positiv beeinflusst, wie Untersuchungen zeigen. Außerdem sind sie schnell und einfach zuzubereiten, denn wir wissen alle, dass das Leben junger Eltern auch so schon kompliziert genug ist.

Hinweis: Sie können zu jedem dieser Rezepte einige Esslöffel Wasser geben, wenn der Brei für Ihr Baby dünnflüssiger sein soll. Und Sie können mit der Laufzeit der Küchenmaschine die Konsistenz beeinflussen: fein püriert zu Beginn und etwas stückiger, wenn das Baby Fortschritte macht beim Essen.

Anmerkungen zur sicheren Zubereitung und zum Servieren

- Vor der Zubereitung Hände und Geräte waschen.
- Obst und Gemüse vor dem Kochen gründlich waschen und schälen.
- Backen, Dünsten, Braten oder Garen in der Mikrowelle sind die besten Garmethoden, um Nährstoffverluste zu vermeiden.
- Hülsenfrüchte in Dosen abspülen, um Natrium und Saft zu entfernen.
- Aufbewahrung in luftdichten Behältern im Kühl- oder Gefrierschrank.
- Vor dem Verzehr den Brei aufwärmen und auf Zimmertemperatur abkühlen lassen. Vor dem Servieren unbedingt umrühren und probieren, um die richtige Temperatur zu gewährleisten.
- Entnehmen Sie zum Servieren einzelne Portionen. Werfen Sie Reste und Brei, der mit dem Mund oder dem Löffel des Babys in Berührung gekommen ist, weg.

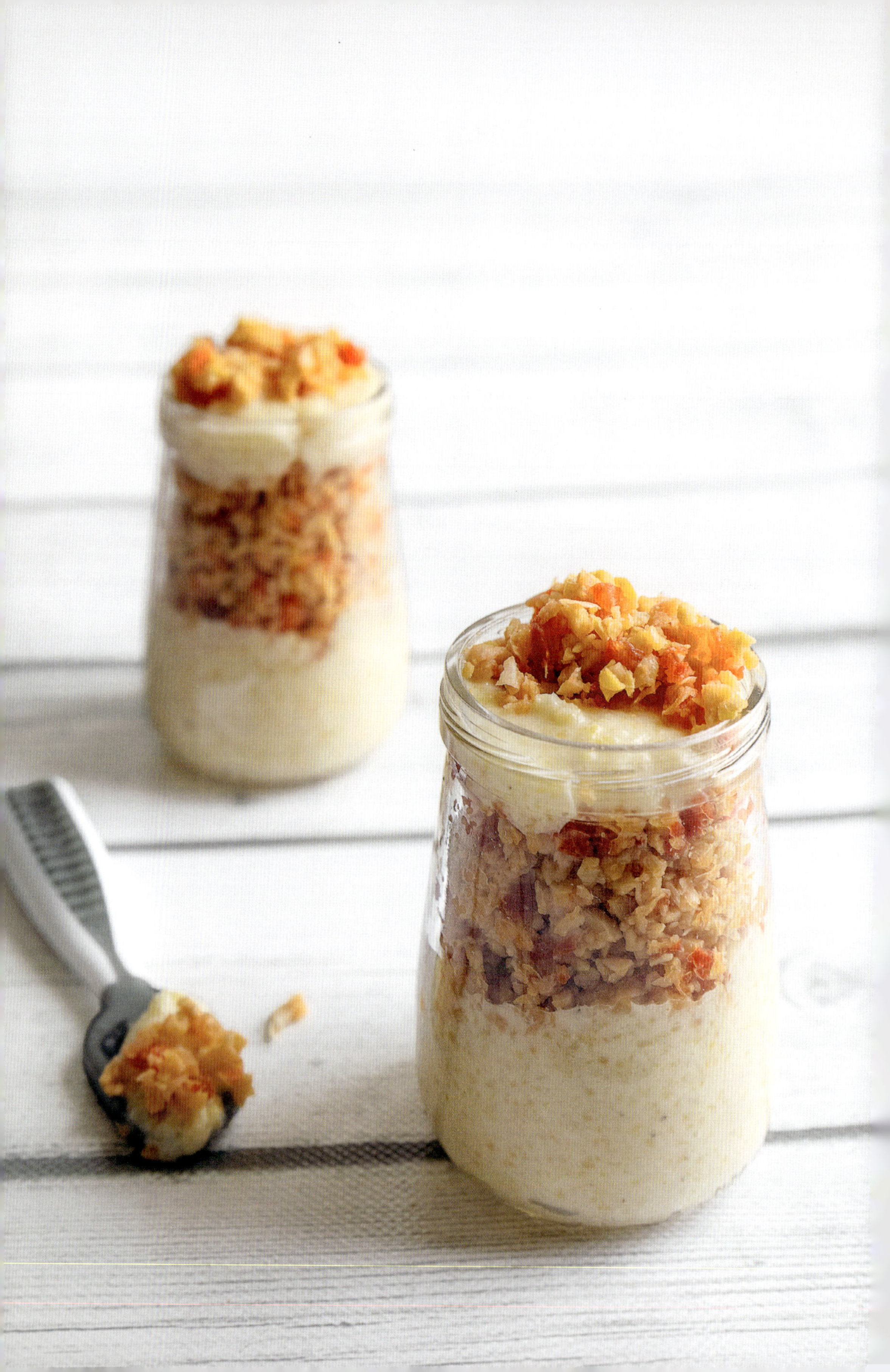

Kichergrütze

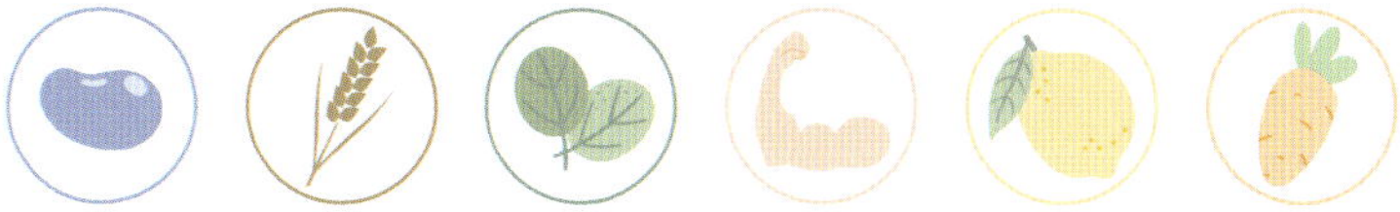

ERGIBT 8 PORTIONEN ZU 30 GRAMM

- ½ Tasse gehackte frische oder tiefgefrorene rote Paprikaschote
- ½ Tasse fertige Polenta*
- ½ Tasse gegarte Kichererbsen
- 1 TL getrockneter oder 1 EL frischer Thymian

1 Frische Paprikaschote mit ½ TL Olivenöl mischen. 20 Minuten bei 200 °C rösten.

2 Alle Zutaten in der Küchenmaschine, im Mixer oder Babynahrungszubereiter pürieren. Bei Bedarf mit etwas Wasser verdünnen.

**Fertigpolenta muss eventuell mit drei bis vier EL Wasser verdünnt werden.*

Für die Familie: Die Kichererbsen mit Olivenöl und Salz sautieren. Mit gerösteten roten Paprikaschoten und eventuell zusätzlichem sautiertem Gemüse nach Wahl auf der warmen Polenta anrichten.

Heidelbeer-Muffin-Mix

ERGIBT 8 PORTIONEN ZU 30 GRAMM

- ½ Tasse Haferflocken
- ½ Tasse frische oder tiefgekühlte Heidelbeeren*
- ½ Tasse eisenreiche Haferschmelzflocken
- 1 EL Hanfsamen
- 1 TL gemahlener Ceylon-Zimt**

1 Haferflocken mit einer Tasse Wasser in einen kleinen Topf geben und auf mittlerer Stufe zum Kochen bringen. Etwa 8 Minuten köcheln lassen, bis ein cremiger, weicher Brei entsteht.

2 Haferbrei, Heidelbeeren, Haferschmelzflocken, Hanfsamen und Zimt in einer Küchenmaschine, im Mixer, im Babynahrungszubereiter oder mit dem Stabmixer pürieren.

**Gefrorene Heidelbeeren mit den Haferflocken in den Topf geben, damit sie auftauen.*

***Wir ziehen Ceylon-Zimt dem Kassia-Zimt vor, weil Letzterer einen Stoff namens Cumarin enthält, der in hohen Dosen nachweislich zu Leberschäden führt*[1].

Für die Familie: Für ältere Kinder und Erwachsene Haferschmelzflocken weglassen und das Pürieren überspringen. Mit Heidelbeeren, Hanfsamen oder einem anderen Belag servieren.

Cubano-Schale

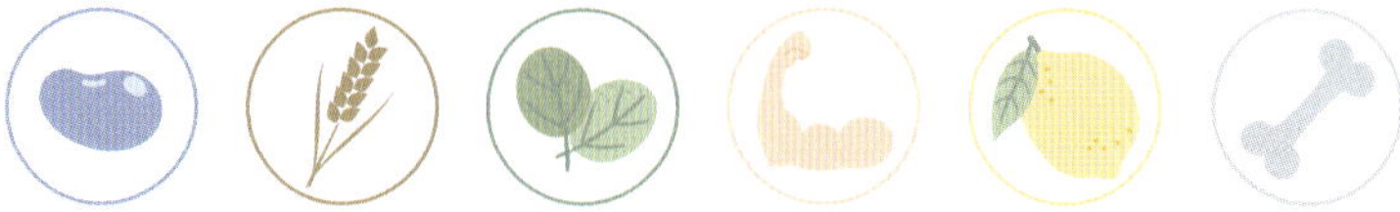

ERGIBT 8 PORTIONEN ZU 30 GRAMM

- 1 Tasse grünes Blattgemüse nach Wahl (wir mögen Mangold oder Grünkohl)
- ½ Tasse gegarter Reis
- ½ Tasse gekochte schwarze Bohnen (Dosenbohnen abgespült)
- 1 große reife Banane
- ¼ TL Kreuzkümmel

1 Blattgemüse in einen Dämpfkorb geben und etwa 3 Minuten dämpfen, bis die Blätter zusammenfallen.

2 Gedämpftes Gemüse, Reis, Bohnen, Banane und Kreuzkümmel in einer Küchenmaschine, einem Mixer oder Babynahrungszubereiter fein pürieren.

Für die Familie: Banane in Scheiben schneiden und auf dem Herd in Avocadoöl bräunen. Das Gemüse nicht dämpfen, sondern mit Olivenöl und Kreuzkümmel sautieren. Für Erwachsene und ältere Kinder Gemüse und Bananenscheiben auf Reis und schwarzen Bohnen anrichten. Sie können das Gericht auch zusätzlich mit Avocado und Tomaten belegen. Mit Salz und Pfeffer abschmecken.

Sonnenschein-Schale

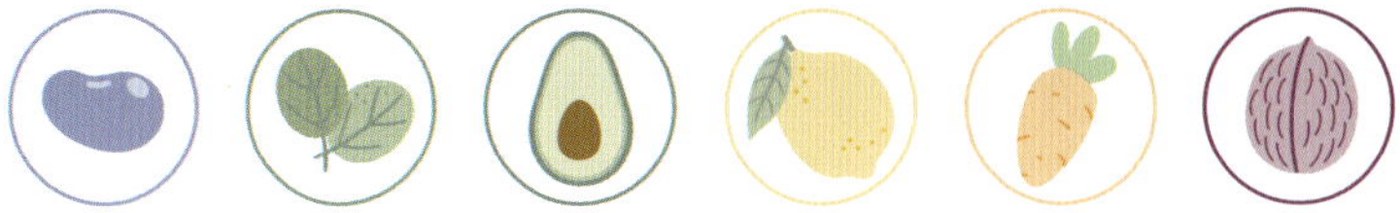

ERGIBT 8 PORTIONEN ZU 30 GRAMM

- ¼ Tasse frische oder tiefgefrorene Möhren
- ½ Tasse Seidentofu, abgetropft
- ¼ Tasse frische Erdbeeren oder aufgetaute Tiefkühlerdbeeren
- ¼ Tasse frische Mangostücke oder aufgetaute Tiefkühlmango
- 1 TL Chia-Samen

1 Möhren in einen Dämpfkorb geben und etwa 10 Minuten dämpfen, bis sie weich sind.

2 Gedämpfte Möhren, Tofu, Erdbeeren, Mango und Chia-Samen in einer Küchenmaschine, einem Mixer oder Babynahrungszubereiter cremig und fein pürieren.

Für die Familie: Mit Nüssen, Samen und zusätzlichen Früchten als Joghurtalternative genießen!

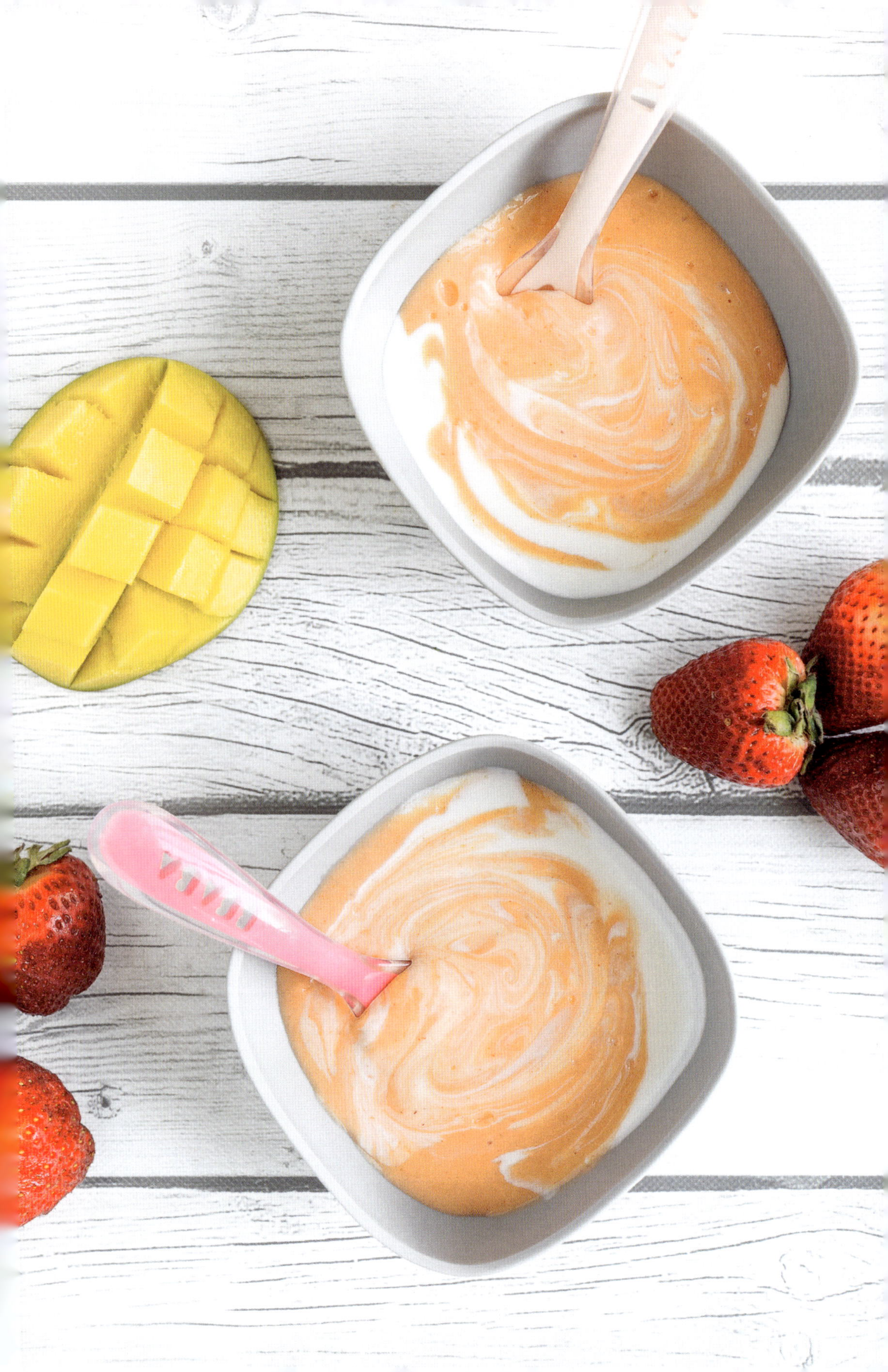

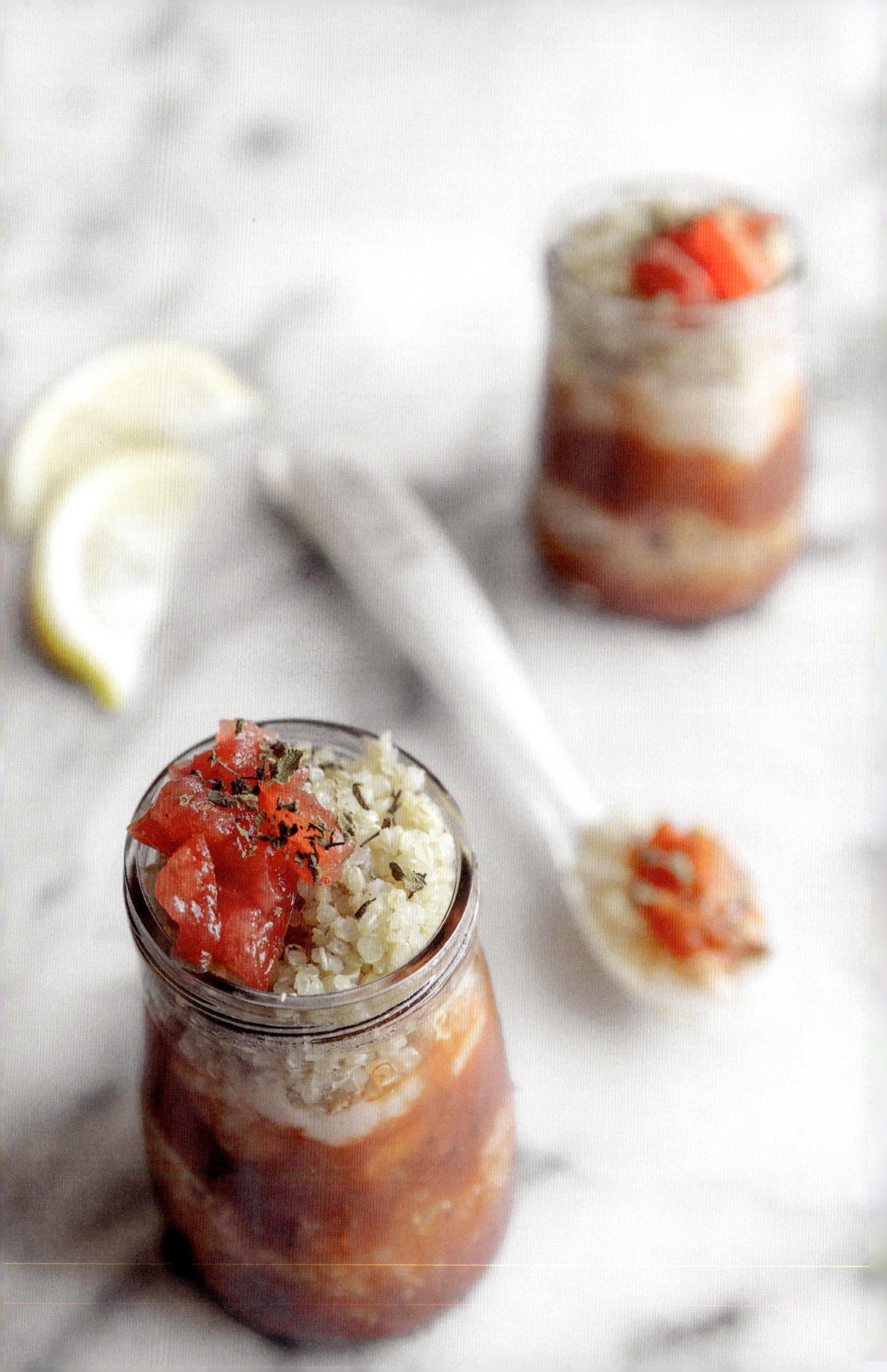

La Petite Pizza

ERGIBT 6 PORTIONEN ZU 30 GRAMM

- ½ Tasse gekochte weiße Bohnen (Dosenbohnen, abgespült)
- ½ Tasse gegarte Quinoa
- ¼ Tasse Tomatensauce (ohne Salzzusatz) oder ¼ Tasse frische Tomatenwürfel
- 1 TL Zitronensaft
- 1 TL getrockneter Oregano

1 Alle Zutaten in der Küchenmaschine, im Mixer oder Babynahrungszubereiter cremig und fein pürieren.

Für die Familie: Als proteinreichen Belag für Pita-Pizzen verwenden!

Erbsenschale

ERGIBT 6 PORTIONEN ZU 30 GRAMM

- ½ Tasse frische grüne Erbsen oder aufgetaute Tiefkühlerbsen
- ½ Tasse frischer oder aufgetauter Tiefkühlmais
- 1 mittelgroße Avocado
- ½ TL Knoblauchpulver
- 1 EL Zitronensaft

1 Alle Zutaten in der Küchenmaschine, im Mixer oder Babynahrungszubereiter cremig und fein pürieren.

Für die Familie: Für ältere Kinder und Erwachsene als Dip zu rohem Gemüse oder Crackern servieren.

Brokkoli-Blumenkohl-Püree

ERGIBT 8 PORTIONEN ZU 30 GRAMM

- ½ Tasse gelbe oder grüne Spalterbsen*
- ½ Tasse Brokkoli, gehackt
- ½ Tasse Blumenkohl, gehackt
- 1 EL Nährhefe
- 1 TL Zitronensaft

1 Die Erbsen verlesen und Steine entfernen. Erbsen gründlich waschen. Die Erbsen mit einer Tasse Wasser in einem kleinen Topf auf mittlerer Stufe zum Kochen bringen. Abdecken und etwa 25 Minuten weich kochen.

2 Brokkoli und Blumenkohl in einen Dämpfkorb geben und etwa 5 Minuten dämpfen, bis sie weich sind. Sie können das Gemüse auch über dem Erbsentopf dämpfen.

3 Erbsen, Brokkoli, Blumenkohl, Nährhefe und Zitronensaft in einer Küchenmaschine, einem Mixer oder Babynahrungszubereiter fein pürieren.

**Um Zeit zu sparen, durch weiße Bohnen aus der Dose ersetzen.*

Für die Familie: Das Püree mit Gemüsebrühe verdünnen, etwas Salz zufügen und für den Rest der Familie als Suppe servieren.

Rote Bete, süß

ERGIBT 10 PORTIONEN ZU 30 GRAMM

- 1 kleine Rote Bete
- 1 kleine Süßkartoffel
- 1 TL Olivenöl
- 1 kleiner Apfel, geschält und gehackt
- ¼ Tasse Kürbiskerne
- ½ TL gemahlener Ceylon-Zimt

1. Backofen auf 200 °C vorheizen.

2. Rote Bete und Süßkartoffel gründlich waschen. Bete mit Olivenöl bestreichen, Süßkartoffel mit einer Gabel einstechen und beide Gemüse auf ein Backblech legen. Etwa 45–60 Minuten im Backofen gabelzart garen. Beide ein wenig abkühlen lassen und dann schälen.

3. Die abgekühlte Rote Bete, Süßkartoffel, Apfel, Kürbiskerne und Zimt in einer Küchenmaschine, einem Mixer oder Babynahrungszubereiter fein pürieren.

Für die Familie: Als Apfelmus-Alternative servieren oder mit Joghurtalternative mischen. Sie können bei der Zubereitung dieses Rezepts Süßkartoffeln und Beten auf Vorrat garen und diese später würfelig geschnitten zu Salaten geben oder als Beilage servieren.

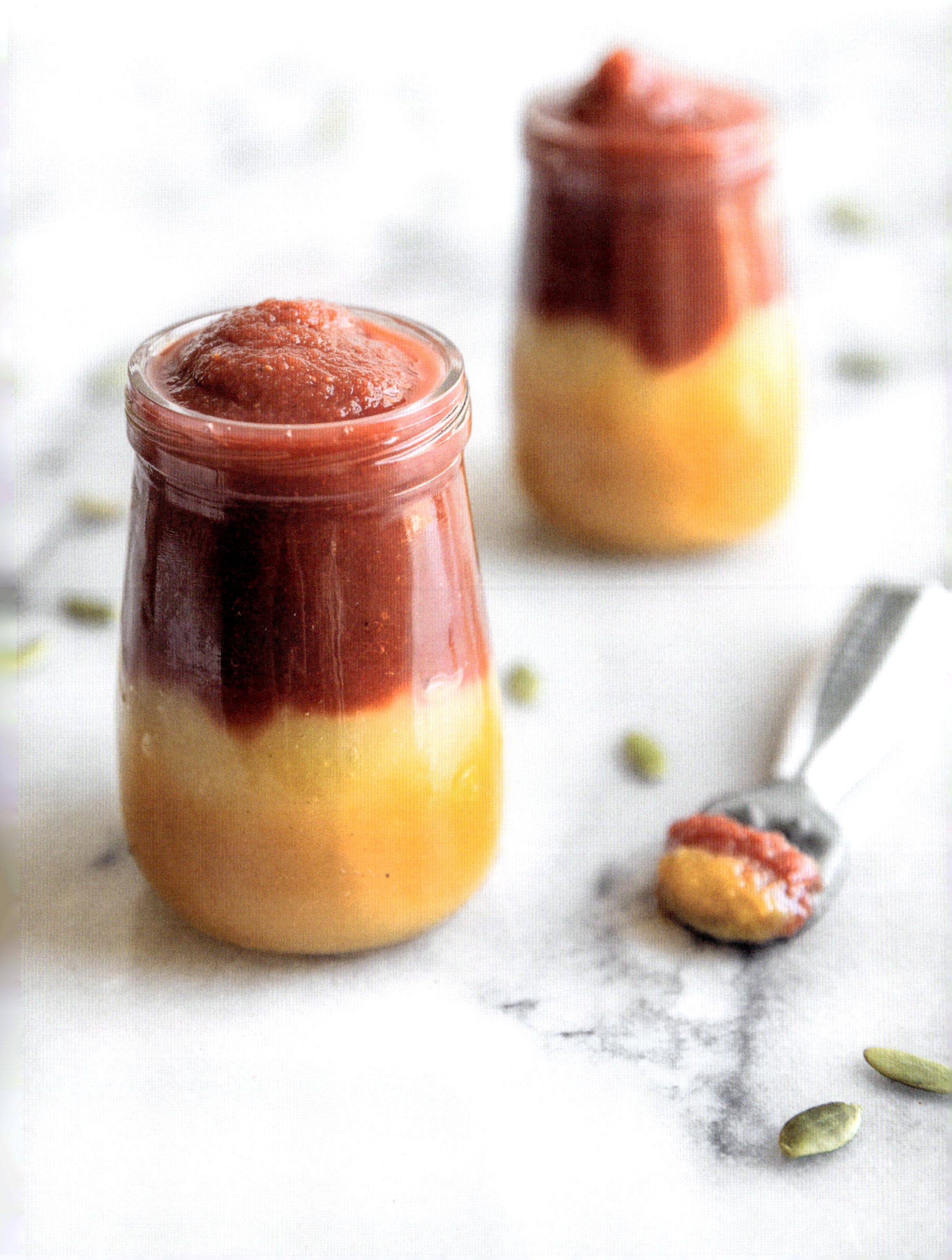

2. Baby-led Weaning: Fingerfood ab 6 Monaten

Wenn Eltern ihr Baby gerne selbst essen lassen möchten, sorgen unsere Rezepte für das Baby-led Weaning dafür, dass vegan ernährte Kinder alle benötigten Nährstoffe aus geeignetem Fingerfood erhalten. Unser Hauptaugenmerk liegt zu Beginn auf den wichtigen Nährstoffen Eisen, Fett und Vitamin C. Außerdem zeigen wir Ihnen, wie Sie die Häppchen in Mahlzeiten für alle verwandeln können. Einer der größten Vorteile des Baby-led Weaning besteht schließlich darin, dass das Baby mit der Familie essen kann.

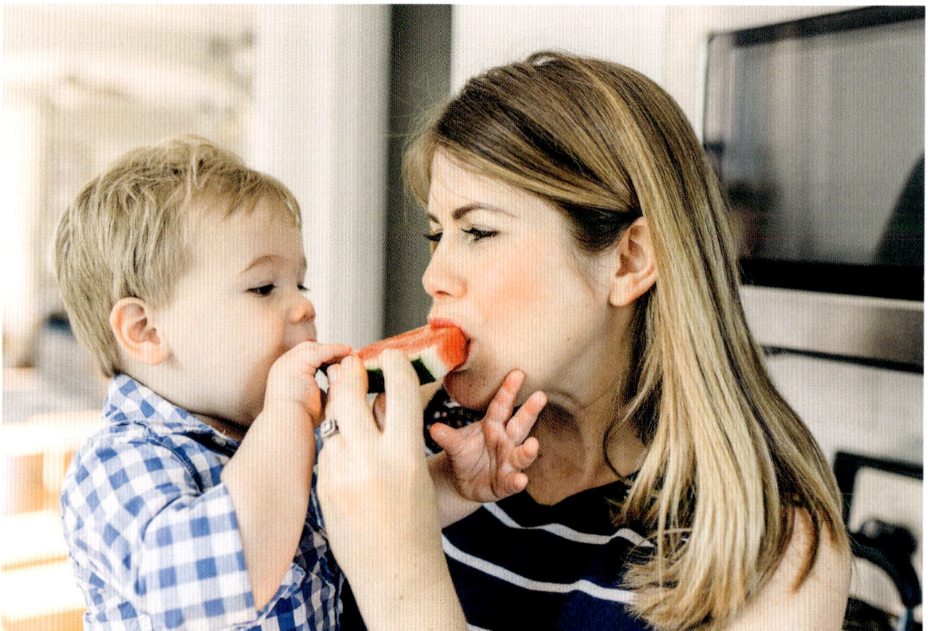

Butternusskürbis-Fritten

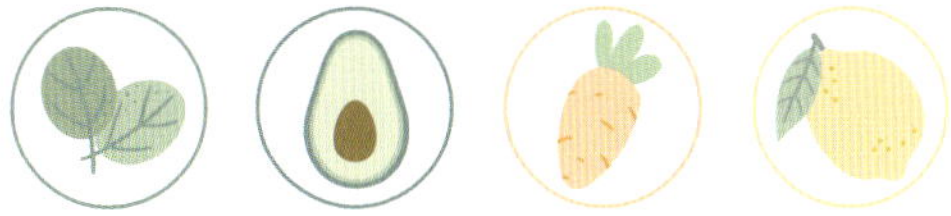

ERGIBT 2 TASSEN FRITTEN

Als unsere Kinder mit dem Baby-led Weaning begannen, haben wir diese Fritten mehrmals pro Woche gemacht. Sie werden zunächst im eigenen Dampf gegart und dann zur Karamellisierung gebraten.

Dazu müssen Sie die Form dicht mit Folie abdecken, damit das Gemüse im eigenen Saft gleichmäßig gart. Für die ersten Essversuche des Babys sollte die Folie während des gesamten Garvorgangs auf dem Blech bleiben, damit der Kürbis schön zart wird. Sobald Sie sehen, dass das Baby mit etwas mehr Biss fertigwird, entfernen Sie die Folie nach der Hälfte der Garzeit, damit die Fritten außen knusprig und innen weich sind.

Diese Methode des Dämpf-Bratens eignet sich für fast jede Gemüsesorte. Weiteres entnehmen Sie unserer Tabelle auf Seite 140.

- 1 kleiner Butternusskürbis
- 2 EL Olivenöl
- ½ TL gemahlener Zimt

1 Backofen auf 200 °C vorheizen.

2 Ein Backblech mit Alufolie oder Pergamentpapier auslegen.

3 Den Kürbis schälen, der Länge nach halbieren und die Kerne entfernen. In fingergroße Stücke schneiden – etwa so dick wie ein kleiner Finger. Mit Öl und Zimt mischen und die Stücke nebeneinander auf das vorbereitete Backblech legen. Das Blech mit einem zweiten Stück Folie abdecken. Die Ränder fest verschließen, damit der Dampf nicht entweichen kann.

4 20 Minuten im Backofen garen. Dann das Backblech herausnehmen und vorsichtig die obere Folie entfernen, damit der Dampf entweichen kann.

5 Weitere 10 bis 15 Minuten im Backofen garen, bis sie gabelzart und außen knusprig sind. Vor dem Servieren abkühlen lassen.

Hülsenfrucht-Muffins aus dem Mixer

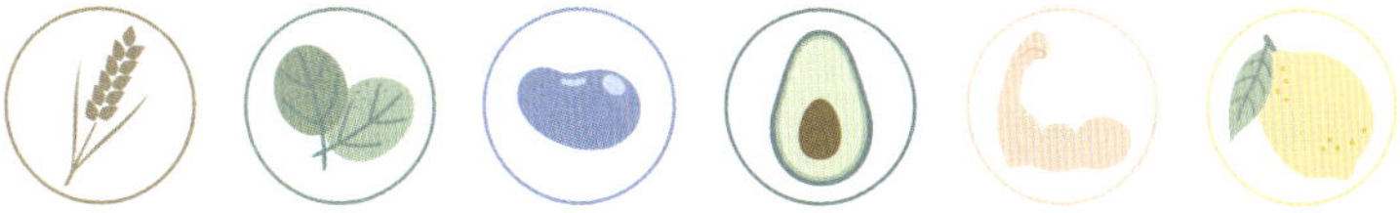

ERGIBT 12 MINI-MUFFINS

Diese Muffins kommen dem Faustgriff des Babys entgegen und sind perfekt für das Baby-led Weaning. Sie sind randvoll mit wichtigen Nährstoffen, wie Eisen und Eiweiß. Mit ihrer natürlichen Süße sind sie bewährte Favoriten der Kinder.

*Die Muffins lassen sich wunderbar einfrieren, und wir bereiten sie gerne in großer Menge auf Vorrat zu. Sie können dann im Kühlschrank, auf der Arbeitsfläche oder in der Mikrowelle aufgetaut werden. Mit etwas Nussmus obendrauf schmecken sie auch Kleinkindern und älteren Kindern sehr gut.**

- ⅔ Tasse Haferflocken
- 425 g Kichererbsen aus der Dose, abgespült und abgetropft
- 1 mittelgroße überreife Banane
- ¼ Tasse Sonnenblumenkernmus* oder ein anderes Nussmus nach Wahl
- 1 Tasse Grünkohl, grob gehackt
- ½ Tasse ungesüßter Sojadrink
- ¼ TL gemahlener Zimt
- 1 TL Vanilleextrakt
- 1 TL Backpulver

1 Backofen auf 175 °C vorheizen.

2 Ein Mini-Muffin-Blech mit Fett ausstreichen. Sie können auch eine ungefettete Mini-Muffin-Form aus Silikon verwenden.

* Wir verwenden zucker- und salzfreie Marken.

3 Die Haferflocken in einem Mixer oder in der Küchenmaschine auf hoher Stufe zu Mehl zerkleinern.

4 Kichererbsen, Banane, Sonnenblumenkernmus, Grünkohl, Sojadrink, Zimt, Vanille und Backpulver hinzufügen und zu einem glatten Teig verarbeiten.

5 Füllen Sie die Vertiefungen zu drei Vierteln und backen Sie die Muffins etwa 20 Minuten, bis sie leicht gebräunt und durchgebacken sind.

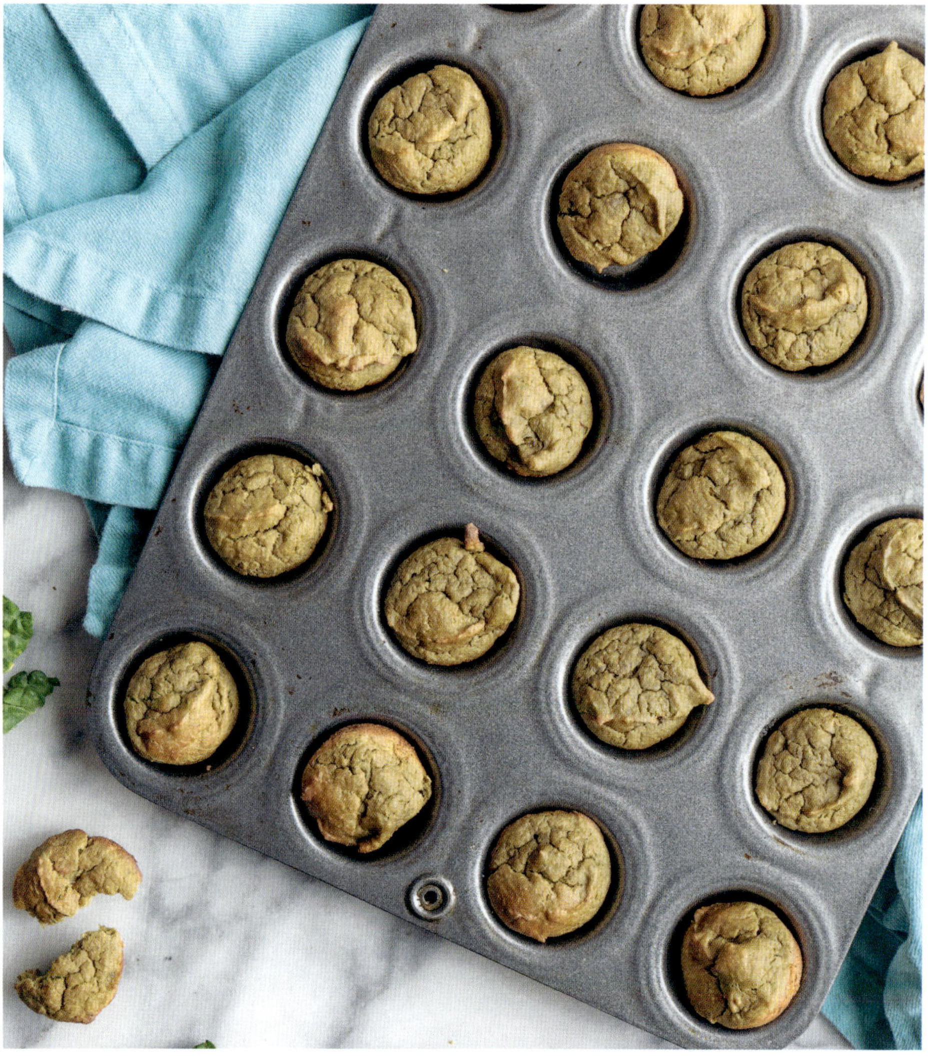

Tex-Mex-Hirsebällchen

ERGIBT 20 HIRSEBÄLLCHEN

Unsere Tex-Mex-Hirsebällchen sind eine gute Möglichkeit, Hirse in die Ernährung des Babys einzuführen. Dieses nährstoffreiche Getreide ist ein wichtiger Lieferant von Ballaststoffen, Eisen, B-Vitaminen und Magnesium. Hirse war früher in Europa ein weit verbreitetes und beliebtes Nahrungsmittel und ist in verschiedenen Regionen Afrikas und Asiens heute noch unverzichtbar. Hirse ist in gut sortierten Lebensmittelgeschäften erhältlich. Sie kann durch gegarte Quinoa und gegarten Bulgur zu gleichen Teilen ersetzt werden.

Reichen Sie für Erwachsene und ältere Kinder BBQ-Dip-Sauce zu den Hirsebällchen. Wenn das Baby zwölf Monate alt ist, können Sie dem Rezept etwas Salz und Chilipulver hinzufügen.

Zum Einfrieren die Hirsebällchen nach Anleitung backen und abkühlen lassen. Einzeln einfrieren, dann in einen großen Gefrierbeutel oder -behälter geben. Vor der Verwendung in der Mikrowelle oder im Backofen erwärmen.

- ½ Tasse gekochte schwarze Bohnen (Dosenbohnen, abgespült)
- ¼ Tasse entkernte, fein gehackte Tomaten
- 3 EL Sesampaste
- ¼ Tasse Maiskörner
- ½ TL gemahlener Kreuzkümmel
- 2 EL fein gehackte frische Korianderblätter
- 2 EL Hafermehl
- ½ Tasse gegarte Hirse

1 Backofen auf 200 °C vorheizen.

2 Ein Backblech mit etwas Fett bestreichen.

3 Schwarze Bohnen, Tomaten, Sesampaste, Mais, Kreuzkümmel und Korianderblätter in einer mittelgroßen Schüssel mit einem Kartoffelstampfer, einer Gabel oder dem Rücken eines Holzlöffels zerdrücken.

Die Mischung sollte ziemlich fest und die Bohnen sollten größtenteils zerdrückt sein.

4 Hafermehl und Hirse unterrühren. Mehr Hafermehl zugeben, wenn die Masse zu feucht ist; wenn sie zu trocken ist, noch etwas Sesampaste zufügen.

5 Jeweils einen Esslöffel der Masse zwischen den Handflächen zu einer Kugel rollen und auf das vorbereitete Backblech setzen.

6 Die Hirsebällchen etwa 25 Minuten backen, bis sie goldbraun sind. Vor dem Servieren abkühlen lassen.

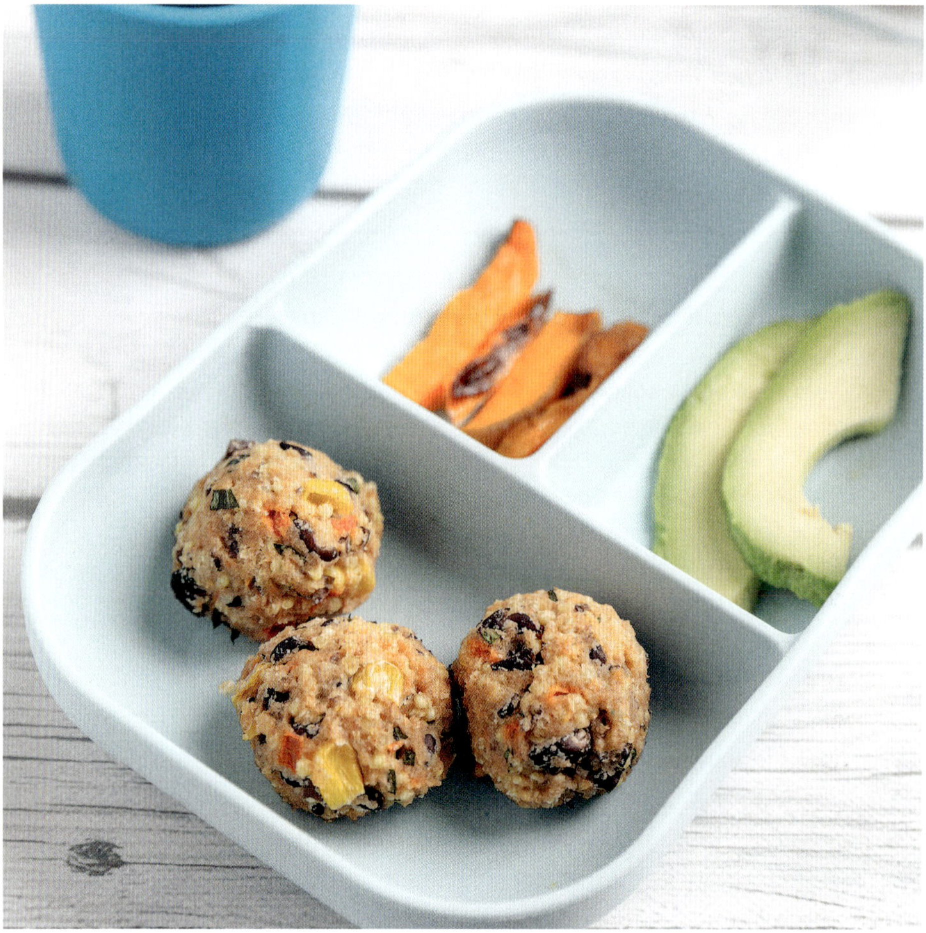

Haferpfannkuchen mit Banane

ERGIBT 8 PFANNKUCHEN

Diese Pfannkuchen werden ohne viel Aufwand im Mixer zubereitet. Um den Eisengehalt der Pfannkuchen zu erhöhen, könnten Sie die Hälfte der Haferflocken durch mit Eisen angereicherte Haferschmelzflocken ersetzen.

- ½ Tasse Haferflocken
- 1 EL gemahlener Leinsamen
- 5 EL Wasser oder ungesüßter Sojadrink
- ½ TL Backpulver
- 1 TL Vanilleextrakt
- ¼ TL gemahlener Zimt
- 1 große reife Banane
- Kokosöl oder Butterersatz zum Ausstreichen der Pfanne

1 Haferflocken, Leinsamen, Wasser, Backpulver, Vanille, Zimt und Banane im Mixer glatt pürieren.

2 Eine große Pfanne mit Kokosöl ausstreichen und auf mittlerer Stufe erhitzen.

3 Den Teig esslöffelweise in die heiße Pfanne setzen. 2 bis 3 Minuten backen, dann wenden und weitere 1 bis 2 Minuten backen.

4 Vor dem Servieren die Pfannkuchen abkühlen lassen. Pur servieren oder dünn mit Nussmus bestreichen, um ein Allergen in die Ernährung Ihres Kindes einzuführen und gesunde Fette hinzuzufügen.

Quinoa-Pflaumen-Riegel

ERGIBT 12 BIS 15 RIEGEL

Diese babyfreundlichen Müsliriegel enthalten zwei natürliche Abführmittel: reife Bananen und Dörrpflaumen! Zusammen mit der ballaststoff- und eisenreichen Quinoa sind sie sehr nützlich, wenn die Verdauung des Babys ein wenig Hilfe braucht.

- 1 Tasse ungegarte weiße Quinoa
- ½ Tasse Dörrpflaumen
- ¼ Tasse Erdnussbutter oder ein anderes Nussmus nach Wahl
- 1 reife mittelgroße Banane
- ¼ TL Vanilleextrakt
- ¼ TL gemahlener Zimt
- ¼ TL gemahlener Ingwer

1 Backofen auf 175 °C vorheizen.

2 Ein Backblech mit einer Silikon-Backmatte oder Backpapier auslegen.

3 Quinoa abspülen. Die Quinoa in einer großen Pfanne auf mittelhoher Stufe unter Rühren mit dem Pfannenwender etwa 3 bis 5 Minuten rösten, bis sie aufpufft. Vom Herd nehmen und etwas abkühlen lassen.

4 In einer kleinen Schüssel die Dörrpflaumen 10 Minuten in warmem Wasser einweichen. (Man kann sie dann leichter verarbeiten.) Abtropfen lassen, dann mit Erdnussbutter, Banane, Vanille, Zimt und Ingwer in der Küchenmaschine glatt pürieren.

5 Quinoa zufügen und auf höchster Stufe untermischen. Die Masse auf das Backblech streichen und 8 Minuten backen, bis sie nicht mehr klebrig ist. Vollständig erkalten lassen, dann in fingerdicke Riegel schneiden.

Süßkartoffelsterne

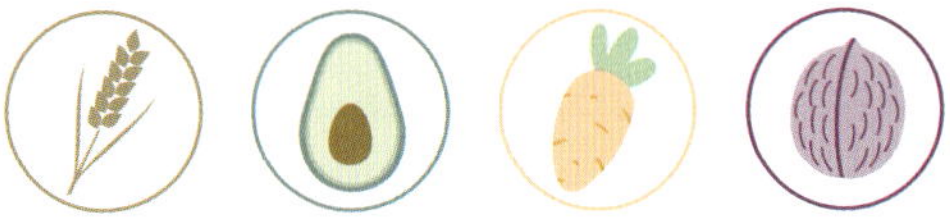

ERGIBT 10 BIS 12 FRIKADELLEN

Unsere Söhne fanden die im Laden erhältliche Version dieser Frikadellen höchst anziehend. Uns zogen der Zuckergehalt und die Zutatenliste der betreffenden Marke allerdings nicht wirklich an. Also machten wir unsere eigenen! Eineinhalb Frikadellen decken den gesamten Vitamin-A-Bedarf Ihres Babys und enthalten außerdem eine gute Dosis Eiweiß und pflanzliche Omega-3-Fettsäuren.

Dies ist eines der Rezepte, die Ihnen sehr viel Freiheit lassen. Sie können sie süß oder pikant abwandeln, Sterne oder andere Formen ausstechen, die Frikadellen im Backofen zubereiten oder in der Pfanne braten, wenn sie knuspriger werden sollen. Sie eignen sich hervorragend als Snack für unterwegs oder als Beilage zum Abendessen. Sie können die Frikadellen auch auf Vorrat machen und einfrieren.

- 1 mittelgroße Süßkartoffel
- 2 EL gemahlener Leinsamen
- 1 Tasse Hafermehl
- 1 EL Kokos- oder Avocadoöl

1 Sie können die Süßkartoffel in der Mikrowelle, im Backofen oder im Schnellkochtopf garen. Die Süßkartoffel zuerst gründlich waschen. Für das Garen in der Mikrowelle oder im Backofen die Kartoffel einige Male mit einer Gabel einstechen, damit der Dampf entweichen kann. In der Mikrowelle 6 bis 7 Minuten, im Backofen 25 Minuten bei 220 °C garen. Oder die Süßkartoffel in den Dämpfeinsatz des Schnellkochtopfes geben und eine Tasse Wasser zufügen. Den Topf verschließen und die Süßkartoffel 16 Minuten unter Druck garen, dann den Druck 10 Minuten natürlich abbauen lassen.

2 Kurz vor Garzeitende die Leinsamen und 6 Esslöffel Wasser in eine große Schüssel geben. Etwa 5 Minuten quellen lassen.

3 Die gegarte Süßkartoffel abkühlen lassen, dann mit einem Löffel das weiche Fruchtfleisch aus der Schale herausheben. Das sollte etwa 1 Tasse gegarte Süßkartoffel ergeben. Mit Leinsamen, Hafermehl und möglichen Ergänzungen nach Geschmack (siehe unten) verrühren. Wenn die Masse zu klebrig ist, noch Hafermehl zugeben.

4 Braten in der Pfanne: Das Öl in einer großen Pfanne auf mittlerer Stufe erhitzen. Aus 1 bis 2 Esslöffeln der Masse mit feuchten Händen eine Frikadelle formen. Von jeder Seite 2 bis 3 Minuten braten, dann vorsichtig wenden. Mit der übrigen Masse ebenso verfahren.

5 Braten im Backofen: Backofen auf 175 °C vorheizen. Ein großes Backblech mit Fett ausstreichen. Wenn Sie Formen ausstechen möchten, bemehlen Sie die Ausstechformen und eine saubere Arbeitsfläche leicht. Die Masse auf der Arbeitsfläche zu einem Rechteck formen, aus dem Sie die gewünschten Formen ausstechen und auf das vorbereitete Backblech legen. Oder formen Sie aus 1 bis 2 Esslöffeln der Masse zuerst eine Frikadelle, aus der Sie fünf Keile herausschneiden, so dass ein Stern entsteht. Etwa 25 Minuten im Backofen braten, bis sie goldbraun sind, nach der Hälfte der Zeit wenden.

Schmackhafte Ergänzungen

Für Babys unter 12 Monaten kein Salz zugeben.

Süße Variante:

- ½ EL Ahornsirup
- ½ TL gemahlener Zimt
- ¼ TL Salz

Pikante Variante:

- ½ TL Knoblauchpulver
- ¼ TL Kreuzkümmel
- ¼ TL Salz

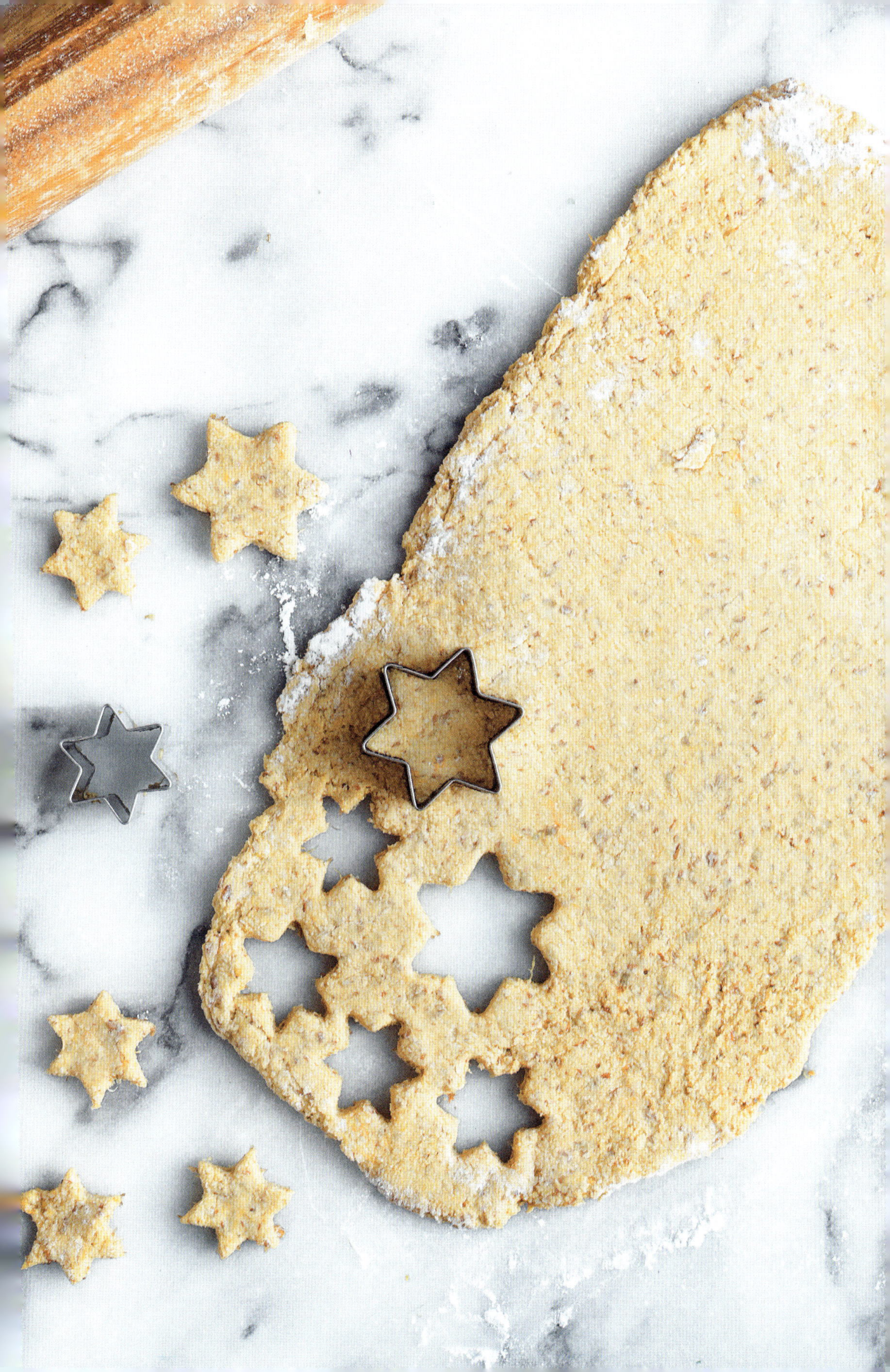

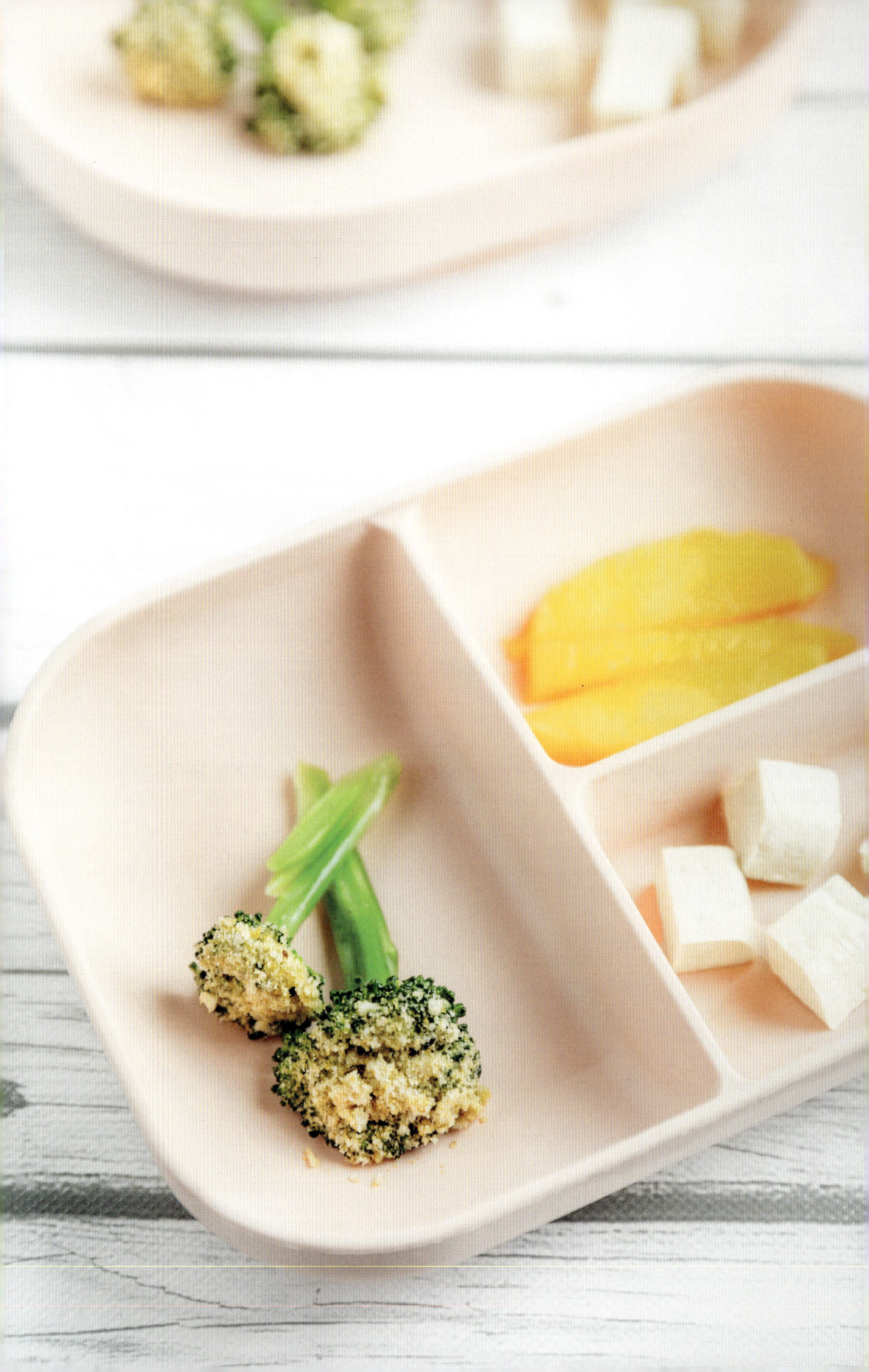

Brokkoli-Bäume

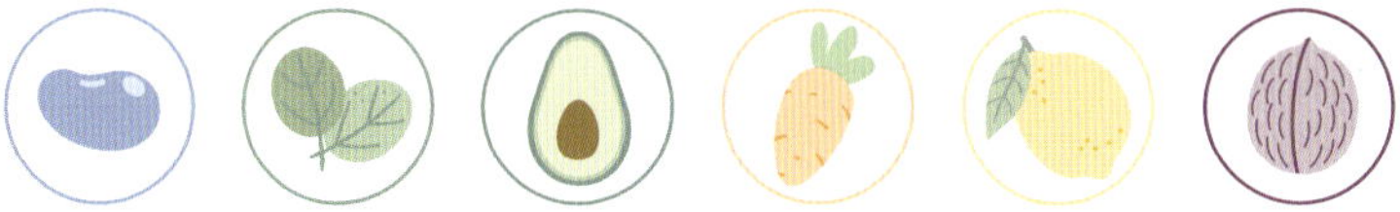

Kurz gedämpfte Brokkoliröschen mit veganem Parmesanersatz. Der Brokkolistiel muss mindestens 5 Zentimeter lang sein, damit das Baby ihn gut in der Faust halten und am in Käseersatz getauchten Röschen knabbern kann.

- 1 Brokkoli
- ¼ Tasse rohe Cashewkerne
- 2 EL Hanfsamen
- 2 EL Nährhefe
- 1 TL Knoblauchpulver

1 Holzige Enden abschneiden, Brokkoli in Röschen schneiden und dabei möglichst viel Stiel belassen, den das Baby gut halten kann. Der Brokkolistiel sollte etwa so dick sein wie ein kleiner Finger.

2 Wasser in einem großen Topf mit Dämpfeinsatz zum Kochen bringen. Die Brokkoli hineinlegen, abdecken und etwa 5 bis 7 Minuten dämpfen.

3 Inzwischen die Cashewkerne, Hanfsamen, Nährhefe und das Knoblauchpulver in der Küchenmaschine auf der höchsten Stufe sehr fein zerkleinern und gründlich mischen.

4 Diesen Käseersatz in eine flache Schüssel geben. Das warme Röschenende des Brokkoli-»Baumes« hineintauchen. Mit den übrigen Röschen wiederholen und alle servieren.

Linsen-Pizza-Streifen

ERGIBT 1 PIZZA

Pizza! Pizza! Wir verwenden für diesen eisenreichen Pizzaboden rote Linsen. Der knusprige Boden eignet sich bestens für natriumarme Beläge wie Marinara-Sauce und hausgemachten Parmesanersatz.

Geben Sie für Erwachsene und ältere Kinder ¼ TL Salz zum Parmesanersatz und belegen Sie die Pizza mit sautiertem Gemüse nach Wahl.

- ¾ Tasse rote Linsen, mindestens 3 Stunden eingeweicht
- 1 kleine Knoblauchzehe
- ½ TL Backpulver
- 1 EL Olivenöl
- ¼ Tasse rohe Cashewkerne
- 2 EL Nährhefe
- 2 EL Hanfsamen
- ½ TL Knoblauchpulver
- ½ Tasse salzfreie oder natriumarme Marinara-Sauce

1 Backofen auf 200 °C vorheizen.

2 Während des Vorheizens eine gusseiserne oder andere ofenfeste Pizzaform darin vorwärmen.

3 Die Linsen abspülen und abtropfen lassen. Mit ½ Tasse Wasser, dem Knoblauch und dem Backpulver im Mixer fein pürieren.

4 Die heiße Form vorsichtig aus dem Ofen nehmen, Olivenöl hineingießen und verteilen, damit der Pizzaboden nicht anhaftet.

5 Den Linsenteig in die Form gießen. Etwa 30 Minuten backen, bis die Ränder goldbraun sind. Aus dem Backofen nehmen und etwas abkühlen lassen, dann den Teigboden vorsichtig auf ein großes Schneidbrett heben.

6 Während der Boden gebacken wird, Cashewkerne, Nährhefe, Hanfsamen und Knoblauchpulver im Mixer oder in der Küchenmaschine auf der höchsten Stufe verarbeiten, bis die Mischung die Konsistenz von geriebenem Parmesankäse hat.

7 Die Marinara-Sauce auf den Pizzaboden geben und mit dem Parmesanersatz bestreuen. In fingerdicke Stücke schneiden und servieren!

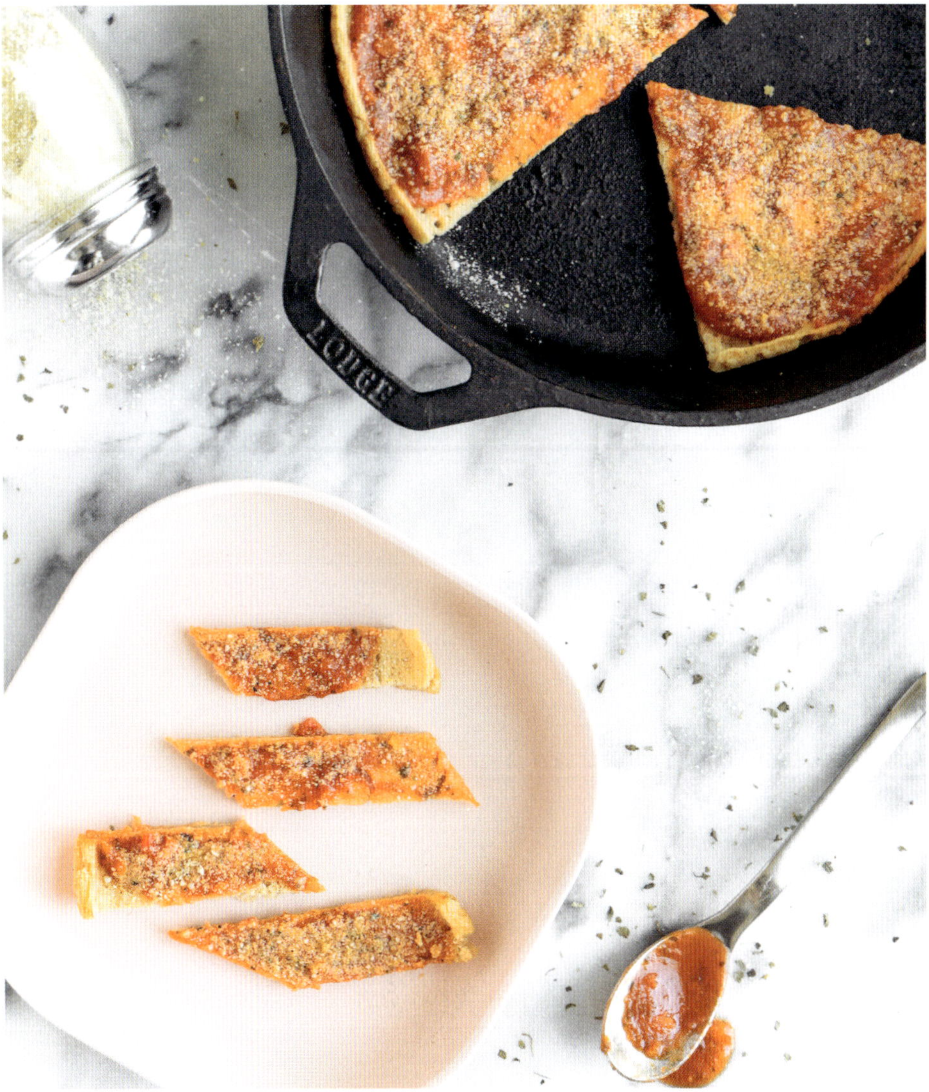

Tofu-Marinara-Streifen

ERGIBT 12 BIS 15 STÄBCHEN

Dies ist eine unserer liebsten Kombinationen von Eisen und Vitamin C. Die Tofu-Stäbchen werden zunächst in einer einfachen Zitronen-Kräuter-Sauce gebraten und anschließend mit Marinara-Sauce und veganem Parmesanersatz bedeckt. Sie können den Parmesanersatz aber auch weglassen, wenn es mal schnell gehen muss.

- 170 g extrafester Tofu
- 1 EL Zitronensaft
- 1 TL Olivenöl
- ½ TL getrocknetes Basilikum
- ¼ Tasse rohe Cashewkerne
- 2 EL Nährhefe
- 2 EL Hanfsamen
- ½ TL Knoblauchpulver
- 1½ Tassen salzfreie oder natriumarme Marinara-Sauce

1 Backofen auf 200 °C vorheizen.

2 Tofu in ein Küchentuch oder in Küchenkrepp wickeln und einen schweren Gegenstand darauflegen. Etwa 10 Minuten warten, bis der Tofu etwas Wasser abgegeben hat.

3 Den Tofu in fingerdicke Stäbchen schneiden. Für ältere Babys können Sie ihn in Würfel schneiden.

4 Den Tofu in eine ofenfeste Form geben und mit Zitronensaft, Olivenöl und Basilikum mischen. 20 Minuten im Backofen garen.

5 Inzwischen Cashewkerne, Nährhefe, Hanfsamen und Knoblauchpulver in der Küchenmaschine oder im Mixer sehr fein zerkleinern.

6 Den Tofu aus dem Ofen nehmen, die Stäbchen wenden, mit Marinara-

Sauce bedecken und mit dem hausgemachten Käseersatz bestreuen.
Weitere 10 Minuten im Backofen garen.
Herausnehmen, abkühlen lassen und servieren.

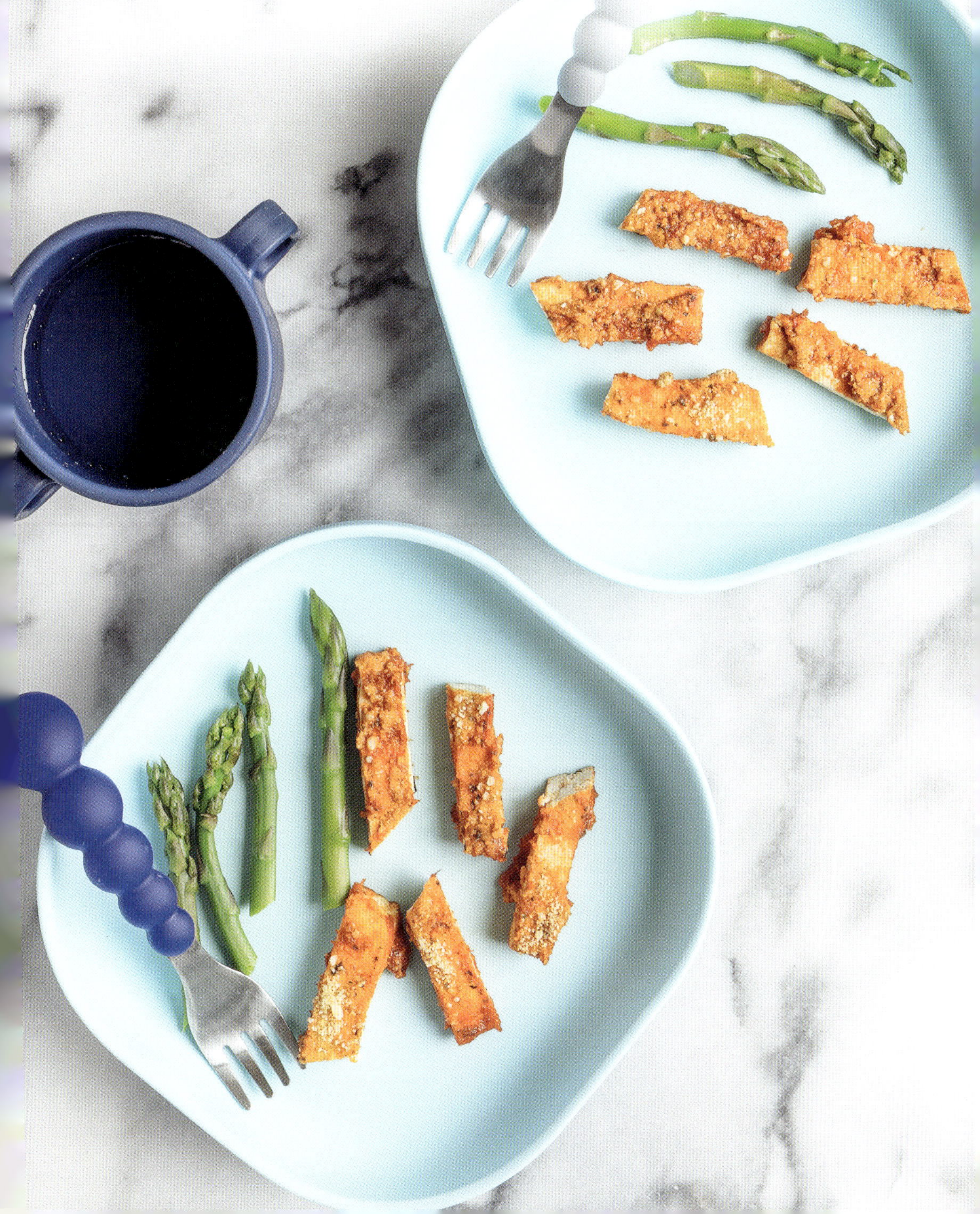

3. Smoothies und Frühstück: Nahrhaftes am Morgen

Gerade beim Frühstück verfällt man oft in einen Trott und greift immer auf Babybrei zurück. Mit diesen Rezepten haben Sie viele Möglichkeiten, die Morgenmahlzeit spannend zu gestalten.

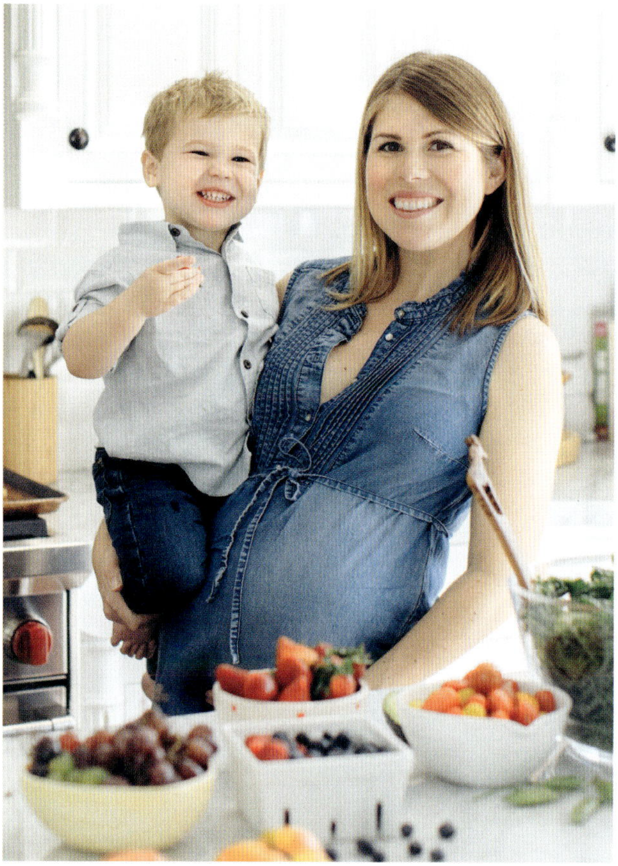

Fruchtig-cremiger Kalzium-Smoothie

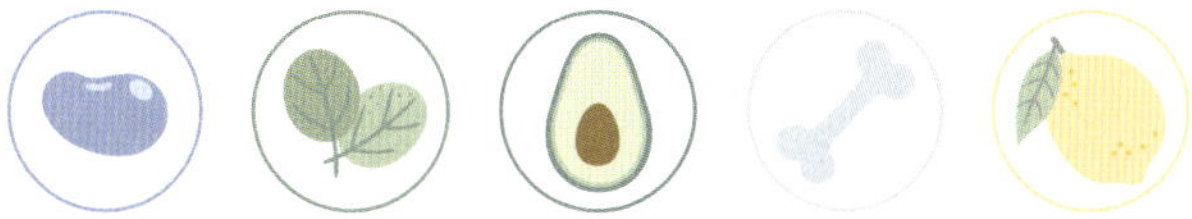

ERGIBT 2 TASSEN

Es gibt einen Nährstoff, bei dem wir selbst Mühe haben, den Bedarf unserer Kinder zu decken: Kalzium. Daher haben wir diesen Kalzium-Smoothie kreiert, der pro Portion etwa 400 mg Kalzium enthält, abhängig davon, welchen Sojadrink und Orangensaft Sie verwenden. Und er schmeckt obendrein wunderbar fruchtig-cremig.

- 1 Tasse mit Kalzium angereicherter Sojadrink
- ¼ Tasse mit Kalzium angereicherter Orangensaft
- ½ Tasse gefrorene Mangostücke
- ½ Tasse gefrorene Banane
- 1 EL Mandelcreme

1 Alle Zutaten im Mixer cremig und glatt pürieren.

French-Toast-Streifen mit schnellem Beerensirup

ERGIBT 15 BIS 20 STREIFEN

Wir lieben French Toast zum Frühstück, allerdings ohne den zugehörigen Zuckersirup. Diese French-Toast-Streifen werden mit selbstgemachtem Beerensirup aus gefrorenen Beeren serviert. Die French-Toast-Streifen schmecken aber auch ohne den Sirup.

Verwenden Sie für dieses Rezept feste, dicke Brotscheiben, die man in Streifen schneiden kann, ohne dass sie zerbröseln. Oder bereiten Sie es mit ganzen Brotscheiben zu und zerteilen Sie sie erst vor dem Servieren.

- 1 Dose Kokosmilch (normal oder light)
- 1 EL gemahlener Leinsamen
- 1 TL Vanilleextrakt
- 1 TL gemahlener Zimt
- 5 dicke Scheiben Brot vom Vortag, in breite Streifen geschnitten
- Kokosöl oder Butterersatz für die Pfanne
- Schneller Beerensirup (Rezept im Anschluss)

1 In einer großen flachen Schüssel Kokosmilch, Leinsamen, Vanille und Zimt verquirlen. 5 Minuten ruhen lassen, inzwischen das Brot schneiden.

2 Das Öl in einer großen Pfanne auf mittlerer Stufe erhitzen.

3 Einen Brotstreifen in die Kokosmischung tauchen, dann in die heiße Pfanne legen. Mit weiteren Streifen wiederholen, die Pfanne darf aber nicht übervoll werden.

4 Von jeder Seite 1 bis 2 Minuten braten, bis die Brotstreifen goldbraun sind.

5 Die fertigen French-Toast-Streifen aus der Pfanne nehmen, mit den restlichen Brotstreifen wiederholen.

6 Sofort servieren, nach Wunsch mit unserem schnellem Beerensirup zum Eintauchen!

Schneller Beerensirup

ERGIBT 1 TASSE SIRUP

Das ist ein Sirup ohne Zucker! Wir servieren ihn gerne in einem kleinen Becher, in den das Baby seine French-Toast-Streifen tauchen kann.

- 2 Tassen Tiefkühlbeeren, angetaut
- ½ TL gemahlener Zimt
- ½ TL Vanilleextrakt

1 Beeren, Zimt und Vanille mit 80 Milliliter Wasser in einem kleinen Topf auf mittlerer Stufe zum Kochen bringen. Die großen Beeren mit einem Holzlöffel vorsichtig zerdrücken.

2 Den Herd um eine Stufe zurückschalten und den Sirup unter gelegentlichem Rühren etwa 10 Minuten köcheln und eindicken lassen. Der Sirup sollte so dick sein, dass er an der Rückseite eines Löffels haftet.

3 Zu den French-Toast-Streifen reichen.

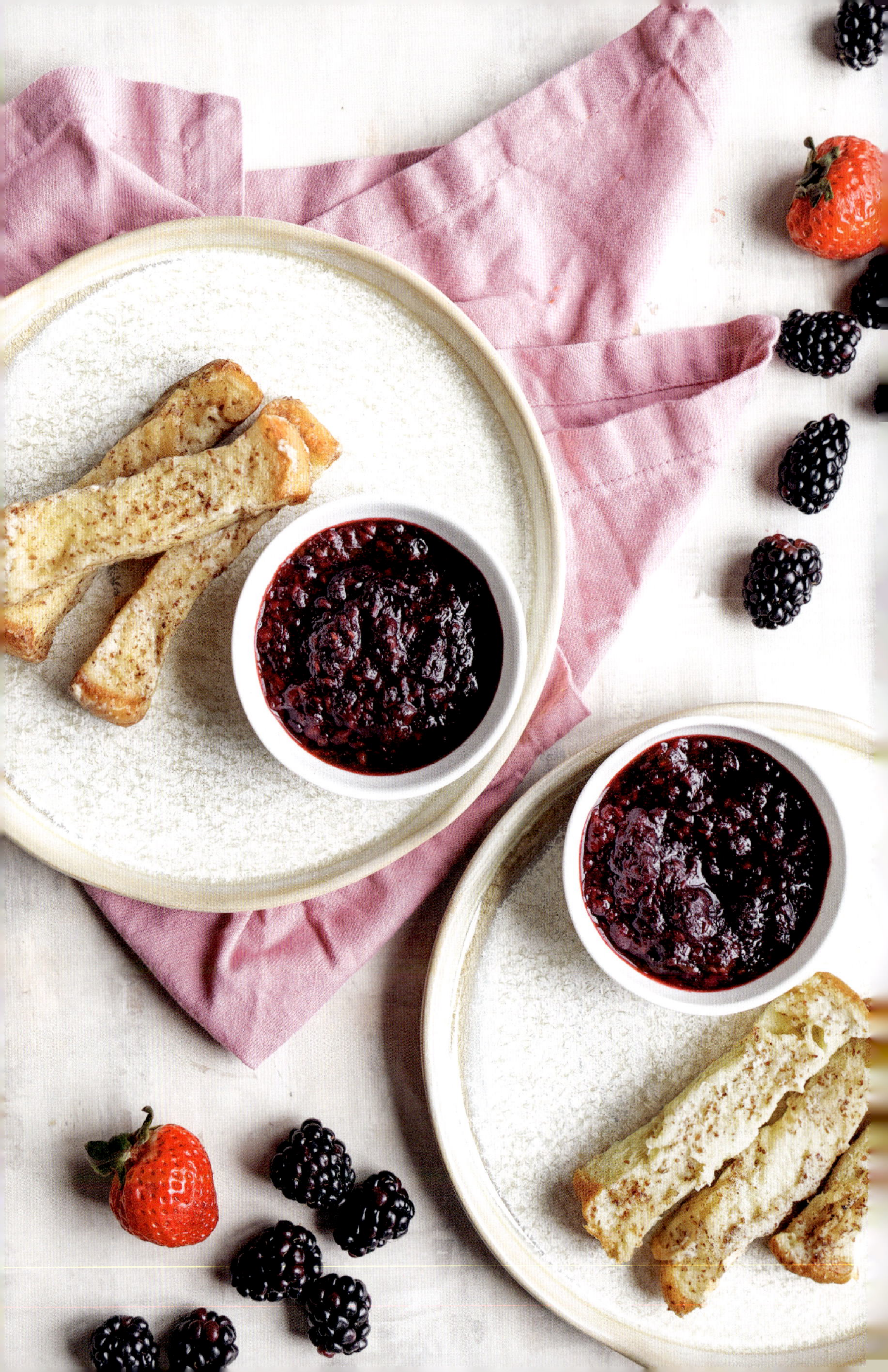

Veggie-Omelett-Muffins

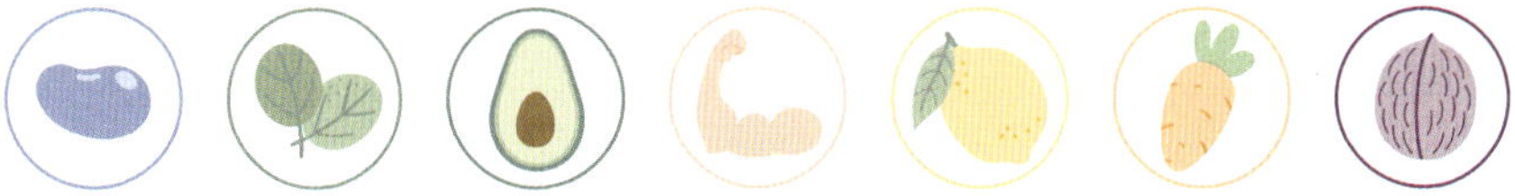

ERGIBT 9 MUFFINS

Wir lieben ein gutes, proteinreiches Tofu-Rührei am Morgen und suchten nach einer Möglichkeit, es auf babyfreundliche Weise zu servieren. Diese Omelett-Muffins sind die Antwort: Tofu-»Eier«, gebacken mit fein gehacktem Spinat und roter Paprika für zusätzliches Vitamin C.

Wir verwenden gerne Kala Namak (Schwarzsalz), das einem Gericht den Geschmack von Eiern verleiht. Es ist online oder im Reformhaus erhältlich. Sie können stattdessen auch normales Salz verwenden. Für Babys unter zwölf Monaten das Salz ganz weglassen.

Wenn Sie die Muffins in Silikon-Förmchen backen, lassen sie sich leicht herausnehmen. Zimmerwarm servieren. Sie können auch eine größere Portion auf Vorrat zubereiten und für ein schnelles Frühstück unterwegs im Kühlschrank aufbewahren. Machen Sie daraus einen Veggie-McMuffin: mit einer zerdrückten Avocado auf einem Weizenkeimbrötchen.

- 400 g schnittfester Tofu
- 1 EL Olivenöl
- ½ TL Salz oder Kala Namak (Schwarzsalz)
- ½ TL gemahlener Kurkuma
- ½ TL Knoblauchpulver
- 2 EL Kichererbsenmehl
- 1 Schalotte, fein gewürfelt
- ½ rote Paprikaschote, fein gehackt
- 2 Tassen junger Spinat
- 1 TL getrockneter Thymian
- 1 TL getrocknete Petersilie

1 Backofen auf 175 °C vorheizen.

2 Muffinform mit wenig Fett ausstreichen. Eine Silikon-Muffinform muss nicht gefettet werden.

3 Tofu, 2 TL Olivenöl, Salz, Kurkuma und Knoblauchpulver sehr fein pürieren. Kichererbsenmehl zugeben und weitere 15 Sekunden pürieren.

4 Das restliche Olivenöl in einer mittelgroßen Pfanne auf mittlerer Stufe erhitzen. Die Schalotten darin 2 bis 3 Minuten dünsten. Paprikaschote und Spinat zugeben und etwa 2 Minuten weiterdünsten, bis die Paprika weich ist und der Spinat zusammenfällt. Thymian und Petersilie unterrühren, dann vom Herd nehmen.

5 Die Gemüsemischung in den Mixer geben und zwei- oder dreimal auf höchster Stufe durchrühren.

6 Die Mischung in die vorbereiteten Muffinförmchen gießen, dabei jede Vertiefung zu etwa drei Vierteln füllen. 15 bis 20 Minuten im Backofen garen. Die Omelett-Muffins sollten oben weich und an den Rändern leicht gebräunt sein.

7 Die Muffins kurz abkühlen lassen, dann aus der Form heben und servieren.

Grüner Drachen-Smoothie

ERGIBT 2 TASSEN

Dieser Grüne Drachen-Smoothie ist eine leckere Möglichkeit, Spinat oder Grünkohl ohne bitteren Geschmack zu genießen. Spinat schmeckt neutraler als Grünkohl. Wenn Ihre Kids von grünem Blattgemüse noch nicht überzeugt sind, sollten Sie daher mit Spinat beginnen. Mit angereichertem Sojadrink ist dieser Smoothie ein guter Lieferant von Eiweiß, Kalzium und Vitamin D.

- 1¼ Tassen angereicherter Sojadrink
- 1 große gefrorene Banane, in große Stücke geschnitten
- 1 EL Chia-Samen
- 1 bis 2 EL Nussmus nach Wahl
- ⅛ TL gemahlener Zimt
- 1 Tasse Grünkohl- oder Spinatblätter

1 Alle Zutaten in dieser Reihenfolge in den Mixer geben. Sehr cremig und fein pürieren, eventuell noch Sojadrink zugeben.

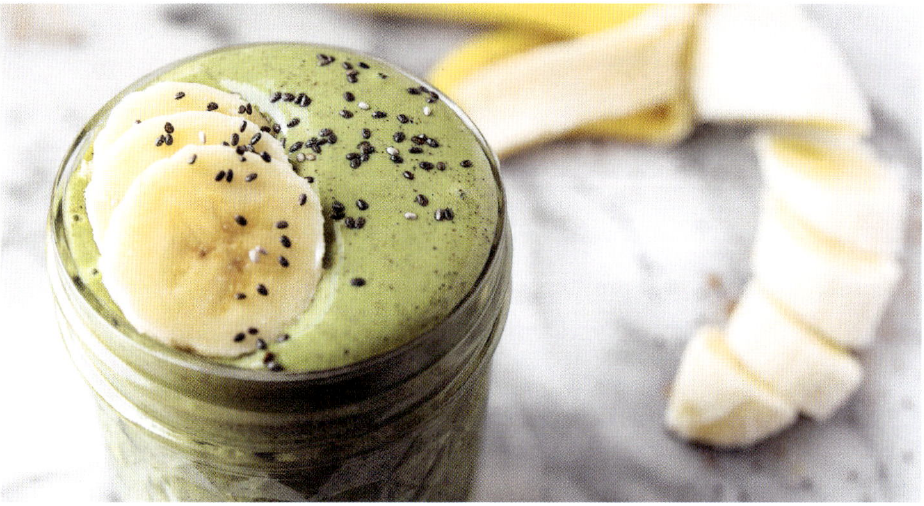

Mini-Muffins aus dem Mixer

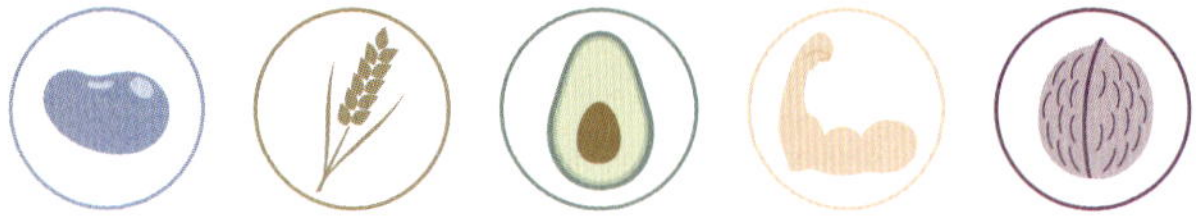

ERGIBT 24 MINI-MUFFINS

Diese leicht gesüßten Muffins sind ideal für einen hektischen Morgen. Je reifer die Bananen sind, desto süßer werden die Muffins. Sie können den Ahornsirup auch weglassen.

Erwachsene essen diese Muffins, wie sie sind, krümeln sie in eine Smoothie-Schale oder bestreichen sie mit etwas Erdnussbutter. Aus einer Silikon-Backform lassen sich die Muffins leicht herausnehmen, falls Sie eine haben. Da diese Muffins ziemlich fest sind, schmecken sie als Mini-Muffins besser.

Sie können Hafermehl selbst herstellen, indem Sie Haferflocken im Mixer oder in der Küchenmaschine ganz fein zerkleinern. Hafermehl hält sich im Kühlschrank bis zu 4 Monate. Wir schätzen die Konsistenz von Mandelmehl, es kann aber durch Hafermehl ersetzt werden.

- 3 große reife Bananen
- ½ Tasse Erdnussbutter
- 2 EL Chia-Samen
- 1 EL Ahornsirup
- 2 TL Backpulver
- ¼ TL Natron
- ¾ TL gemahlener Zimt
- 1½ TL Apfelessig
- 1 EL Maisstärke oder Pfeilwurzelstärke
- ¼ TL Salz (nach Wunsch)
- ½ Tasse Hafermehl
- 5 EL Mandelmehl

1 Backofen auf 175 °C vorheizen.

2 Eine Mini-Muffin-Form mit 24 Vertiefungen mit etwas Fett ausstreichen. Eine Silikon-Backform muss nicht gefettet werden.

3 Bananen, Erdnussbutter, Chia-Samen, Ahornsirup, Backpulver, Natron, Zimt, Essig, Maisstärke und eventuell Salz in der Küchenmaschine oder im Mixer zu einem glatten Teig verarbeiten.

4 Hafermehl und Mandelmehl zugeben und alles auf höchster Stufe gut mischen.

5 Den Teig mit einem EL in die vorbereitete Muffinform geben, dabei jede Vertiefung zu etwa drei Vierteln füllen. 18 Minuten backen, bis sie leicht gebräunt und fest sind.

6 Die Form aus dem Ofen nehmen und die Muffins zunächst 30 Minuten in der Form abkühlen lassen. Anschließend zum Auskühlen auf ein Kuchengitter legen. Die Muffins halten sich im Kühlschrank etwa 4 Tage oder im Gefrierfach bis zu 6 Wochen.

Haferflockenauflauf mit Apfel

FÜR 4 PERSONEN

Alex liebt Haferflockenauflauf so sehr, dass sie ihn an ihrem Hochzeitstag zum Brunch anbot. Dies ist ihr baby- und familienfreundliches Rezept für Haferflockenauflauf mit fein gehacktem frischem Apfel und Apfelmus als Süßungsmittel anstelle von Sirup oder raffiniertem Zucker. Kürbispüree aus der Dose sorgt für zusätzliches Aroma und liefert Vitamin A. Je nach Alter Ihres Kindes können Sie auch Trockenfrüchte wie Rosinen oder Cranberrys und/oder gehackte Nüsse hinzufügen. Für Säuglinge sollte der Apfel geschält und geraspelt werden, um das Kauen zu erleichtern.

- 1½ Tassen Haferflocken
- 1 TL Backpulver
- ½ TL Salz
- 1 TL gemahlener Zimt
- ¼ TL gemahlener Muskat
- 1 Tasse ungesüßtes Apfelmus
- 1 Leinsamenei (1 EL gemahlener Leinsamen mit 3 EL Wasser vermischt)
- ¼ Tasse Kürbispüree
- 1¼ Tassen ungesüßte Milchalternative
- 1 TL Vanilleextrakt
- 1 Tasse geschälter, fein gewürfelter oder geraspelter Apfel
- ⅓ Tasse Rosinen oder andere Trockenfrüchte (nach Wunsch)

1 Backofen auf 175 °C vorheizen.

2 Eine quadratische Auflaufform mit 23 cm Seitenlänge mit etwas Fett ausstreichen.

3 In einer großen Schüssel Haferflocken, Backpulver, Salz, Zimt und Muskat mischen.

4 In einer kleinen Schüssel Apfelmus, Leinsamenei, Kürbispüree, Milchalternative und Vanille verquirlen. Unter die Haferflockenmischung rühren. Apfelwürfel und eventuell Rosinen unterheben.

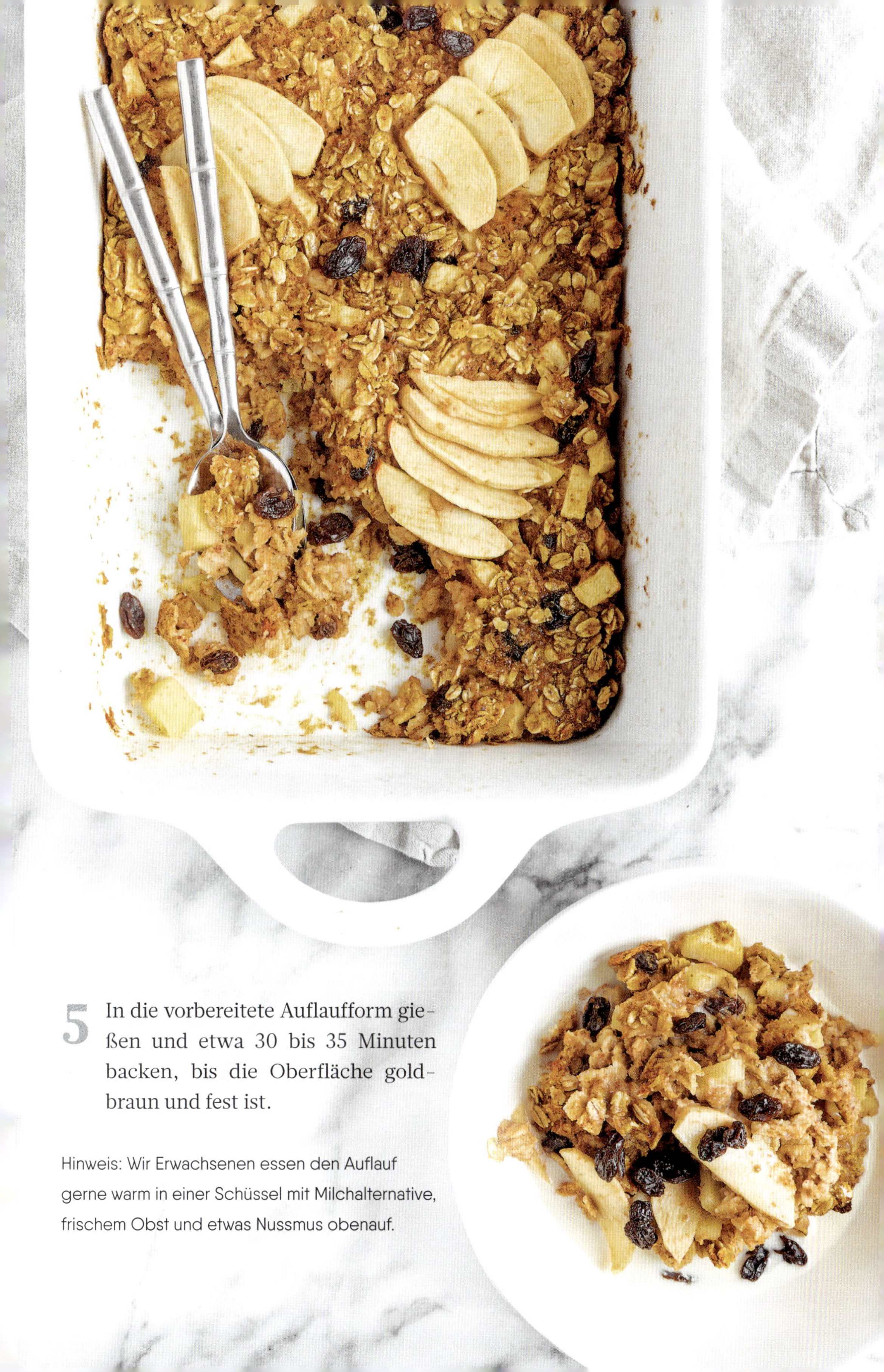

5 In die vorbereitete Auflaufform gießen und etwa 30 bis 35 Minuten backen, bis die Oberfläche goldbraun und fest ist.

Hinweis: Wir Erwachsenen essen den Auflauf gerne warm in einer Schüssel mit Milchalternative, frischem Obst und etwas Nussmus obenauf.

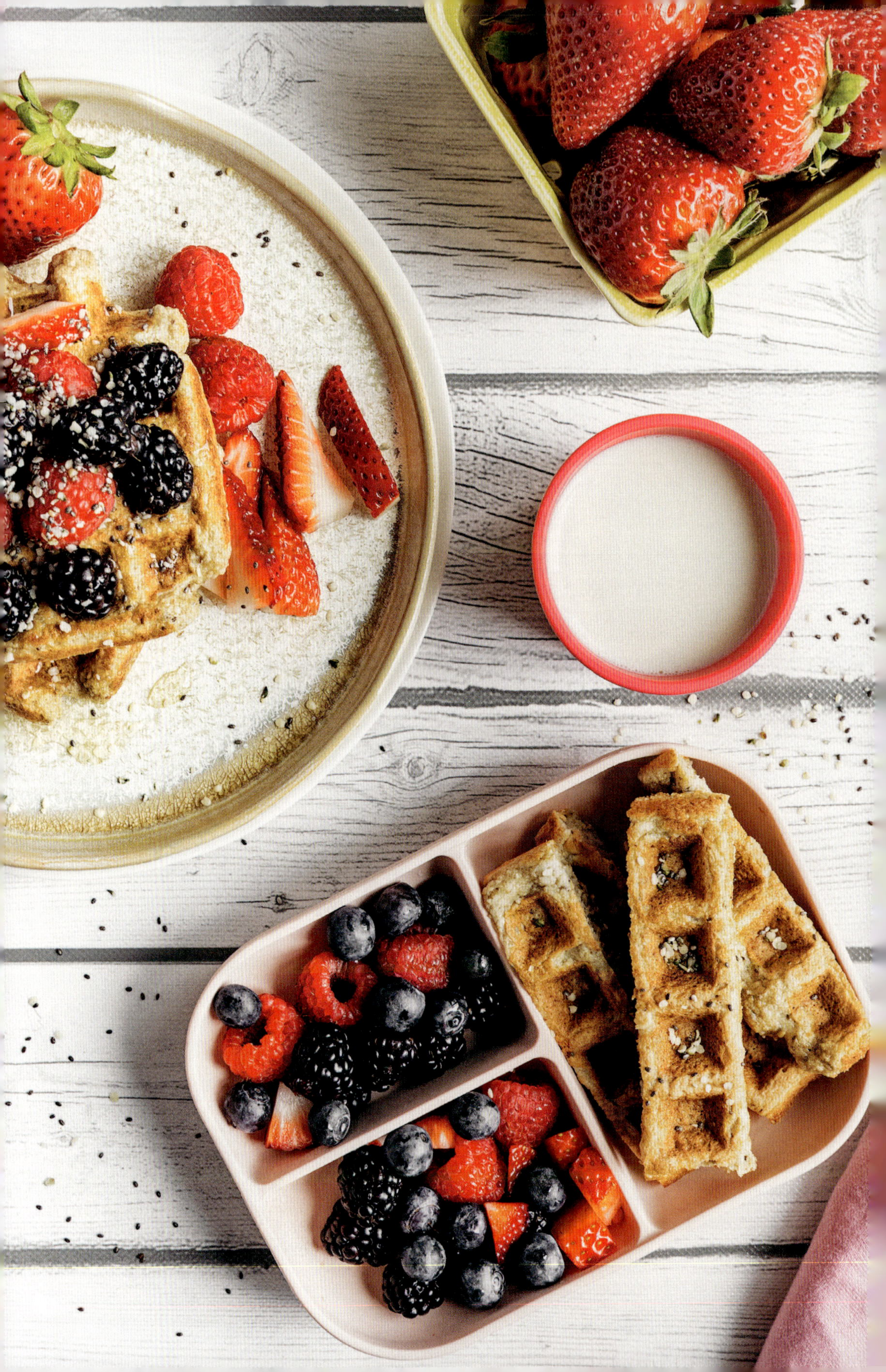

Zitronen-Chia-Waffeln

ERGIBT 8 WAFFELN

Whitneys Familie liebt Waffeln über alles, und diese erfrischende Variante gibt es bei ihnen mindestens ein paarmal pro Woche. Sie bereiten am Sonntag die doppelte (oder dreifache) Menge zu und frieren den Rest für ein schnelles Frühstück unter der Woche ein.

Die Waffeln schmecken auch ohne Zitronensaft und -schale und/oder mit ½ Tasse frischer Heidelbeeren, die zum Schluss untergerührt werden. Wir empfehlen, das Waffeleisen auf eine höhere Stufe einzustellen, damit die Waffeln außen knusprig und innen weich werden. Sie schmecken pur oder in unserer liebsten Variante: bestrichen mit etwas Nussmus und mit frischen Beeren und Hanfsamen bestreut.

- 1 EL Chia-Samen
- 1½ Tassen Hafermehl
- ½ EL Backpulver
- ½ TL gemahlener Zimt
- ¼ TL Salz
- 1 mittelgroße Banane, zerdrückt
- 1 TL frischer Zitronensaft
- ¼ TL Zitronenschale
- 1 Tasse ungesüßte Milchalternative
- 1 EL Vanilleextrakt

1 In einer mittelgroßen Schüssel die Chia-Samen mit 2 EL warmem Wasser verrühren.

2 In einer großen Schüssel Hafermehl, Backpulver, Zimt und Salz mischen.

3 Banane, Zitronensaft, Zitronenschale, Milchalternative und Vanille zu den Chia-Samen geben und alles verrühren. Die feuchten Zutaten mit den trockenen Zutaten mischen.

4 Nach der Anleitung für Ihr Waffeleisen garen.

Einfacher Quinoa-Frühstücksbrei

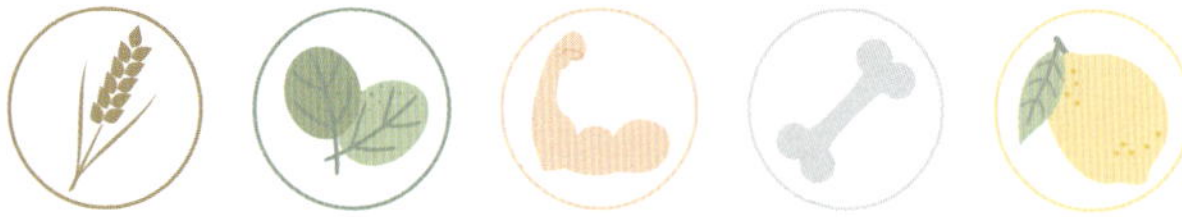

FÜR 2 PERSONEN

Wir schätzen Quinoa wegen ihres Eisen-, Ballaststoff- und Eiweißgehalts. Da sich bei uns häufig schon gegarte Quinoa im Kühlschrank findet, ist dieser Frühstücksbrei eine willkommene Abwechslung. Genießen Sie ihn pur oder mit den unten aufgeführten Extras.

- 1 Tasse gegarte Quinoa
- ¾ Tasse Milchalternative nach Wahl
- ¼ Tasse frisches Obst nach Wahl
- Extras: gemahlener Zimt, gemahlener Muskat, geröstete Nüsse und Samen, Kokosflocken, Nussmus

1 Zum Garen in der Mikrowelle: Quinoa und Milchalternative in einer mikrowellengeeigneten Schüssel miteinander verrühren. 1 Minute in der Mikrowelle erwärmen, nach der Hälfte der Zeit umrühren.
Zubereitung auf dem Herd: Quinoa und Milchalternative in einem kleinen Topf auf niedriger Stufe unter häufigem Rühren etwa 3 bis 4 Minuten erwärmen.

2 Frisches Obst und eventuell Extras einrühren. Sofort servieren.

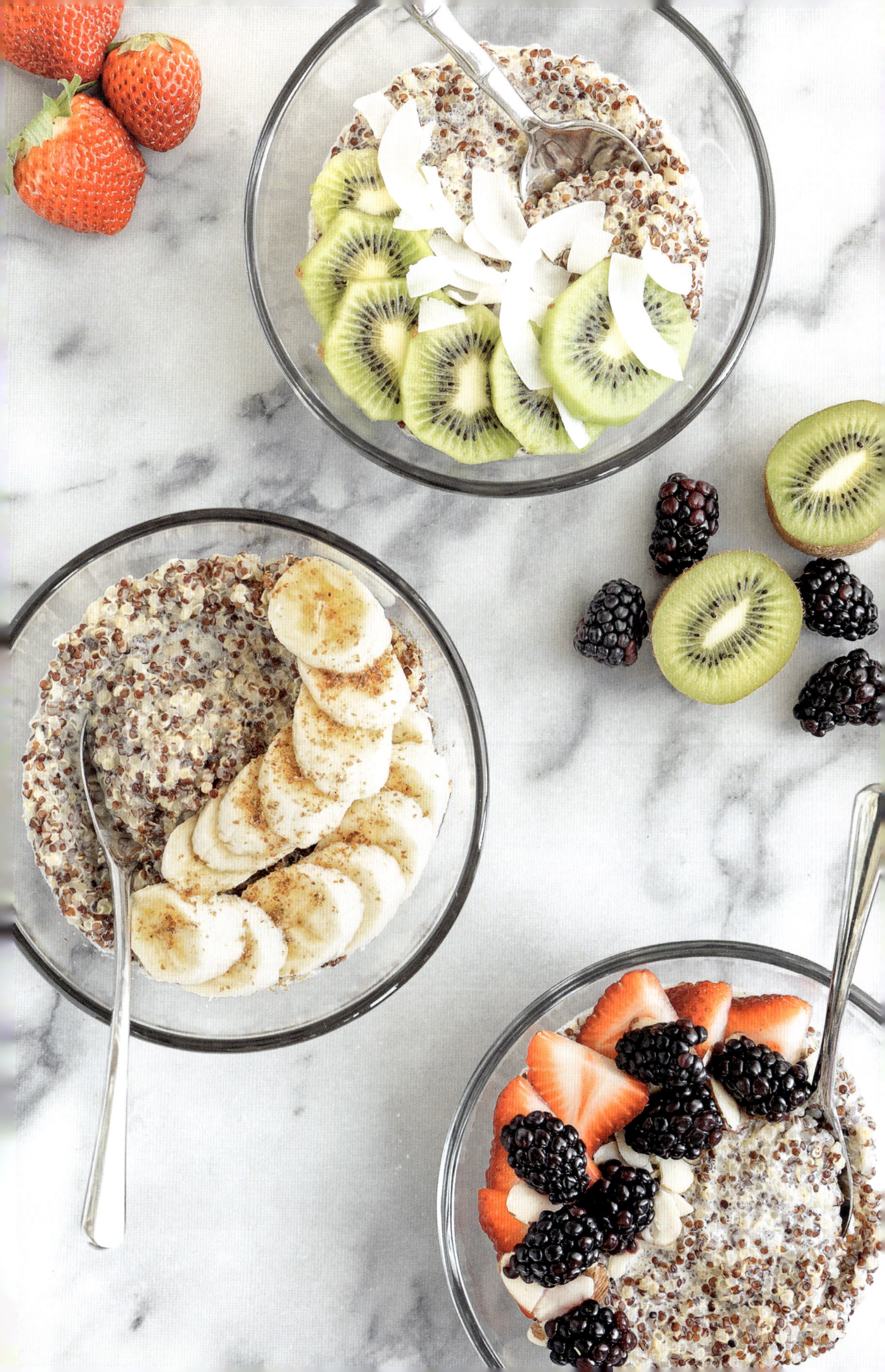

Smoothie

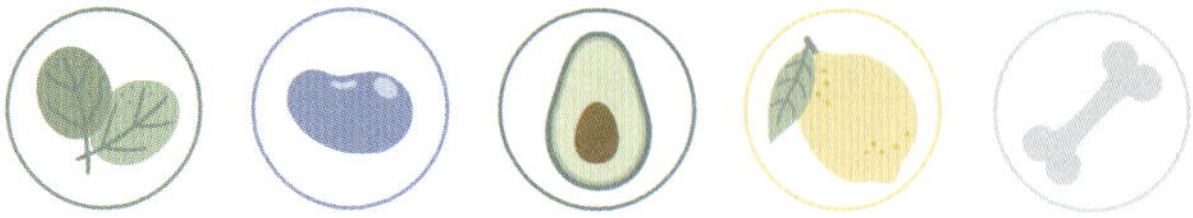

ERGIBT 1¼ TASSEN – DIE PERFEKTE MENGE FÜR MUTTER UND KIND

Dieses Rezept ist für Zeiten gedacht, in denen Ihr Kind weder Obst noch Gemüse anrührt. Zubereitet mit angereichertem Soja- oder Erbsendrink für zusätzliches Kalzium, Eiweiß und Vitamin D und mit antioxidantienreichen Beeren und Vitamin-C-reichem Blumenkohl. Sie können auch eine Handvoll Grüngemüse hinzufügen.

- ½ Tasse gefrorene Heidelbeeren
- ¼ Tasse gefrorene Himbeeren
- ⅓ Tasse Blumenkohlröschen
- 2 EL Mandelcreme oder Erdnussbutter
- 1 Tasse ungesüßte Milchalternative
- 1 Dattel, entsteint und grob gehackt

1 Alle Zutaten im Mixer cremig und fein pürieren.

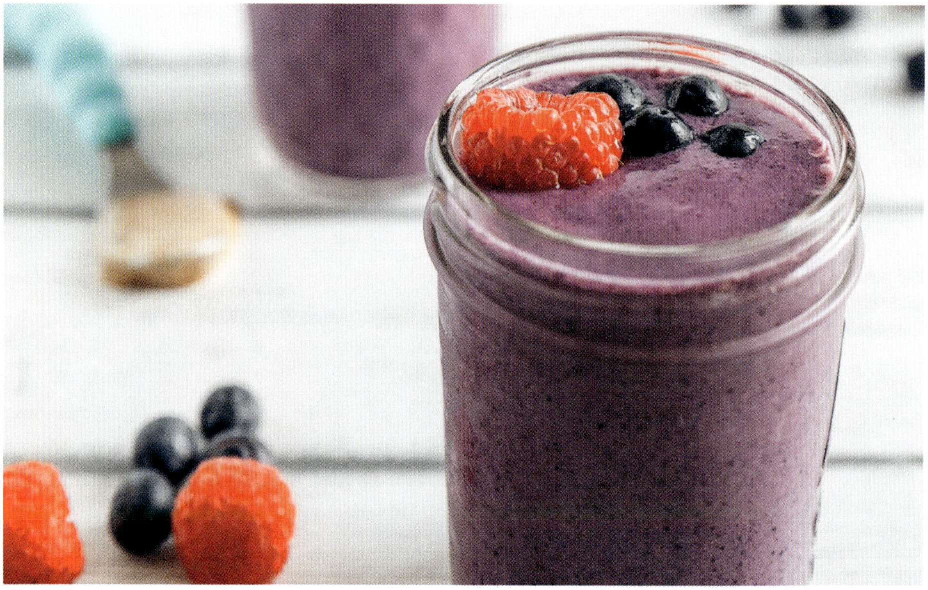

Cremiges Bircher-Müsli

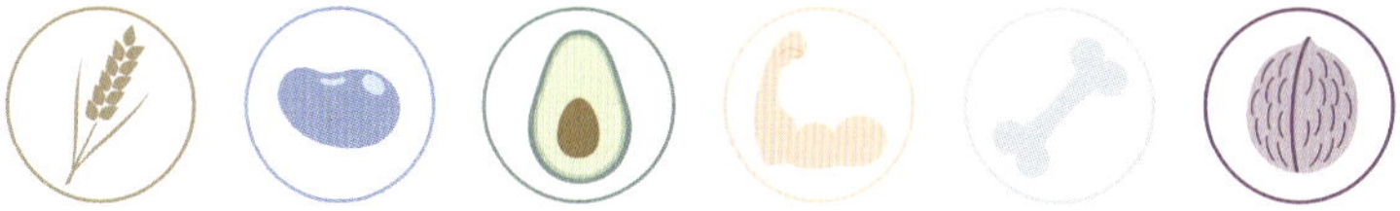

ERGIBT 2 TASSEN

Traditionell werden für Bircher-Müsli Vollmilch und Joghurt verwendet. Diese cremige Variante wird mit Sojadrink und pflanzlicher Joghurtalternative zubereitet. Das Beste daran ist, dass es am Morgen bereits fertig ist. Fein gehackte Mandeln und Kokosflocken bei Babys unter 12 Monaten weglassen.

- 1 Tasse Haferflocken
- 2 TL Chia-Samen
- 2 EL Mandelblättchen, für jüngere Kleinkinder fein gehackt
- 2 EL ungesüßte Kokosflocken, für jüngere Kleinkinder fein gehackt
- 1 Dattel, entsteint und fein gehackt
- 1 TL gemahlener Zimt
- 2 Tassen ungesüßter angereicherter Sojadrink
- ½ Tasse pflanzliche Joghurtalternative (nach Geschmack)

1 Haferflocken, Chia-Samen, Mandeln, Kokosnuss, Dattel, Zimt und Sojadrink in einer mittelgroßen Schüssel verrühren. Abdecken und über Nacht in den Kühlschrank stellen.

2 Das Müsli auf Schüsseln verteilen und mit frischem Obst oder etwas Ahornsirup für die Erwachsenen servieren, falls gewünscht.

4. Zwischenmahlzeiten und kleine Mahlzeiten für Kleinkinder

Haben Sie das Gefühl, dass Ihr Kind rund um die Uhr isst? Ja, wir auch. Drei Hauptmahlzeiten und zwei Zwischenmahlzeiten pro Tag sind eine Menge Arbeit. Es ist nicht schwer zu verstehen, dass viele Eltern auf abgepackte Lebensmittel mit wenig Nährstoffen zurückgreifen. Die folgenden einfachen, nährstoffreichen Kleinigkeiten und Snacks kann man im Voraus zubereiten – gut zum Mitnehmen und für zwischendurch, die ganze Woche lang. Wir kennen auch die Schwierigkeiten, mit denen vegane Eltern konfrontiert sind, wenn die Kleinen in die Kindertagesstätte gehen und dort in Kontakt mit Chicken Nuggets, Salami-Pizza und Würstchen kommen. Daher haben wir vegane Varianten beliebter Gerichte entwickelt, etwa Makkaroni mit Käseersatz ohne Nüsse und knusprige Bohnen-Taquitos.

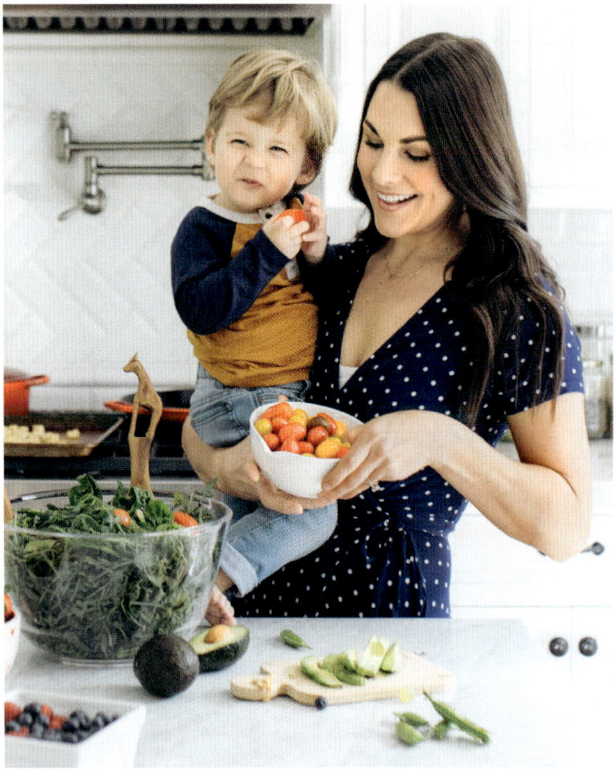

Konfetti-Guacamole

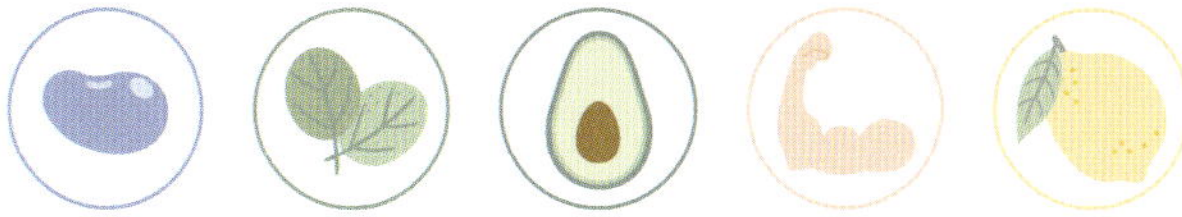

ERGIBT 3 TASSEN

In Konfetti-Guacamole hat viel Gemüse Platz. Wir geben gerne Paprikaschoten, Möhren, Grünkohl und Tomaten hinzu, aber lassen Sie Ihrer Kreativität freien Lauf! In der Küchenmaschine können Sie das Gemüse in Rekordzeit gleichmäßig zerkleinern.

- 1 Tasse Erbsen, gegart und erkaltet
- 1 große reife Avocado, entsteint, geschält und gehackt
- 2 EL Limettensaft
- 1 Tasse fein gehacktes Gemüse nach Wahl
- ¼ Tasse fein gehackte Korianderblätter
- 1 Knoblauchzehe, fein gehackt, oder 1 TL Knoblauchpulver
- ¼ TL Salz (nach Wunsch)
- ¼ TL frisch gemahlener schwarzer Pfeffer (nach Wunsch)

1 Die Erbsen in der Küchenmaschine auf höchster Stufe fein pürieren.

2 Die Erbsen zusammen mit Avocado, Limettensaft, Gemüse, Korianderblättern, Knoblauch sowie Salz und Pfeffer (falls verwendet) in eine mittelgroße Schüssel geben. Mit einer Gabel zerdrücken und mischen.

3 Für das Baby-led Weaning auf einem Löffel anrichten, mit Pita-Brot, Bohnen-Mais-Taquitos (Seite 292) oder einfach so servieren.

Cashew-Joghurtalternative mit Erdbeeren

ERGIBT 3 TASSEN

Wir wissen nicht, wie das bei Ihnen ist, aber wir haben Mühe, im Handel zuckerarme Joghurtalternativen zu finden, die auch noch gut schmecken. Daher stellen wir sie selbst aus Seidentofu, rohen Cashewkernen und einigen gefrorenen Beeren für etwas Süße her. Wir fügen gerne noch Probiotika und Kalziumkarbonatpulver hinzu, aber das können Sie natürlich auch weglassen. Dafür eignen sich fast alle Probiotika-Kapseln, und Kalziumpulver in Lebensmittelqualität ist online erhältlich. Ein ¾ TL für das gesamte Rezept entspricht etwa 150 mg Kalzium pro Portion von ½ Tasse. Bei älteren Kindern können Sie nach Wunsch ein oder zwei Teelöffel Ahornsirup hinzufügen.

- 3 Tassen Tiefkühlerdbeeren, angetaut
- 1 Tasse rohe Cashewkerne
- 1 Tasse Seiden- oder weicher Tofu (etwa ½ Block)
- 2 EL Zitronensaft
- ¾ TL reines Kalziumkarbonat in Lebensmittelqualität (nach Wunsch)
- ½ Probiotika-Kapsel (nach Wunsch)

1 Erdbeeren, Cashewkerne, Tofu, Zitronensaft und Kalziumpulver (falls verwendet) in die Küchenmaschine oder den Mixer geben. Falls Sie eine Probiotika-Kapsel verwenden, diese vorsichtig öffnen und den halben Inhalt zu den Zutaten im Mixer geben. Sie können jederzeit auch mehr hinzufügen, aber zu viel davon kann den Geschmack verderben.

2 Die Masse sehr fein und geschmeidig pürieren, zwischendurch bei Bedarf die Masse von den Seitenwänden schaben. Je nach Leistung Ihres

Mixers kann dies bis zu 5 Minuten dauern. Wenn die Masse zu zäh ist, fügen Sie ein oder zwei Spritzer Milchalternative hinzu.

3 In einem luftdichten Behälter bis zu 5 Tage im Kühlschrank haltbar.

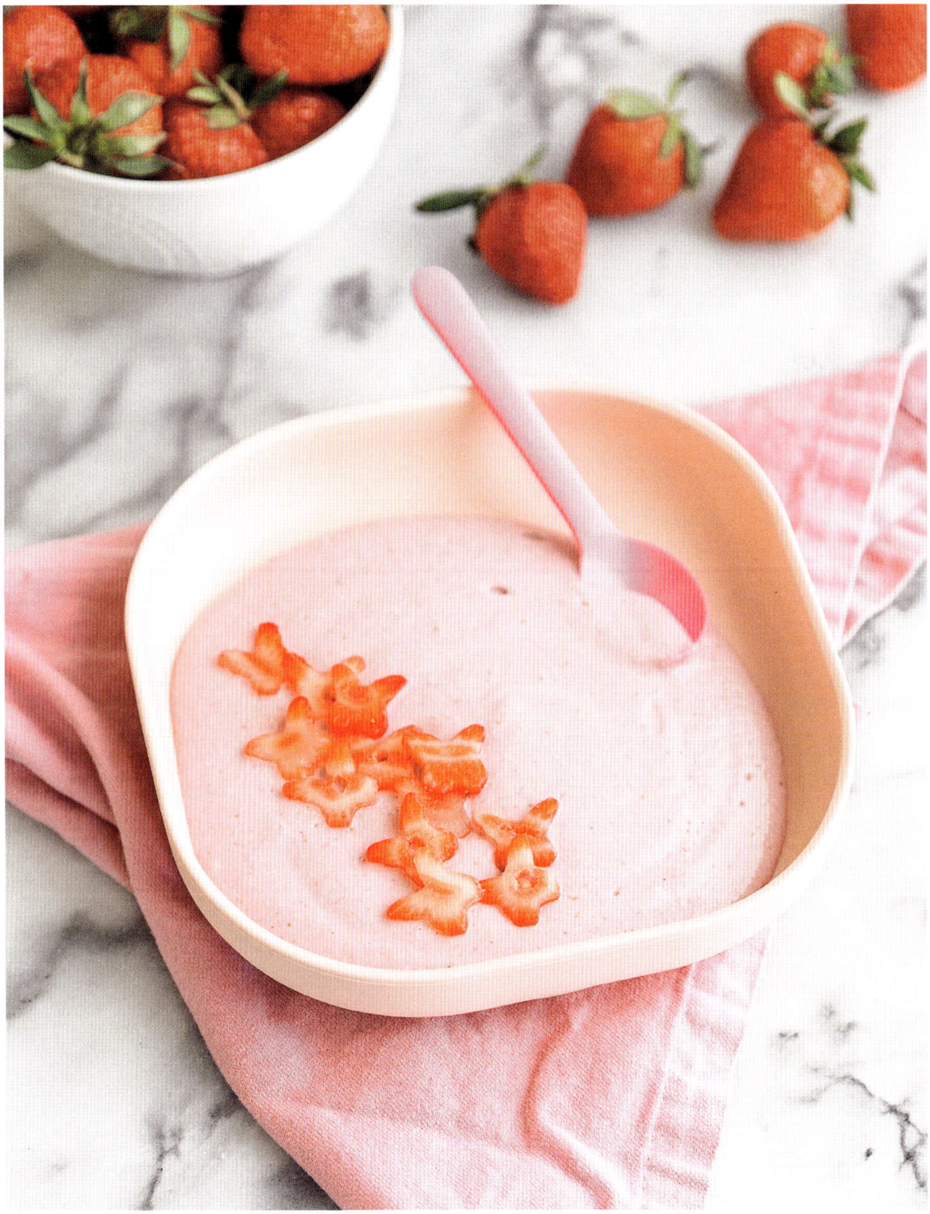

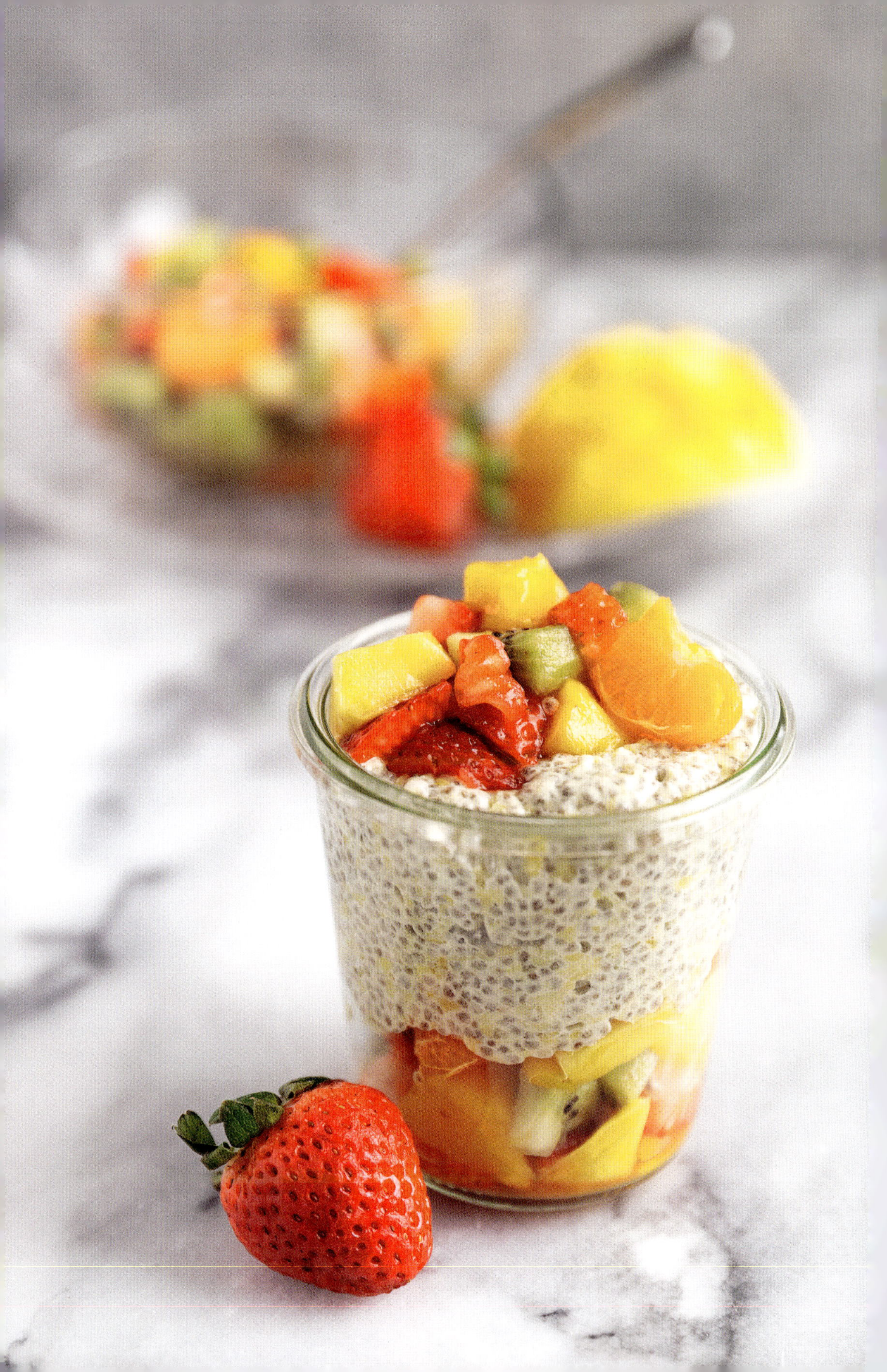

Tropischer Chia-Pudding

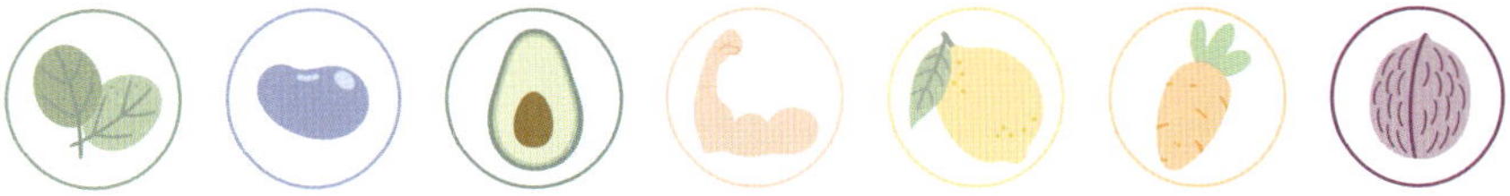

FÜR 4 PERSONEN

Bei jüngeren Kindern, die den Pudding mit den Händen essen, sollten Sie die Chia-Menge auf ½ Tasse erhöhen, damit er schön dick wird.

- 430 ml Kokosmilch light
- ½ Tasse Mango
- ⅓ Tasse Chia-Samen
- 1 Tasse gehacktes Obst wie Kiwi, Orange, Mango oder andere Früchte nach Wahl

1 Kokosmilch und Mango in einen Mixer geben und glatt pürieren. Die Masse in eine mittelgroße Schüssel oder ein großes Einmachglas gießen.

2 Chia-Samen unterrühren und 20 Minuten kalt stellen.

3 Aus dem Kühlschrank nehmen, durchrühren und nochmals mindestens 3 Stunden oder über Nacht kühlen.

4 Pur oder in einer Schale, garniert mit gehackten Früchten nach Wahl, servieren.

Knusprige Müsliriegel

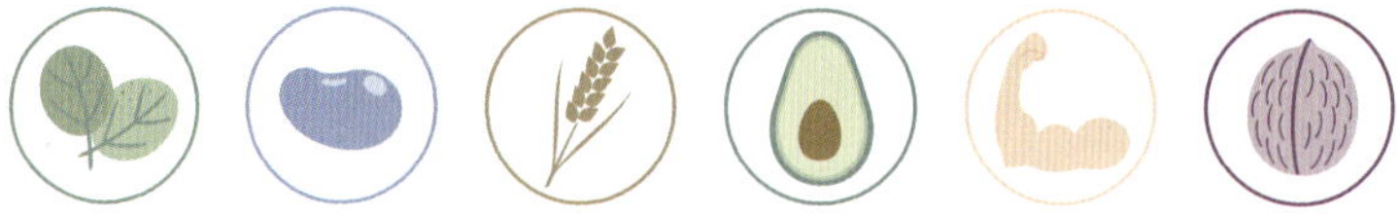

ERGIBT 12 BIS 16 RIEGEL

Dieses Rezept ist eine Kreuzung aus Bananenbrot und Müsliriegel. Die nur mit Früchten gesüßten Riegel werden hungrige Kleinkinder gerne knabbern. Wir lieben sie mit Nuss- und Chia-Mus. Im Gegensatz zu den meisten ungebackenen Riegeln sind sie schön fest und schmecken zimmerwarm, was bedeutet, dass man sie gut mitnehmen kann. Sie lassen sich prima einfrieren.

- 1½ Tassen zerdrückte überreife Bananen (etwa 3 Stück)
- ⅓ Tasse Mandelcreme
- 1 TL Vanilleextrakt
- 2 Tassen Haferflocken
- ¼ Tasse ungesüßte Kokosflocken
- ½ Tasse Walnüsse
- ½ Tasse Kürbiskerne
- ½ Tasse Sonnenblumenkerne
- ¼ Tasse Hanfsamen
- 1 TL gemahlener Zimt
- ¼ TL gemahlener Ingwer
- ¼ TL Salz

1 Backofen auf 175 °C vorheizen.

2 Eine ofenfeste Form von 23 × 33 cm mit etwas Fett ausstreichen. Zum leichteren Herausnehmen der gebackenen Masse die Form mit Backpapier auslegen, das über die Ränder hinausragt.

3 In einer großen Schüssel die Bananen zerdrücken und mit Mandelcreme und Vanille glattrühren.

4 Haferflocken, Kokosnuss, Walnüsse, Kürbiskerne, Sonnenblumenkerne, Hanfsamen, Zimt, Ingwer und Salz in der Küchenmaschine auf höchster Stufe sehr fein zerkleinern.

5 Die Hafer-Nuss-Mischung unter die Bananenmischung rühren. Die Masse sollte ziemlich dickflüssig sein.

6 In die vorbereitete Auflaufform geben und mit einem Silikonspatel glattstreichen.

7 22 bis 25 Minuten backen, bis die Masse in der Mitte fest ist.

8 Aus dem Ofen nehmen und 15 Minuten in der Auflaufform abkühlen lassen, dann vorsichtig herausnehmen und auf einem Kuchengitter vollständig erkalten lassen. Anschließend in Riegel oder kleine Quadrate schneiden.

9 In einem luftdichten Behälter bis zu 1 Woche im Kühlschrank oder bis zu 6 Wochen im Gefrierschrank haltbar.

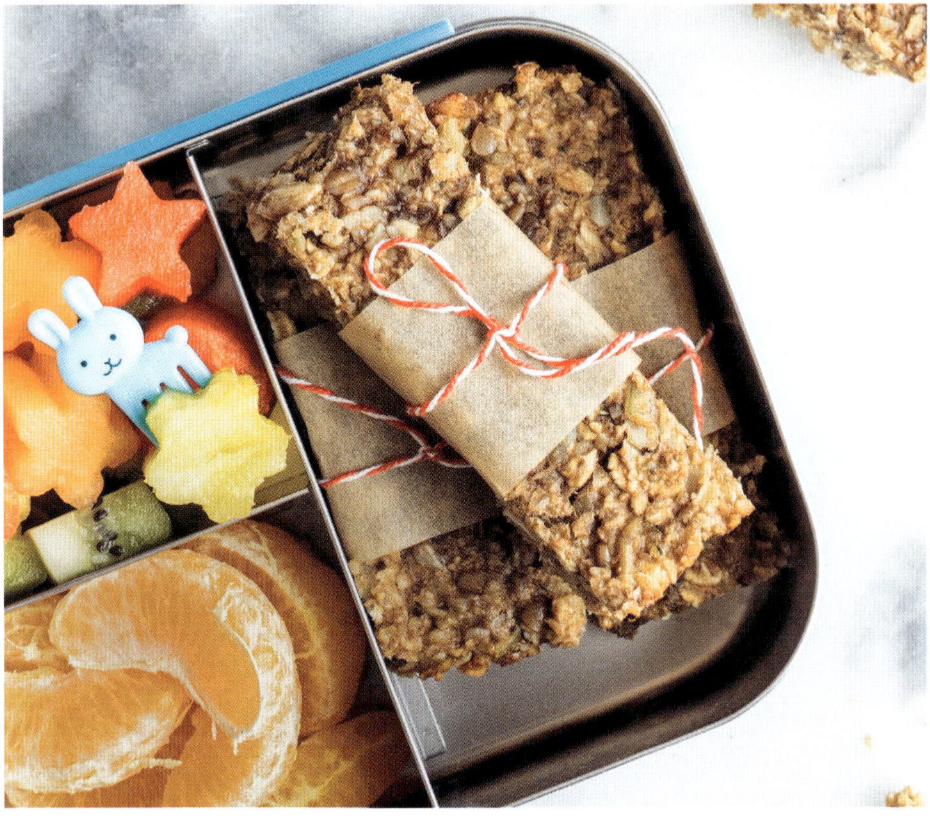

Buchstabennudelsalat

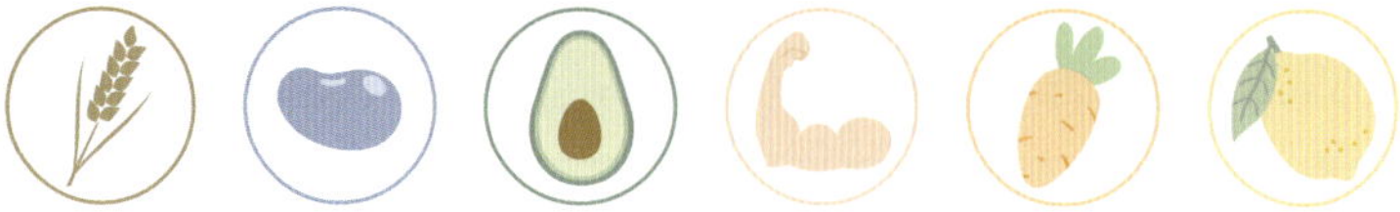

ERGIBT 3 TASSEN

Dieser Nudelsalat ist für die Lunchbox von Kindergartenkindern und Schülern bestimmt. In die Bento-Box kommt bei uns beispielsweise eine Portion Nudelsalat, geschnittenes Obst und ein Bananen-Muffin oder ein knuspriger Müsliriegel. Sie können jede Art von Nudeln dafür verwenden. Ein Mittagessen, das aus Buchstaben besteht, wird von den Kleinen ganz besonders gern gegessen!

- 1 Tasse Buchstabennudeln (trocken)
- 1 Tasse Tiefkühlmais, aufgetaut
- 1 Tasse Tiefkühlerbsen, aufgetaut
- 1 EL Olivenöl
- 1 EL vegane Mayonnaise
- 1 EL Weißweinessig oder Zitronensaft
- ½ TL Salz
- ¼ TL frisch gemahlener schwarzer Pfeffer
- 1 Tomate, entkernt und in Würfel geschnitten
- ½ Tasse fein gehackte rote Paprikaschote

1 Wasser in einem mittelgroßen Topf zum Kochen bringen. Buchstabennudeln darin nach Packungsanweisung bissfest garen. Wasser abgießen, Nudeln kalt abschrecken.

2 Mais, Erbsen und 1 EL Wasser in einer kleinen mikrowellengeeigneten Schüssel 90 Sekunden erhitzen. Abseihen.

3 In einer großen Schüssel Olivenöl, Mayonnaise, Essig, Salz und Pfeffer verrühren. Die gekochten Nudeln, Mais, Erbsen, Tomaten und rote Paprika hinzufügen. Vorsichtig durchrühren, nach Geschmack würzen.

4 Sofort essen oder für unkomplizierte (Zwischen-)Mahlzeiten im Kühlschrank aufbewahren. Dieser Salat eignet sich gut zum Mitgeben für das Mittagessen in der Kita oder in der Schule.

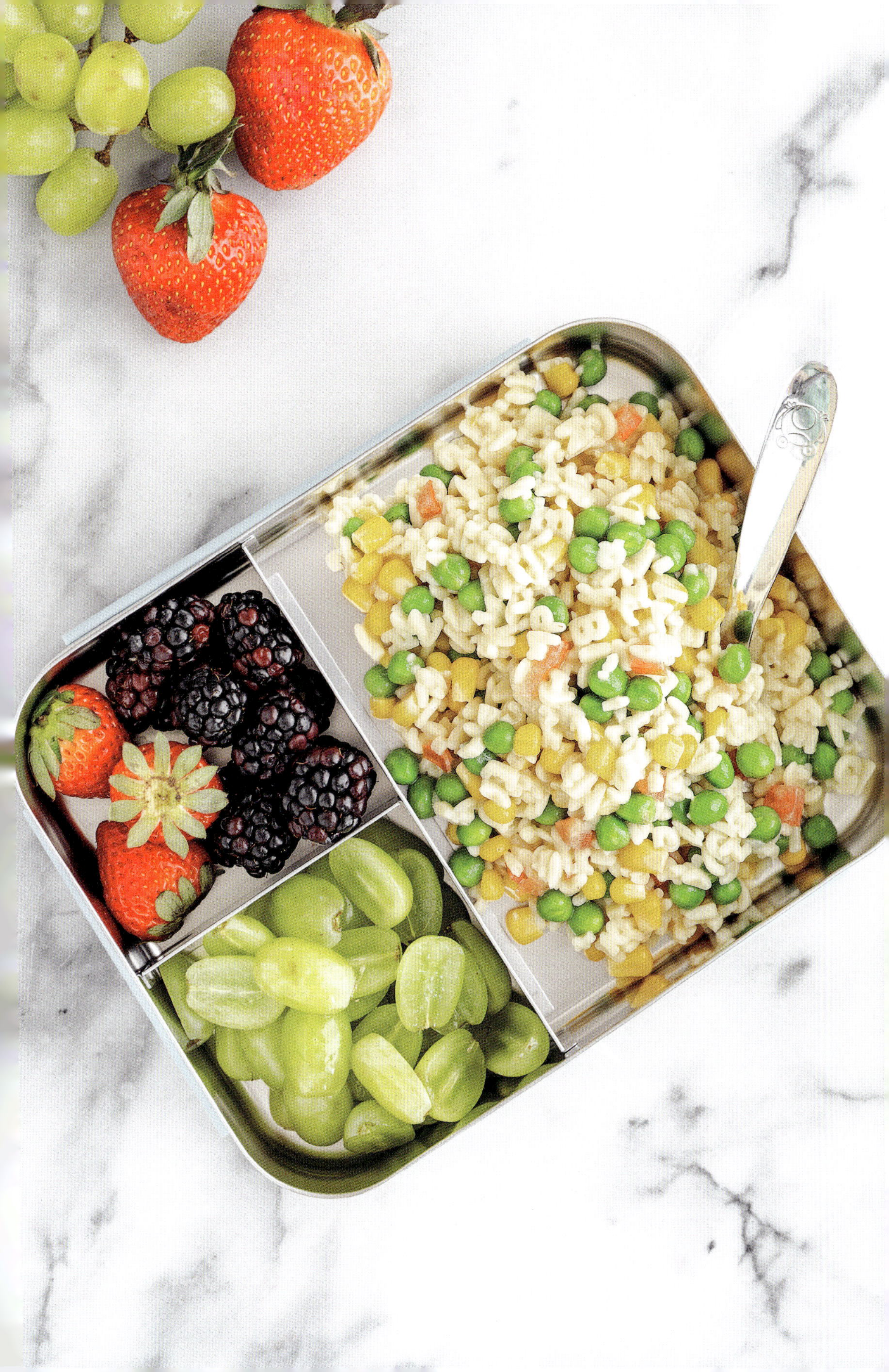

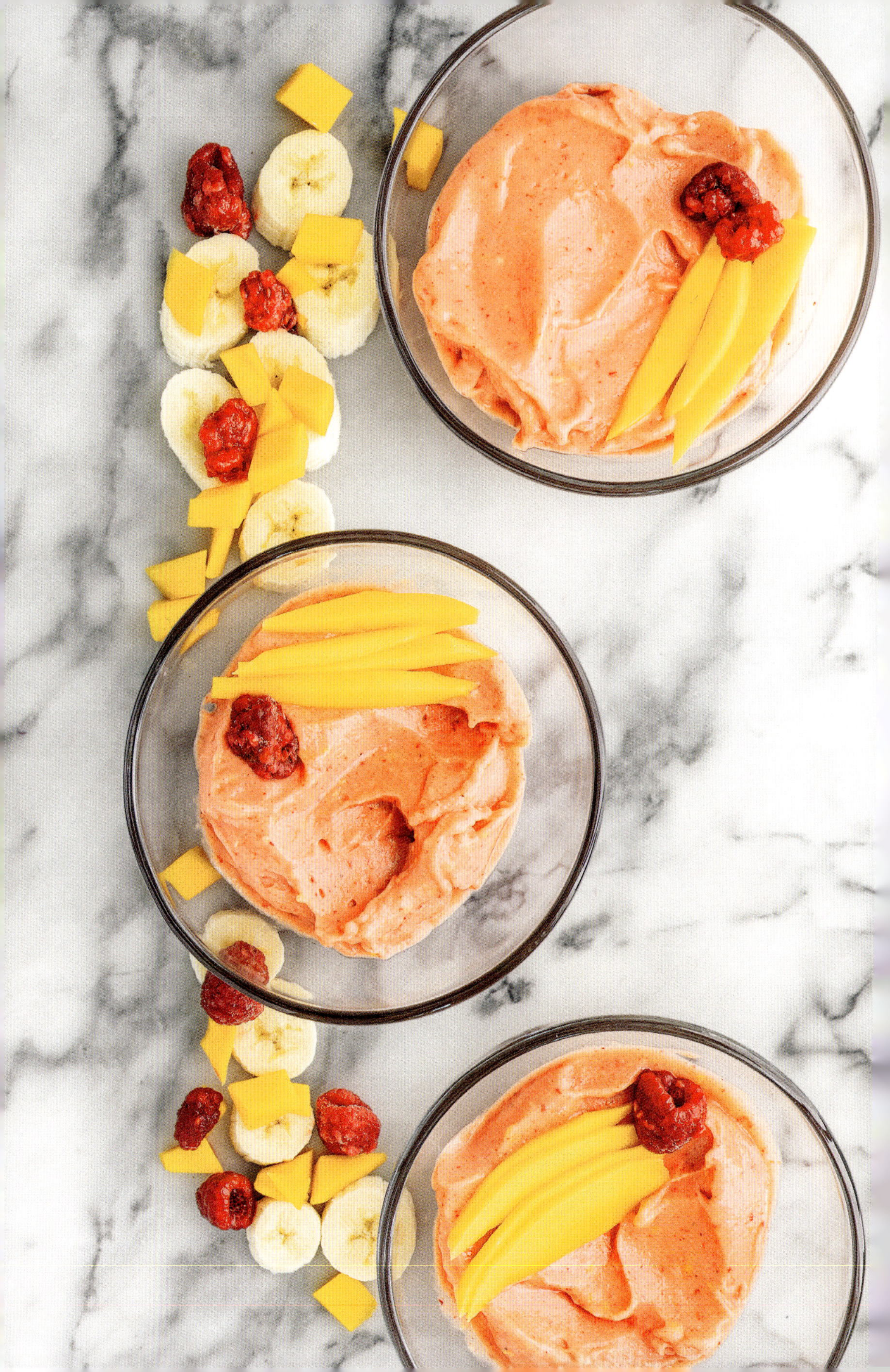

Eiscreme-Smoothie-Schale

ERGIBT 2 GEHÄUFTE TASSEN

Sobald unsere Kinder »echtes« Sorbet und »echte« Eiscreme probiert hatten, dauerte es nicht lange, bis sie auch zu Hause danach verlangten. Dies ist unsere fruchtige Version mit Himbeeren, Mango und Banane. Wenn Ihre Kinder Saures nicht mögen, nehmen Sie weniger Himbeeren und mehr Mango oder Banane.

Sie können diese Eiscreme im Mixer zubereiten, müssen ihn dabei aber vermutlich öfter abschalten und die Masse von den Seiten schaben. Angetautes Obst lässt sich auch leichter pürieren.

- 1 Tasse Tiefkühlhimbeeren, angetaut
- ½ Tasse gefrorene Mangostücke, angetaut
- 1 mittelgroße gefrorene Banane

1. Alle Zutaten in der Küchenmaschine oder im Mixer sehr glatt und cremig pürieren, bei Bedarf die Masse von den Seiten schaben. Je nach Leistung Ihres Mixers kann das Pürieren 4 bis 5 Minuten dauern.

2. Sofort essen! Reste können im Kühlschrank aufbewahrt und zu einem Smoothie gegeben oder in Förmchen für Eis am Stiel gegossen und eingefroren werden.

Makkaroni mit Sonnenblumenkernen

FÜR 4 PERSONEN

Ein Buch mit Kleinkindrezepten ohne Makkaroni? Das kann nicht sein! Unsere Söhne verschlingen dieses Gericht (oder eine ähnliche Variante) im Wochentakt. Wir verwenden für den cremigen Käseersatz gerne Cashewkerne, bieten hier aber eine nussfreie Version mit Sonnenblumenkernen an, die sich auch für Allergiker eignet.

- 1 EL Olivenöl
- ¼ Tasse gehackte weiße Zwiebel
- ½ Tasse geschälte und grob gehackte Möhren
- 1 (festkochende) Kartoffel, geschält und grob gehackt
- 1 Knoblauchzehe, fein gehackt
- ½ TL Salz
- 1½ Tassen Gemüsebrühe
- ½ Tasse rohe, geschälte Sonnenblumenkerne
- 225 g Hörnchennudeln
- 2 TL Maisstärke
- 1 EL Zitronensaft
- ½ TL gemahlene Kurkuma
- ¼ TL gemahlener Paprika
- 2 EL Nährhefe
- 2 TL Tomatenmark

1 Das Olivenöl in einem großen Topf auf mittlerer Stufe erhitzen. Zwiebeln, Möhren und Kartoffel darin unter häufigem Rühren etwa 5 Minuten dünsten, bis sie weich zu werden beginnen.

2 Knoblauch, Salz, Gemüsebrühe und Sonnenblumenkerne hinzufügen und zum Kochen bringen. Den Herd auf eine niedrige Stufe schalten und das Gemüse etwa 10 Minuten schwach kochen lassen, bis die Kartoffeln weich sind.

3 Während das Gemüse köchelt, 1,5 Liter Wasser in einem großen Topf zum Kochen bringen. Die Hörnchennudeln darin bissfest garen. Abseihen.

4. Die Gemüsemischung mit Maisstärke, Zitronensaft, Kurkuma, Paprika, Nährhefe und Tomatenmark in den Mixer geben. Die Masse sehr cremig und glatt pürieren, zwischendurch von den Seitenwänden schaben.

5. Das Püree zurück in den Topf geben und auf niedriger Stufe ein wenig eindicken lassen. Mit Salz, Pfeffer und/oder Zitronensaft abschmecken. Mit den gegarten Nudeln mischen. Servieren!

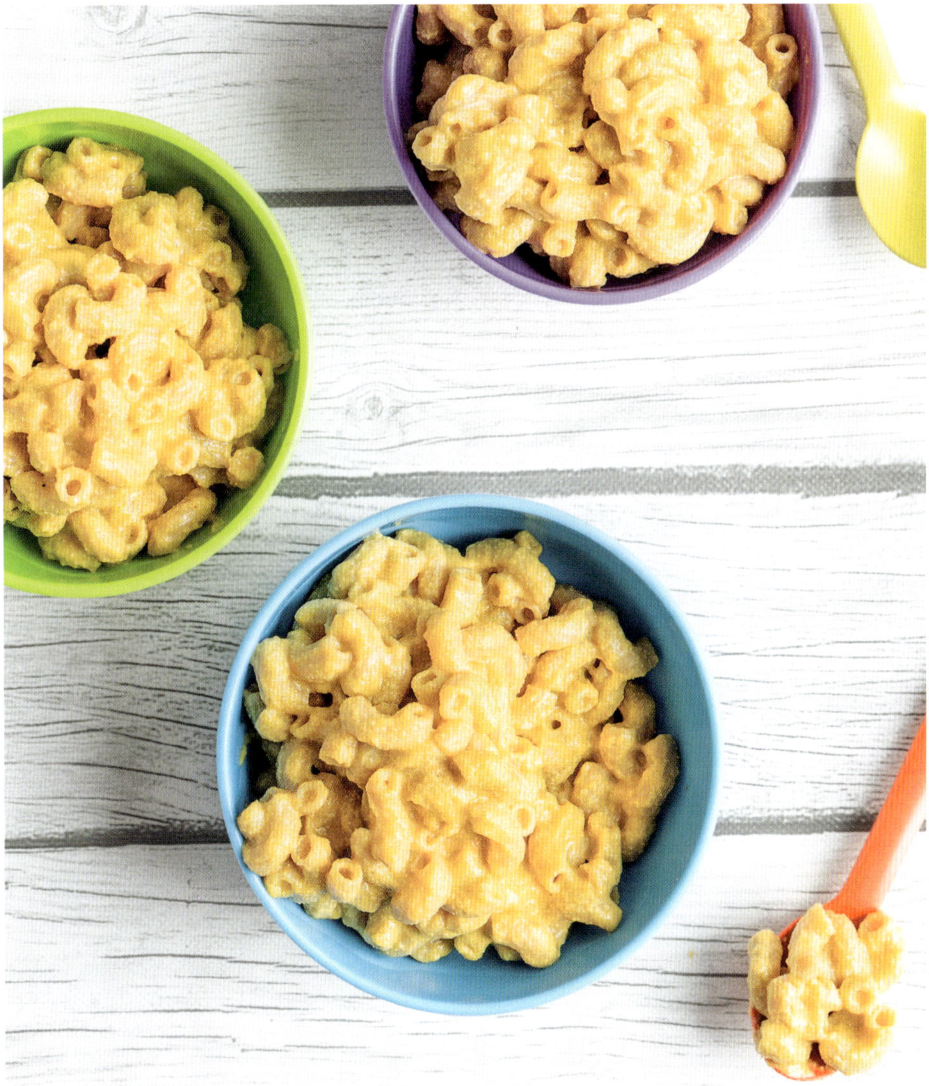

Bohnen-Mais-Taquitos

ERGIBT 10 BIS 12 TAQUITOS

Mit diesen Taquitos isst jedes Kind gerne Bohnen: würzige Bohnen in Mais-Tortillas, die knusprig gebraten werden. Wer mag, kombiniert sie mit unserer Konfetti-Guacamole (Seite 279). Bohnen aus der Dose enthalten unterschiedlich viel Natrium, Sie müssen deshalb selbst prüfen, ob das Gericht noch gesalzen werden muss.

- 1 Tasse Kidneybohnen aus der Dose, mit der Gabel leicht zerdrückt
- ¼ Tasse gekochte schwarze Bohnen (Dosenbohnen abgespült)
- ¼ Tasse Maiskörner
- ½ TL gemahlener Kreuzkümmel
- ½ TL gemahlener Paprika
- ¼ TL Chilipulver
- 2 EL milde Salsa
- 10–12 Mais-Tortillas mit 10 cm Durchmesser

1 Backofen auf 220 °C vorheizen.

2 Ein großes Backblech einfetten.

3 In einer mittelgroßen mikrowellengeeigneten Schüssel die zerdrückten Kidneybohnen und die schwarzen Bohnen, Mais, Kreuzkümmel, Paprika, Chilipulver und Salsa vermischen. Eine Minute in der Mikrowelle erhitzen, herausnehmen und umrühren. Die Mischung sollte gerade so warm sein, dass sie sich leicht auf den Tortillas verteilen lässt.

4 Die Tortillas unmittelbar vor dem Aufrollen erwärmen, damit sie beim Rollen oder Braten nicht brechen. Dafür jeweils 2 oder 3 Tortillas für 1 Minute in den vorgeheizten Backofen oder für 15 Sekunden in die Mikrowelle geben.

5 1 bis 2 Esslöffel Bohnenmischung in der Mitte der Tortilla verteilen. Die Tortilla aufrollen und mit der Nahtseite unten auf das vorbereitete Backblech legen. Mit den restlichen Tortillas ebenso verfahren. Die Außenseite der Tortillas mit etwas Öl besprühen oder bestreichen.

6 15 bis 20 Minuten im Backofen braten, bis sie goldgelb und knusprig sind. Herausnehmen und etwas abkühlen lassen, dann servieren, nach Belieben mit milder Salsa oder mit Konfetti-Guacamole (Seite 279).

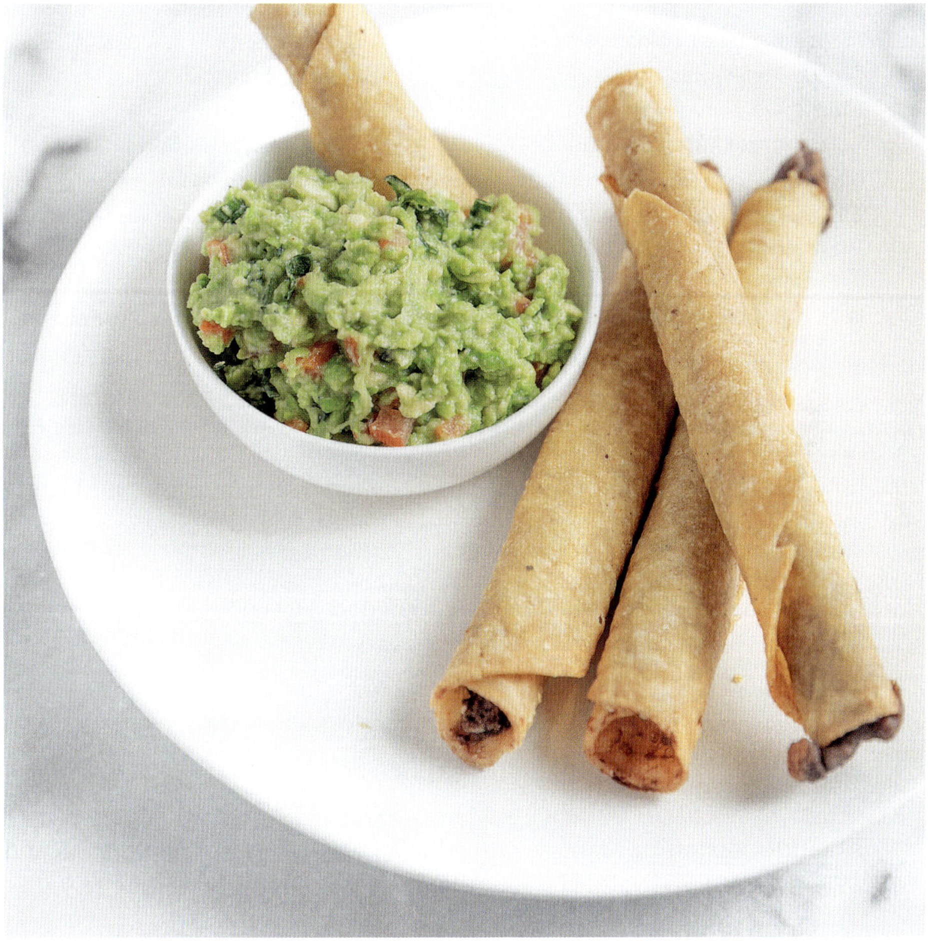

Pikante Mais-Muffins

ERGIBT 12 MUFFINS

Muffins sind als Snack zum Mitnehmen für die Spielgruppe, Kindertagesstätte oder Schule unübertroffen. Diese pikanten Mais-Muffins enthalten nährstoffreiches Vollkornmehl, Omega-3-Fettsäuren, Mais, Paprikaschoten und einen Hauch von Würze. Lassen Sie bei jüngeren Kindern den Ahornsirup weg.

- 1 EL gemahlener Leinsamen
- 1 Tasse Maismehl
- 1 Tasse Weizenvollkornmehl
- ½ TL getrocknete Korianderblätter
- 2 TL Backpulver
- 1 TL Natron
- ½ TL Salz
- ½ TL gemahlener Kreuzkümmel
- ¼ TL Chilipulver
- 1¼ Tassen Sojadrink
- 1 TL Zitronensaft
- ¼ Tasse Avocadoöl oder anderes neutrales Öl
- 1 EL Ahornsirup (nach Wunsch)
- ⅓ Tasse fein gehackte rote Paprikaschote
- 1 Tasse Tiefkühlmais, aufgetaut

1 Backofen auf 200 °C vorheizen.

2 Eine Muffinform mit etwas Fett ausstreichen oder eine Silikon-Muffinform verwenden.

3 In einer kleinen Schüssel die Leinsamen und 3 Esslöffel Wasser verquirlen.

4 Maismehl, Mehl, Korianderblätter, Backpulver, Natron, Salz, Kreuzkümmel und Chilipulver in einer großen Schüssel verrühren.

5 In einer separaten Schüssel Sojadrink, Zitronensaft, Avocadoöl und Ahornsirup verquirlen. Die gequollenen Leinsamen einrühren und alles zur Maismehlmischung gießen. Vorsichtig mischen.

6 Den Teig in die vorbereiteten Muffinförmchen gießen, dabei jede Vertiefung zu etwa drei Vierteln füllen.

7 20 Minuten backen und die Garprobe machen. Wenn die Muffins fertig sind, aus dem Ofen nehmen und 10 Minuten abkühlen lassen, dann aus der Form heben.

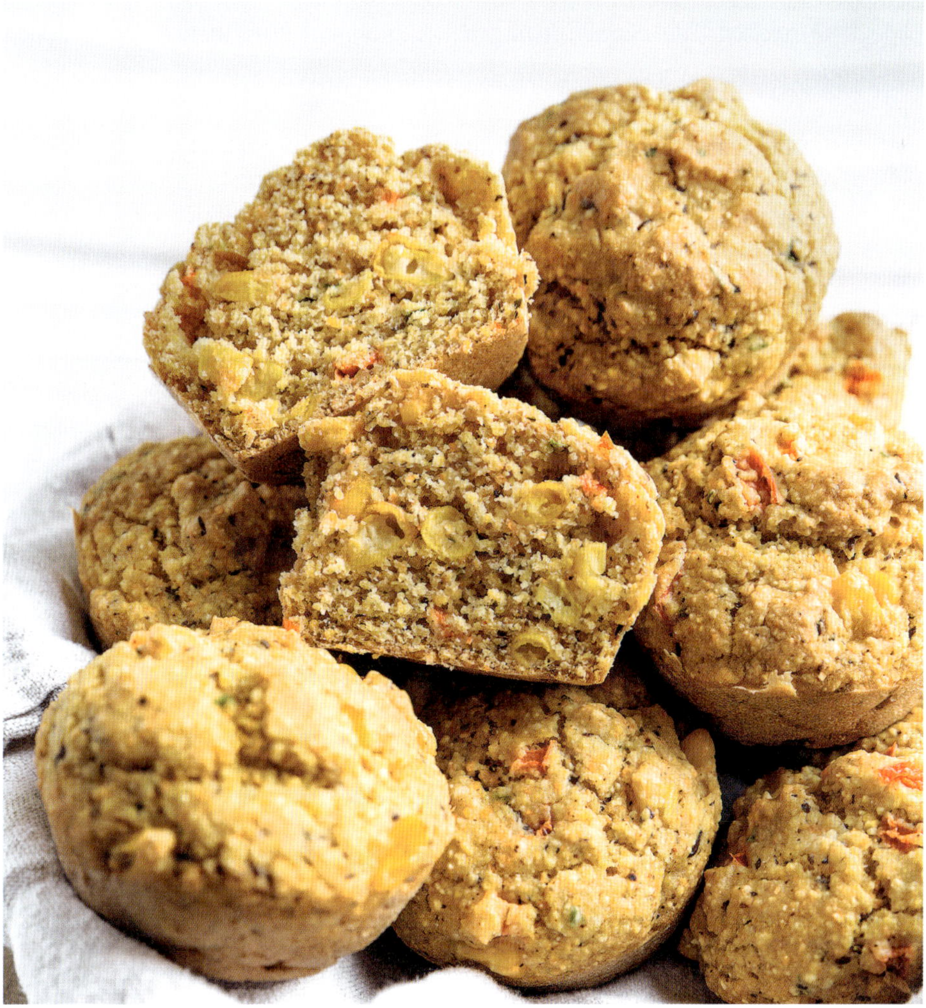

Eis am Stiel mit Kirschen und Chia-Samen

ERGIBT ETWA 6 EISLUTSCHER, JE NACH GRÖSSE DER FORM

Dieses Eis am Stiel ist für Ihre Kinder eine köstliche Möglichkeit, Bekanntschaft mit Omega-3-reichen Chia-Samen zu machen. Sie können gerne anstelle von Kirschen auch andere Früchte verwenden. Wir empfehlen ungiftige Silikonformen.

- 1 Tasse Tiefkühlkirschen, aufgetaut
- 1 Tasse angereicherter Sojadrink
- 1 entsteinte Dattel (nach Wunsch)
- 2 EL Chia-Samen

1 Kirschen, Sojadrink und gegebenenfalls Dattel im Mixer cremig und glatt pürieren.

2 Chia-Samen zufügen und auf der höchsten Stufe ein- oder zweimal kurz durchrühren. In die Eis-am-Stiel-Formen gießen und mindestens 3 Stunden in den Gefrierschrank geben.

Heidelbeer-Hafer-Bällchen

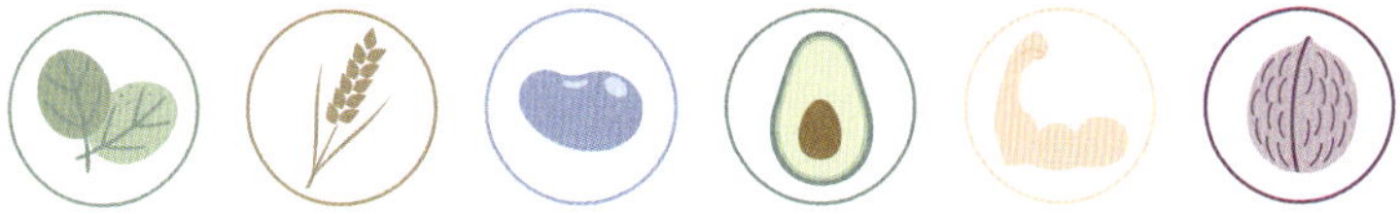

ERGIBT 20 BIS 22 BÄLLCHEN

Unsere Jungs lieben Haferbällchen, und diese hier enthalten antioxidantienreiche Heidelbeeren, eiweißreiche Hanfsamen und eine ordentliche Portion Erdnussbutter. Ein unkomplizierter Snack – einfach auftauen und mitnehmen.

- 1 Tasse gefrorene Heidelbeeren
- 1 Tasse Haferflocken
- 1 Tasse rohe Cashewkerne
- 6 Datteln, entsteint
- ¼ Tasse Hanfsamen
- ¼ Tasse Erdnussbutter

1. Ein großes Backblech mit Backpapier auslegen. Heidelbeeren, Haferflocken, Cashewkerne und Datteln in der Küchenmaschine auf der höchsten Stufe 8 bis 10 Mal durchlaufen lassen, bis die Zutaten zerkleinert sind.

2. Hanfsamen und Erdnussbutter zufügen und 30 bis 45 Sekunden glattrühren.

3. Für jüngere Kleinkinder teelöffelgroße Kugeln und für ältere Kleinkinder und Kinder esslöffelgroße Kugeln formen.

4. Die Kugeln auf das vorbereitete Backblech setzen und 1 Stunde in den Gefrierschrank geben.

5. Im Gefrierschrank lagern und vor dem Servieren ein paar Minuten antauen lassen.

Kürbis-Hafer-Küsse

ERGIBT 16 KÜSSE

Alex hatte diese Idee, als Vander eines Nachmittags unbedingt Kekse haben wollte. Mit natürlicher Süße und in weniger als 20 Minuten zubereitet sind die Kürbis-Hafer-Küsse ideal als Nachmittagssnack oder für die Lunchbox.

Wir verwenden dafür Kürbiskuchengewürz, das Sie auch durch ½ TL Zimt, ⅛ TL gemahlenen Ingwer und eine Prise Muskat ersetzen können.

- 1 Tasse Haferflocken
- ¾ Tasse Hafermehl
- 1 TL Backpulver
- ¼ TL Salz
- ¾ TL Kürbiskuchengewürz (siehe oben)
- 1 große, sehr reife Banane, zerdrückt
- ½ Tasse Kürbispüree
- 1½ EL Mandelcreme
- 1 TL Vanilleextrakt

1 Backofen auf 175 °C vorheizen.

2 Ein großes Backblech mit Backpapier auslegen.

3 In einer mittelgroßen Schüssel Haferflocken, Hafermehl, Backpulver, Salz und Kürbiskuchengewürz mischen.

4 In einer zweiten mittelgroßen Schüssel oder im Mixer zerdrückte Banane, Kürbispüree, Mandelcreme und Vanille verrühren. Es sollten keine Bananenstücke mehr sichtbar sein. Die Bananen-Kürbis-Mischung zu den trockenen Zutaten gießen und kurz verrühren.

5 Mit einem kleinen Löffel den Teig in einem Abstand von 5 cm auf das vorbereitete Backblech setzen. 12 bis 14 Minuten backen, bis die Kekse goldgelb sind. Aus dem Ofen nehmen und auf einem Kuchengitter erkalten lassen.

Hinweis: Für ältere Kinder können Sie zusätzlich kleine Schokoladenstückchen, gehackte Nüsse oder Trockenfrüchte wie Rosinen untermischen.

5. Familienmahlzeiten

Für jedes Familienmitglied extra zu kochen ist für vielbeschäftigte Eltern keine Option. Es ist auch ungünstig für die Entwicklung guter Essgewohnheiten. Unsere Hauptmahlzeiten werden mit Rücksicht auf die besonderen Bedürfnisse der Kleinkinder gestaltet, lassen sich aber leicht für die ganze Familie anpassen. Bei den einzelnen Rezepten gibt es Hinweise »Für die Familie«, die zeigen, wie man Zutaten hinzufügen oder weglassen kann, damit das Gericht für die Eltern oder älteren Kinder schmackhafter wird oder besser dem Alter des Babys entspricht.

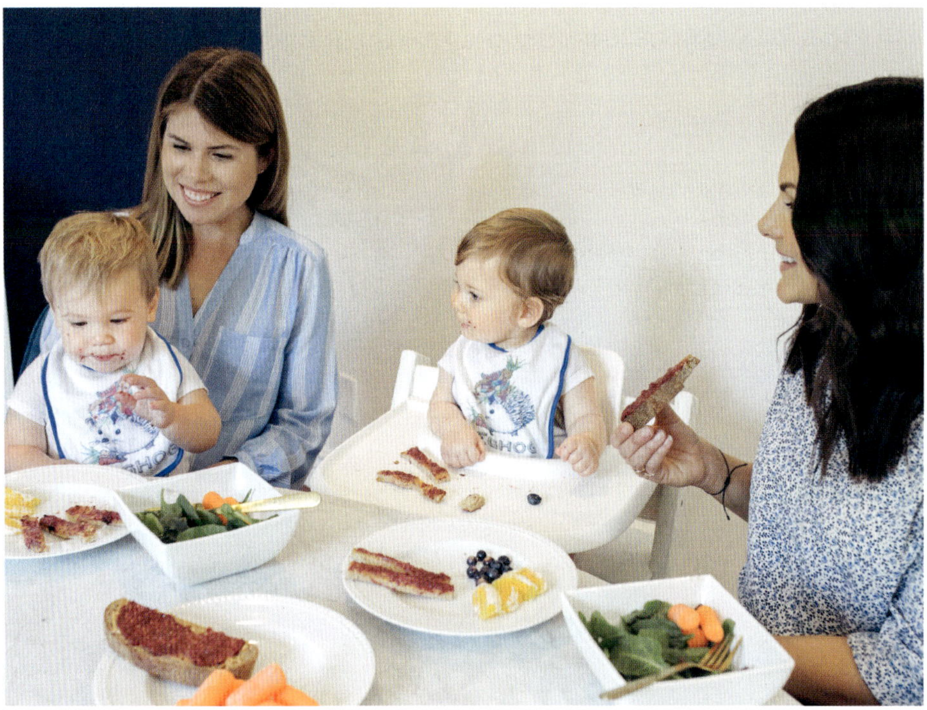

Pasta asciutta

FÜR 4 PERSONEN

Dies ist unsere Interpretation dieses Klassikers aus unserer Kindheit. Hier verbindet sich unsere Liebe zu einem schnellen, unkomplizierten Nudelgericht mit eisen- und eiweißreichen Linsen.

Entscheiden Sie selbst, wie viel Chilipulver Sie verwenden. Beginnen Sie mit 1 Teelöffel und steigern Sie nach Belieben. Mit diesem Rezept können Sie auch eine tolle Makkaroni-Sauce zubereiten; fügen Sie einfach am Ende der Garzeit Käseersatz oder hausgemachte vegane »Käse«-Sauce (Seite 330 und 331) hinzu. Oder verwenden Sie als Abwandlung auch mal Nudeln aus Hülsenfrüchten!

- 225 g Hörnchennudeln, roh
- 1 EL Olivenöl
- ½ Tasse gehackte Zwiebel (1 kleine Zwiebel)
- 1 Knoblauchzehe, fein gehackt
- ½ TL getrockneter Thymian
- 1 bis 3 TL Chilipulver, nach Geschmack
- ¼ TL Salz
- ⅛ TL schwarzer Pfeffer
- 1¼ Tassen gegarte Linsen
- 2 Tassen Tomatensauce

1 Die Nudeln nach Packungsanweisung garen. Abseihen.

2 Inzwischen das Olivenöl in einer großen Pfanne auf mittlerer Stufe erhitzen. Die Zwiebeln darin unter ständigem Rühren 8 bis 9 Minuten dünsten, bis sie sehr weich sind. Sie dürfen aber nicht dunkelbraun werden!

3 Knoblauch, Thymian, Chilipulver, Salz, Pfeffer und Linsen unterrühren. Weitere 2 bis 3 Minuten dünsten, bis die Linsen warm sind, dann die Tomatensauce und die gegarten Nudeln hinzugeben.

4 Weitere 1 bis 2 Minuten garen. Nach Geschmack würzen.
Tipp: Wer mag, gibt etwas geriebenen Käseersatz dazu.

Pasta fagioli (Nudelsuppe mit weißen Bohnen)

FÜR 4 PERSONEN

Ein weiteres gesundes Nudelgericht: Pasta mit weißen Bohnen in einer einfachen Tomatensauce. Es empfiehlt sich, das Wasser zum Kochen der Nudeln zu salzen, da Sie es für die Suppe verwenden werden. Lassen Sie das Salz vorerst weg, wenn Sie für Babys unter zwölf Monaten kochen. Salzen Sie in diesem Fall erst das fertige Gericht, wenn Sie die Baby-Portion weggenommen haben.

- 1 EL Olivenöl
- ½ kleine weiße oder gelbe Zwiebel, in feine Würfel geschnitten
- 1 Tasse in feine Würfel geschnittene Möhren
- 1 Tasse in feine Würfel geschnittener Stangensellerie
- 3 Knoblauchzehen, fein gehackt
- 425 g passierte Tomaten
- 425 g weiße Bohnen, abgespült und abgetropft
- 1 EL Salz
- 1 Tasse Ditalini-Nudeln oder andere kleine Nudeln
- ½ Tasse fein gehackte Petersilie

1. Das Olivenöl in einem großen Topf auf mittlerer Stufe erhitzen. Zwiebeln, Möhren und Sellerie unter häufigem Rühren etwa 5 bis 8 Minuten dünsten, bis sie weich zu werden beginnen.

2. Knoblauch zugeben und 30 Sekunden mitdünsten. Tomaten und die abgetropften Bohnen hinzufügen. Den Herd auf niedrige Stufe schalten und 30 Minuten schwach kochen lassen. Inzwischen die Nudeln garen.

3. In einem mittelgroßen Topf 6 Tassen Wasser mit Salz zum Kochen bringen. Die Nudeln darin nach Packungsanweisung unter gelegentlichem Rühren bissfest garen. Abseihen, dabei 2 Tassen Kochwasser zurückbehalten.

4 Die gegarten Nudeln mit der Petersilie und $\frac{1}{2}$ Tasse Kochwasser unter die Bohnen rühren. Mehr Kochwasser zufügen, bis die gewünschte Konsistenz erreicht ist. Wir fügen meist etwa $1\frac{1}{4}$ Tassen Kochwasser hinzu; das Gericht sollte gehaltvoll, aber schon noch eine Suppe sein.

5 Eventuell mit veganem Parmesanersatz bestreut servieren!

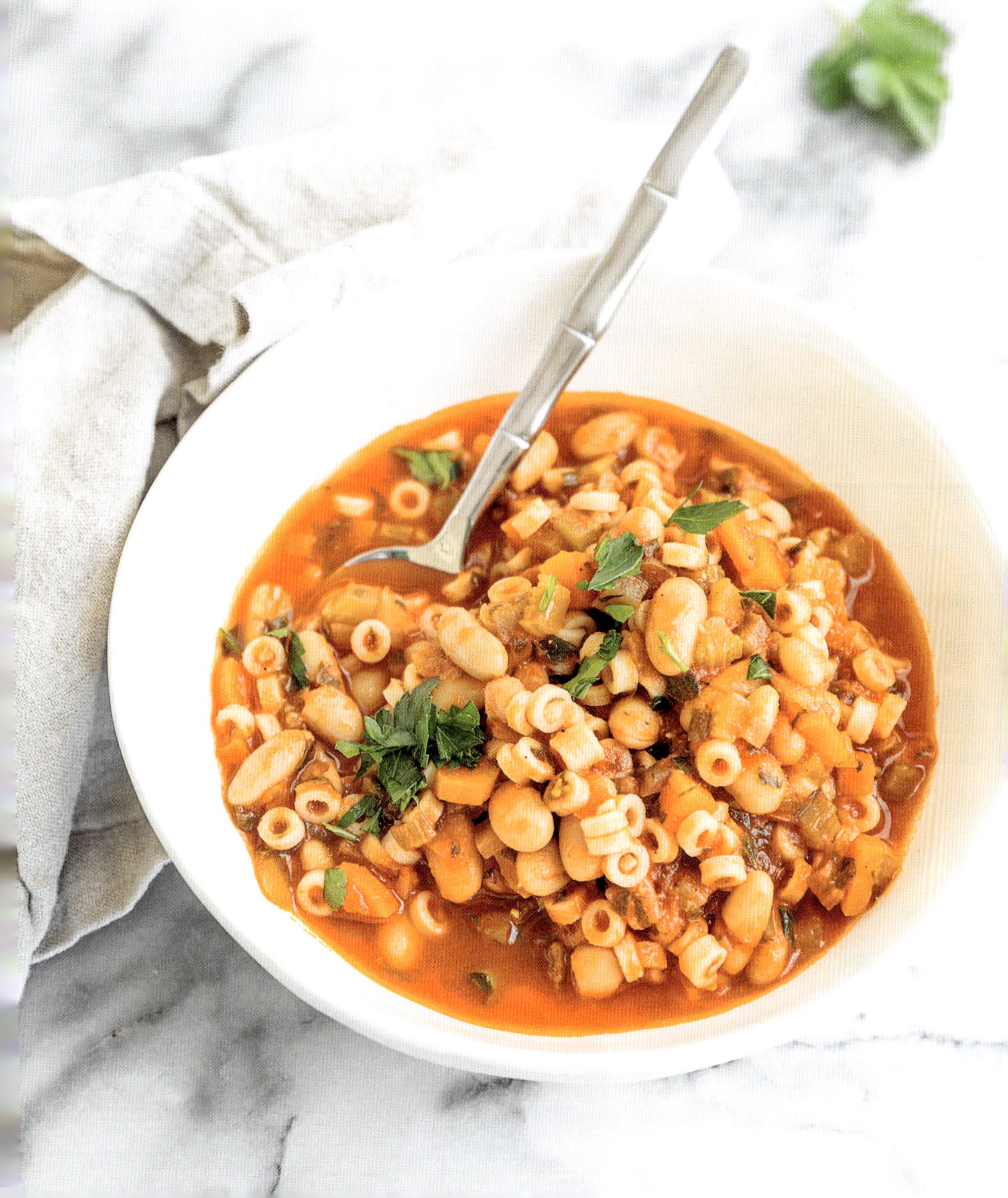

15-Minuten-Tacos

ERGIBT 4 TACOS

Wenn Ihre Familie sich erst noch mit Hülsenfrüchten anfreunden muss, wird sie sich von diesen Tacos sicher überzeugen lassen. Sie können die schwarzen Bohnen auch durch die gleiche Menge gegarte Linsen, Wachtelbohnen oder Kidneybohnen ersetzen. Dieses Rezept lässt sich leicht verdoppeln (oder verdreifachen), wenn Sie für viele Personen kochen.

Wie bei den meisten familienfreundlichen Rezepten müssen Sie für Babys unter 12 Monaten weniger Salz verwenden. Sie sollten daher Ihre eigene, salzfreie Taco-Gewürzmischung und Bohnen ohne Salzzusatz verwenden.

- 1 EL Olivenöl
- ¼ Tasse milde Salsa
- 1 EL Taco-Gewürz (siehe Hinweis)
- 425 g Schwarze Bohnen aus der Dose, abgespült und abgetropft
- 2 EL Gemüsebrühe
- 4 Tortillas
- Taco-Belag nach Wahl

1 Das Olivenöl in einer großen Kasserolle auf mittelhoher Stufe erhitzen. Die Salsa darin unter gelegentlichem Rühren 3 Minuten weich werden lassen.

2 Taco-Gewürz, Bohnen und Gemüsebrühe einrühren. Abdecken, den Herd zurückschalten, 3 bis 4 Minuten gründlich erwärmen. Deckel abnehmen und die Bohnen vorsichtig zerstampfen, einige sollten ganz bleiben.

3 In erwärmten Tortillas mit Belägen nach Wahl servieren.

Hinweis: Auch wenn es fertige Taco-Gewürzmischungen gibt, stellen wir sie lieber selber auf Vorrat her (Rezept siehe unten). Wir verwenden dazu ein mildes Chilipulver, das die ganze Familie mag. Wenn Sie Scharfes nicht mögen, sollten Sie sich auf 2 bis 3 Esslöffel davon beschränken. Für Babys unter 12 Monaten sollte auch der Salzgehalt reduziert werden. Die Portionen für Erwachsene werden dann beim Servieren nachgewürzt.

Hausgemachtes Taco-Gewürz

- ¼ Tasse Chilipulver
- 2 EL gemahlener Kreuzkümmel
- 1 EL gemahlener Paprika
- 1 EL Salz
- 1 TL Knoblauchpulver
- 1 TL Zwiebelpulver
- 1 TL Oregano
- ½ TL frisch gemahlener schwarzer Pfeffer
- 1 EL Maisstärke (nach Wunsch; die Gewürzmischung verklumpt dann nicht so schnell)

1 Mischen Sie die Gewürze in einem Einmachglas, das Sie fest verschließen. Hält sich bei Raumtemperatur bis zu 6 Monate.

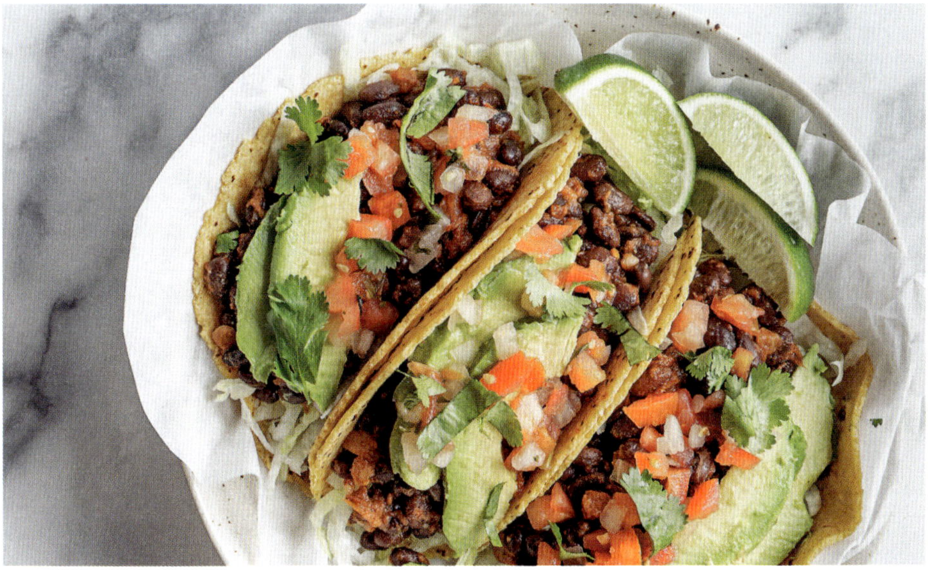

Gebratener Tofu vom Blech

FÜR 6 PERSONEN

Dieses Gericht kann so einfach oder raffiniert ausfallen, wie Sie wollen. An manchen Tagen gibt es bei uns nur Süßkartoffeln, Tofu und Quinoa mit einer BBQ-Sauce, an anderen braten wir auch verschiedenste Gemüse und garnieren alles mit cremiger Avocado-Sauce (Rezept unten).

Die hier angegebenen Portionsgrößen reichen für ein Abendessen und Reste für spätere Mahlzeiten. Wenn Sie nur eine Mahlzeit zubereiten möchten, halbieren Sie das Rezept.

Tofu vom Blech:

- Zwei Packungen extra-fester Tofu zu 400 g, abgetropft, ausgedrückt und in Würfel geschnitten
- 2 EL Olivenöl
- 2 EL Maisstärke
- 2 TL gemahlener Paprika
- 2 TL Chilipulver
- 2 TL Zwiebelpulver
- 2 TL Knoblauchpulver
- 1 TL Salz

Gemüse vom Blech:

- 1 große Süßkartoffel, geschält und in Würfel geschnitten
- 4 TL Olivenöl
- ½ TL Salz
- 3 kleine Zucchini, gehackt (etwa 2 Tassen)
- 1 Tasse Tiefkühlmais
- gegarte Quinoa, gegarter Reis oder Emmer als Beilage

1 Backofen auf 200 °C vorheizen.

2 Zwei große und ein mittelgroßes Backblech einfetten.

3 In einer großen Schüssel Tofu, Olivenöl, Maisstärke, Paprika, Chilipulver, Zwiebelpulver, Knoblauchpulver und Salz mischen. In einer Lage auf einem vorbereiteten Backblech verteilen.

4 In derselben Schüssel (nicht auswischen) anschließend Süßkartoffeln, 2 TL Olivenöl und ¼ TL Salz mischen. In einer Lage auf dem mittelgroßen Blech verteilen und zusammen mit dem anderen Blech in den Backofen schieben. 25 Minuten backen.

5 In der Zwischenzeit Zucchini und Maiskörner in dieselbe Schüssel geben (wieder nicht auswischen) und mit dem restlichen Olivenöl und Salz mischen. In einer Lage auf dem dritten vorbereiteten Backblech verteilen.

6 Tofu und Süßkartoffeln herausnehmen und auf dem Blech umrühren. Wieder in den Ofen geben und zusammen mit dem Blech mit den Zucchini weitere 15 Minuten backen, bis die Zucchini weich sind.

7 Auf gegartem Getreide oder Reis anrichten. Für Erwachsene mit BBQ-Sauce, Sesampaste oder cremiger Avocado-Sauce (Rezept unten) beträufeln.

Cremige Avocado-Sauce

1 reife Avocado, Saft einer Limette, 3 EL Olivenöl, 3 EL geschälte Pistazien, ¼ Tasse Wasser und eine Handvoll frische Korianderblätter im Mixer pürieren.

Veggie-Enchilada-Auflauf

FÜR 6 BIS 8 PERSONEN

Unsere vereinfachte Enchilada-Version: Schichten von Mais-Tortillas, Enchilada-Sauce, Kidneybohnen, Gemüse und eine Cashew-»Käse«-Sauce. Die milden grünen Chillies verstärken den Tex-Mex-Geschmack der Sauce. Wenn Ihre Familie nicht gerne scharf isst, können Sie sie aber auch weglassen.

- ½ Tasse + 1 EL rohe Cashewkerne
- 115 g milde grüne Chillies aus der Dose
- 2 EL Nährhefe
- ½ Tasse Wasser
- 1 EL Olivenöl
- 3 Paprikaschoten (alle Farben), fein gewürfelt
- ½ rote Zwiebel, fein gewürfelt
- 2 Tassen Tiefkühlmais
- 2 TL Chilipulver
- 2 TL gemahlener Kreuzkümmel
- ½ TL Salz
- 2 Dosen Kidneybohnen zu je 425 g
- 2 Tassen milde rote Enchilada-Sauce
- 18–20 Mais-Tortillas

1 Backofen auf 200 °C vorheizen.

2 Cashewkerne, Chillies, Nährhefe und ½ Tasse Wasser in einem Mixer cremig pürieren. Je nach Mixer kann dies bis zu 5 Minuten dauern.

3 Das Olivenöl in einer großen Pfanne auf mittlerer Stufe erhitzen. Paprikaschoten und Zwiebeln darin 8 bis 10 Minuten dünsten, bis sie sehr weich sind. Mais, Chilipulver, Kreuzkümmel und Salz hinzufügen und weitere 2 Minuten dünsten.

4 In einer mittelgroßen Schüssel die Kidneybohnen etwas zerdrücken und mit ¼ Tasse Enchilada-Sauce mischen. Wenn die Bohnenmasse zu zäh ist, 30 Sekunden in der Mikrowelle erwärmen.

5 Die Tortillas in dicke Streifen schneiden, etwa 4 bis 6 Streifen pro Tortilla. Eine Auflaufform von 23 × 33 cm einfetten, dann eine dünne Schicht Enchilada-Sauce darin verteilen. In dieser Reihenfolge ein Drittel der Tortillastreifen, die Hälfte der Bohnen, die Hälfte des Gemüses, die Hälfte der Enchilada-Sauce und die Hälfte der Käsesauce in die Form geben. Darüber kommen die Hälfte der verbliebenen Tortillastreifen und der Rest der Bohnen und des Gemüses. Mit den restlichen Tortillastreifen belegen und mit der restlichen Enchilada- und Cashew-Sauce bedecken.

6 Leicht mit Folie abdecken und 20 Minuten im Backofen garen, bis die Sauce blubbert. Aus dem Ofen nehmen und vor dem Servieren 5 bis 10 Minuten abkühlen lassen. Wir servieren den Auflauf gerne mit Guacamole und frisch gehackten Korianderblättern.

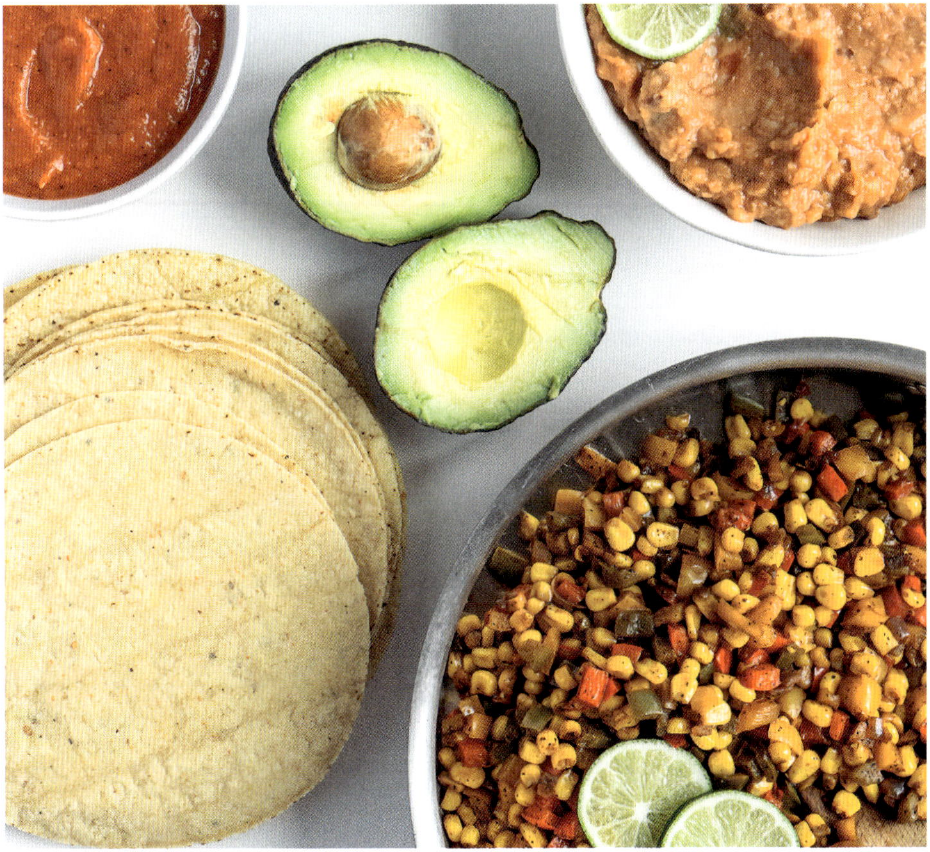

Sloppy Joes mit Linsen

ERGIBT 8 BRÖTCHEN

Diese Sloppy Joes sind reich an Eisen und pflanzlichem Eiweiß und eine tolle Möglichkeit, das Kind mit Pilzen bekannt zu machen. Der Trick besteht darin, die Pilze fein zu hacken und sie zusammen mit den Zwiebeln zu dünsten; ihre natürliche Süße verstärkt den Geschmack der traditionellen Sloppy Joes, ohne dass man dazu raffinierten Zucker, Ketchup oder BBQ-Sauce braucht. Für eine schnelle Zubereitung zerkleinern wir das Gemüse in der Küchenmaschine und verwenden Dosenlinsen.

Für Erwachsene mit Brot oder Brötchen aus gekeimtem Vollkorngetreide, eingelegtem Gemüse und BBQ-Sauce servieren. Kleinkindern ohne Brötchen oder mit einem in kleine Stücke geschnittenen Brötchen geben. Für das Baby-led Weaning wird die Linsenmischung zerstampft und auf Vollkorntoast verteilt, den man in Streifen schneidet.

- 1 EL Olivenöl
- 2 mittelgroße milde Zwiebeln, fein gewürfelt (etwa 3 Tassen)
- 280 g weiße Champignons, fein gewürfelt
- 2 Tassen gegarte braune oder grüne Linsen
- ¼ TL getrockneter Thymian
- ¼ Tasse Universalmehl
- 1 Tasse Tomatenstücke aus der Dose
- 1 Tasse natriumarme Gemüsebrühe
- 1 EL Ahornsirup
- 1 EL weißer Essig
- 1 EL vegane Worcester-Sauce
- ½ TL Salz (nach Wunsch, für die Erwachsenenportionen)
- frisch gemahlener schwarzer Pfeffer nach Geschmack
- 8 kleine Burgerbrötchen zum Servieren

1 Das Olivenöl in einer großen Kasserolle auf mittlerer Stufe erhitzen. Die Zwiebeln darin unter häufigem Rühren 12 bis 15 Minuten sehr weich dünsten. Wenn die Zwiebeln zu schnell braun werden, ein oder zwei Esslöffel Wasser zufügen.

2 Die Pilze in die Pfanne geben und 6 bis 8 Minuten braten, bis sie ihren Saft abgegeben haben und die Flüssigkeit verdampft ist. Die Linsen und den Thymian hinzugeben und noch ein oder zwei Minuten garen, dabei einige der Linsen mit einem Pfannenwender oder Holzlöffel vorsichtig zerdrücken.

3 Das Mehl über die Linsenmischung streuen und alles gut durchrühren. Tomaten und Brühe zugießen und 5 Minuten unter häufigem Rühren kochen lassen, ohne dass die Mischung am Boden anhaftet.

4 Den Herd auf niedrige Stufe schalten und Ahornsirup, Essig, Worcester-Sauce, gegebenenfalls Salz und Pfeffer unterrühren. Etwa 3 bis 5 Minuten unter gelegentlichem Rühren köcheln und eindicken lassen.

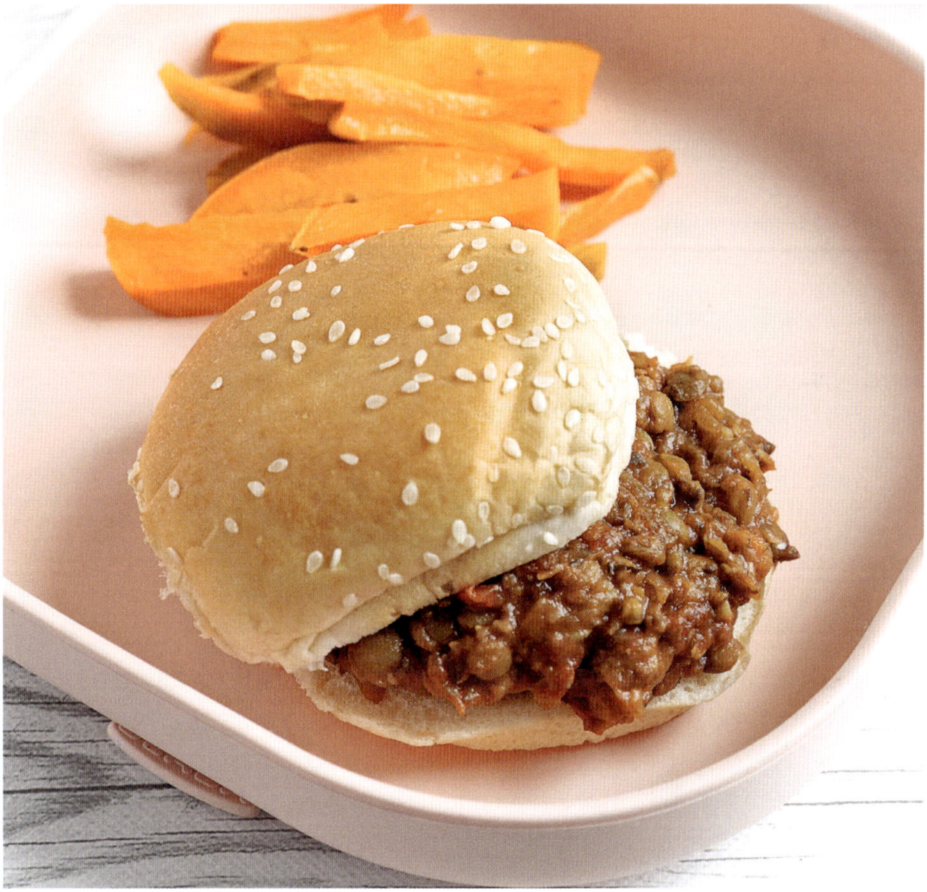

Raupennudeln

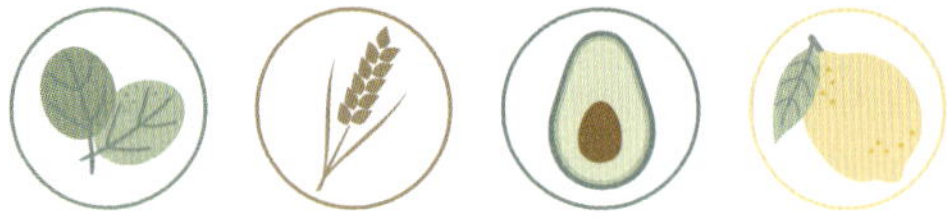

FÜR 4 PERSONEN

Wir wissen nicht, wie es Ihnen geht, aber als unsere Kinder 18 Monate alt waren, wurde es immer schwieriger, ihnen grünes Blattgemüse wie Grünkohl schmackhaft zu machen. Glücklicherweise essen beide diese cremige Pastasauce mit Begeisterung.

Wir verwenden abwechselnd herkömmliche Nudeln, Vollkornnudeln und Hülsenfruchtnudeln – treffen Sie Ihre Wahl! Besonders köstlich wird das Gericht mit ein wenig Nährhefe – entweder in der Sauce oder direkt darübergestreut. Für Erwachsene streuen wir gerne auch eine Prise Peperoncino darüber. Dieses Rezept lässt sich leicht verdoppeln oder verdreifachen und auf Vorrat zubereiten.

- ¼ Tasse Olivenöl
- 2 zerdrückte Knoblauchzehen
- 170 g zerrupfte Grünkohlblätter ohne Stiele (etwa 2 dicht gefüllte Tassen)
- 2 EL Zitronensaft mit 1 TL frisch abgeriebener Schale einer unbehandelten Zitrone
- ½ TL Salz
- ½ TL frisch gemahlener schwarzer Pfeffer
- 225 g Nudeln nach Wahl, wie Linguine, Spaghetti oder Fettuccine

1 Zwei Liter Wasser in einem großen Topf zum Kochen bringen. 2 Tassen Eiswürfel in eine mittelgroße Schüssel geben und mit Wasser bedecken.

2 Bis das Wasser kocht, das Öl in einer kleinen Pfanne auf niedriger Stufe erhitzen. Den Knoblauch darin unter ständigem Rühren 1 bis 2 Minuten dünsten, ohne dass er bräunt. Sobald der Knoblauch zu duften beginnt, das Öl vom Herd nehmen und abkühlen lassen.

3 Den Grünkohl mit einer Zange oder einem Schaumlöffel für 60 Sekunden ins kochende Nudelwasser geben, dann sofort herausnehmen und in die Schüssel mit den Eiswürfeln geben.

4 Grünkohl abtropfen lassen und mit Knoblauchöl, Zitronensaft und -schale, Salz und Pfeffer in den Mixer geben.

5 Nun die Nudeln ins kochende Wasser geben und bissfest garen. Abseihen und dabei ½ Tasse Kochwasser zurückbehalten.

6 ¼ Tasse Kochwasser zur Kohlmischung in den Mixer geben und alles cremig und glatt pürieren. Mit Salz, Pfeffer und/oder Zitrone abschmecken. Wenn die Sauce zu dick ist, löffelweise noch etwas Kochwasser zugeben. Sie sollte aber auch nicht zu dünnflüssig sein.

7 Die Grünkohlsauce mit den gegarten Nudeln im Topf mischen und sofort servieren!

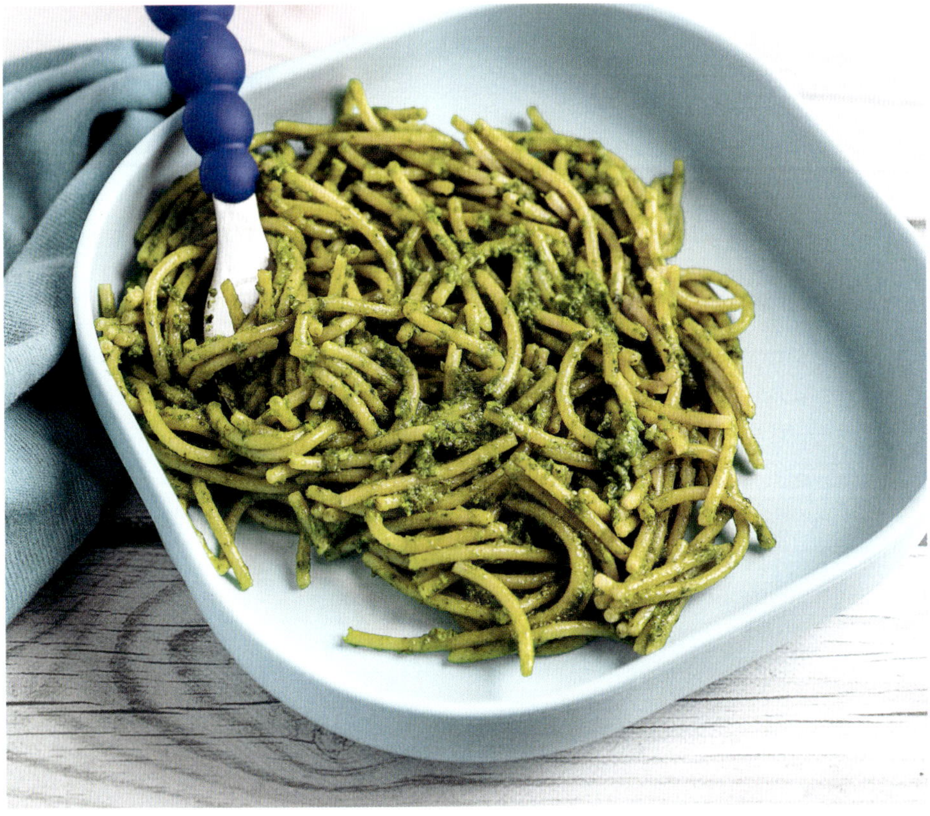

Kichererbsen-Kokos-Curry

FÜR 4 BIS 6 PERSONEN

Für indische Gerichte sind wir beide immer zu haben, und dieses unkomplizierte Gericht ist familienfreundlich und einfach. Wenn Sie kein Garam Masala haben, nehmen Sie einfach einen zusätzlichen Esslöffel Currypulver.

- 1 EL Olivenöl
- 1 mittelgroße weiße oder gelbe Zwiebel, fein gewürfelt
- 3 Knoblauchzehen, fein gehackt
- 2,5 cm frischer Ingwer, fein gehackt
- 1 EL Currypulver
- 1 EL Garam Masala
- 1 TL Chilipulver (nach Wunsch, für ältere Kinder)
- 1 Tasse passierte Tomaten
- 415 ml Kokosmilch light
- 2 Dosen Kichererbsen à 425 g, abgespült und abgetropft
- Salz nach Geschmack
- gegartes Vollkorngetreide als Beilage

1. Das Olivenöl in einem großen Topf auf mittlerer Stufe erhitzen. Die Zwiebeln darin etwa 5 Minuten glasig dünsten.

2. Knoblauch und Ingwer zugeben und 1 Minute dünsten. Currypulver, Garam Masala und Chilipulver hinzufügen und 30 Sekunden lang braten, bis es zu duften beginnt.

3. Passierte Tomaten, Kokosmilch und Kichererbsen einrühren. Den Herd auf niedrige Stufe schalten und 10 bis 15 Minuten unter gelegentlichem Rühren köcheln und etwas eindicken lassen.

4. Mit gegartem Getreide nach Wahl servieren.

Tofu-Stäbchen

ERGIBT 24 BIS 30 STÄBCHEN

Meeresalgenpulver lässt diese knusprigen Tofu-Stäbchen wie Fischstäbchen schmecken. Um selbst Meeresalgenpulver herzustellen, geben Sie eine Handvoll getrocknete Noriblätter in eine Kaffee- oder Gewürzmühle und mahlen sie pulverfein oder zerstoßen Sie die Blätter von Hand. Alternativ können Sie Noripulver oder Noriflocken online oder in einem Naturkostladen kaufen. Sie können das Noripulver auch ganz weglassen. Die Tofu-Stäbchen munden auch ohne Fischgeschmack! Sie sollten dann nur etwas mehr Salz zur Semmelmehlmischung geben.

Angesichts des hohen Fettbedarfs der Kleinen bereitet uns das Backen in der Pfanne mit zusätzlichem Öl keine Sorgen – und es sorgt für die leckere Knusperhülle. Wenn Sie die Stäbchen lieber im Backofen garen, besprühen Sie sie vorher mit etwas Öl.

Der Zusatz von feingemahlenem Maismehl sorgt für eine wunderbare Konsistenz. Sie können aber auch nur Pankomehl, herkömmliches Paniermehl oder eine Mischung aus beiden verwenden. Wenn Ihr Zitronenpfeffer Salz enthält, brauchen Sie möglicherweise kein zusätzliches Salz. Da dieses Rezept im Vergleich zu den anderen in diesem Buch recht zeitaufwendig ist, empfehlen wir, zwei Blöcke Tofu zu verwenden und gleich mehr Sticks für andere Tage der Woche zuzubereiten.

- Zwei Packungen extra-fester Tofu zu je 400 g, abgetropft und ausgedrückt
- ½ Tasse Universal- oder Weizenvollkornmehl
- ½ Tasse ungesüßter Sojadrink
- 1 EL natriumarme Sojasauce
- 1 EL frischer Zitronensaft, Limettensaft oder Apfelessig
- ¾ Tasse Paniermehl
- ¼ Tasse feingemahlenes Maismehl
- ½ TL gemahlener Paprika
- 2 EL Noripulver (siehe Hinweis oben)
- 2 TL Zitronenpfeffer (siehe Hinweis oben)
- ½ TL Salz
- Avocadoöl

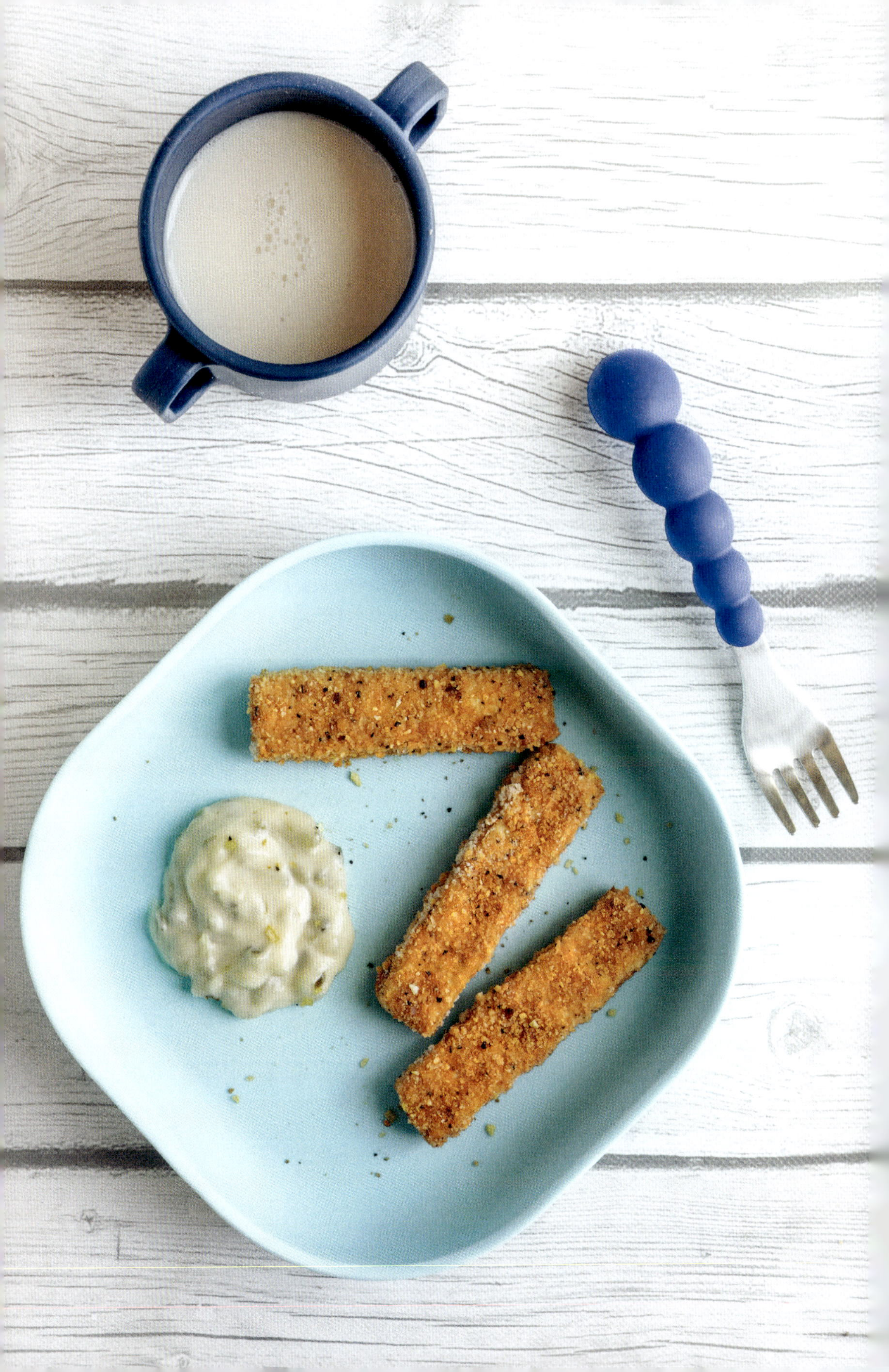

1 Backen in der Pfanne: Einen Teller mit Küchenkrepp belegen.

2 Den Tofu zu Stäbchen schneiden.

3 Das Mehl auf einen flachen Teller geben. In einem tiefen Teller Sojadrink, Sojasauce und Zitronensaft verquirlen. In einem zweiten tiefen Teller Paniermehl, Maismehl, Paprika, Noripulver, Zitronenpfeffer und Salz mischen.

4 Fertig sind die Stationen! Die Tofu-Stäbchen nun zunächst in Mehl wälzen, dann in die Sojadrink-Mischung tauchen und zuletzt in der Paniermehl-Mischung wälzen.

5 Für das Backen in der Pfanne eine dünne Schicht Öl (wir bevorzugen Avocadoöl für das Garen bei höheren Temperaturen) in einer großen Pfanne erhitzen und die Tofu-Stäbchen hineinlegen. Pro Seite etwa 2 bis 3 Minuten goldbraun und knusprig backen. Auf den Teller mit Küchenkrepp legen und die übrigen Tofu-Stäbchen ausbacken.

6 Für die Zubereitung im Backofen diesen auf 190 °C vorheizen. Die Tofu-Stäbchen in einer Lage auf ein gefettetes Backblech geben. Mit etwas Öl besprühen oder beträufeln und 25 Minuten backen. Wenden, nochmals mit etwas Öl besprühen und weitere 10 Minuten backen, bis die Stäbchen knusprig und goldbraun sind.

7 Falls gewünscht mit Sauce nach Wahl oder in Tacos servieren (siehe Hinweis).

Hinweis: Für eine Familienmahlzeit servieren wir die Stäbchen in Tacos für die Erwachsenen, und die Kinder bekommen die einzelnen Bestandteile. Sehr gut passt dazu Coleslaw: fein geschnittenen Weißkohl mit etwas veganer Mayo, frischem Limettensaft, Salz und Pfeffer mischen. Mit knusprigen Tofu-Sticks und Tortillas servieren.

Veggie-Calzone-Abend

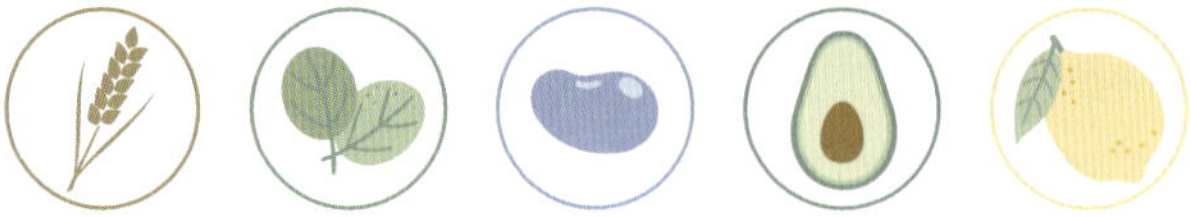

ERGIBT 4 CALZONI

Wir denken sehr gerne an die freitäglichen Pizzaabende unserer Kindheit zurück – mit anschließendem Abstecher in die Videothek, um den neuesten Filmhit auszuleihen. Heute gibt es in unseren Familien einen Calzone-Abend, eine nette Variante des früheren Pizzaabends. Damit es eine familienfreundliche Mahlzeit wird, schneiden Sie die Calzoni für die kleineren Kinder in Streifen und reichen Marinara-Sauce zum Eintauchen dazu. Für Kinder, die bei Gemüse erst auf den Geschmack kommen müssen, wird es ganz fein gehackt. Außerdem dürfen die Kleinen wählen, welche Gemüsesorten sich in ihrer Calzone verstecken sollen.

- 800 g Pizzateig
- Universalmehl zum Ausrollen
- 1 Tasse vorbereitete Pizzasauce
- Gemüsebelag nach Wahl, gehackt und gegebenenfalls gegart (siehe Hinweis)
- Cashew-»Mozzarella«-Creme (Rezept siehe unten)

Cashew-»Mozzarella«-Creme:

- ¾ Tasse rohe Cashewkerne
- 2 TL Olivenöl
- 1 TL Universalmehl
- 2 TL Nährhefe
- ½ TL Zwiebelpulver
- ½ TL Knoblauchpulver
- 1 TL Zitronensaft
- ½ TL Salz

1 Backofen auf 230 °C vorheizen.

2 Zwei große Backbleche mit etwas Fett ausstreichen oder mit Backpapier belegen.

3 Die »Mozzarella«-Creme vorbereiten: Cashewkerne, Olivenöl, Mehl, Nährhefe, Zwiebelpulver, Knoblauchpulver, Zitronensaft, Salz und 1 Tasse Wasser im Mixer sehr cremig und glatt pürieren. Dies kann je nach Leistung Ihres Mixers bis zu 5 Minuten dauern. Anschließend die Creme in einem mittelgroßen Topf auf mittlerer Stufe 2 bis 3 Minuten unter ständigem Rühren köcheln lassen, bis sie ein wenig eindickt. Nicht anbrennen lassen! Vom Herd nehmen.

4 Eine saubere Arbeitsfläche leicht bemehlen. Den Pizzateig in 4 Stücke teilen. Ein Teigviertel zu einem Kreis von etwa 20 cm Durchmesser und 3 mm Dicke ausrollen. ¼ Tasse Pizzasauce in die Mitte des Teigs geben, darauf die »Mozzarella«-Creme und den gewünschten Belag.

5 Eine Teighälfte vorsichtig über die andere klappen. Die Ränder mit Wasser anfeuchten und zusammendrücken. Mit dem restlichen Teig wiederholen und insgesamt 4 Pizzataschen formen.

6 Die Calzoni auf die vorbereiteten Backbleche legen und mit Öl bepinseln. Mit einem scharfen Messer 2 bis 3 Schlitze an der Oberfläche der Pizzatasche machen, durch die der Dampf entweichen kann.

7 15 bis 20 Minuten im Backofen garen, bis sie schön gebräunt sind und die Füllung blubbert. 5 Minuten abkühlen lassen, dann für die Kinder in Streifen schneiden.

Hinweis: Sie können den Belag beliebig wählen. Wir mögen sautiertes Grüngemüse wie Spinat oder Grünkohl, sautierte Paprikaschoten, fein gehackten Brokkoli, Ananas und gegarte Tempeh-Würfel.

Tipp: Wenn Sie keinen Pizzateig zur Hand haben oder als superschnelle und einfache Alternative können Sie dieselben Saucen und Toppings auch in Pita-Brot verwenden. Setzen Sie das Pita-Brot auf ein gefettetes Backblech und füllen Sie es mit Ihren Lieblingsbelägen. 10 Minuten bei 200 °C backen.

Teriyaki-Kasserolle

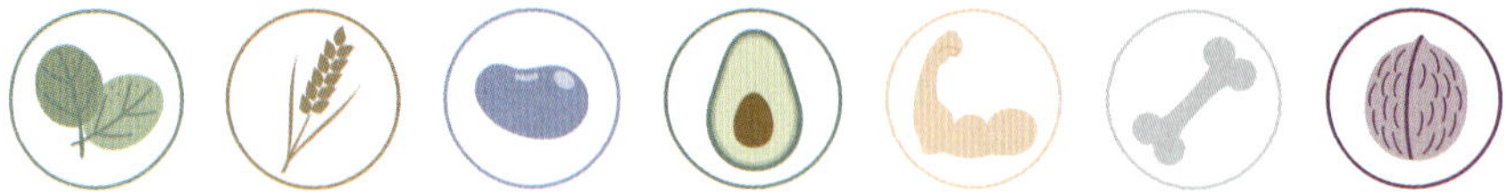

FÜR 4 PERSONEN

Noch ein schnelles Lieblingsgericht mit gefrorenen Edamame und Pfannengemüse. Perfekt für hektische Wochentage und sehr anpassungsfähig, je nach den Gemüsevorlieben Ihrer Familie. Wenn Sie Edamame nicht mögen, können Sie auch gebackenen Tofu oder Tempeh nehmen.

In diesem schnellen Rezept wird weißer Basmati- oder Jasminreis verwendet, weil er eine kürzere Garzeit hat. Aber keine Sorge: Gemüse und Edamame enthalten reichlich Ballaststoffe!

Wie immer empfehlen wir, die Sojasauce für Babys wegzulassen und den Portionen für Erwachsene und ältere Kinder nachträglich hinzuzufügen.

Wenn Sie eine Küchenreibe haben, lassen sich Ingwer und Knoblauch damit rascher zerkleinern.

- 1 EL Oliven- oder Sesamöl
- 3 Knoblauchzehen, fein gehackt
- 2,5 cm frischer Ingwer, fein gehackt
- 1 Tasse Basmati- oder Jasminreis, roh
- 340 g tiefgekühltes Pfannengemüse
- 1 Tasse tiefgekühlte Edamame
- 2 EL natriumarme Sojasauce
- 1 EL Ahornsirup
- 2 TL dunkles Sesamöl
- 2 Frühlingszwiebeln, geschnitten

1 Das Öl in einer großen Kasserolle auf mittlerer Stufe erhitzen. Knoblauch und Ingwer darin etwa 1 Minute braten, bis sie zu duften beginnen. Den Reis hinzugeben und 1 bis 2 Minuten anbraten.

2 Tiefkühlgemüse, Edamame und 2 Tassen Wasser zugeben. Den Herd auf mittelhohe Stufe schalten und die Mischung zum Kochen bringen. Abdecken, den Herd auf eine niedrige Stufe schalten und 10 Minuten köcheln lassen.

3 In einer kleinen Schüssel Sojasauce, Ahornsirup, Sesamöl und Frühlingszwiebeln verrühren.

4 Die Sauce unter die Reis-Gemüse-Mischung rühren und servieren.

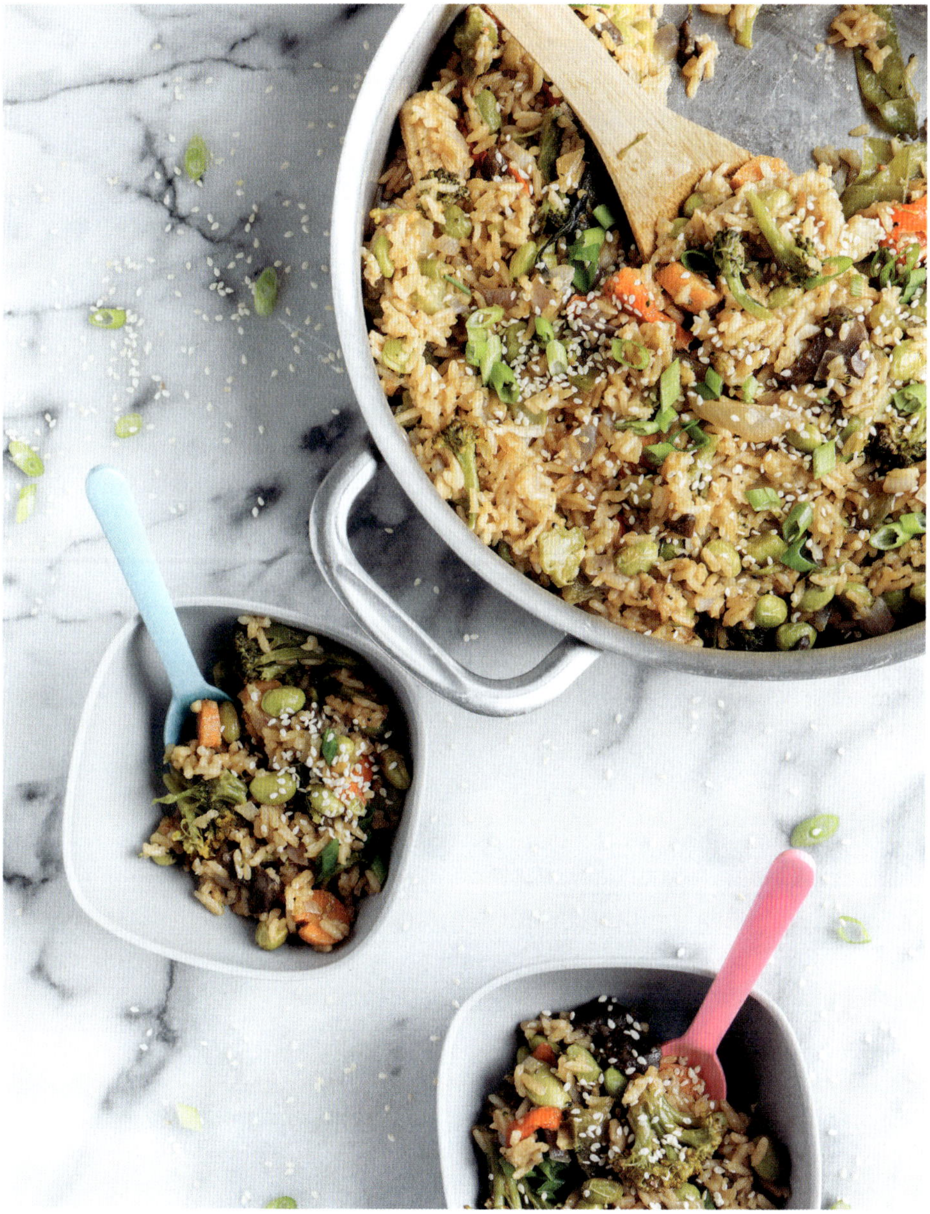

Einfache Quesadillas

ERGIBT 4 QUESADILLAS

Diese mühelos zuzubereitenden Quesadillas entstanden aus der Not heraus: Wir brauchten ein Rezept für eine Hauptmahlzeit, die wir in etwa 10 Minuten auf den Tisch bringen konnten. Cashewkerne in den Mixer werfen, Gemüse sautieren, alles anrichten und essen!

- ½ Tasse rohe Cashewkerne
- 1 Tasse kochendes Wasser
- 2 TL Olivenöl
- 1 mittelgroße rote Paprikaschote, entkernt und fein gehackt
- 1 Tasse Blattspinat, grob gehackt
- 1 Dose Kidneybohnen oder andere Bohnen Ihrer Wahl (425 g), zerdrückt
- 1 mittelgroße Knoblauchzehe, grob gehackt
- Salz und frisch gemahlener schwarzer Pfeffer nach Geschmack
- 8 Tortillas

1 Cashewkerne in eine mittelgroße Schüssel geben. Das kochende Wasser über die Cashewkerne gießen und stehen lassen, während die übrigen Zutaten vorbereitet werden.

2 Das Öl in einer mittelgroßen Pfanne auf mittlerer Stufe erhitzen. Paprikaschote darin etwa 5 Minuten weich dünsten. Den Spinat zugeben und etwa 2 Minuten dünsten, bis er zusammenfällt. Das gegarte Gemüse mit den zerdrückten Bohnen in einer Schüssel mischen. Die Pfanne auswischen.

3 Die Cashewkerne abseihen und mit 80 ml Wasser, Knoblauch und Salz in der Küchenmaschine oder im Mixer cremig und fein pürieren, zwischendurch die Masse von den Seitenwänden schaben. Mit Salz und Pfeffer abschmecken.

4 Die Quesadillas zusammensetzen: 4 Tortillas mit Cashew-»Käse« und 4 mit Bohnenmischung bestreichen. Jeweils 1 Cashew-»Käse«-Tortilla und 1 Bohnen-Tortilla zusammenklappen und in der Pfanne auf mittlerer Stufe pro Seite 1 bis 2 Minuten braten, bis sie gut erhitzt und goldbraun sind.

5 Alle Quesadillas auf diese Weise zubereiten. Für Säuglinge in Streifen, für ältere Babys und Kleinkinder in kleine Dreiecke schneiden.

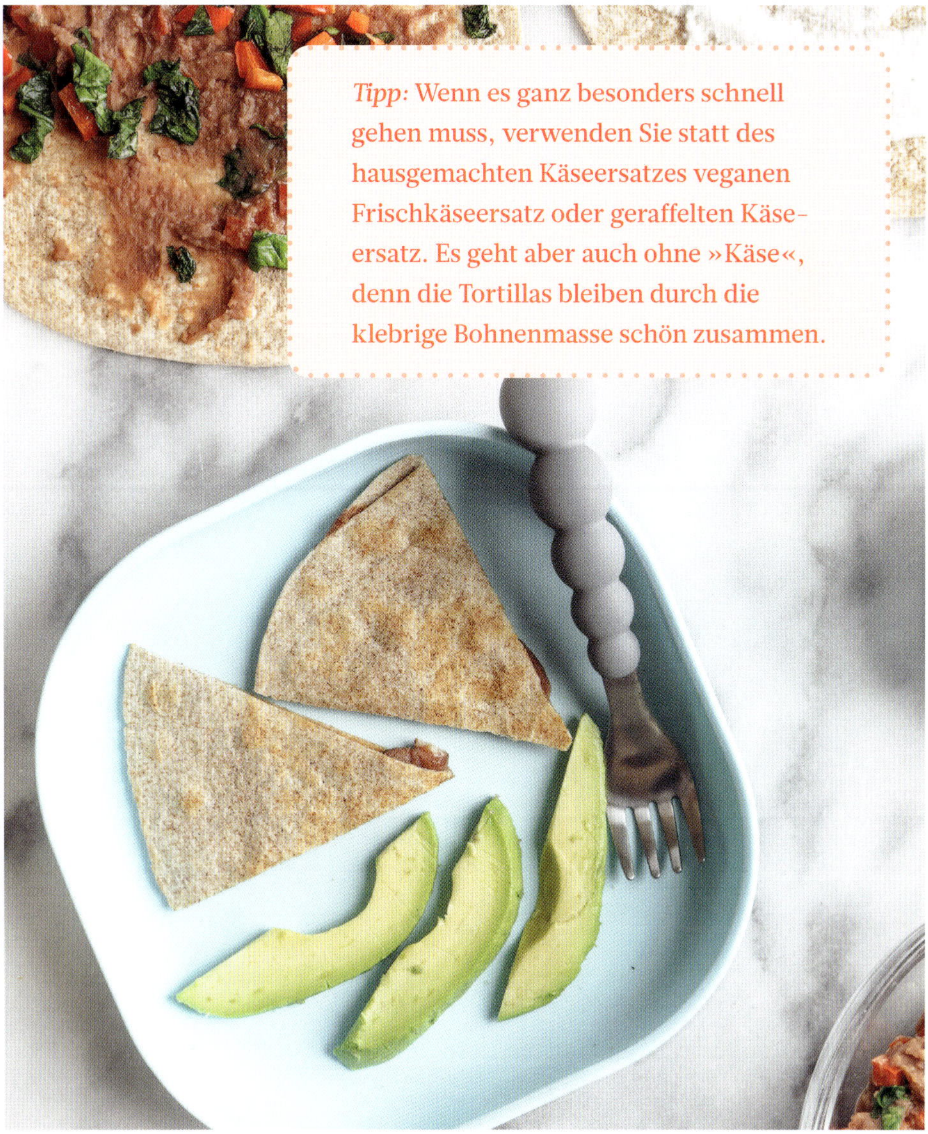

Tipp: Wenn es ganz besonders schnell gehen muss, verwenden Sie statt des hausgemachten Käseersatzes veganen Frischkäseersatz oder geraffelten Käseersatz. Es geht aber auch ohne »Käse«, denn die Tortillas bleiben durch die klebrige Bohnenmasse schön zusammen.

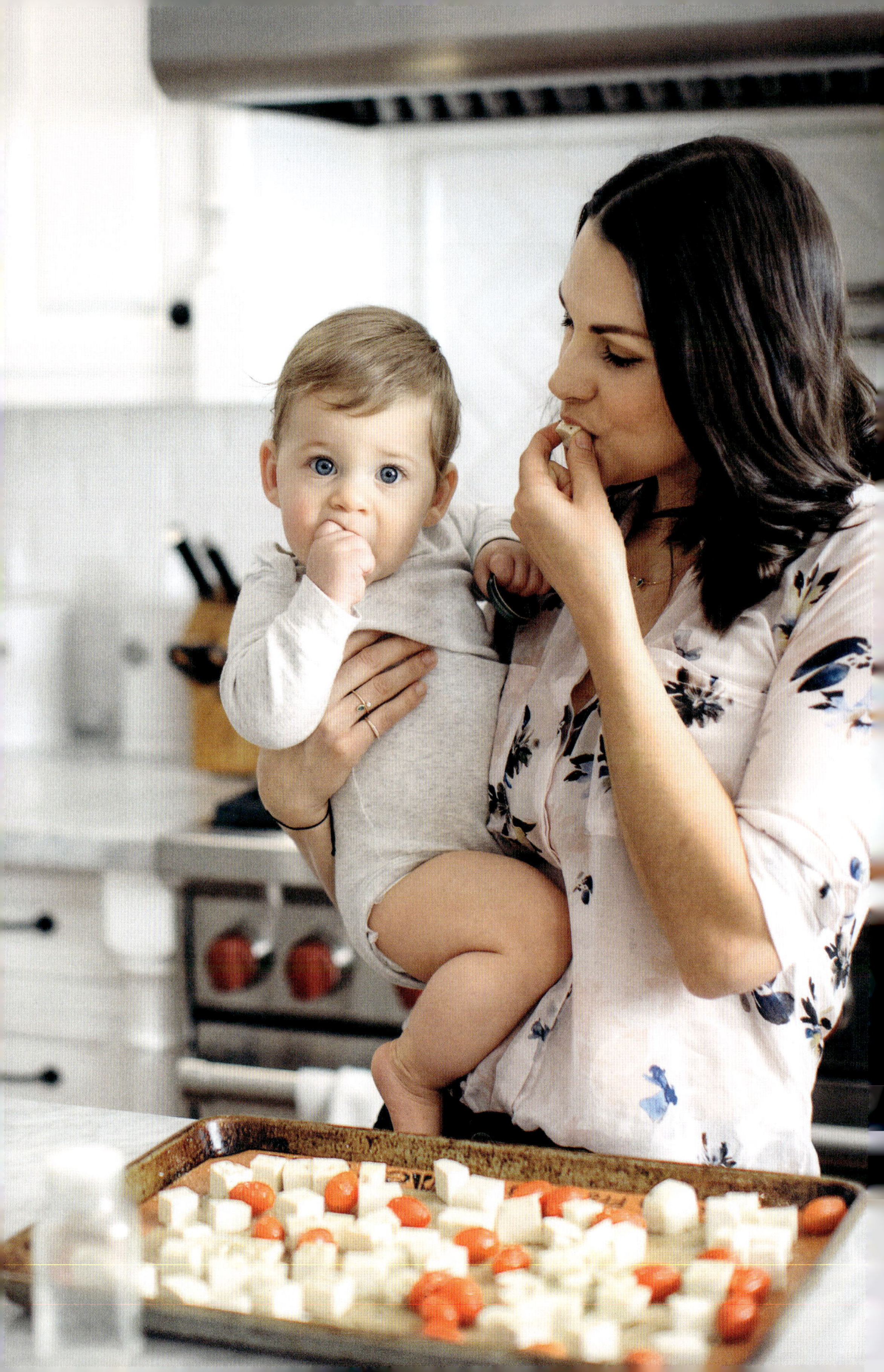

Anhang

1. Wichtige Nährstoffe in der Übersicht

Energie:
1–3 Jahre: 1000–1400 Kalorien (je nach Alter, Gewicht, Geschlecht und Aktivitätsniveau)
Stillen: ~500 zusätzliche Kalorien pro Tag

Kohlenhydrate:
Mehr als **50 Prozent der Energiezufuhr** in Form von Kohlenhydraten.
Die Richtwerte für die Kohlenhydratzufuhr müssen den individuellen Energiebedarf, den Bedarf an Protein und die Richtwerte für die Fettzufuhr berücksichtigen.

Protein:
0 bis unter 1 Monat: 8 g/Tag
1 bis unter 2 Monate: 8 g/Tag
2 bis unter 4 Monate: 8 g/Tag
4 bis unter 12 Monate: 11 g/Tag
1 bis unter 4 Jahre: 14 g/Tag
Stillende: Mehrbedarf plus 23 g/Tag, insgesamt 71 g/Tag

Fett gesamt:
0 bis 4 Monate: 45–50 % der Energiezufuhr
4 bis unter 12 Monate: 35–45 % der Energiezufuhr
1 bis unter 4 Jahre: 30–40 % der Energiezufuhr
Stillende: 30–35 % der Energiezufuhr

DHA:
0–12 Monate: 0,2 %–0,5 % des Gehalts an Gesamtfettsäuren
7–24 Monate: 100 mg DHA pro Tag
Stillende: mindestens 200 mg pro Tag*
** Bis zu 3 g/Tag für Frühgeborene*

Eisen:
0 bis unter 4 Monate: 0,5 mg/Tag
4 bis unter 12 Monate: 8 mg /Tag
1 bis unter 4 Jahre: 8 mg/Tag
Stillende: 20 mg/Tag

Zink:
0 bis unter 4 Monate: 1,5 mg/Tag
4 bis unter 12 Monate: 2,5 mg/Tag
1 bis unter 4 Jahre: 3 mg/Tag
Stillende: 11–14 mg/Tag je nach Phytatzufuhr; bei phytatreicher Kost (z. B. bei veganer Ernährung) 14 mg/Tag

Kalzium:
0 bis unter 4 Monate: 220 mg/Tag
4 bis unter 12 Monate: 330 mg/Tag
1 bis unter 4 Jahre: 600 mg/Tag
Stillende: (> 19 Jahre): 1000 mg/Tag

Jod:
0 bis unter 4 Monate: 40 µg/Tag
4 bis unter 12 Monate: 80 µg/Tag
1 bis unter 4 Jahre: 100 µg/Tag
Stillende: 260 µg/Tag

Selen:
0 bis unter 4 Monate: 10 µg/Tag
4 bis unter 12 Monate: 15 µg/Tag
1 bis unter 4 Jahre: 15 µg/Tag
Stillende: 75 µg/Tag

Vitamin B_{12}:
0 bis unter 4 Monate: 0,5 µg/Tag
4 bis unter 12 Monate: 1,4 µg/Tag
1 bis unter 4 Jahre: 1,5 µg/Tag
Stillende: 5,5 µg/Tag*
** Die Empfehlungen für die ergänzende Einnahme liegen weit über den Referenzwerten aus Gründen der Bioverfügbarkeit.*

Vitamin D:
0 bis unter 12 Monate: 10 µg/Tag (400 IE)
1 bis unter 15 Jahre: 20 µg/Tag (800 IE)
Stillende: 20 µg/Tag (800 IE)

Vitamin A (RAE):
0 bis unter 4 Monate: 500 µg/Tag
4 bis unter 12 Monate: 400 µg/Tag
1 bis unter 4 Jahre: 300 µg/Tag
Stillende: 1300 µg/Tag

Cholin (AI):
7 bis 11 Monate: 160 mg/Tag
1 bis 3 Jahre: 140 mg/Tag
Stillende: 520 mg/Tag

2. Erstellen Sie Ihren eigenen Plan für Nahrungsergänzungsmittel

NÄHR-STOFF	STILLENDE FRAUEN	0–6 MONATE	6–12 MONATE	1–3 JAHRE
Vitamin D	Im prä-/postnatalen Präparat enthalten	Gestillte Säuglinge: 400 IU/Tag	Gestillte Säuglinge: 400 IU/Tag	
Eisen*	Im prä-/postnatalen Präparat enthalten	Gestillte Säuglinge: 1 mg/kg/Tag von 4 bis 6 Monaten	Nur bei Mangel	Nur bei Mangel
Vitamin B_{12}	Mindestens 150 µg/Tag, wenn im prä-/postnatalen Präparat nicht ausreichend enthalten	n. z.	n. z.	Mindestens 5 µg/Tag
Jod	Im prä-/postnatalen Präparat enthalten	n. z.	n. z.	
DHA (Algenöl)	300 mg/Tag	n. z.	n. z.	

Bei vegan ernährten Säuglingen und Kleinkindern hängt der Bedarf an Nahrungsergänzungsmitteln von verschiedenen Faktoren ab: dem Alter, ob Formulanahrung oder Muttermilch, dem Konsum angereicherter Milchalternativen bei Kleinkindern und der Ernährungsweise (vegan, vegetarisch oder vorwiegend vegan).

Wir haben einige generelle Empfehlungen gegeben, lassen aber die Werte offen, die von den individuellen Bedürfnissen Ihres Kindes abhängen. Mit den Angaben in Kapitel 1 können Sie feststellen, welche Nahrungsergänzungsmittel Ihr Kind in welcher Menge benötigt. Ergänzen Sie mit diesen Angaben die fehlenden Werte, dann können Sie jederzeit in Ihrem Plan nachsehen.

Bei der Ermittlung der fehlenden Werte sind einige Punkte zu berücksichtigen:

1. Vitamin D: Bekommt Ihr Kind Kuhmilch oder angereicherte Milchalternativen? Wie viel? Es braucht dann eventuell nicht die volle Dosis Vitamin D.
2. Jod: Trinkt Ihr Kind Kuhmilch? Verwenden Sie jodiertes Salz?
3. DHA: Isst Ihr Kind mehr als einmal pro Woche Eier oder Fisch?

Vergessen Sie nicht, dass Säuglinge, die ausschließlich Formulanahrung erhalten, im ersten Lebensjahr keine Nahrungsergänzungsmittel brauchen, außer auf Anraten Ihres Kinderarztes.

**Eisen ist in dieser Liste nur für ausschließlich gestillte Säuglinge von vier bis sechs Monaten vorgesehen, gemäß AAP-Empfehlungen. Nach dieser Zeit ist eine ergänzende Gabe nur nötig, wenn ein akuter Mangel besteht.*

3. Der V3-Teller

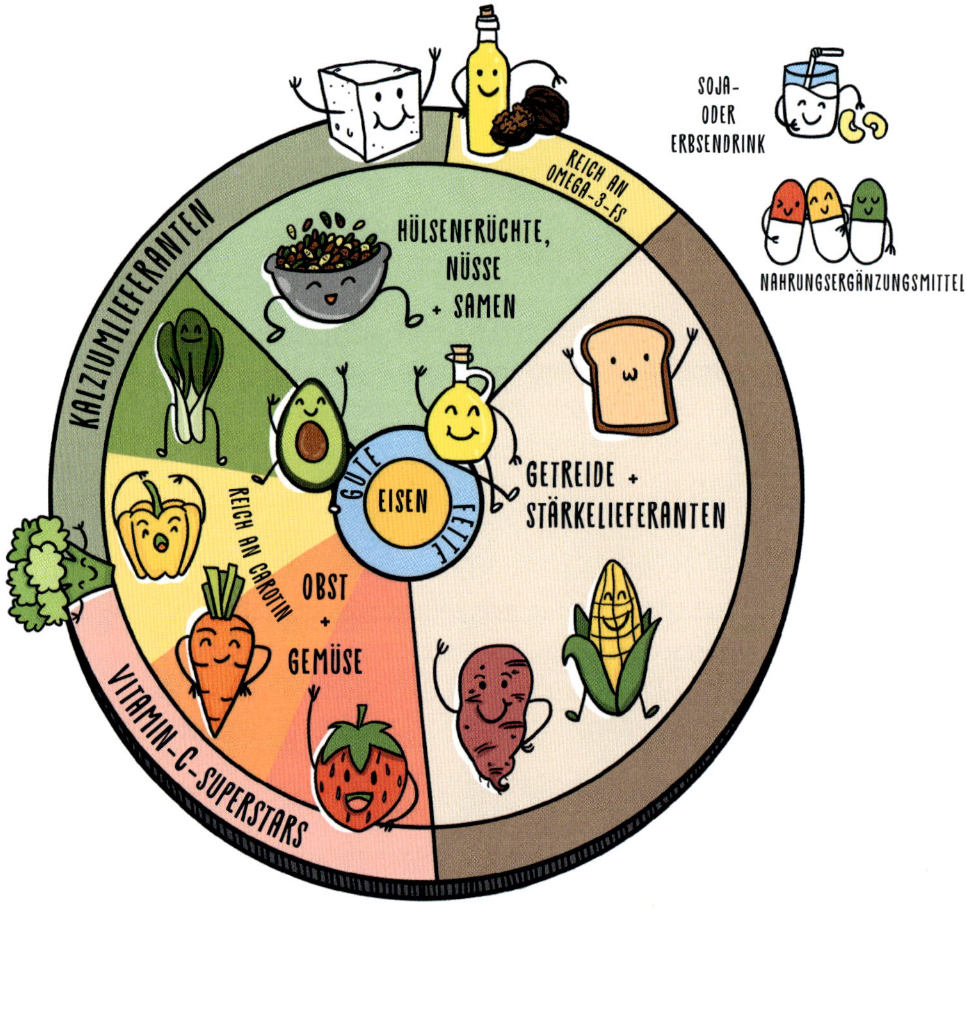

4. Grundbestandteile und Vorgaben für den V3-Teller

Bei einer veganen Ernährungsweise sollten Eltern einige wichtige Grundrezepte, Ideen für den Ersatz von Zutaten und Kochanleitungen immer griffbereit haben. Diese einfachen Tipps und Anleitungen helfen Ihnen dabei, vegane Mahlzeiten für die ganze Familie zu einem Kinderspiel zu machen.

Grundrezepte

Gebackener Tofu

- Eine Packung fester oder extra-fester Tofu zu 400 g
- 1 EL Olivenöl
- 1 EL Kräuter und Gewürze nach Wahl

1. Backofen auf 175 °C vorheizen.
2. Tofu aus der Verpackung nehmen und abtropfen lassen.
3. Den Tofu in Würfel schneiden und zwischen zwei Lagen Küchenkrepp legen. 10 Minuten ruhen lassen. Alternativ können Sie den Tofu in ein sauberes Küchentuch wickeln und zwischen zwei Tellern mit einem schweren Gegenstand obendrauf (etwa einer Dose oder einem Topf) ausdrücken.
4. Tofu mit Olivenöl, Kräutern und Gewürzen mischen.
5. Etwa 20 bis 25 Minuten backen, bis er goldbraun ist.

Hummus-Grundrezept

- 2 Tassen Kichererbsen aus der Dose, abgetropft, die Flüssigkeit zurückbehalten
- ½ TL Salz
- ⅓ Tasse Sesampaste
- ¼ Tasse Zitronensaft
- 3 Eiswürfel
- 2 EL Olivenöl, zum Beträufeln

1 Kichererbsen, 2 EL zurückbehaltene Flüssigkeit oder Wasser, Salz, Sesampaste, Zitronensaft und Eiswürfel in die Küchenmaschine oder einen Mixer geben.

2 Etwa 3 Minuten sehr fein pürieren.

3 In eine Servierschüssel oder einen Behälter geben und mit Olivenöl beträufeln.

Veganer Parmesanersatz

- 1 Tasse rohe Cashewkerne oder Kürbiskerne
- 1 Tasse Nährhefe
- ¼ bis ½ TL Salz*

1 Cashewkerne oder Kürbiskerne, Nährhefe und Salz in einem Mixer oder der Küchenmaschine zu Flocken zerkleinern.

2 In einem luftdichten Glas bis zu 6 Monate im Kühlschrank lagern.

**Für Säuglinge unter 12 Monaten weglassen, für Kinder unter 2 Jahren reduzieren.*

Vegane »Käse«-Sauce

- 1 Tasse Cashewkerne (roh und ungesalzen)
- 1 Tasse natriumarme Gemüsebrühe
- ¼ Tasse Nährhefe
- ¼ TL gemahlener Kurkuma
- 1 EL frischer Zitronensaft
- 1 EL Zwiebelpulver
- ¼ bis ½ TL Salz*

1 Alle Zutaten im Hochleistungsmixer bis zu 2 Minuten pürieren, bis die Masse ganz glatt ist. Etwa alle 20 Sekunden die Masse mit einem Spatel von den Seiten schaben.

**Für Säuglinge unter 12 Monaten weglassen, für Kinder unter 2 Jahren reduzieren.*

Selbst gemachtes Hafermehl

- 1½ Tassen Haferflocken

1 Die Haferflocken in einem Mixer oder in der Küchenmaschine etwa 30 Sekunden bis 1 Minute pulverfein mahlen. Achtung, nicht zu lange laufen lassen, sonst bilden sich Klumpen!

2 Das Mehl hält sich in einem Glas oder Behälter ungekühlt bis zu 1 Monat.

Vorschläge für das Ersetzen von Zutaten

Wird in einem Rezept Butter verwendet ...
... nehmen Sie die gleiche Menge püriertes Obst (Banane, Apfel, Dörrpflaumen) oder Pflanzenöl (Oliven-, Avocado- oder Kokosöl).

Wird in einem Rezept 1 Tasse Buttermilch verwendet ...
... nehmen Sie 1 Tasse ungesüßten Sojadrink, verrührt mit 1 EL Zitronensaft (vor der Verwendung 10 Minuten stehen lassen).

Wird in einem Rezept 1 Ei verwendet ...
... nehmen Sie 1 EL gemahlene Leinsamen oder Chia-Samen, verrührt mit 3 EL warmem Wasser (vor der Verwendung 5 Minuten quellen lassen).

Wird in einem Rezept Rinderhack verwendet ...
... nehmen Sie die gleiche Menge gegarte Linsen oder Bohnen. Das hat sich besonders für Gerichte wie Tacos, Enchiladas, Chili und Eintöpfe vielfach bewährt.

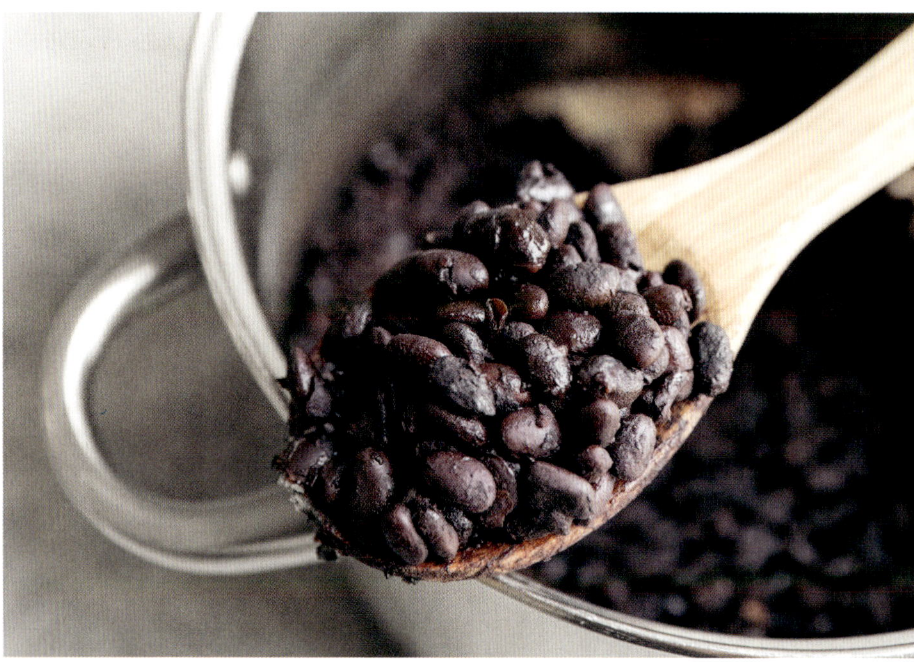

Trockenkochbohnen

1 450 Gramm Bohnen verlesen und in eine große Schüssel geben. Gut mit Wasser bedecken. 10 bis 14 Stunden oder über Nacht einweichen – auf der Arbeitsfläche oder im Kühlschrank.

2 Bohnen abseihen und in einen Topf geben. Etwa 3 Zentimeter mit frischem Wasser bedecken.

3 Zum Kochen bringen, den Herd zurückschalten und sanft köcheln lassen. Etwa 1 bis 3 Stunden garen, je nach Alter, Größe und Sorte der Bohnen. Gelegentlich umrühren und bei Bedarf mehr Wasser zufügen, damit die Bohnen immer bedeckt sind. Nach 1 Stunde prüfen, ob sie gar sind.

4 Die gegarten Bohnen im Kochwasser abkühlen lassen. Bis zur Verwendung mitsamt der Kochflüssigkeit in einem luftdichten Behälter aufbewahren. Sie halten sich im Kühlschrank bis zu 1 Woche, im Gefrierschrank bis zu 3 Monate.

Schnellkochtopf:

1 Geben Sie 450 Gramm Bohnen, 2 Liter Wasser (die Bohnen müssen einige Zentimeter bedeckt sein), 1 bis 2 TL Salz (je nach Alter der Kinder) und 1 EL Öl in einen Schnellkochtopf. Das Öl reduziert die Schaumbildung, damit der Schaum nicht das Ventil verstopft. Sie sollten es deshalb nicht weglassen. Der Schnellkochtopf darf niemals weiter als bis zur Hälfte gefüllt werden.

2 Den Deckel auflegen und verschließen. Garen Sie die Bohnen unter hohem Druck gemäß der Tabelle auf Seite 335.

3 Nach Beendigung des Garvorgangs den Druck natürlich abbauen lassen. Dadurch behalten die Bohnen ihre Form, und die Schaumbildung wird reduziert.

Schongarer:

1 Bohnen mindestens 8 Stunden einweichen. Abseihen.

2 Bohnen in den Schongarer geben und alle Aromastoffe oder Gewürze zufügen. Abdecken und auf niedriger Stufe 6 bis 8 Stunden garen. Wenn die Bohnen weich zu werden beginnen, Salz zufügen und fertig garen.

TIPPS:

Geben Sie für zusätzliches Aroma Zwiebel, Knoblauch oder Lorbeerblätter zu Beginn des Garvorgangs dazu.

Wenn Sie Salz hinzufügen möchten, tun Sie dies, sobald die Bohnen fast gar sind, etwa nach drei Vierteln der Garzeit.

Linsen müssen vor dem Kochen nicht eingeweicht werden. Kochanweisungen siehe *Seite 335.*

Kochen Sie Bohnen nicht ganz gar, wenn sie in einem anderen Rezept oder einer Suppe noch einmal gekocht werden.

Bei Kidneybohnen empfehlen wir 10 Minuten Vorkochen, egal wie sie weiter gegart werden. Dadurch wird ein Toxin mit der Bezeichnung Phytohämagglutinin neutralisiert.

BOHNENSORTE	GARZEIT EINGEWEICHT	GARZEIT OHNE EINWEICHEN (SCHNELLKOCHTOPF, NATÜRLICHER DRUCKABBAU)
Adzukibohnen	45–60 Minuten	20–25 Minuten
Schwarze Bohnen	60–90 Minuten	20–25 Minuten
Augenbohnen	60 Minuten	20–25 Minuten
Weiße Bohnen (Cannellini)	60 Minuten	35–40 Minuten
Kichererbsen	1–2 Stunden	35–40 Minuten
Weiße Bohnen (große)	60–90 Minuten	25–30 Minuten
Kidneybohnen	60 Minuten	25–30 Minuten
Linsen	20–25 Minuten (ohne Einweichen)	5 Minuten
Weiße Bohnen	45–60 Minuten	20–25 Minuten
Wachtelbohnen	60–90 Minuten	25–30 Minuten
Spalterbsen	25 Minuten	6 Minuten

Erbsen und Linsen

1 Die Linsen verlesen und waschen.

2 Für jede Tasse Linsen oder Erbsen 1½ Tassen Wasser oder Brühe in den Topf geben und zum Kochen bringen.

3 Die Linsen oder Erbsen dazugeben und aufkochen lassen, Herd zurückschalten und teilweise abgedeckt 30 bis 45 Minuten köcheln lassen.

GETREIDE	VERHÄLTNIS FLÜSSIGKEIT ZU GETREIDE	GARZEIT
Gerste	1:3	45–60 Minuten
Naturreis	1:2	40–60 Minuten
Bulgur	1:2	5 Minuten
Kuskus	1:1–1½	5 Minuten
Emmer	1:3	25–30 Minuten
Hirse	1:3	20–25 Minuten
Quinoa	1:2	15 Minuten
Polenta	1:4	15–20 Minuten, häufig umrühren
Hafergrütze	1:3	20–25 Minuten
Weizenkörner	1:3	60–90 Minuten
Weißer Reis	1:2	15–20 Minuten

Wie wir Getreide am liebsten verwenden:

- Zum Füllen von Paprikaschoten, Kürbis und Tomaten.
- Zum Füllen von Enchiladas und Tacos.
- Für kalten Getreidesalat mit frischen Kräutern, Bohnen nach Wahl, gehacktem Gemüse und einem Dressing.
- Für Suppen oder Eintöpfe, um sie gehaltvoller zu machen.
- Für Risotto oder Pfannengerichte.
- Als Fleischalternativen, etwa in Getreide-Frikadellen und »Hackbraten«.
- Zum Backen von schnellen Broten und Keksen.

5. Durchschnittliche Nährstoffzusammensetzung der Muttermilch[1]

Nährstoffmenge/Liter Muttermilch	
Kalorien	650 Kalorien
Makronährstoffe	
Kohlenhydrate (Laktose)	72 Gramm
Protein	10,5 Gramm
Fett	39 Gramm
Mineralstoffe	
Kalzium	280 mg
Phosphor	140 mg
Magnesium	35 mg
Natrium	180 mg
Kalium	525 mg
Chlorid	420 mg
Eisen	0,3 mg
Zink	1,2 mg
Kupfer	0,25 mg
Jod	110 µg
Selen	20 µg
Mangan	6 µg
Fluorid	16 µg
Chrom	50 µg
Vitamine	
Vitamin A	670 µg
Vitamin C	40 mg
Vitamin D	0,55 µg
Vitamin E	2,3 mg
Vitamin K	2,1 µg

Nährstoffmenge/Liter Muttermilch	
Thiamin	0,21 mg
Riboflavin	0,35 mg
Niacin	1,5 mg
Vitamin B_5	1,8 mg
Vitamin B_6	93 mg
Biotin	4 µg
Folsäure	85 µg
Vitamin B_{12}	0,97 µg

6. Beispiele für Speisepläne

6 MONATE			
	Frühstück	**Mittagessen**	**Abendessen**
Montag	Sonnenschein-Schale (Seite 234)	Muttermilch oder Formulanahrung	Muttermilch oder Formulanahrung
Dienstag	Hülsenfrucht-Muffins (Seite 245)	Muttermilch oder Formulanahrung	Muttermilch oder Formulanahrung
Mittwoch	Sonnenschein-Schale	Muttermilch oder Formulanahrung	Muttermilch oder Formulanahrung
Donnerstag	Hülsenfrucht-Muffins aus dem Mixer	Muttermilch oder Formulanahrung	Muttermilch oder Formulanahrung
Freitag	Sonnenschein-Schale	Muttermilch oder Formulanahrung	Muttermilch oder Formulanahrung
Samstag	Muttermilch oder Formulanahrung	Muttermilch oder Formulanahrung	Tofu-Marinara-Streifen (Seite 258) mit Brokkoli-Bäumen (Seite 255)
Sonntag	Haferpfannkuchen mit Banane (Seite 249)	Muttermilch oder Formulanahrung	Muttermilch oder Formulanahrung

9–12 MONATE

	Frühstück	Mittagessen	Abendessen
Montag	Eisenreicher Haferbrei (Seite 73) mit Erdbeeren	Grüner Drachen-Smoothie (Seite 267) mit Erdnussbutter-Toast-streifen	Muttermilch oder Formulanahrung
Dienstag	Veggie-Omelett-Muffins (Seite 265) mit Süßkartoffelsternen (Seite 251)	Muttermilch oder Formulanahrung	Tex-Mex-Hirsebällchen (Seite 247) mit Avocadostücken
Mittwoch	Hülsenfrucht-Muffins und Orangenstücke	Tex-Mex-Hirsebällchen mit Avocadostücken	Muttermilch oder Formulanahrung
Donnerstag	Veggie-Omelett-Muffins mit Süßkartoffelsternen	Fruchtig-cremiger Kalzium-Smoothie (Seite 261) mit Knusprigen Müsliriegeln (Seite 284)	Muttermilch oder Formulanahrung
Freitag	Eisenreicher Haferbrei mit Erdbeeren	Hülsenfrucht-Muffins und Orangenstücke	Muttermilch oder Formulanahrung
Samstag	Veggie-Omelett-Muffins mit Süßkartoffelsternen	Muttermilch oder Formulanahrung	Linsen-Pizza-Streifen (Seite 256) mit Butternusskürbis-Fritten (Seite 243)
Sonntag	French-Toast-Streifen mit schnellem Beerensirup (Seite 262)	Linsen-Pizza-Streifen mit Butternusskürbis-Fritten	Muttermilch oder Formulanahrung

1–3 JAHRE

	Frühstück	Zwischenmahlzeit	Mittagessen	Zwischenmahlzeit	Abendessen
Montag	Haferflockenauflauf mit Apfel (Seite 270), mit Erdnussbutter beträufelt	Angereicherter Soja- oder Erbsendrink mit Beeren	Erdnussbutter-Sandwich mit Avocado und Tomatenscheiben	Fruchtig-cremiger Kalzium-Smoothie (Seite 261)	Gebratener Tofu vom Blech (Seite 306)
Dienstag	Cremiges Bircher-Müsli (Seite 277)	Angereicherter Soja- oder Erbsendrink mit Orangen- und Paprikastücken	Cashew-Joghurt-alternative mit Erdbeeren (Seite 280) und Hummus-Sandwich-Windräder	Tropischer Chia-Pudding (Seite 283)	Makkaroni mit Sonnenblumenkernen (Seite 290) mit geröstetem Spargel und Brombeeren

1–3 JAHRE					
Mittwoch	Haferflockenauflauf mit Apfel, mit Erdnussbutter beträufelt	Angereicherter Soja- oder Erbsendrink mit Beeren	Makkaroni mit Sonnenblumenkernen mit geröstetem Spargel und Brombeeren	Cashew-Joghurtalternative mit Erdbeeren (Seite 280)	Gebratener Tofu vom Blech
Donnerstag	Cremiges Bircher-Müsli	Angereicherter Soja- oder Erbsendrink mit Orangen- und Paprikastücken	Buchstabennudelsalat (Seite 286) mit gedämpften Brokkoli und Heidelbeeren	Tropischer Chia-Pudding	15-Minuten-Tacos (Seite 304) mit Konfetti-Guacamole (Seite 279)
Freitag	Haferflockenauflauf mit Apfel, mit Erdnussbutter beträufelt	Konfetti-Guacamole mit Crackern und angereichertem Soja- oder Erbsendrink	Erdnussbutter-Sandwich mit Avocado und Tomatenscheiben	Grüner Drachen-Smoothie (Seite 267)	Sloppy Joes mit Linsen (Seite 310) mit Süßkartoffel-Fritten und geröstetem Blumenkohl
Samstag	Einfacher Quinoa-Frühstücksbrei (Seite 274)	Angereicherter Soja- oder Erbsendrink mit Orangen- und Paprikastücken	Buchstabennudelsalat mit gedämpftem Brokkoli und Heidelbeeren	Cashew-Joghurtalternative mit Erdbeeren	Sloppy Joes mit Linsen mit Süßkartoffel-Fritten und geröstetem Blumenkohl
Sonntag	Zitronen-Chia-Waffeln (Seite 273) mit Beeren	Angereicherter Soja- oder Erbsendrink mit Beeren	Makkaroni mit Sonnenblumenkernen mit geröstetem Blumenkohl und Tomatenscheiben	Smoothie (Seite 276)	Tofu-Stäbchen (Seite 315) mit gemischtem gedämpftem Gemüse und Reisbeilage

7. Unsere Lieblingsprodukte rund um die Kinderernährung

Für die Küche
Obst- und Gemüsemesser, gewellt
Ausstechformen für Gemüse
Küchen-Tritthocker für Kleinkinder

Für das Füttern
Hochstuhl
wasserdichtes Silikon-Lätzchen mit Auffangtasche
Tischsitz zum Anklemmen

Speisenaufbewahrung
Bento-Boxen aus Edelstahl
wiederverwendbare Lebensmittelbeutel aus Silikon
zusammenklappbarer Snackbehälter aus Silikon

Trinken
isolierte Wasserflasche
Kinderbecher aus Edelstahl mit Deckel und Strohhalm
360° Trinklernbecher

Teller/Schalen
Babybecher
Silikonschalen mit Saugnapf
Silikon-Griffschale

Für das Baby-led Weaning:
Langarm-Lätzchen
flexibler Baby-Löffel
Mini-Silikonschale
Mini-Silikonmatte
waschbare Hochstuhl-Bodenmatte

Stillen
Stillkissen
Umstands- und Still-BH für die Nacht
Silikon-Stillhütchen
Brustwarzencreme
Kombi-BH zum Stillen und Abpumpen

Füttern mit der Flasche
Abtropfgestell für Babyflaschen
Babyflaschen aus Glas in unterschiedlichen Größen
Babyflaschenwärmer und Muttermilchwärmer

Unsere Favoriten unter den Lebensmitteln

Hülsenfrüchte, Nüsse und Samen:

Kichererbsen-Penne oder -Hörnchennudeln
Veggie-Burger*
Bio-Tofu fest
vegane Nudeln aus grünen Linsen

Getreide und Stärkelieferanten:

Vollkorn-Kuskus
Bio-Vollkorn-Haferflocken für Babys
Tortillas aus gekeimtem Mais
weiches Bio-Brot aus gekeimtem Weizen (½ Vollkorn, ½ Weißmehl)
gekeimte Haferflocken

Pflanzliche Alternativen zu Milchprodukten:

Joghurtalternative
ungesüßter Erbsendrink
ungesüßter Sojadrink
ungesüßter Bio-Sojadrink

Würzmittel/Gewürze:

Nährhefe
Seetang-Kräuter-Gewürzmischung
salzfreies Gewürz

* *Für ältere Kleinkinder aufgrund des höheren Natrium- und Zuckergehalts.*

Weiterführende Informationen

BÜCHER

Kinderbücher für vegan ernährte Kinder:

Eating the Alphabet von Lois Ehlert
Mrs. Peanuckle's Vegetable Alphabet von Mrs. Peanuckle und Jessie Ford
A Prayer for the Animals von Daniel Kirk
We All Love von Julie Hausen
N is for Nutrition von Todd Skene und Dr. Amneet Aulakh
Where Does Broccoli Come From? von Arielle D. Lebovitz
Where Do Bananas Come From? von Arielle D. Lebovitz
The Proof Is in the Plants von Simon Hill

Auf Deutsch:

Tiere backen einen Kuchen von Dolunay Gördum
Schweinchen schlau: Mein Papa gehört mir! von Udo Taubitz
Ferdinand Fuchs frisst keine Hühner von Claudia Boldt

Über Baby-led Weaning:

Baby-led Feeding von Jenna Helwig

Auf Deutsch:

Baby-led Weaning: Das Grundlagenbuch von Gill Rapley und Tracey Murkett

Über vegane Kinderernährung:

The Smart Parent's Guide to Raising Vegan Kids von Eric C. Lindstrom

Auf Deutsch:

Vegan für unsere Sprösslinge von Carmen Hercegefi und Anna Maynert
Vegane Kinderernährung: Gut versorgt in jeder Altersstufe von Edith Gätjen und Prof. Dr. Markus Keller
Breifrei! Das Veggie-Kochbuch von Loretta Stern, Anja Constance Gaca und Björn Moschinski

Kochbücher für vegane Familien:

But My Family Would Never Eat Vegan! von Kristy Turner
Vegan for Everybody von America's Test Kitchen
Isa Does It von Isa Chandra Moskowitz

Auf Deutsch:

Familien mit Pflanzenpower von Dreena Burton
Vegan for Family von Lena Merz
Das Veggie-Familienkochbuch von Sara Ask und Lia Björbo

Online-Quellen

Delish Knowledge: www.delishknowledge.com – einfache, familienfreundliche vegane Rezepte
Plant-based Juniors: www.plantbasedjuniors.com – unsere Website!
Vegetarian Nutrition: www.vegetariannutrition.net – Verbraucher-Website, betrieben von der Vegetarian Nutrition Dietetic Nutrition Group der Academy of Nutrition and Dietetics, mit kostenlosen Informationsbroschüren
Vegan Health: www.veganhealth.org – informative Website des Ernährungswissenschaftlers Jack Norris

The Vegetarian Resource Group: vrg.org – Website der Vegetarian Resource Group. »Feeding Vegan Kids« – Artikel von Reed Mangels, PhD, RD.
Whitney E., RD: whitneyerd.com – Informationen über vegane Ernährung für alle Lebensphasen und familienfreundliche Rezepte

Deutschsprachige Webseiten:
Proveg International: www.proveg.com/de – Informationen zur veganen Ernährung (auch spezielle für Kinder) und zu veganen Lebensmitteln sowie Rezepte und praktische Tipps
Simply vegan: www.simply-vegan.org – Diese Website zeigt, wie einfach und vielseitig die vegane Küche sein kann.
Vegan.eu: www.vegan.eu – Übersicht veganer Webseiten mit regionalem Bezug.

Danksagung

Dieses Buch ist ein Werk der Liebe, und wir hätten es ohne die Unterstützung und Anleitung unserer »Dorfgemeinschaft« nicht schreiben können.

Unserer wunderbaren Redakteurin Nina danken wir für ihren Glauben an unsere Mission, allen Eltern dabei zu helfen, ihren Kindern mehr pflanzliche Nahrung anzubieten. Unserer Agentin Coleen danken wir dafür, dass sie uns eine Chance gegeben und uns auf unserem Weg fachkundig begleitet hat. Lorie, Hannah, Laura und allen anderen im Team bei Avery danken wir dafür, dass sie unsere Vision lebendig werden ließen.

Jack Norris und Dr. Ralph Carmel danken wir für die vielen Gespräche über die Feinheiten der Vitamin-B_{12}-Resorption und des Stoffwechsels. Dr. Mark Messina danken wir, dass er uns geholfen hat, die wissenschaftlichen Hintergründe der zu Unrecht verteufelten Sojabohne zu begreifen.

Unseren Rezensenten Lauren Panoff, Hannah Fried, Kaytee Hadley, Deanne Diorio, Laura Carlos, Laura Lane und Julia Hadley danken wir, dass sie sich die Zeit genommen haben, uns ihr Feedback, ihre Fragen und ihre durchdachten Anmerkungen zukommen zu lassen. Ihr Beitrag war für uns sehr wertvoll und hat uns geholfen, unsere Botschaft klarer zu formulieren.

Bei unseren Eltern und Schwiegereltern möchten wir uns für die tolle Unterstützung bedanken. Barbara danken wir für das Ausprobieren von Rezepten, die zahlreichen Anmerkungen nach der Verkostung und den vielen Abwasch. Den Englishs: Patti für die Vermittlung von Wissen über Gesundheit und Ernährung und Scott dafür, dass er seinen kulinarischen Horizont um Zutaten erweitert hat, die er früher nicht als Nahrungsmittel angesehen hätte. Donna für ihre treue PBJ-Gefolgschaft, ihre Spitzenkommentare und die gelegentlichen Amateur-Videoaufnahmen.

Unseren Kindern: Vander, Caleb, Emery und Ella. Ihr seid unsere besten Lehrer – wir danken euch! Ihr habt uns unendlich viel über Essen, Geduld und Einfühlungsvermögen gelehrt. Es ist schön, dass wir eure Mamas sein dürfen – wir haben euch so lieb!

Unseren Ehemännern Bryan und Abe für ihre wunderbare Unterstützung. Danke, dass ihr an uns geglaubt und uns die Zeit gegeben habt, unsere Träume zu verwirklichen, und den Abwasch erledigt habt. Bryan, danke, dass du Studie um Studie für uns ausfindig gemacht hast. Abe, danke für deine rechtliche Beratung und den bärenstarken Schutz, den du PBJ angedeihen lässt.

Und schließlich danke an die Plant-Based-Junior-Community fürs Mitmachen, Erzählen Ihrer Geschichten und für Ihr Vertrauen – wir dürfen Sie begleiten, wenn Sie Ihre wunderbaren Kinder großziehen. Aber vor allem: Danke, dass Sie mit uns gemeinsam die nächste Generation zu mitfühlenden, bewusst handelnden Menschen erziehen, die diese Welt verändern werden. Dieses Buch ist für Sie!

Anmerkungen

1 Vegane Ernährung von Anfang an

1 »Childhood Obesity Facts.« Zuletzt aufgerufen am 24. Juni 2019. Centers for Disease Control and Prevention. Zugriff 17. März 2020. https://www.cdc.gov/obesity/data/childhood.html.

2 Mercedes de Onis, Monika Blössner and Elaine Borghi. 2010. »Global Prevalence and Trends of Overweight and Obesity Among Preschool Children.« *The American Journal of Clinical Nutrition* 92 (5): 1257–1264. https://doi.org/10.3945/ajcn.2010.29786.

3 Ashley Fox, Wenhui Feng and Victor Asal. 2019. »What Is Driving Global Obesity Trends? Globalization Or ›Modernization‹?« *Globalization and Health* 15(1). https://doi.org/10.1186/s12992-019-0457-y.

4 »Prevent Type 2 Diabetes in Kids.« Zuletzt aufgerufen am 28. September 2017. *Centers for Disease Control and Prevention.* Zugriff 17. März 2020. https://www.cdc.gov/diabetes/prevent-type-2/type-2-kids.html.

5 Richard F. Hamman, Ronny A. Bell, Dana Dabelea, Ralph B. D'Agostino, Lawrence Dolan, Giuseppina Imperatore and Jean M. Lawrence et al. 2014. »The SEARCH for Diabetes in Youth Study: Rationale, Findings, and Future Directions.« *Diabetes Care* 37(12): 3336–3344. https://doi.org/10.2337/dc14-0574.

6 Elizabeth T. Jensen and Dana Dabelea. 2018. »Type 2 Diabetes in Youth: New Lessons from the SEARCH Study.« Current Diabetes Reports 18(6). https://doi.org/10.1007/s11892-018-0997-1.

7 Vesanto Melina, Winston Craig and Susan Levin. 2016. »Position of the Academy of Nutrition and Dietetics: Vegetarian Diets.« *Journal of the Academy of Nutrition and Dietetics* 116(12): 1970–1980. https://doi.org/10.1016/j.jand.2016.09.025.

8 Michael J. Orlich, Pramil N. Singh, Joan Sabaté, Karen Jaceldo-Siegl, Jing Fan, Synnove Knutsen, W. Lawrence Beeson and Gary E. Fraser. 2013. »Vegetarian Dietary Patterns and Mortality in Adventist Health Study 2.« *JAMA Internal Medicine* 173(13): 1230. https://doi.org/10.1001/jamainternmed.2013.6 473.

9 Joan M. O'Connell, Michael J. Dibley, Janet Sierra, Barbara Wallace, James S. Marks and Ray Yip. 1989. »Growth of Vegetarian Children: The Farm Study.« *Pediatris* 84(3): 476–481.

10 Jadwiga Ambroszkiewicz, Magdalena Chełchowska, Grażyna Rowicka, Witold Klemarczyk, Małgorzata Strucińska and Joanna Gajewska. 2018. »Anti-Inflammatory and Pro-Inflammatory Adipokine Profiles in Children on Vegetarian and Omnivorous Diets.« *Nutrients* 10(9): 1241. https://doi.org/10.3390/nu10091241.

11 Stine Weder, Morwenna Hoffmann, Katja Becker, Ute Alexy und Markus Keller. 2019. »Energy, Macronutrient Intake, and Anthropometrics of Vegetarian, Vegan, and Omnivorous Children (1–3 Years) in Germany (VeChi Diet Study).« *Nutrients* 11, no. 4 (December): 832. https://doi.org/10.3390/nu11040832.

12 S. Schürmann, M. Kersting and U. Alexy. 2017. »Vegetarian Diets in Children: A Systematic Review.« *European Journal of Nutrition* 56(5): 1797– 1817. https://doi.org/10.1007/s00394-017-1416-0.

13 Vesanto Melina, Winston Craig and Susan Levin. 2016. »Position of the Academy of Nutrition and Dietetics: Vegetarian Diets.« *Journal of the Academy of Nutrition and Dietetics* 116(12): 1970–1980. https://doi.org/10.1016/j.jand.2016.09.025.

14 Stine Weder, Morwenna Hoffmann, Katja Becker, Ute Alexy and Markus Keller. 2019. »Energy, Macronutrient Intake, and Anthropometrics of Vegetarian, Vegan, and Omnivorous Children (1–3 Years) in Germany (VeChi Diet Study).« *Nutrients* 11, no. 4 (December): 832. https://doi.org/10.3390/nu11040832.

15 Hexing Wang, Chuanxi Tang, Jiaqi Yang, Na Wang, Feng Jiang, Qinghua Xia, Gengsheng He, Yue Chen, and Qingwu Jiang. 2018. »Predictors of Urinary Antibiotics in Children of Shanghai and Health Risk Assessment.« *Environment International* 121: 507–514. https://doi.org/10.1016/j.envint.2018.09.032.

16 Dwyer, Joanna T., et al. 1980. »Mental Age and I.Q. of Predominantly Vegetarian Children.« *Journal of the American Dietetic Association* 76(2): 142–147.

17 Mark D. DeBoer, Hannah E. Agard and Rebecca J. Scharf. 2015. »Milk Intake, Height and Body Mass Index in Preschool Children.« *Archives of Disease in Childhood* 100(5): 460–465. https://doi.org/10.1136/archdischild-2014-306958.

18 Catherine S. Berkey, Helaine R. H. Rockett, Walter C. Willet and Graham A. Colditz. 2005. »Milk, Dairy Fat, Dietary Calcium, and Weight Gain.« *Archives of Pediatrics & Adolescent Medicine* 159(6): 543.https://doi.org/10.1001/archpedi.159.6.543.

19 Kim F. Michaelsen and Frank R. Greer. 2014. »Protein Needs Early in Life and Long-Term Health.« *American Journal of Clinical Nutrition* 99(3): 718S–722S. https://doi.org/10.3945/ajcn.113.072603.

20 K. F. Michaelsen, A. Larnkjær and C. Mølgaard. 2012. »Amount and Quality of Dietary Proteins During the First Two Years of Life in Relation to NCD Risk in Adulthood.« *Nutrition , Metabolism and Cardiovascular Diseases* 22(10): 781–786. https://doi.org/10.1016/j.numecd.2012.03.014.

21 Domellöf, Magnus, et al. 2014. »Iron Requirements of Infants and Toddlers.« *Journal of Pediatric Gastroenterology and Nutrition* 58(1): 119–129. https://doi.org/10.1097/mpg.0000000000000206.

22 Jagmohan Hooda, Ajit Shah and Li Zhang. 2014. »Heme, an Essential Nutrient from Dietary Proteins, Critically Impacts Diverse Physiological and Pathological Processes.« *Nutrients* 6(3): 1080–1102. https://doi.org/10.3390/nu6031080.

23 Fahimeh Ramezani Tehrani, Nazanin Moslehi, Golaleh Asghari, Roya Gholami, Parvin Mirmiran and Fereidoun Azizi. 2013. »Intake of Dairy Products, Calcium, Magnesium,

and Phosphorus in Childhood and Age at Menarche in the Tehran Lipid and Glucose Study.« *Plos ONE* 8(2): e57696. https://doi.org/10.1371/journal.pone.0057696.

24 Fahimeh Ramezani Tehrani, Nazanin Moslehi, Golaleh Asghari, Roya Gholami, Parvin Mirmiran and Fereidoun Azizi. 2013. »Intake of Dairy Products, Calcium, Magnesium, and Phosphorus in Childhood and Age at Menarche in the Tehran Lipid and Glucose Study.« *Plos ONE* 8 (2): e57696. https://doi.org/10.1371/journal.pone.0057696.

25 Imogen S. Rogers, Kate Northstone, David B. Dunger, Ashley R. Cooper, Andy R. Ness and Pauline M. Emmett. 2010. »Diet throughout Childhood and Age at Menarche in a Contemporary Cohort of British Girls.« *Public Health Nutrition* 13(12): 2052–2063. https://doi.org/10.1017/s1368980010001461.

26 Carlotta De Filippo, Duccio Cavalieri, Monica Di Paola, Matteo Ramazzotti, Jean Baptiste Poullet, Sebastien Massart, Silvia Collini, Guiseppe Pieraccini and Paolo Lionetti. 2010. »Impact of Diet in Shaping Gut Microbiota Revealed by a Comparative Study in Children from Europe and Rural Africa.« *Proceedings of the National Academy of Sciences* 107 (33): 14691–14696. https://doi.org/10.1073/pnas.1005963107.

27 Han Byul Jang, Min-Kyu Choi, Jae Heon Kang, Sang Ick Park and Hye-Ja Lee. 2017. »Association of Dietary Patterns with the Fecal Microbiota in Korean Adolescents.« *BMC Nutrition* 3 (1). https://doi.org/10.1186/s40795-016-0125-z.

28 William J. Robbins, Annette Hervey and Mary E. Stebbins. 1950. »Studies on Euglena and Vitamin B_{12}.« *Bulletin of the Torrey Botanical Club* 77, no. 6: 423–441. Zugriff 17. März 2020. https://doi.org/10.2307/2482180.

29 Robert C. Langan, and Andrew J. Goodbred. 2017. »Vitamin B_{12} Deficiency: Recognition and Management.« *American Family Physician* 96 (6): 384–389. https://www.aafp.org/afp/2017/0915/p384.html.

30 Katherine L. Tucker, Sharron Rich, Irwin Rosenberg, Paul Jacques, Gerard Dallal, Peter WF. Wilson and Jacob Selhub. 2000. »Plasma Vitamin B-12 Concentrations Relate to Intake Source in the Framingham Offspring Study.« *American Journal of Clinical Nutrition* 71, no. 2 (January): 514–522. https://doi.org/10.1093/ajcn/71.2.514.

31 Michael J. Orlich, Pramil N. Singh, Joan Sabaté, Karen Jaceldo-Siegl, Jing Fan, Synnove Knutsen, W. Lawrence Beeson and Gary E. Fraser. 2013. »Vegetarian Dietary Patterns and Mortality in Adventist Health Study 2.« *JAMA Internal Medicine* 173 (13): 1230. https://doi.org/10.1001/jamainternmed.2013.6 473.

32 Marco Springmann, H. Charles J. Godfray, Mike Rayner and Peter Scarborough. 2016. »Analysis and Valuation of the Health and Climate Change Cobenefits of Dietary Change.« *Proceedings of the National Academy of Sciences* 113 (15): 4146–4151. https://doi.org/10.1073/pnas.1523119113.

33 Robert D. Baker, Frank R. Greer and the Committee on Nutrition. 2010. »Diagnosis and Prevention of Iron Deficiency and Iron-Deficiency Anemia in Infants and Young Children (0–3 Years of Age).« *Pediatrics* 126 (5): 1040–1050. https://doi.org/10.15 42/peds.2010-2576.

34 Sheila T. Callender, S. R. Marney and G. T. Warner. 1970. »Eggs and Iron Absorption.« *British Journal of Haematology* 19 (6): 657–666. https://doi.org/10.1111/j.1365-2141.1970.tb07010.x.

35 Himali Samaraweera, Wan-Gang Zhang, Eun Joo Lee and Dong U. Ahn. 2011. »Egg Yolk Phosvitin and Functional Phosphopeptides-Review.« *Journal of Food Science* 76 (7): R143–R150. https://doi.org/10.1111/j.1750-3841.2011.02291.x.

36 Jennifer S. Savage, Jennifer Orlet Fisher and Leann L. Birch. 2007. »Parental Influence on Eating Behavior: Conception to Adolescence.« *The Journal of Law, Medicine & Ethics* 35 (1): 22–34. https://doi.org/10.1111/j.1748-720x.2007.00111.x.

37 Nicholas J. Andreas, Beate Kampmann and Kirsty M. Le-Doare. 2015. »Human Breast Milk: A Review on Its Composition and Bioactivity.« *Early Human Development* 91 (11): 629–635. https://doi.org/10.1016/j.earlhumdev.2015.08.013.

38 »Protein and Amino Acids.« 2005. In *Dietary Reference Intakes for Energy, Carbohydrate, Fiber, Fat, Fatty Acids, Cholesterol, Protein and Amino Acids*, 589–768. Washington, DC: National Academies Press. https://www.nap.edu/read/10490/chapter/12.

39 Virginia Messina, and Ann Reed Mangels. 2001. »Considerations in Planning Vegan Diets: Children.« *Journal of the American Dietetic Association* 101, no. 6: 661–669. https://doi.org/10.1016/s0002-8223(01)00167-5.

40 Stine Weder, Morwenna Hoffmann, Katja Becker, Ute Alexy and Markus Keller. 2019. »Energy, Macronutrient Intake, and Anthropometrics of Vegetarian, Vegan, and Omnivorous Children (1–3 Years) in Germany (VeChi Diet Study).« *Nutrients* 11, no. 4 (December): 832. https://doi.org/10.3390/nu11040832.

41 »Protein and Amino Acids.« 2005. In *Dietary Reference Intakes for Energy, Carbohydrate, Fiber, Fat, Fatty Acids, Cholesterol, Protein, and Amino Acids*, 589–768. Washington, DC: National Academies Press. https://www.nap.edu/read/10490/chapter/12.

42 V. R. Young and P. L. Pellett. 1994. »Plant Proteins in Relation to Human Protein and Amino Acid Nutrition.« *American Journal of Clinical Nutrition* 59 (5): 1 203S–1212S. https://doi.org/10.1093/ajcn/59.5.1203s.

43 Michael J. Weiser, Christopher M. Butt and M. Hasan Mohajeri. 2016. »Docosahexaenoic Acid and Cognition throughout the Lifespan.« *Nutrients* 8 (2): 99. https://doi.org/10.3390/nu8020099.

44 Bradbury, Joanne. 2011. »Docosahexaenoic Acid (DHA): An Ancient Nutrient for the Modern Human Brain.« *Nutrients* 3 (5): 529–554. https://doi.org/10.3390/nu3050529.

45 Jannie Dalby Salvig and Ronald F. Lamont. 2011. »Evidence Regarding an Effect of Marine n-3 Fatty Acids on Preterm Birth: A Systematic Review and Meta-Analysis.« *Acta Obstetricia Et Gynecologica Scandinavica* 90 (8): 825–838. https://doi.org/10.1111/j.1600-0412.2011.01171.x.

46 Michael J. Weiser, Christopher M. Butt and M. Hasan Mohajeri. 2016. »Docosahexaenoic Acid and Cognition throughout the Lifespan.« Nutrients 8 (2): 99. https://doi.org/10.3390/nu8020099.

47 Michael J. Weiser, Christopher M. Butt und M. Hasan Mohajeri. 2016. »Docosahexaenoic Acid and Cognition throughout the Lifespan.« *Nutrients* 8(2): 99. https://doi.org/10.3390/nu8020099.

48 Connye N. Kuratko, Erin Cernkovich Barrett, Edward B. Nelson and Norman Salem. 2013. »The Relationship of Docosahexaenoic Acid (DHA) with Learning and Behavior in Healthy Children: A Review.« *Nutrients* 5 (7): 2777–2810. https://doi.org/10.3390/nu5072777.

49 »Essential Fatty Acids.« 2019. Linus Pauling Institute. Zuletzt geändert im Juni 2019. https://lpi.oregonstate.edu/mic/other-nutrients/essential-fatty-acids.

50 *Fats and Fatty Acids in Human Nutrition: Report of an Expert Consultation*. 2010. Rome: Food and Agriculture Organization of the United Nations. https://www.who.int/nutrition/publications/nutrientrequirements/fatsandfattyacids_humannutrition/en/.

51 *Fats and Fatty Acids in Human Nutrition: Report of an Expert Consultation.* 2010. Rome: Food and Agriculture Organization of the United Nations. https://www.who.int/nutrition/publications/nutrientrequirements/fatsandfattyacids_humannutrition/en/.
52 Linda M. Arterburn, Harry A. Oken, James P. Hoffman, Eileen Bailey-Hall, Gloria Chung, Dror Rom, Jacqueline Hamersley and Deanna Mccarthy. 2007. »Bioequivalence of Docosahexaenoic Acid from Different Algal Oils in Capsules and in a DHA-Fortified Food.« *Lipids* 42 (11): 1011–1024. https://doi.org/10.1007/s11745-007-3098-5.
53 »Contaminants in Fish.« n.d. Washington State Department of Health. Zugriff 7. Februar 2020. https://www.doh.wa.gov/CommunityandEnvironment/Food/Fish/ContaminantsinFish.
54 Michael J. Weiser, Christopher M. Butt and M. Hasan Mohajeri. 2016. »Docosahexaenoic Acid and Cognition throughout the Lifespan.« *Nutrients* 8 (2): 99. https://doi.org/10.3390/nu8020099.
55 Arthur I. Eidelman and Richard J. Schanler. 2012. »Breastfeeding and the Use of Human Milk.« *Pediatrics* 129 (3): e827–e841. https://doi.org/10.1542/peds.2011-3552.
56 »Global Recommendations for EPA and DHA Intake.« 2015. The Global Organization for EPA & DHA Omega-3s. Zuletzt geändert im März 2015. https://www.iffo.net/cn/system/files/A%206%20Summary%20GOED%20For%20IADSA%20only%20english.pdf.
57 Sacks, Frank M., et al. 2017. »Dietary Fats and Cardiovascular Disease: A Presidential Advisory from the American Heart Association.« *Circulation* 136, no. 3 (July 18): e1–e23. https://doi.org/10.1161/cir.0000000000000510.
58 Praagman, Jaike, et al. 2019. »Consumption of Individual Saturated Fatty Acids and the Risk of Myocardial Infarction in a UK and a Danish Cohort.« *International Journal of Cardiology* 279: 18–26. https://doi.org/10.1016/j.ijcard.2018.10.064.
59 J. Bruce German and Cora J. Dillard. 2010. »Saturated Fats: A Perspective from Lactation and Milk Composition.« *Lipids* 45 (10): 915–923. https://doi.org/10.1007/s11745-010-3445-9.
60 Aleksandra Śliwińska, Justyna Luty, Ewa Aleksandrowicz-Wrona and Sylwia Małgorzewicz. 2018. »Iron Status and Dietary Iron Intake in Vegetarians.« *Advances in Clinical and Experimental Medicine* 27, no. 10: 1383–1389. https://doi.org/10.17219/acem/70527.
61 Leif Hallberg, Mats Brune und Lena Rossander. 1989. »The Role of Vitamin C in Iron Absorption.« *International Journal for Vitamin and Nutrition Research* 30: 103–108. https://www.ncbi.nlm.nih.gov/pubmed/2507689.
62 Bonsmann, S. Storcksdieck, et al. 2007. »Oxalic Acid Does Not Influence Nonhaem Iron Absorption in Humans: A Comparison of Kale and Spinach Meals.« *European Journal of Clinical Nutrition*, 62 (3): 336–341. https://doi.org/10.1038/sj.ejcn.1602721.
63 Takakazu Yagi, Akihiro Asakawa, Hirotaka Ueda, Satoshi Ikeda, Shouichi Miyawaki and Akio Inui. 2013. »The Role of Zinc in the Treatment of Taste Disorders.« *Recent Patents on Food, Nutrition & Agriculture* 5 (1): 44–51. https://doi.org/10.2174/2212798411305010007.
64 »Zinc.« 2001. In *DRI: Dietary Reference Intakes for Vitamin A, Vitamin K, Arsenic, Boron, Chromium, Copper, Iodine, Manganese, Molybdenum, Nickel, Silicon, Vanadium, and Zinc*, 442–501. Washington, DC: National Academies Press. https://www.ncbi.nlm.nih.gov/books/NBK222317/#ddd00620.

65 »Overview of Calcium.« 2011. In *Dietary Reference Intakes for Calcium and Vitamin D*, 35–74. Washington, DC: National Academies Press. https://www.nap.edu/read/13050/chapter/4.

66 »Calcium.« 2017. Linus Pauling Institute. Zuletzt geändert im September 2017. https://lpi.oregonstate.edu/mic/minerals/calcium# food-sources.

67 »Micronutrient Deficiencies.« 2013. World Health Organization. October 8. https://www.who.int/nutrition/topics/idd/en/.

68 Zimmermann, Michael B., 2009. »Iodine Deficiency.« *Endocrine Reviews* 30 (4): 376–408. https://doi.org/10.1210/er.2009-0011.

69 Van der Reijden, Olivia L., et al. 2018. »The Main Determinants of Iodine in Cows' Milk in Switzerland Are Farm Type, Season and Teat Dipping.« *British Journal of Nutrition* 119 (5): 559–569. https://doi.org/10.1017/s0007114517003798.

70 Zimmermann, Michael B., 2009. »Iodine Deficiency.« *Endocrine Reviews* 30 (4): 376–408. https://doi.org/10.1210/er.2009-0011.

71 Tai Sheng Yeh, Nu Hui Hung and Tzu Chun Lin. 2014. »Analysis of Iodine Content in Seaweed by GC-ECD and Estimation of Iodine Intake.« *Journal of Food and Drug Analysis* 22 (2): 189–196. https://doi.org/10.1016/j.jfda.2014.01.014.

72 »Summary.« 2001. In *DRI: Dietary Reference Intakes for Vitamin A, Vitamin K, Arsenic, Boron, Chromium, Copper, Iodine, Iron, Manganese, Molybdenum, Nickel, Silicon, Vanadium, and Zinc*, 1–28. Washington, DC: National Academies Press. https://www.nap.edu/read/10026/chapter/2.

73 Kristensen, Nadja B., et al. 2015. »Intake of Macro- and Micronutrients in Danish Vegans.« *Nutrition Journal* 14 (115). https://doi.org/10.1186/s12937-015-0103-3.

74 Jakub G. Sobiecki, Paul N. Appleby, Kathryn E. Bradbury and Timothy J. Key. 2016. »High Compliance with Dietary Recommendations in a Cohort of Meat Eaters, Fish Eaters, Vegetarians, and Vegans: Results from the European Prospective Investigation into Cancer and Nutrition – Oxford Study.« *Nutrition Research* 36 (5): 464–477. https://doi.org/10.1016/j.nutres.2015.12.016.

75 Anna-Liisa Elorinne, Georg Alfthan, Iris Erlund, Hanna Kivimäki, Annukka Paju, Irma Salminen, Ursula Turpeinen, Sari Voutilainen and Juha Laakso. 2016. »Food and Nutrient Intake and Nutritional Status of Finnish Vegans and Non-Vegetarians.« *Plos One* 11 (2): e014 8235. https://doi.org/10.1371/journal.pone.0148235.

76 World Health Organization and Food and Agricultural Organization of the United Nations. 2004. *Vitamin and Mineral Requirements in Human Nutrition*, 2nd ed. https://apps.who.int/iris/bitstream/handle/10665/42716/9241546123.pdf?sequence=1.

77 Seetha N. Ganapathy and Rita Dhanda. 1980. »Selenium Content of Omnivorous and Vegetarian Diets.« *Indian Journal of Nutrition and Dietetics* 17 (2): 53–59. http://www.informaticsjournals.com/index.php/ijnd/article/view/12636.

78 Bröhm, Alexandra. 2017.»Weltkarte eines Spurenelements.« *Horizonte, das Schweizer Forschungsmagazin*. https://www.horizonte-magazin.ch/2017/04/03/weltkarte-eines-spurenelements/Zuletzt aufgerufen am 21.09.2022.

79 D. K. Dror und L. H. Allen. 2008. »Effect of Vitamin B_{12} Deficiency on Neurodevelopment in Infants: Current Knowledge and Possible Mechanisms.« *Nutrition Reviews* 66 (5): 250–255. https://doi.org/10.1111/j.1753-4887.2008.00031.x.

80 Jatinder Singh Goraya, Sukhjot Kaur und Bharat Mehra. 2015. »Neurology of Nutritional Vitamin B_{12} Deficiency in Infants: Case Series from India and Literature Review.« *Journal of Child Neurology* 30 (13): 1831–1837.

81 D. K. Dror and L. H. Allen. 2008. »Effect of Vitamin B_{12} Deficiency on Neurodevelopment in Infants: Current Knowledge and Possible Mechanisms.« *Nutrition Reviews* 66 (5): 250–255. https://doi.org/10.1111/j.1753-4887.2008.00031.x.

82 Wolfgang Herrmann, Heike Schorr, Rima Obeid and Jürgen Geisel. 2003. »Vitamin B_{12} Status, Particularly Holotranscobalamin II and Methylmalonic Acid Concentrations, and Hyperhomocysteinemia in Vegetarians.« *American Journal of Clinical Nutrition* 78 (1): 131–136. https://doi.org/10.1093/ajcn/78.1.131.

83 Chanarin, I. 1971. »Absorption of Cobalamins.« *Journal of Clinical Pathology* 5: 60–65. https://doi.org/10.1136/jcp.s3-5.1.60.

84 Baroni, Luciana, et al. 2018. »Vegan Nutrition for Mothers and Children: Practical Tools for Healthcare Providers.« *Nutrients* 11, no. (1): 5. https://doi.org/10.3390/nu11010005.

85 Norris, Jack. n.d. »Daily Needs.« Vegan Health. https://veganhealth.org/daily-needs/#Vitamin-B_{12}.

86 Baroni, Luciana, et al. 2018. »Vegan Nutrition for Mothers and Children: Practical Tools for Healthcare Providers.« *Nutrients* 11 (1): 5. https://doi.org/10.3390/nu11010005.

87 Rima Obeid, Sergey N. Fedosov and Ebba Nexo. 2015. »Cobalamin Coenzyme Forms Are Not Likely to Be Superior to Cyano- and Hydroxyl-Cobalamin in Prevention or Treatment of Cobalamin Deficiency.« *Molecular Nutrition & Food Research* 59 (7): 1364–1372. https://doi.org/10.1002/mnfr.201500019.

88 40 IE = 1 µg

89 »Overview of Vitamin D.« 2011. In *Dietary Reference Intakes for Calcium and Vitamin D*, 75–124. Washington, DC: National Academies Press. https://www.ncbi.nlm.nih.gov/books/NBK56061/.

90 »Vitamin D.« 2019. Drugs and Lactation Database (Lact Med) [Internet]. U.S. National Library of Medicine, April 1. https://www.ncbi.nlm.nih.gov/books/NBK500914/.

91 Tripkovic, Laura, et al. 2012. »Comparison of Vitamin D2 and Vitamin D3 Supplementation in Raising Serum 25-Hydroxy vitamin D Status: A Systematic Review and Meta-Analysis.« *American Journal of Clinical Nutrition* 95 (6): 1357–1364. https://doi.org/10.4016/48110.01.

92 Michael B. Zimmermann, Wegmüller Rita, Christophe Zeder, Nourredine Chaouki and Toni Torresani. 2004. »The Effects of Vitamin A Deficiency and Vitamin A Supplementation on Thyroid Function in Goitrous Children.« *The Journal of Clinical Endocrinology & Metabolism* 89 (11): 5441–5447. https://doi.org/10.1210/jc.2004-0862.

93 Catherine J. Field, Ian R. Johnson and Patricia D. Schley. 2002. »Nutrients and Their Role in Host Resistance to Infection.« *Journal of Leukocyte Biology* 71 (1): 16–32. https://doi.org/10.1189/jlb.71.1.16.

94 »Vitamin A.« 2001. In *DRI: Dietary Reference Intakes for Vitamin A, Vitamin K, Arsenic, Boron, Chromium, Copper, Iodine, Iron, Manganese, Molybdenum, Nickel, Silicon, Vanadium, and Zinc*, 82–161. Washington, DC: National Academies Press. https://www.nap.edu/read/10026/chapter/6.

95 »Vitamin A.« 2001. In *DRI: Dietary Reference Intakes for Vitamin A, Vitamin K, Arsenic, Boron, Chromium, Copper, Iodine, Iron, Manganese, Molybdenum, Nickel, Silicon, Vanadium,*

and Zinc, 82–161. Washington, DC: National Academies Press. https://www.nap.edu/read/10026/chapter/6.

96 »Vitamin A.« 2001. In *DRI: Dietary Reference Intakes for Vitamin A, Vitamin K, Arsenic, Boron, Chromium, Copper, Iodine, Iron, Manganese, Molybdenum, Nickel, Silicon, Vanadium, and Zinc*, 82–161. Washington, D.C.: National Academies Press. https://www.nap.edu/read/10026/chapter/6.

97 Newman, Vicky. 1994. »Vitamin A and Breast-Feeding: A Comparison of Data from Developed and Developing Countries.« *Food and Nutrition Bulletin* 15 (2): 1–16. https://doi.org/10.1177/156482659401500201.

98 »Vitamin A.« 2001. In *DRI: Dietary Reference Intakes for Vitamin A, Vitamin K, Arsenic, Boron, Chromium, Copper, Iodine, Iron, Manganese, Molybdenum, Nickel, Silicon, Vanadium, and Zinc*, 82–161. Washington, DC: National Academies Press. https://www.nap.edu/read/10026/chapter/6.

99 Manuel Janeiro, María Ramírez, Fermin Milagro, J. Martinez and Maite Solas. 2018. »Implication of Trimethylamine N-Oxide (TMAO) in Disease: Potential Biomarker or New Therapeutic Target.« *Nutrients* 10 (10): 1398. https://doi.org/10.3390/nu10101398.

100 Debra Wasserman and Reed Mangels. *Simply Vegan: Quick Vegetarian Meals*. 5th ed. Baltimore, MD: Vegetarian Resource Group, 2013.

101 Caroline E. Boeke, Matthew W. Gillman, Michael D. Hughes, Sheryl L. Rifas-Shiman, Eduardo Villamor and Emily Oken. 2013. »Choline Intake During Pregnancy and Child Cognition at Age 7 Years.« *American Journal of Epidemiology* 177 (12): 1338–1347. https://doi.org/10.1093/aje/kws395.

102 Caroline E. Boeke, Matthew W. Gillman, Michael D. Hughes, Sheryl L. Rifas-Shiman, Eduardo Villamor and Emily Oken. 2013. »Choline Intake During Pregnancy and Child Cognition at Age 7 Years.« *American Journal of Epidemiology* 177 (12): 1338–1347. https://doi.org/10.1093/aje/kws395.

103 Carol L. Cheatham, Barbara Davis Goldman, Leslie M. Fischer, Kerry-Ann Da Costa, J. Steven Reznick and Steven H. Zeisel. 2012. »Phosphatidylcholine Supplementation in Pregnant Women Consuming Moderate-Choline Diets Does Not Enhance Infant Cognitive Function: A Randomized, Double-Blind, Placebo-Controlled Trial.« *American Journal of Clinical Nutrition* 96 (6): 1465–1472. https://doi.org/10.3945/ajcn.112.037184. Siehe auch Marie A. Caudill, Barbara J. Strupp, Laura Muscalu, Julie E. H. Nevins and Richard L. Canfield. 2018. »Maternal Choline Supplementation during the Third Trimester of Pregnancy Improves Infant Information Processing Speed: A Randomized, Double-Blind, Controlled Feeding Study.« *FASEB Journal* 32, no. 4 (May): 2172–2180. https://doi.org/10.1096/fj.201700692rr.

104 Jan K. Blusztajn, Barbara E. Slack and Tiffany J. Mellott. 2017. »Neuroprotective Actions of Dietary Choline.« *Nutrients* 9 (8): 815. https://doi.org/10.3390/nu9080815.

105 Kristine Y. Patterson, Seema A. Bhagwat, Juhi R. Williams, Juliette C. Howe, Joanne M. Holden, Steven H. Zeisel, Kerry A. Dacosta and Mei-Heng Mar. 2008. »USDA Database for the Choline Content of Common Foods Release Two.« U.S. Department of Agriculture. https://www.ars.usda.gov/ARSUserFiles/80400525/Data/Choline/Choln02.pdf.

2 Der V3-Teller

1 Elisângela O. Silva, and Ana Paula F. R. L. Bracarense. 2016. »Phytic Acid: From Antinutritional to Multiple Protection Factor of Organic Systems.« *Journal of Food Science* 81, no. 6 (March). https://doi.org/10.1111/1750-3841.13320.

2 Yuwei Luo and Weihua Xie. 2014. »Effect of Soaking and Sprouting on Iron and Zinc Availability in Green and White Faba Bean (Vicia faba L.).« *Journal of Food Science and Technology* 51, no. 12 (December): 3970–3979. https://doi.org/https://dx.doi.org/10.1007/s13197-012-0921-7.

3 Joe M. Braun and Russ Hauser. 2011. »Bisphenol A and Children's Health.« *Current Opinion in Pediatrics* 23 (2): 233–239. https://doi.org/10.1097/mop.0b013e3283445675.

4 Tegan S. Horan, Hannah Pulcastro, Crystal Lawson, Roy Gerona, Spencer Martin, Mary C. Gieske, Caroline V. Sartain and Patricia A. Hunt. 2018. »Replacement Bisphenols Adversely Affect Mouse Gametogenesis with Consequences for Subsequent Generations.« *Current Biology* 28 (18): 2948–2954. https://doi.org/10.1016/j.cub.2018.06.070.

5 Barański, Marcin, et al. 2014. »Higher Antioxidant and Lower Cadmium Concentrations and Lower Incidence of Pesticide Residues in Organically Grown Crops: A Systematic Literature Review and Meta-Analyses.« *British Journal of Nutrition* 112(5): 794–811. https://doi.org/10.1017/s0007114514001366.

6 Sara Mostafalou and Mohammad Abdollahi. 2016. »Pesticides: An Update of Human Exposure and Toxicity.« *Archives of Toxicology* 91 (2): 549–599. https://doi.org/10.1007/s00204-016-1849-x.

7 J. P. Myers, M. N. Antoniou, B. Blumberg, L. Carroll, T. Colborn, L. G. Everett, M. Hansen, P. J. Landrigan, B. P. Lanphear, R. Mesnage, L. N. Vandenberg, F. S. vom Saal, W. V. Welshons and C. M. Benbrook. 2016. »Concerns over Use of Glyphosate-Based Herbicides and Risks Associated with Exposures: A Consensus Statement.« *Environmental Health* 15: 19. https://doi.org/10.1186/s12940-016-0117-0.

8 Yancui Huang, Indika Edirisinghe and Britt M. Burton-Freeman. 2016. »Low-Income Shoppers and Fruit and Vegetables.« *Nutrition Today* 51 (5): 242–250. https://doi.org/10.1097/nt.0000000000000176.

9 Jian Zhan, Yu-Jian Liu, Long-Biao Cai, Fang-Rong Xu, Tao Xie and Qi-Qiang He. 2015. »Fruit and Vegetable Consumption and Risk of Cardiovascular Disease: A Meta-Analysis of Prospective Cohort Studies.« *Critical Reviews in Food Science and Nutrition* 57 (8): 1650–1663. https://doi.org/10.1080/10408398.2015.1008980.

10 Temkin, Alexis. 2018. »Breakfast With a Dose of Roundup? Weed Killer in $289 Million Cancer Verdict Found in Oat Cereal and Granola Bars.« EWG's Children's Health Initiative. Environmental Working Group. August 15. https://www.ewg.org/childrenshealth/glyphosateincereal/.

11 »Recent Trends in GE Adoption.« 2019. United States Department of Agriculture Economic Research Service. United States Department of Agriculture. September 18. https://www.ers.usda.gov/data-products/adoption-of-genetically-engineered-crops-in-the-us/recent-trends-in-ge-adoption.aspx.

12 Benbrook, Charles M. 2016. »Trends in Glyphosate Herbicide Use in the United States and Globally.« *Environmental Sciences Europe* 28, no. 1 (February). https://doi.org/10.1186/s12302-016-0070-0.

13 Tianxi Yang, Jeffery Doherty, Bin Zhao, Amanda J. Kinchla, John M. Clark and Lili He. 2017. »Effectiveness of Commercial and Homemade Washing Agents in Removing Pesticide Residues on and in Apples.« Journal of Agricultural and Food Chemistry 65 (44): 9744–9752. https://doi.org/10.1021/acs.jafc.7b03118.

14 Alison K. Ventura and John Worobey. 2013. »Early Influences on the Development of Food Preferences.« *Current Biology* 23 (9): R401–R408. https://doi.org/10.1016/j.cub.2013.02.037.

15 Djin Gie Liem and Cees de Graaf. 2004. »Sweet and Sour Preferences in Young Children and Adults: Role of Repeated Exposure.« *Physiology & Behavior* 83 (3): 421–429. https://doi.org/10.1016/j.physbeh.2004.08.028.

16 Yang, Quanhe, et al. 2012. »Sodium Intake and Blood Pressure Among US Children and Adolescents.« *Pediatrics* 130 (4): 611–619. https://doi.org/10.1542/peds.2011-3870.

17 Yuan Ma, Feng J. He and Graham A. Macgregor. 2015. »High Salt Intake: Independent Risk Factor for Obesity?« *Hypertension* 66 (4): 843–849. https://doi.org/10.1161/hypertensionaha.1 15.05948.

18 Catherine C. Applegate, Joe L. Rowles, Katherine M. Ranard, Sookyoung Jeon and John W. Erdman. 2018. »Soy Consumption and the Risk of Prostate Cancer: An Updated Systematic Review and Meta-Analysis.« *Nutrients* 10 (1): 40. https://doi.org/10.3390/nu10010040.

19 M. Diana Van Die, Kerry M. Bone, Scott G. Williams and Marie V. Pirotta. 2014. »Soy and Soy Isoflavones in Prostate Cancer: A Systematic Review and Meta-Analysis of Randomized Controlled Trials.« *BJU International* 113 (5b): E119–E130. https://doi.org/10.1111/bju.12435.

20 Messina, Mark. 2016. »Soy and Health Update: Evaluation of the Clinical and Epidemiologic Literature.« *Nutrients* 8 (12): 754. https://doi.org/10.3390/nu8120754.

21 Xiao Ou Shu, Fan D. Jin, Qi H. Dai, Wanqing Wen, John D. Potter, Lawrence H. Kushi, Zhixian Ruan, Yu-Tang Gao and Wei Zheng. 2001. »Soyfood Intake during Adolescence and Subsequent Risk of Breast Cancer among Chinese Women.« Cancer Epidemiology, Biomarkers, & Prevention 10 (5): 483–488. https://cebp.aacrjournals.org/content/10/5/483.long.

22 Ilaria Testa, Cristina Salvatori, Giuseppe Di Cara, Arianna Latini, Franco Frati, Stefania Troiani, Nicola Principi and Susanna Esposito. 2018. »Soy-Based Infant Formula: Are Phyto-Oestrogens Still in Doubt?« *Frontiers in Nutrition* 5: 110. https://doi.org/10.3389/fnut.2018.00110.

23 Strom, Brian L. 2001. »Exposure to Soy-Based Formula in Infancy and Endocrinological and Reproductive Outcomes in Young Adulthood.« *JAMA* 286 (7): 807–814. https://doi.org/10.1001/jama.286.7.807.

24 »Arsenic.« 2018. World Health Organization. February 15. https://www.who.int/news-room/fact-sheets/detail/arsenic.

25 Patrick J. Gray, Sean D. Conklin, Todor I. Todorov and Sasha M. Kasko. 2016. »Cooking Rice in Excess Water Reduces Both Arsenic and Enriched Vitamins in the Cooked Grain.« *Food Additives & Contaminants: Part A* 33 (1): 78–85. https://doi.org/10.1080/19440049.2015.1103906.

3 Die ersten Schlucke (0–6 Monate)

1 American Academy of Pediatrics. 2019. *Caring for Your Baby and Young Child: Birth to Age 5*. 7th ed. New York: Bantam Books.

2 R. Y. Wang and L. L. Needham. 2007. »Environmental Chemicals: From the Environment to Food, to Breast Milk, to the Infant.« *Journal of Toxicology and Environmental Health, Part B* 10 (8): 597–609. https://doi.org/10.1080/10937400701389891.

3 J. Hergenrather, G. Hlady, B. Wallace and E. Savage. 1981. »Pollutants in Breast Milk of Vegetarians.« *New England Journal of Medicine* 304 (13): 792. https://doi.org/10.1056/nejm198103263041321.

4 Julie A. Mennella, Coren P. Jagnow and Gary K. Beauchamp. 2001. »Prenatal and Postnatal Flavor Learning by Human Infants.« *Pediatrics* 107 (6): e88. https://doi.org/10.1542/peds.107.6.e88.

5 Michael J. Orlich, Karen Jaceldo-Siegl, Joan Sabaté, Jing Fan, Pramil N. Singh and Gary E. Fraser. 2014. »Patterns of Food Consumption among Vegetarians and Non-Vegetarians.« *British Journal of Nutrition* 112 (10): 1644–1653. https://doi.org/10.1017/s000711451400261x.

6 American Academy of Pediatrics. 2019. *Caring for Your Baby and Young Child: Birth to Age 5*. 7th ed. New York: Bantam Books.

7 Beth L. Goodlin-Jones, Melissa M. Burnham, Erika E. Gaylor and Thomas F. Anders. 2001. »Night Waking, Sleep-Wake Organization, and Self-Soothing in the First Year of Life.« *Journal of Developmental & Behavioral Pediatrics* 22 (4): 226–233. https://doi.org/10.1097/00004703-200108000-00003.

8 American Academy of Pediatrics. 2019. *Caring for Your Baby and Young Child: Birth to Age 5*. 7th ed. New York: Bantam Books.

9 Maria Lacovou and Almudena Sevilla. 2013. »Infant Feeding: The Effects of Scheduled vs. On-Demand Feeding on Mothers' Wellbeing and Children's Cognitive Development.« *European Journal of Public Health* 23 (1): 13–19. https://doi.org/10.1093/eurpub/cks012.

10 AAP Committee on Nutrition. 2014. *Pediatric Nutrition*. Edited by Ronald E. Kleinman and Frank R. Greer. 7th ed. Elk Grove Village, IL: American Academy of Pediatrics.

11 AAP Committee on Nutrition. 2014. *Pediatric Nutrition*. Edited by Ronald E. Kleinman and Frank R. Greer. 7th ed. Elk Grove Village, IL: American Academy of Pediatrics.

12 Fabio Mosca and Maria Lorella Giannì. 2017. »Human Milk: Composition and Health Benefits.« *La Pediatria Medica e Chirurgica* 39 (2): 155. https://doi.org/10.4081/pmc.2017.155.

13 Fabio Mosca and Maria Lorella Giannì. 2017. »Human Milk: Composition and Health Benefits.« *La Pediatria Medica e Chirurgica* 39 (2): 155. https://doi.org/10.4081/pmc.2017.155.

14 Ranadip Chowdhury, Bireshwar Sinha, Mari Jeeva Sankar, Sunita Taneja, Nita Bhandari, Nigel Rollins, Rajiv Bahl and Jose Martines. 2015. »Breastfeeding and Maternal Health Outcomes: A Systematic Review and Meta-Analysis.« *Acta Paediatrica* 104 (467): 96–113. https://doi.org/10.1111/apa.13102.

15 Jennifer L. Baker, Michael Gamborg, Berit L. Heitmann, Lauren Lissner, Thorkild I. Sørensen and Kathleen M. Rasmussen. 2008. »Breastfeeding Reduces Postpar tum Weight

Retention.« *American Journal of Clinical Nutrition* 88 (6): 1543–1551. https://doi.org/10.394 5/ajcn.2008.26379.
16 Ruowei Li, Deborah Dee, Chuan-Ming Li, Howard J. Hoffman and Laurence M. Grummer-Strawn. 2014. »Breastfeeding and Risk of Infections at 6 Years.« *Pediatrics* 134 (Suppl 1): S13–S20. https://doi.org/10.1542/peds.2014-06 46d.
17 Francesco Savino, Maria F. Fissore, Stefania A. Liguori and Roberto Oggero. 2009. »Can Hormones Contained in Mothers' Milk Account for the Beneficial Effect of Breast-Feeding on Obesity in Children?« *Clinical Endocrinology* 71 (6): 757–765. https://doi.org/10.1111/j.1365-2265.2009.03585.x.
18 Ventura, Alison K. 2017. »Does Breastfeeding Shape Food Preferences? Links to Obesity.« *Annals of Nutrition and Metabolism* 70 (Suppl 3): 8–15. https://doi.org/10.1159/000478757.
19 Ruowei Li, Sara B. Fein and Laurence M. Grummer-Strawn. 2010. »Do Infants Fed from Bottles Lack Self-Regulation of Milk Intake Compared with Directly Breastfed Infants?« *Pediatrics* 125 (6): e1386–e1393. https://doi.org/10.1542/peds.2009-2549.
20 Christopher G. Owen, Richard M. Martin, Peter H. Whincup, George Davey Smith and Derek G. Cook. 2006. »Does Breastfeeding Influence Risk of Type 2 Diabetes in Later Life? A Quantitative Analysis of Published Evidence.« *American Journal of Clinical Nutrition* 84 (5): 1043–1054. https://doi.org/10.1093/ajcn/84.5.1043.
21 Kramer, Michael S., et al. 2008. »Breastfeeding and Child Cognitive Development: New Evidence from a Large Randomized Trial.« *Archives of General Psychiatry* 65 (5): 578–584. https://doi.org/10.1001/archpsyc.65.5.578.
22 Marilyn L. Kwan, Patricia A. Buffler, Barbara Abrams and Vincent A. Kiley. 2004. »Breastfeeding and the Risk of Childhood Leukemia: A Meta-Analysis.« *Public Health Reports* 119 (6): 521–535. https://doi.org/10.1016/j.phr.2004.09.002.
23 Abdulbari F. Bener, G. I. Hoffmann, Z. Afify, Kakil Rasul and I. Tewfik. 2008. »Does Prolonged Breastfeeding Reduce the Risk for Childhood Leukemia and Lymphomas?« *Minerva Pediatrica* 60 (2): 155–161. https://www.ncbi.nlm.nih.gov/pubmed/18449131.
24 Efrat L. Amitay, and Lital Keinan-Boker. 2015. »Breastfeeding and Childhood Leukemia Incidence: A Meta-Analysis and Systematic Review.« *JAMA Pediatrics* 169 (6). https://doi.org/10.1001/jamapediatrics.2015.1025.
25 R. S. C. Horne, P. M. Parslow, D. Ferens, A. M. Watts and T. M. Adamson. 2004. »Comparison of Evoked Arousability in Breast and Formula Fed Infants.« *Archives of Disease in Childhood* 89 (1): 22–25. https://www.ncbi.nlm.nih.gov/pmc/articles/PMC1755888/2=tf_ipsecsha.
26 Hannah C. Kinney, Betty Ann Brody, Dianne M. Finkelstein, Gordon F. Vawter, Frederick Mandell and Floyd H. Gillies. 1991. »Delayed Central Nervous System Myelination in the Sudden Infant Death Syndrome.« *Journal of Neuropathology & Experimental Neurology* 50 (1): 29–48. https://doi.org/10.1097/00005072-199101000-00003.
27 John M. D. Thompson, Kawai Tanabe, Rachel Y. Moon, Edwin A. Mitchell, Cliona Mcgarvey, David Tappin, Peter S. Blair, and Fern R. Hauck. 2017. »Duration of Breastfeeding and Risk of SIDS: An Individual Participant Data Meta-Analysis.« *Pediatrics* 140 (5). https://doi.org/10.15 42/peds.2017-1324.
28 John M. D. Thompson, Kawai Tanabe, Rachel Y. Moon, Edwin A. Mitchell, Cliona Mcgarvey, David Tappin, Peter S. Blair and Fern R. Hauck. 2017. »Duration of Breast-fee-

ding and Risk of SIDS: An Individual Participant Data Meta-Analysis.« *Pediatrics* 140 (5). https://doi.org/10.1542/peds.2017-1324.

29 »Breastfeeding.« n.d. World Health Organization. https://www.who.int/health-topics/breastfeeding#tab=tab_1.

30 Piovanetti, Yvette. 2001. »Breastfeeding Beyond 12 Months: An Historical Perspective.« *Pediatric Clinics of North America* 48 (1): 199–206. https://doi.org/10.1016/s0031-3955(05)70294-7.

31 Piovanetti, Yvette. 2001. »Breastfeeding Beyond 12 Months: An Historical Perspective.« *Pediatric Clinics of North America* 48 (1): 199–206. https://doi.org/10.1016/s0031-3955(05)70294-7.

32 Institute of Medicine (US) Committee on Nutritional Status During Pregnancy and Lactation. 1991. »Meeting Maternal Nutrient Needs During Lactation.« In *Nutrition During Lactation*. Washington, DC: National Academies Press. https://www.ncbi.nlm.nih.gov/books/NBK235579/.

33 Francesca Bravi, Frank Wiens, Adriano Decarli, Alessia Dal Pont, Carlo Agostoni and Monica Ferraroni. 2016. »Impact of Maternal Nutrition on Breast-Milk Composition: A Systematic Review.« *American Journal of Clinical Nutrition* 104 (3): 646–662. https://doi.org/10.3945/ajcn.115.120881.

34 Fabio Mosca and Maria Lorella Giannì. 2017. »Human Milk: Composition and Health Benefits.« *La Pediatria Medica e Chirurgica* 39 (2): 155. https://doi.org/10.4081/pmc.2017.155.

35 Lisa G. Smithers, Robert A. Gibson, Andrew Mcphee and Maria Makrides. 2008. »Higher Dose of Docosahexaenoic Acid in the Neonatal Period Improves Visual Acuity of Preterm Infants: Results of a Randomized Controlled Trial.« *American Journal of Clinical Nutrition* 88 (4): 1049–1056. https://doi.org/10.1093/ajcn/88.4.1049.

36 Roman Pawlak, Paul Vos, Setareh Shahab-Ferdows, Daniela Hampel, Lindsay H. Allen and Maryanne Tigchelaar Perrin. 2018. »Vitamin B-12 Content in Breast Milk of Vegan, Vegetarian, and Nonvegetarian Lactating Women in the United States.« *American Journal of Clinical Nutrition* 108 (3): 525–531. https://doi.org/10.1093/ajcn/nqy104.

37 Yeşim Ozarda Ilcol, Resul Ozbek, Emre Hamurtekin and Ismail Ulus. 2005. »Choline Status in Newborns, Infants, Children, Breast-Feeding Women, Breast-Fed Infants and Human Breast Milk.« *Journal of Nutritional Biochemistry* 16 (8): 489–499. https://doi.org/10.1016/j.jnutbio.2005.01.011.

38 Wiedeman, Alejandra M., et al. 2018. »Concentrations of Water-Soluble Forms of Choline in Human Milk from Lactating Women in Canada and Cambodia.« *Nutrients* 10 (3): 381. https://doi.org/10.3390/nu10030381.

39 L. M. Fischer, K. A. da Costa, J. Galanko, W. Sha, B. Stephenson, J. Vick and S. H. Zeisel. 2010. »Choline Intake and Genetic Polymorphisms Influence Choline Metabolite Concentrations in Human Breast Milk and Plasma.« *American Journal of Clinical Nutrition*, 92 (2): 336–346. https://doi.org/10.3945/ajcn.2010.29459.

40 Yeşim Ozarda Ilcol, Resul Ozbek, Emre Hamurtekin and Ismail Ulus. 2005. »Choline Status in Newborns, Infants, Children, Breast-Feeding Women, Breast-Fed Infants and Human Breast Milk.« *The Journal of Nutritional Biochemistry* 16 (8): 489–499. https://doi.org/10.1016/j.jnutbio.2005.01.011.

41 »Lecithin.« 2019. Drugs and Lactation Database (LactMed) [Internet]. U.S. National Library of Medicine, October 23. https://www.ncbi.nlm.nih.gov/books/NBK501772/.

42 *Dietary Reference Intakes for Water, Potassium, Sodium, Chloride, and Sulfate*. 2005. Washington, DC: National Academies Press. https://www.nap.edu/read/10925/chapter/1.
43 M. B. Haastrup, A. Pottegård and P. Damkier. 2014. »Alcohol and Breastfeeding.« *Basic & Clinical Pharmacology & Toxicology*, 114 (2): 168–173. https://doi.org/10.1111/bcpt.12149.
44 Mennella, Julie. 2001. »Alcohol's Effect on Lactation.« *Alcohol Research: Current Reviews* 25 (3): 230–234. https://www.ncbi.nlm.nih.gov/pmc/articles/PMC6707164/.
45 Mennella, Julie A. 1998. »Short-Term Effects of Maternal Alcohol Consumption on Lactational Performance.« *Alcoholism: Clinical and Experimental Research* 22 (7): 1389–1392. https://doi.org/10.1111/j.1530-0277.1998.tb03924.x.
46 Hesham Abdel-Hady, Nehad Nasef, Abd Elazeez Shabaan and Islam Nour. 2015. »Caffeine Therapy in Preterm Infants.« *World Journal of Clinical Pediatrics* 4 (4): 81–93. https://doi.org/10.5409/wjcp.v4.i4.81.
47 Iná S. Santos, Alicia Matijasevich and Marlos R. Domingues. 2012. »Maternal Caffeine Consumption and Infant Nighttime Waking: Prospective Cohort Study.« *Pediatrics* 129 (5): 860–868. https://doi.org/10.1542/peds.2011-1773d.
48 Ryu, Jacqueline E. 1985. »Effect of Maternal Caffeine Consumption on Heart Rate and Sleep Time of Breast-Fed Infants.« *Developmental Pharmacology and Therapeutics* 8 (6): 355–363. https://doi.org/10.1159/000457060.
49 Hurst, Nancy M. 2007. »Recognizing and Treating Delayed or Failed Lactogenesis II.« *Journal of Midwifery & Women's Health* 52 (6): 588–594. https://doi.org/10.1016/j.jmwh.2007.05.005.
50 Hurst, Nancy M. 2007. »Recognizing and Treating Delayed or Failed Lactogenesis II.« *Journal of Midwifery & Women's Health* 52 (6): 588–594. https://doi.org/10.1016/j.jmwh.2007.05.005.
51 Alessandra N. Bazzano, Rebecca Hofer, Shelley Thibeau, Veronica Gillispie, MarniJacobs and Katherine P. Theall. 2016. »A Review of Herbal and Pharmaceutical Galactagogues for Breast-Feeding.« *Ochsner Journal* 16 (4): 511–524. https://www.ncbi.nlm.nih.gov/pmc/articles/PMC5158159/.
52 Canan Turkyılmaz, Esra Onal, Ibrahim Murat Hirfanoglu, Ozden Turan, Esin Koç, Ebru Ergenekon and Yıldız Atalay. 2011. »The Effect of Galactagogue Herbal Tea on Breast Milk Production and Short-Term Catch-Up of Birth Weight in the First Week of Life.« *Journal of Alternative and Complementary Medicine* 17 (2): 139–142. https://doi.org/10.1089/acm.2010.0090.
53 Hurst, Nancy M. 20 07. »Recognizing and Treating Delayed or Failed Lactogenesis II.« *Journal of Midwifery & Women's Health* 52 (6): 588–594. https://doi.org/10.1016/j.jmwh.2007.05.005.
54 Susan J. Henly, Cindy M. Anderson, Melissa D. Avery, Sharon G. Hills-Bonczyk, Susan Potter and Laura J. Duckett. 1995. »Anemia and Insufficient Milk in First-Time Mothers.« *Birth* 22 (2): 87–92. https://doi.org/10.1111/j.1523-536x.1995.tb00565.x.
55 »Lecithin.« Drugs and Lactation Database (LactMed) [Internet]. U.S. National Library of Medicine, October 23, 2019. https://www.ncbi.nlm.nih.gov/books/NBK501772/.
56 Spencer, Jeanne P. 2008. »Management of Mastitis in Breastfeeding Women.« *American Family Physician* 78 (6): 727–731. https://www.aafp.org/afp/2008/0915/p727.html.
57 Rebeca Arroyo, Virginia Martín, Antonio Maldonado, Esther Jiménez, Leónides Fernández and Juan Miguel Rodríguez. 2010. »Treatment of Infectious Mastitis during Lacta-

tion: Antibiotics versus Oral Administration of Lactobacilli Isolated from Breast Milk.« *Clinical Infectious Diseases* 50 (12): 1551–1558. https://doi.org/10.1086/652763.
58 Ronald E. Kleinman and Frank R. Greer, eds. 2014. American Academy of Pediatrics Committee on Nutrition. *Pediatric Nutrition*. 7th ed. Elk Grove Village, IL: American Academy of Pediatrics.
59 Saima Rafiq, Nuzhat Huma, Imran Pasha, Aysha Sameen, Omer Mukhtar and Muhammad Issa Khan. 2015. »Chemical Composition, Nitrogen Fractions and Amino Acids Profile of Milk from Different Animal Species.« *Asian-Australasian Journal of Animal Sciences* 29, no. 7 (May): 1022- 1028. https://doi.org/10.5713/ajas.15.04 52.
60 Robert E. Kleinman and Frank R. Greer, eds. 2014. American Academy of Pediatrics Committee on Nutrition. *Pediatric Nutrition*. 7th ed. Elk Grove Village, IL: American Academy of Pediatrics.
61 Jatinder Bhatia and Frank Greer. 2008. »Use of Soy Protein-Based Formulas in Infant Feeding.« *Pediatrics* 121 (5): 1062–1068. https://doi.org/10.1542/peds.2008-0564.
62 Jatinder Bhatia and Frank Greer. 2008. »Use of Soy Protein-Based Formulas in Infant Feeding.« *Pediatrics* 121 (5): 1062–1068. https://doi.org/10.1542/peds.2008-0564.
63 Herman Adlercreutz, Teiichi Yamada, Kristiina Wähälä and Shaw Watanabe. 1999. »Maternal and Neonatal Phytoestrogens in Japanese Women during Birth.« *American Journal of Obstetrics and Gynecology* 180 (3): 737–743. https://doi.org/10.1016/s0002-9378(99)70281-4.
64 Jatinder Bhatia and Frank Greer. 2008. »Use of Soy Protein-Based Formulas in Infant Feeding.« *Pediatrics* 121 (5): 1062–1068. https://doi.org/10.1542/peds.2008-0564.
65 Brian L. Strom, Rita Schinnar, Ekhard E. Ziegler, Kurt T. Barnhart, Mary D. Sammel, George A. Macones, Virginia A. Stallings, Jean M. Drulis, Steven E. Nelson and Sandra A. Hanson. 2001. »Exposure to Soy-Based Formula in Infancy and Endocrinological and Reproductive Outcomes in Young Adulthood.« *JAMA* 286 (7): 807–814. https://doi.org/10.1001/jama.286.7.807.
66 Brian L. Strom, Rita Schinnar, Ekhard E. Ziegler, Kurt T. Barnhart, Mary D. Sammel, George A. Macones, Virginia A. Stallings, Jean M. Drulis, Steven E. Nelson, and Sandra A. Hanson. 2001. »Exposure to Soy-Based Formula in Infancy and Endocrinological and Reproductive Outcomes in Young Adulthood.« *JAMA* 286 (7): 807–814. https://doi.org/10.1001/jama.286.7.807.
67 Jatinder Bhatia and Frank Greer. 2008. »Use of Soy Protein-Based Formulas in Infant Feeding.« *Pediatrics* 121 (5): 1062–1068. https://doi.org/10.1542/peds.2008-0564.
68 Risk Assessment Studies Report No. 35. Chemical Hazard Evaluation: Aluminium in food (2009). https://www.cfs.gov.hk/english/programme/programme_rafs/files/RA35_Aluminium_in_Food_e.pdf.
69 Richard E. Litov, Virginia S. Sickles, Gary M. Chan, Mary A. Springer and Angel Cordano. 1989. »Plasma Aluminum Measurements in Term Infants Fed Human Milk or a Soy-Based Infant Formula.« *Pediatrics* 84 (6): 1105–1107. https://www.ncbi.nlm.nih.gov/pubmed/2587141.
70 Aline Andres Sharon M. Donovan, Theresa B. Kuhlenschmidt and Mark S. Kuhlenschmidt. 2007. »Isoflavones at Concentrations Present in Soy Infant Formula Inhibit Rotavirus Infection in Vitro.« *Journal of Nutrition* 137 (9): 2068–2073. https://doi.org/10.1093/jn/137.9.2068.

71 Sharon M. Donovan, Aline Andres, Rose Ann Mathai, Theresa B. Kuhlenschmidt and Mark S. Kuhlenschmidt. 2009. »Soy Formula and Isoflavones and the Developing Intestine.« *Nutrition Reviews* 67 (2): 192–200. https://doi.org/10.1111/j.1753-4887.2009.00240.x.
72 Aline Andres, Sharon M. Donovan, Theresa B. Kuhlenschmidt and Mark S. Kuhlenschmidt. 2007. »Isoflavones at Concentrations Present in Soy Infant Formula Inhibit Rotavirus Infection in Vitro.« *Journal of Nutrition* 137 (9): 2068–2073. https://doi.org/10.1093/jn/137.9.2068.
73 S. C. Conrad, H. Chiu, and B. L. Silverman. 2004. »Soy Formula Complicates Management of Congenital Hypothyroidism.« *Archives of Disease in Childhood* 89 (1): 37–40. https://doi.org/10.1136/adc.2002.009365.
74 Jatinder Bhatia, and Frank Greer. 2008. »Use of Soy Protein-Based Formulas in Infant Feeding.« *Pediatrics* 121 (5): 1062–1068. https://doi.org/10.1542/peds.2008-0564.
75 Xinwei Li, Chongwei Hu, Yanzhu Zhu, Hao Sun, Yanfei Li and Zhigang Zhang. 2011. »Effects of Aluminum Exposure on Bone Mineral Density, Mineral, and Trace Elements in Rats.« *Biological Trace Element Research* 143 (1): 378–385. https://doi.org/10.1007/s12011-010-8861-4.
76 Nina R. O'Connor, Kawai O. Tanabe, Mir S. Siadaty and Fern R. Hauck. 2009. »Pacifiers and Breastfeeding: A Systematic Review.« *Archives of Pediatrics & Adolescent Medicine* 163 (4): 378–382. https://doi.org/10.1001/archpediatrics.2008.578.
77 Jatinder Bhatia and Frank Greer. 2008. »Use of Soy Protein-Based Formulas in Infant Feeding.« *Pediatrics* 121 (5): 1062–1068. https://doi.org/10.1542/peds.2008-0564.
78 Jatinder Bhatia and Frank Greer. 2008. »Use of Soy Protein-Based Formulas in Infant Feeding.« *Pediatrics* 121 (5): 1062–1068. https://doi.org/10.1542/peds.2008-0564.
79 Jasim Anabrees, Flavia Indrio, Bosco Paes and Khalid Alfaleh. 2013. »Probiotics for Infantile Colic: A Systematic Review.« *BMC Pediatrics* 13 (1): 186. https://doi.org/10.1186/1471-2431-13-186.
80 Khalid Alfaleh and Jasim Anabrees. 2014. »Probiotics for Prevention of Necrotizing Enterocolitis in Preterm Infants.« *Cochrane Database of Systematic Review* 9 (4): 584–671. https://doi.org/10.1002/ebch.1976.

4 Die ersten Häppchen (6–12 Monate)

1 A. Brown and M. D. Lee. »Early Influences on Child Satiety-Responsiveness: The Role of Weaning Style.« *Pediatric Obesity* 10, no. 1 (2013): 57–66. https://doi.org/10.1111/j.2047-6310.2013.00207.x.
2 A. Brown and M. D. Lee. »Early Influences on Child Satiety-Responsiveness: The Role of Weaning Style.« *Pediatric Obesity* 10, no. 1 (201 3): 57–66. https://doi.org/10.1111/j.2047-6310.2013.00207.x.
3 A. Brown and M. D. Lee. »Early Influences on Child Satiety-Responsiveness: The Role of Weaning Style.« *Pediatric Obesity* 10, no. 1 (2013): 57–66. https://doi.org/10.1111/j.2047-6310.2013.00207.x.
4 Ellen Townsend and Nicola J. Pitchford. 2012. »Baby Knows Best? The Impact of Weaning Style on Food Preferences and Body Mass Index in Early Childhood in a Case-Controlled Sample.« *BMJ Open* 2, no. 1. https://doi.org/10.1136/bmjopen-2011-000298.

5 Brittni Frederiksen, Miranda Kroehl, Molly M. Lamb, Jennifer Seifert, Katherine Barriga, George S. Eisenbarth, Marian Rewers and Jill M. Norris. »Infant Exposures and Development of Type 1 Diabetes Mellitus.« *JAMA Pediatrics* 167, no. 9 (January 2013): 808. https://doi.org/10.1001/jamapediatrics.2013.317.

6 D. M. Fergusson and L. J. Horwood. 1994. »Early Solid Food Diet and Eczema in Childhood: A 10-Year Longitudinal Study.« *Pediatric Allergy and Immunology* 5, no. S5: 44–47. https://doi.org/10.1111/j.1399-3038.1994.tb00347.x.

7 Morgan, J. 2004. »Eczema and Early Solid Feeding in Preterm Infants.« *Archives of Disease in Childhood* 89, no. 4 (January): 309–314. https://doi.org/10.1136/adc.2002.020065.

8 Julie A. Mennella, Ashley R. Reiter and Loran M. Daniels. 2016. »Vegetable and Fruit Acceptance during Infancy: Impact of Ontogeny, Genetics, and Early Experiences.« *Advances in Nutrition* 7 (1): 211S–219S. https://doi.org/10.3945/an.115.008649.

9 Enza D'Auria, Marcello Bergamini, Annamaria Staiano, Giuseppe Banderali, Erica Pendezza, Francesca Penagini, Gian Vincenzo Zuccotti and Diego Giampietro Peroni. 2018. »Baby-led Weaning: What a Systematic Review of the Literature Adds On.« *Italian Journal of Pediatrics* 44, no. 1 (March). https://doi.org/10.1186/s13052-018-0487-8.

10 Satya Sharma, Hea Chung, Hyeon Kim and Seong Hong. 2016. »Paradoxical Effects of Fruit on Obesity.« *Nutrients* 8 (10): 633. https://doi.org/10.3390/nu8100633.

11 Suzanne Evans Morris and Marsha Dunn Klein. 2000. *Pre-Feeding Skills: A Comprehensive Resource for Mealtime Development*. Tucson, AZ: Therapy Skill Builders.

12 Suzanne Evans Morris and Marsha Dunn Klein. 2000. *Pre-Feeding Skills: A Comprehensive Resource for Mealtime Development*. Tucson, AZ: Therapy Skill Builders.

13 Scott H. Sicherer and Hugh A. Sampson. 2018. »Food Allergy: A Review and Update on Epidemiology, Pathogenesis, Diagnosis, Prevention, and Management.« *Journal of Allergy and Clinical Immunology* 141 (1): 41–58. https://doi.org/https://doi.org/10.1016/j.jaci.2017.11.003.

14 Onyinye I. Iweala, Shailesh K. Choudhary and Scott P. Commins. 2018. »Food Allergy.« *Current Gastroenterology Reports* 20 (5): 17. https://doi.org/10.1007/s11894-018-0624-y.

15 Frank R. Greer, Scott H. Sicherer, A. Wesley Burks, Committee on Nutrition and Section on Allergy and Immunology. 2019. »The Effects of Early Nutritional Interventions on the Development of Atopic Disease in Infants and Children: The Role of Maternal Dietary Restriction, Breastfeeding, Hydrolyzed Formulas, and Timing of Introduction of Allergenic Complementary Foods.« *Pediatrics* 143 (4).
https://doi.org/10.1542/peds.2019-0281.

16 Frank R. Greer, Scott H. Sicherer, A. Wesley Burks, Committee on Nutrition and Section on Allergy and Immunology. 2019. »The Effects of Early Nutritional Interventions on the Development of Atopic Disease in Infants and Children: The Role of Maternal Dietary Restriction, Breastfeeding, Hydrolyzed Formulas, and Timing of Introduction of Allergenic Complementary Foods.« *Pediatrics* 143 (4).
https://doi.org/10.15 42/peds.2019-0281.

17 Frank R. Greer, Scott H. Sicherer, A. Wesley Burks, Committee on Nutrition and Section on Allergy and Immunology. 2019. »The Effects of Early Nutritional Interventions on the Development of Atopic Disease in Infants and Children: The Role of Maternal Dietary Restriction, Breast-feeding, Hydrolyzed Formulas, and Timing of Introduction of Aller-

genic Complementary Foods.« *Pediatrics* 143 (4).
https://doi.org/10.1542/peds.2019-0281.

18 Togias, Alkis, et al. 2017. »Addendum Guidelines for the Prevention of Peanut Allergy in the United States.« *Journal of Clinical Immunology* 139 (1): 29–44.
https://doi.org/10.1016/j.jaci.2016.10.010.

19 Carolyn J. Gerrish, and Julie A. Mennella. 2001. »Flavor Variety Enhances Food Acceptance in Formula-Fed Infants.« *American Journal of Clinical Nutrition* 73 (6): 1080–1085.
https://doi.org/10.1093/ajcn/73.6.1080.

20 Jérémie Lafraire, Camille Rioux, Agnès Giboreau and Delphine Picard. 2016. »Food Rejections in Children: Cognitive and Social/Environmental Factors Involved in Food Neophobia and Picky/Fussy Eating Behavior.« *Appetite* 96: 347– 357.
https://doi.org/10.1016/j.appet.2016.02.121.

5 Selbstständig essen (1–3 Jahre)

1 Rozalia Kouvelioti, Andrea R. Josse and Panagiota Klentrou. 2017. »Effects of Dairy Consumption on Body Composition and Bone Properties in Youth: A Systematic Review.« *Current Developments in Nutrition* 1 (8). https://doi.org/10.3945/cdn.117.001214.

2 Catherine S. Berkey, Graham A. Colditz, Helaine R. H. Rockett, A. Lindsay Frazier and Walter C. Willett. 2009. »Dairy Consumption and Female Height Growth: Prospective Cohort Study.« *Cancer Epidemiology Biomarkers & Prevention* 18 (6): 1881–1887.
https://doi.org/10.1158/1055-9965.epi-08-1163.

3 Okada, Tomoo. 2004. »Effect of Cow Milk Consumption on Longitudinal Height Gain in Children.« *American Journal of Clinical Nutrition* 80 (4): 1088–1089.
https://doi.org/10.1093/ajcn/80.4.1088a.

4 Ruth E. Black, Sheila M. Williams, Ianthe E. Jones and Ailsa Goulding. 2002. »Children Who Avoid Drinking Cow Milk Have Low Dietary Calcium Intakes and Poor Bone Health.« *American Journal of Clinical Nutrition* 76 (3): 675–680.
https://doi.org/10.1093/ajcn/76.3.675.

5 Ruth E. Black, Sheila M. Williams, Ianthe E. Jones and Ailsa Goulding. 2002. »Children Who Avoid Drinking Cow Milk Have Low Dietary Calcium Intakes and Poor Bone Health.« *American Journal of Clinical Nutrition* 76 (3): 675–680.
https://doi.org/10.1093/ajcn/76.3.675.

6 C. Conrad Johnston, Judy Z. Miller, Charles W. Slemenda, Teresa K. Reister, Siu Hui, Joe C. Christian and Munro Peacock. 1992. »Calcium Supplementation and Increases in Bone Mineral Density in Children.« *New England Journal of Medicine* 327 (2): 82–87.
https://doi.org/10.1056/nejm199207093270204.

7 M. K. Javaid, S. R. Crozier, N. C. Harvey, C. R. Gale, E. M. Dennison, B. J. Boucher, N. K. Arden, K. M. Godfrey, and C. Cooper. 2006. »Maternal Vitamin D Status during Pregnancy and Childhood Bone Mass at Age 9 Years: A Longitudinal Study.« *The Lancet* 367 (9504): 36–43. https://doi.org/10.1016/s0140-6736(06)67922-1.

8 Davies, J. H. 2005. »Bone Mass Acquisition in Healthy Children.« *Archives of Disease in Childhood* 90 (4): 373–378. https://doi.org/10.1136/adc.2004.053553.

9 Diane Feskanich, Walter C. Willett and Graham A. Colditz. 2003. »Calcium, Vitamin D, Milk Consumption, and Hip Fractures: A Prospective Study among Postmenopausal

Women.« *American Journal of Clinical Nutrition* 77 (2): 504–511. https://doi.org/10.1093/ajcn/77.2.504.

10 Karl Michaëlsson, Alicja Wolk, Sophie Langenskiöld, Samar Basu, Eva Warensjö Lemming, Håkan Melhus and Liisa Byberg. 2014. »Milk Intake and Risk of Mortality and Fractures in Women and Men: Cohort Studies.« *BMJ* 349. https://doi.org/10.1136/bmj.g6015.

11 Scerri, Eleanor M. L., et al. 2018. »Did Our Species Evolve in Subdivided Populations across Africa, and Why Does It Matter?« *Trends in Ecology & Evolution* 33 (8): 582–594. https://doi.org/10.1016/j.tree.2018.05.005.

12 Daniel Pitt, Natalia Sevane, Ezequiel L. Nicolazzi, David E. Machugh, Stephen D. E. Park, Licia Colli, Rodrigo Martinez, Michael W. Bruford and Pablo Orozcoter Wengel. 2019. »Domestication of Cattle: Two or Three Events?« *Evolutionary Applications* 12 (1): 123–136. https://doi.org/10.1111/eva.12674.

13 Piovanetti, Yvette. 2001. »Breastfeeding Beyond 12 Months.« *Pediatric Clinics of North America* 48 (1): 199–206. https://doi.org/10.1016/s0031-3955(05)70294-7.

14 Emily E. Stevens, Thelma E. Patrick and Rita Pickler. 2009. »A History of Infant Feeding.« *Journal of Perinatal Education* 18 (2): 32–39. https://doi.org/10.1624/105812409x426314.

15 Alexander K. C. Leung, and Reginald S. Sauve. 2003. »Whole Cow's Milk in Infancy.« *Paediatrics & Child Health.* Pulsus Group Inc, September. https://www.ncbi.nlm.nih.gov/pmc/articles/PMC2791650/.

16 Piovanetti, Yvette. 2001. »Breastfeeding Beyond 12 Months.« *Pediatric Clinics of North America* 48 (1): 199–206. https://doi.org/10.1016/s0031-3955(05)70294-7.

17 Nissim Silanikove, Gabriel Leitner and Uzi Merin. 2015. »The Interrelationships between Lactose Intolerance and the Modern Dairy Industry: Global Perspectives in Evolutional and Historical Backgrounds.« *Nutrients* 7 (9): 7312–7331. https://doi.org/10.3390/nu7095340.

18 M. Malacarne, F. Martuzzi, A. Summer and P. Mariani. 2002. »Protein and Fat Composition of Mare's Milk: Some Nutritional Remarks with Reference to Human and Cow's Milk.« *International Dairy Journal* 12 (11): 869–877. https://doi.org/10.1016/s0958-6946(02)00120-6.

19 S. Daher, S. Tahan, D. Solé, C. K. Naspitz, F. R. Da Silva Patrício, U. F. Neto and M. B. De Morais. 2001. »Cow's Milk Protein Intolerance and Chronic Constipation in Children.« *Pediatric Allergy and Immunology: Official Publication of the European Society of Pediatric Allergy and Immunology* 12 (6): 339–342. https://doi.org/10.1034/j.1399-3038.2001.0o057.x.

20 Xiang Gao, Michael P. Lavalley and Katherine L. Tucker. 2005. »Prospective Studies of Dairy Product and Calcium Intakes and Prostate Cancer Risk: A Meta-Analysis.« *JNCI: Journal of the National Cancer Institute* 97 (23): 1768–1777. https://doi.org/10.1093/jnci/dji402.

21 Wei Lu, Hanwen Chen, Yueq un Niu, Han Wu, Dajing Xia and Yihua Wu. 2016. »Dairy Products Intake and Cancer Mortality Risk: A Meta-Analysis of 11 Population-Based Cohort Studies.« *Nutrition Journal* 15 (1): 91. https://doi.org/10.1186/s12937-016-0210-9.

22 Imogen S. Rogers, Kate Northstone, David B. Dunger, Ashley R. Cooper, Andy R. Ness and Pauline M. Emmett. 2010. »Diet throughout Childhood and Age at Menarche in a Contemporary Cohort of British Girls.« *Public Health Nutrition* 13 (12): 2052–2063. https://doi.org/10.1017/s1368980010001461.

23 Fahimeh Ramezani Tehrani, Nazanin Moslehi, Golaleh Asghari, Roya Gholami, Parvin Mirmiran and Fereidoun Azizi. 2013. »Intake of Dairy Products, Calcium, Magnesium, and Phosphorus in Childhood and Age at Menarche in the Tehran Lipid and Glucose Study.« *PLoS ONE* 8 (2). https://doi.org/10.1371/journal.pone.0057696.

24 Catherine S. Berkey, Helaine R. H. Rockett, Walter C. Willett and Graham A. Colditz. 2005. »Milk, Dairy Fat, Dietary Calcium, and Weight Gain.« *Archives of Pediatrics & Adolescent Medicine* 159 (6): 543–550. https://doi.org/10.1001/archpedi.159.6.543.

25 Mark D. Deboer, Hannah E. Agard and Rebecca J. Scharf. 2015. »Milk Intake, Height and Body Mass Index in Preschool Children.« *Archives of Disease in Childhood* 100 (5): 460–465. https://doi.org/10.1136/archdischild-2014-306958.

26 Shelley M. Vanderhout, Mary Aglipay, Nazi Torabi, Peter Jüni, Bruno R. Da Costa, Catherine S. Birken, Deborah L. O'Connor, Kevin E. Thorpe and Jonathon L. Maguire. 2020. »Whole Milk Compared with Reduced-Fat Milk and Childhood Overweight: A Systematic Review and Meta-Analysis.« *American Journal of Clinical Nutrition* 111 (2): 266–279. https://doi.org/10.1093/ajcn/nqz276.

27 Janet W. Rich-Edwards, Davaasambuu Ganmaa, Michael N. Pollak, Erika K. Nakamoto, Ken Kleinman, Uush Tserendolgor, Walter C. Willett and A. Lindsay Frazier. 2007. »Milk Consumption and the Prepubertal Somatotropic Axis.« *Nutrition Journal* 6: 28. https://doi.org/10.1186/1475-2891-6-28.

28 C. Hoppe, C. Mølgaard, A. Juul and K. F. Michaelsen. 2004. »High Intakes of Skimmed Milk, but Not Meat, Increase Serum IGF-I and IGFBP-3 in Eight-Year-Old Boys.« *European Journal of Clinical Nutrition* 58 (9): 1211–1216. https://doi.org/10.1038/sj.ejcn.1601948.

29 Melnik, Bodo C. 2012. »Excessive Leucine-mTORC1-Signalling of Cow Milk-Based Infant Formula: The Missing Link to Understand Early Childhood Obesity.« Journal of Obesity 2012. https://doi.org/10.1155/2012/197653.

30 Oddo, Salvatore. 2012. »The Role of MTOR Signaling in Alzheimer Disease.« *Frontiers in Bioscience* S4: 941–52. https://doi.org/10.2741/s310.

31 Roberto Zoncu, Alejo Efeyan and David M. Sabatini. 2011. »mTOR: From Growth Signal Integration to Cancer, Diabetes and Ageing.« *Nature Reviews Molecular Cell Biology* 12 (1): 21–35. https://doi.org/10.1038/nrm3025.

32 Hsieh, Andrew C., et al. 2012. »The Translational Landscape of MTOR Signalling Steers Cancer Initiation and Metastasis.« Nature 485 (7396): 55–61. https://doi.org/10.1038/nature10912.

33 Bodo C. Melnik and Christos C. Zouboulis. 2013. »Potential Role of FoxO1 and mTORC1 in the Pathogenesis of Western Diet-Induced Acne.« *Experimental Dermatology* 22 (5): 311–315. https://doi.org/10.1111/exd.12142.

34 »Calf Growth Observations of May vs. March Calving.« *Drovers*, March 15, 2016. https://www.drovers.com/article/beeftalk-calf-growth-observations-may-vs-march-calving.

35 Janet W. Rich-Edwards, Davaasambuu Ganmaa, Michael N. Pollak, Erika K. Nakamoto, Ken Kleinman, Uush Tserendolgor, Walter C. Willett, and A. Lindsay Frazier. 2007. »Milk Consumption and the Prepubertal Somatotropic Axis.« *Nutrition Journal* 6: 28. https://doi.org/10.1186/1475-2891-6-28.

36 J. R. Fulton, C. W. Hutton and K. R. Stitt. 1980. »Preschool Vegetarian Children. Dietary and Anthropometric Data.« *Journal of the American Dietetic Association*, 76 (4): 360–365.

37 Marie-Elssa Morency, Catherine S. Birken, Gerald Lebovic, Yang Chen, Mary L'Abbé, Grace J. Lee and Jonathon L. Maguire. 2017. »Association between Noncow Milk Beverage Consumption and Childhood Height.« *American Journal of Clinical Nutrition* 106 (2): 597–602. https://doi.org/10.3945/ajcn.117.156877.

38 Wolfgang Herrmann, Heike Schorr, Rima Obeid and Jürgen Geisel. 2003. »Vitamin B-12 Status, Particularly Holotranscobalamin II and Methylmalonic Acid Concentrations, and Hyperhomocysteinemia in Vegetarians.« *The American Journal of Clinical Nutrition* 78 (1): 131–136. https://doi.org/10.1093/ajcn/78.1.131.

39 Renata Bertazzi Levy-Costa and Carlos Augusto Monteiro. 2004. »Cow's Milk Consumption and Childhood Anemia in the City of São Paulo, Southern Brazil.« *Revista de Saude Publica*. https://www.scielosp.org/article/rsp/2004.v38n6/797-803/en/.

40 Rachel Johnson, Greg Welk, Pedro F. Saint-Maurice and Michelle Ihmels. 2012. »Parenting Styles and Home Obesogenic Environments.« *International Journal of Environmental Research and Public Health* 9 (4): 1411–1426. https://doi.org/10.3390/ijerph9041411.

41 A. Taylor, C. Wilson, A. Slater and P. Mohr. 2011. »Parent- and Child-Reported Parenting. Associations with Child Weight-Related Outcomes.« *Appetite* 57 (3): 700–706. https://doi.org/10.1016/j.appet.2011.08.014.

42 J. M. Berge, M. Wall, K. Loth and D. Neumark-Sztainer. 2010. »Parenting Style as a Predictor of Adolescent Weight and Weight-Related Behaviors.« *Journal of Adolescent Health: Official Publication of the Society for Adolescent Medicine* 46 (4): 331–338. https://doi.org/10.1016/j.jado-health.2009.08.004.

43 G. L. Topham, L. Hubbs-Tait , J. M. Rutledge, M. C. Page, T. S. Kennedy, L. H. Shriver and A. W. Harrist. 2011. »Parenting Styles, Parental Response to Child Emotion, and Family Emotional Responsiveness Are Related to Child Emotional Eating.« *Appetite* 56 (2): 261–264. https://doi.org/10.1016/j.appet.2011.01.007.

44 S. O. Hughes, T. G. Power, J. Orlet Fisher, S. Mueller and T. A. Nicklas. 2005. »Revisiting a Neglected Construct: Parenting Styles in a Child-Feeding Context.« *Appetite* 44 (1): 83–92. https://doi.org/10.1016/j.appet.2004.08.007.

45 Ester F. C. Sleddens, Sanne M. P. L. Gerards, Carel Thijs, Nanne K. de Vries and Stef P. J. Kremers. 2011. »General Parenting, Childhood Overweight and Obesity-Inducing Behaviors: A Review.« *International Journal of Pediatric Obesity* 6 (2-2): e12–e27. https://doi.org/10.3109/17477166.2011.566339.

46 H. L. Burdette, R. C. Whitaker, W. C. Hall and S. R. Daniels. 2006. »Maternal Infant-Feeding Style and Children's Adiposity at 5 Years of Age.« *Archives of Pediatrics & Adolescent Medicine* 160 (5): 513–520. https://doi.org/10.1001/archpedi.160.5.513.

47 N. Shloim, L. R. Edelson, N. Martin and M. M. Hetherington. 2015. »Parenting Styles, Feeding Styles, Feeding Practices, and Weight Status in 4-12 Year-Old Children: A Systematic Review of the Literature.« *Frontiers in Psychology* 6: 18 49. https://doi.org/10.3389/fpsyg.2015.018 49.

48 S. A. Sullivan and L. L. Birch. 1994. »Infant Dietary Experience and Acceptance of Solid Foods.« *Pediatrics* 93 (2): 271–277. https://www.ncbi.nlm.nih.gov/pubmed/8121740.

49 Lam, Jason. 2015. »Picky Eating in Children.« *Frontiers in Pediatrics* 3. https://doi.org/10.3389/fped.2015.00041.

50 M. Fishbein, S. Cox, C. Swenny, C. Mogren, L. Walbert, C. Fraker. 2006. »Food Chaining: A Systematic Approach for the Treatment of Children with Feeding Aversion.« *Nutrition in Clinical Practice* (2): 182–184. https://doi.org/10.1177/0115426506021002182.

6 Vegane Ernährung im Kleinkindalter und danach

1 Lindsey Roberts, Jenna M. Marx and Dara R. Musher-Eizenman. 2018. »Using Food As a Reward: An Examination of Parental Reward Practices.« *Appetite* 120: 318–326. https://doi.org/10.1016/j.appet.2017.09.024.

2 B. Y. Rollins, E. Loken, J. S. Savage and L. L. Birch. 2014. »Effects of Restriction on Children's Intake Differ by Child Temperament, Food Reinforcement, and Parent's Chronic Use of Restriction.« *Appetite* 73: 31–39. https://doi.org/10.1016/j.appet.2013.10.005.

3 Leann L. Birch, Jennifer Orlet Fisher and Kirsten Krahnstoever Davison. 2003. »Learning to Overeat: Maternal Use of Restrictive Feeding Practices Promotes Girls' Eating in the Absence of Hunger.« *American Journal of Clinical Nutrition* 78 (2): 215–220. https://doi.org/10.1093/ajcn/78.2.215.

4 J. O. Fisher, and L. L. Birch. 1999. »Restricting Access to Foods and Children's Eating.« *Appetite* 32 (3): 405–419. https://doi.org/10.1006/appe.1999.0231.

5 Wendy S. Grolnick and Eva M. Pomerantz. 2009. »Issues and Challenges in Studying Parental Control: Toward a New Conceptualization.« *Child Development Perspectives* 3 (3): 165–170. https://doi.org/10.1111/j.1750-8606.2009.00099.x.

6 Wendy S. Grolnick and Eva M. Pomerantz. 2009. »Issues and Challenges in Studying Parental Control: Toward a New Conceptualization.« *Child Development Perspectives* 3 (3): 165–170. https://doi.org/10.1111/j.1750-8606.2009.00099.x.

7 Jennifer Martin-Biggers, Kim Spaccarotella, Amanda Berhaupt-Glickstein, Nobuko Hongu, John Worobey and Carol Byrd-Bredbenner. 2014. »Come and Get It! A Discussion of Family Mealtime Literature and Factors Affecting Obesity Risk 1–3.« *Advances in Nutrition* 5 (3): 235–247. https://doi.org/10.3945/an.113.005116.

8 S. E. Anderson and R. C. Whitaker. 2010. »Household Routines and Obesity in US Preschool-Aged Children.« *Pediatrics* 125 (3): 420–428. https://doi.org/10.15 42/peds.2009-0417.

9 Sara Gable, Yiting Chang and Jennifer L. Krull. 2007. »Television Watching and Frequency of Family Meals Are Predictive of Overweight Onset and Persistence in a National Sample of School-Aged Children.« *Journal of the American Dietetic Association* 107 (1): 53–61. https://doi.org/10.1016/j.jada.2006.10.010.

10 Abegail A. Andaya, Elva M. Arredondo, John E. A lcaraz, Suzanne P. Lindsay and John P. Elder. 2011. »The Association between Family Meals, TV Viewing during Meals, and Fruit, Vegetables, Soda, and Chips Intake among Latino Children.« *Journal of Nutrition Education and Behavior* 43 (5): 308–315. https://doi.org/10.1016/j.jneb.2009.11.005.

11 Joel T. Nigg, Kara Lewis, Tracy Edinger and Michael Falk. 2012. »Meta-Analysis of Attention-Deficit/Hyperactivity Disorder or Attention-Deficit/Hyperactivity Disorder Symptoms, Restriction Diet, and Synthetic Food Color Additives.« *Journal of the American Academy of Child & Adolescent Psychiatry* 51 (1): 86–97.e8. https://doi.org/10.1016/j.jaac.201 1.10.015.

12 »May have an adverse effect on activity and attention«: »Food Additives.« 2020. *Food Standards Agency*. https://www.food.gov.uk/safety-hygiene/food-additives.

13 Friederike Barthels, Saskia Poerschke, Romina Müller, and Reinhard Pietrowsky. 2019. »Orthorexic Eating Behavior in Vegans Is Linked to Health, Not to Animal Welfare.« *Eating and Weight Disorders – Studies on Anorexia , Bulimia and Obesity*. https://doi.org/10.1007/s40519-019-00679-8.

7 Rezepte

1 »Toxicology and Risk Assessment of Coumarin: Focus on Human Data.« *Risk Assessment of Phytochemicals in Food*, 2010, 272–360. https://doi.org/10.1002/9783527634705.ch3c.

Anhang

1 Quelle: *Nutrition During Lactation. National Academies Press: OpenBook*. Zugriff 27. April 27 2020. https://www.nap.edu/read/1577/chapter/7#116.

Sachregister

L

N

Rezeptregister

Unsere Leseempfehlung

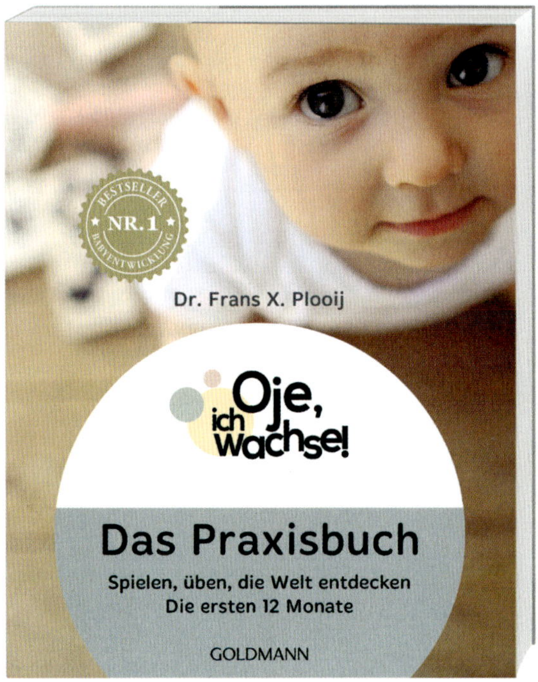

208 Seiten

Im ersten Lebensjahr machen Babys eine rasante Entwicklung durch. Sie lernen Sinneseindrücke zu verarbeiten und entdecken die Welt immer wieder neu. Mit seinem Praxisbuch hilft Dr. Frans X. Plooij Eltern dabei, die Entwicklung ihres Babys zu begleiten und seine einzigartige Persönlichkeit zu entdecken. Sie finden heraus, welches Spielzeug und welche Beschäftigungen dem Baby in welcher Phase besonders viel Spaß machen und wie sie seine Fortschritte unterstützen können.

goldmann-verlag.de

GOLDMANN